中国中低收入群体医疗服务与医疗保障研究

王延中　等著

中国财政经济出版社

图书在版编目（CIP）数据

中国中低收入群体医疗服务与医疗保障研究/王延中等著 .—北京：中国财政经济出版社，2010. 4

ISBN 978 - 7 - 5095 - 1482 - 5

Ⅰ. 中…　Ⅱ. 王…　Ⅲ. ①卫生服务 - 研究 - 中国②医疗保障 - 研究 - 中国　Ⅳ. R197. 1

中国版本图书馆 CIP 数据核字（2010）第 032447 号

责任编辑：李玲兰　　　　责任校对：李　丽
封面设计：陈　瑶　　　　版式设计：文　通

中国财政经济出版社出版

URL：http：//www. cfeph. cn
E - mail：cfeph @ cfeph. cn

社址：北京市海淀区阜成路甲 28 号　邮政编码：100142
发行处电话：88190406　财经书店电话：64033436
北京富生印刷厂印刷　各地新华书店经销
787×1092 毫米　16 开　36 印张　541 000 字
2010 年 4 月第 1 版　2010 年 4 月北京第 1 次印刷
定价：60. 00 元
ISBN 978—7—5095—1482—5/F・1277
（图书出现印装问题，本社负责调换）
本社质量投诉电话：010—88190744

目　录

总　报　告

专题研究报告

城市调研报告

农村调研报告

Contents

Part I　General Report

Part II　Thematic Reports

Part III Urban Reports

Part IV Rural Report

总 报 告

中国中低收入群体医疗服务与医疗保障状况、问题与对策

本报告是根据10个地方调研报告和5个专题研究报告整理而成，反映了这次专题调查的总体情况。更详细的内容可以参见各个专题报告和地方调研报告。

一、关注中低收入群体的医疗服务与医疗保障

改革开放以来，我国经济社会快速发展，人民生活水平不断提高，贫困人口不断减少。但与发达国家相比，我国经济发展水平还比较低，还存在大量的贫困人口和低收入人口。[①] 贫困家庭成员有着较高的健康需要并且被满足的程度较低，其两周患病率和慢性病患病率均显著性地高于非贫困家庭成员，但患病者治疗的比例显著性地低于非贫困家庭成员。不良健康状态和贫困状态之间存在着某种程度上互为因果的关系，如果干预措施缺乏，两种状态运动的结果极有可能形成一个恶性循环。

为了缓解甚至解决日益突出的“看病难”、“看病贵”问题，我国在深化医疗卫生体制改革的过程中，加大了对卫生事业投入，逐步建立了适应不同群体需要的医疗保障体系，为实现全民医保奠定了制度基础。城镇职工基本医疗保险、城镇居民基本医疗保险、新型农村合作医疗三

---

① 按2008年农村贫困标准1196元测算，年末农村贫困人口还有4007万人，加上城市贫困人口，数量更大，见2008年国民经济和社会发展统计公报。

大基本医疗保险的制度框架已经建立，并已经覆盖了相当一部分的城乡居民，为实现医疗保障的全覆盖提供了制度保障。同时，国家还为城乡低保人口建立了大病医疗救助制度，并于2009年决定新增8500亿元推进新一轮医疗卫生改革。这些改革与建设对促进我国城乡居民健康状况已经并将继续发挥十分积极的作用。但是，从总体上看，我国医疗服务体系、基本医疗保障体系还不完善，基本医疗保险制度还存在诸多问题；低收入和中低收入群体的基本医疗服务需求仍然得不到充分满足，不断加快的人口老龄化进程，对医疗服务制度和医疗保障体系提出了更高的要求，如何在推进医疗卫生改革和基本医疗保障制度建设中，尽最大限度地满足全体国民包括低收入居民、中低收入群体的医疗服务需求，仍然值得研究。

1993年以来，中国先后开展了四次国家卫生服务需求调查，对城乡居民的卫生服务需求与供给体系进行了比较全面的调查研究，相关部门和学术机构也开展了一些专题性的调查研究。这些调查研究对了解居民医疗服务供需双方状况、完善医疗卫生服务制度、医疗保险制度和医疗救助制度的相关政策发挥了积极作用。但是，这些调查研究主要是关注居民整体或者最低收入群体状况，相对忽略了中低收入群体中收入在贫困线以上的边缘贫困人口的医疗服务需求状况，没有对中低收入群体的医疗需求行为进行深入调查研究，也没有为出台针对性政策措施提出建议。因此，准确了解我国城乡中低收入群体的医疗服务需求现状与医疗消费行为，探讨影响中低收入群体医疗服务需求的各类因素，发现其中的问题并寻找原因，为满足中低收入群体的医疗服务需求提出可行的对策与政策建议，具有重要的现实意义。基于上述考虑，中国社会科学院课题组组织了针对中低收入居民的医疗服务需求与医疗保障制度状况调查。本项调查主要针对我国中低收入的城乡居民。如何选择样本、确定标准和制定实施方案至关重要。受经费、人力、时间限制，我们不可能像全国卫生普查那样搞大规模的调查问卷，只能选择具有一定代表性的地区，集中力量调查我们确定的“中低收入群体”。

在地点选择上，我们研究确定了全国东北、华北、西北、东南、西南和中部共计七个省份（直辖市）的十个地区，其中6个城市地区、4个农村地区。这些区域涵盖了不同的收入水平，同时包括城乡两大板块和东、中、西三大地理单元。

课题组集中开展问卷调查的时间是2009年7～10月份。我们选择上一个年度即2008年全国统计部门和被调研地区统计部门公布的城乡居民人均收入作为标准，界定我们的调研对象，城乡标准分别界定（以调研居住地区分不是按户籍区分，城市地区包含一些没有当地户籍的常住人口，农村地区也包含一些非农业户籍的当地居民）。本调查研究确定的“中低收入群体”，主要是指自报人均收入符合我们确定的当地“中低收入”标准的城乡居民。我们把“中低收入”定义为高于当地最低生活保障线、低于当地人均收入（城市为人均可支配收入，农村为人均纯收入）的50%以下的收入。根据研究需要，我们把“中低收入”分为中等收入和低收入两个部分。中等收入是指中低收入标准的50%（也就是上年人均收入的25%）以上的部分，低收入则是指中低收入标准的50%以下的部分。对超过“中低收入”标准的被调查家庭，我们称为高收入家庭。

为了使我们的调查更好地集中在符合中低收入标准的人群，课题组在调查对象的甄别和筛选方面依靠当地基层干部的帮助，根据职业特征、居住特征、社区管理者的建议以及前期有关调查的线索，确定了入户问卷调查的区域、社区、居住地和人群样本，并且事先进行了初步甄别工作，大致掌握了调研地点中低收入家庭的范围和住址，剔除了其中的低保户，确保符合中低收入标准调查对象的准确率。在入户调查过程中，由经过严格培训的调查员亲自询问并填写问卷，对被调查对象提出的问题进行解释，每份问卷填写时间平均超过1个小时，并由带队老师逐一核实甚至重访，确保了问卷调查的准确性和有效性。

课题组预先设计每个城市地区发放250份问卷、每个农村地区发放200份问卷。在实际调研过程中，各地按10%～20%左右的幅度扩大问卷量，以保证大部分被调查对象符合我们确定的中低收入标准。10个地区的调研组共计发放问卷2610份，收回2605份。在核查和数据处理过程中剔除了不合格问卷和极端值问卷48份，进入数据库进行统计分析的有效问卷2557份。

在2557份有效问卷中，城市1654份，占64.7%，农村903份，占35.3%；从地区来分，东部767份，占30.0%，中部496份，占19.4%，西部1005份，占39.3%，东北289份，占11.3%。[①] 在上述问卷中，符合中低收入标准的问卷合计1642份，其中城市1201份，占73.1%，农村441份，占26.9%。其中东部535份，占32.6%；中部208份，占12.7%；西部688份，占41.9%；东北211份，占12.9%（见表1）。

表1　　　　调查样本分布特征

	调查省市	有效调查户数	中低收入家庭样本		
			年人均收入（元）	样本量	比　例
城市	北京市石景山区	235	≤12000	163	69.4%
	福建省厦门市	282	≤12000	223	79.1%
	四川省成都市	302	≤8500	257	85.1%
	河南省郑州市	297	≤7500	104	35.0%
	吉林省吉林市	289	≤7000	211	73.0%
	甘肃省兰州市	249	≤6000	243	97.6%
	全部城市	1654	/	1201	70.6%
农村	北京市密云县	250	≤5000	149	59.6%
	河南省新郑市	199	≤3300	104	52.3%
	云南省开远市	205	≤2000	83	40.5%
	甘肃省榆中市	249	≤1200	105	42.2%
	全部农村	903	/	441	48.9%
全国合计		2557	/	1642	63%

应当指出，我们确定的中低收入标准虽然具有一定的统计学含义，而且从调查实践看总体符合各地实际。但是，由于不可能事先了解被调查家庭的总体情况，仍有相当数量（大约为37%）的被调查对象不属于“中低收入”家庭，属于我们前面所说的“高收入家庭”。但是，由于我们调研时集中在“中低收入”标准选择样本，这里的高收入家庭也只是相对于我们确定的“中低收入”群体而言的，与国家统计局入户调查数据相比仍是比较低的。同时，我们对“中低收入”家庭的分类，主要依靠问卷调查中被调查对象自报的家庭收入，考虑到人们的心理，实际收入状况也许更高一些，但我们没有办法和能力进行核实。本项研究只能

① 东部包括北京市、厦门市，中部包括郑州市，西部包括成都市、开远市、兰州市，东北包括吉林市。

基于问卷数据资料进行统计分析。需要说明的是，我们主要针对 1642 份中低收入家庭问卷进行分析，但涉及收入因素对城乡居民医疗消费需求行为的影响时，我们利用了 2557 份全部有效样本，把中低收入群体与相对高收入群体进行了一定的比较分析。下面是我们根据问卷统计分析得出的主要看法和意见，没有特别注明的数据均来源于我们的调查。

二、中低收入家庭医疗服务需求主要特点

（一）健康状况不容乐观，患慢性病比较突出

中低收入群体的健康状况不容乐观，患病情况以慢性病较为突出，所患慢性病中居前五位的是高血压、关节炎、心脏病、慢性疼痛、糖尿病，占所患疾病的一半以上，其中以高血压居首（见表 2）。过去一年家庭成员患慢性病前五位的依次为高血压（21.2%）、关节炎（14.1%）、心脏病（12.2%）、慢性疼痛（7.9%）、糖尿病（7.4%），合计占了 62.8%；最近一次患慢性病前五位的依次为高血压（21.2%）、关节炎（13.7%）、心脏病（11.0%）、慢性疼痛（8.1%）、糖尿病（7.0%），合计占了 61%。根据第四次国家卫生服务调查，2008 年患病率较高的五种病症分别是高血压、胃肠炎、糖尿病、类风湿性关节炎和脑血管病，占患病总数的 48.3%；2008 年城乡低收入人口两周患病率为 21.8%，略高于全人群的 18.9%；2008 年低收入人口按人数和病例数计算慢性病患病率分别为 18.9% 和 24.3%，都高于全人群（分别为 15.7%、20.0%）。

表 2　　过去一年调查对象家庭成员的患慢性病情况

疾病名称	频　数	百分比	疾病名称	频　数	百分比
高血压	399	21.2	肿瘤	37	2.0
关节炎	264	14.1	老年痴呆症	29	1.5
心脏病	230	12.2	中风	27	1.4
非关节炎引起的慢性疼痛	149	7.9	慢性障碍性肺病	22	1.2
糖尿病	139	7.4	肝炎	21	1.1
高血脂	105	5.6	其他慢性病①	44	2.4
哮　喘	46	2.4	其他慢性病②	367	19.5

①包括焦虑症、抑郁症、癫痫病、其他精神疾病等。②指其他难以分辨的慢性病。

（二）对健康问题比较重视，希望得到更多的医疗服务

从主观上来看，目前中低收入群体对健康问题比较重视，对医疗服务需求的主观意愿比较明显。主要表现在调查对象在患病时采取的措施、患病后是否看病、是否吃药、对体检的看法等方面。根据调查，人们一般都会到医疗机构看病，所占比例为59.4%（还有38%的选择为纯自我诊疗）；从最近一次家庭成员患病后是否看病的情况来看，患急性病去看病的比例为68%，慢性病为74.4%；从患病后是否服用药品的情况来看，体现得更加明显，患病后服用药品的比率较高（不过，其中自我服药行为具有较大的风险性），其中急性病为96.8%，慢性病为96.2%；另外，从对体检的看法来看，有80%的人认为体检有必要。

未来中低收入群体对医疗服务的需求更加明显。根据调查，在未来医疗服务的变化方面，会参加体检的占24.3%，居第一位。随着将来中低收入群体收入水平的逐步提高和各项医疗保障制度的逐步完善，其医疗服务需求会进一步增加，会更加重视健康体检和疾病预防与治疗。在感兴趣的医疗服务提供方式方面，常规体检、慢性病防治、上门医疗三项所占的比例接近2/3，为65.5%，此外，健康教育和妇幼保健也较多。

（三）急性病后倾向于选择基层医疗机构，慢性病后倾向于大医院

总体来看，人们患急性病时倾向于到基层医疗机构（村卫生室、社区卫生服务中心）治疗，患慢性病时倾向于到大医院（农村指县级医院，城市指三级医院）治疗，但分城乡和病种有所差别。在最近一次患急性病时的医疗机构选择方面，城市和农村排第一位的分别为连锁药店和村卫生室，属于基层医疗机构；在慢性病的医疗机构选择方面，城市和农村居第一位的分别为三级医院和县级医院（见表3）。根据历次国家卫生服务调查，近年来，城市居民就诊以医院为主，社区卫生机构有所增加；农村居民就诊以乡、村卫生机构为主。

（四）患病后服用药品以国产西药和中成药为主

无论从过去一年家庭服用的各类药品的次数和最近一次患病后服用

表 3　　医疗机构选择的比较

排　序	急性病		慢性病	
	农　村	城　市	农　村	城　市
第一	村卫生室	连锁药店	县级医院	三级医院
第二	乡镇卫生院	三级医院	乡镇卫生院	连锁药店
第三	县级医院	私人诊所	村卫生室	二级医院
第四	私人诊所	社区卫生服务站	县外医院	社区卫生服务中心

的药品来看，还是从去年各类药品的支出和最近一次药品的支出情况来看，国产西药均居第一位。首先，从过去一年内全家服用的各种药品次数来看，排序依次为国产西药、中成药、中草药、进口西药、其他药品。其中，国产西药居第一位，平均为 64.44 次，其次是中成药，平均为 24.43 次。从最近一次患病后服用的药品种类来看，第一位是国产西药，其中急性病服用国产西药占 61.6%，慢性病后服用国产西药占 26.6%。第二位是中成药，其中急性病服用中成药占 29.9%，慢性病后服用中成药占 54.8%。第三位是中草药，第四位是进口西药，最后是其他药品（见表 4）。总体来看，中低收入家庭患病后使用进口西药相对较少，这与进口西药的价格较高和很多不在报销范围内有关。

表 4　　患病后服用过的药品的种类　　单位：%

	急性病			慢性病		
	全　部	城　市	农　村	全　部	城　市	农　村
中草药	6.2	5.3	8.5	13.7	11.4	19.7
中成药	29.9	34.2	17.8	26.6	29.0	20.0
进口西药	2.1	2.2	2.1	4.0	4.7	2.1
国产西药	61.6	58.1	71.4	54.8	53.8	57.4
其　他	0.2	0.2	0.3	1.0	1.1	0.9
合　计	100.0	100.0	100.0	100.0	100.0	100.0

（五）城乡中低收入家庭之间的医疗服务需求具有较大的差异性

首先，从患病情况来看，过去一年的慢性病患病情况中，城市家庭患心脏病的比例（13.7%）高于农村家庭（7.2%）、农村家庭患慢性疼痛的比例（14%）高于城市家庭（6.2%）。在过去一年患急性病情况方面，农村家庭患呼吸道疾病的比例（7.5%）高于城市家庭（5.8%）。从诊疗措施的选择来看，农村家庭患病后没有采取措施的比例（1.9%）高于城市家庭（1.6%）。从最近一次患病后是否看病和是否服药的情况来看，在急性病方面，城市家庭最近一次患急性病后看病的比例（67%）低于农村家庭（70.8%）；在是否服药方面，城市家庭患急性病后服药的比例（97.3%）略高于农村家庭（95.4%）。在慢性病方面，城市家庭最近一次患慢性病看病的比例略（74.6%）高于农村家庭（73.8%）；在是否服药方面，农村家庭患慢性病后服药的比例（97.8%）略高于城市家庭（95.7%）。在医疗机构的选择方面，城市家庭在患慢性病后去药店尤其是连锁药店的比例要明显高于农村家庭。这与药店在农村的分布较少有关。在对各类药品的选择方面，选择各类药品的排序相同，但城市家庭选择进口西药的比例要高于农村家庭。

三、影响中低收入家庭医疗服务需求行为的相关因素

关于中国居民的医疗行为和医疗需求问题的调查研究已经不少。饶克勤（2000）采用四步模型分析了中国城镇居民门诊和住院的费用和影响因素，发现其主要的影响因素是疾病严重程度、年龄和医疗保障制度。[①] 姚兆余、张娜（2007）在对苏北地区×镇的调查发现，影响农村居民就医行为的主要因素有文化程度、经济收入、医疗保障形式和医疗服务体。[②] 阎萍（2008）对老年人的求医行为分析的结果表明，医保状况、慢性病患病状况、自评健康状况对农村老年人的求医决定有显著影响；自评经济状况、慢性病患病状况和自评健康状况对城市老年人的求医决定有显著影响。[③] 张春瑜、李天庆（2009）对大型综合性医院患者就医行为的研究发现，这些患者对大型综合医院的选择主要与患者对医院的认

① 饶克勤："中国城市居民医疗服务利用影响因素的研究——四步模型的基本理论及应用"，《中国卫生统计》，2000（1）。

② 姚兆余、张娜："农村居民就医行为及其影响因素的分析——基于苏北地区×镇的调查"，《南京农业大学学报》，2007（3）。

③ 阎萍："我国老年人的求医行为分析"，《人口与发展》，2008（6）。

知、相关群体以及媒介因素有关。[①] 王俊等（2008）发现，不同因素对居民卫生医疗需求行为的影响各异，城乡差异显著存在。[②] 薛德升等（2009）对广州市城中村农民工医疗行为的研究结果表明，经济条件是制约农民工医疗行为的主要因素，同时，健康教育水平低和农村生活习惯的“路径依赖”对农民工医疗行为具有重要影响。由于健康教育水平较低，农民工缺乏足够的健康知识，且难以获取保健知识和医疗机构信息，往往根据以往经验做出反应，如喝凉茶、煎中草药、习惯性地光顾城中村的非正规医疗机构等。[③] 封进、李珍珍（2009）利用离散选择模型研究中国农村的治疗方式选择问题，发现治疗费用、疾病特征和治疗的机会成本等因素对治疗方式的选择有显著的影响。从上述研究可以看出，影响居民医疗服务行为的因素众多，很难一概而论。我们根据上述问卷调查，课题组主要以中低收入群体的医疗行为（患病后采取的措施、医疗机构的选择、药品的选择）作为因变量，探讨影响中低收入群体医疗行为的原因。在文献研究以及对数据的探索性分析之后，我们将户籍、家庭疾病类型、家庭代际结构、受访者文化程度、家庭人均收入、医疗资源的可及性、医疗保障制度作为自变量，研究其对于中低收入群体医疗行为的影响。

（一）中低收入家庭一般医疗行为的影响因素

1. 患病后诊疗行为倾向

表5显示了与患病后诊疗行为倾向相关的主要因素，包括户籍、医疗费用报销时间、家庭代际机构类型、文化程度、家庭主要患病类型。其中，与患病后诊疗行为倾向最相关的因素是居住地和医疗费用报销时间（$p = 0.000 < 0.001$）。相对于城市的中低收入家庭，农村家庭在患病后更倾向于采取到医疗机构看病的方式。这可能是因为，在城市地区，当影响需求的条件发生变化时，反应最敏感的是对自我治疗的需求。如

---

① 张春瑜、李天庆：“大型综合性医院患者就医行为影响因素分析”，《卫生经济研究》，2009（10）。

② 王俊、昌忠泽、刘宏：“中国居民卫生医疗需求行为研究”，2008（7）。

③ 薛德升、蔡静珊、李志刚：“广州市城中村农民工医疗行为及其空间特征——以新凤凰村为例”《地理研究》，2009（5）。

果公共卫生医疗机构的治疗成本提高，人们将更多地选择自我治疗而不是到私人机构治疗，即使私人机构的治疗成本更低。[①] 此外，医疗费用报销时间越长，在患病后越倾向于采取自我诊疗的措施。被访者文化程度和家庭代际结构类型与中低收入家庭患病后诊疗行为倾向之间也存在显著的相关性（$p=0.000<0.001$）。从被访者的文化程度来看，文化程度越高越倾向于采取到医疗机构看病的方式，文化程度越低，越倾向于采取自我诊疗的方式。[②] 从家庭代际结构来看，倾向于去医疗机构看病的以家庭代际结构类型为“有少无老”和“老少皆有”的家庭为主，这主要是因为家庭代际结构与家庭患病类型相关，这两类家庭以患急性病为主。家庭疾病类型与患病后诊疗行为倾向之间存在一定的相关性，但相关度并不是很高（$p=0.014<0.05$）。一般来说，采取自我诊疗措施的主要以慢性病型家庭为主，到医疗机构看病的以急性病型和其他疾病型家庭为主。

表5　中低收入家庭患病后诊疗行为倾向的相关因素分析　单位：%

		自我诊疗	到医疗机构看病	自我诊疗和到机构看病	不采取任何措施	样本量	Cramer's V
户籍	城　市	27.2	46.0	24.5	2.3	100（1017）[③]	0.24 ***[④]
	农　村	25.9	65.1	6.5	2.5	100（553）	
	合　计	26.8（420）	52.7（828）	18.2（285）	2.4（37）	100（1570）	
医疗费用报销时间	当场报销	23.2	54.8	20.7	1.3	100（478）	0.24 ***
	不当场报销	26.3	63	5	5.7	100（262）	
	合　计	24.3（180）	57.7（427）	15.1（112）	2.8（21）	100（740）	

① 王俊、昌忠泽、刘宏：“中国居民卫生医疗需求行为研究”，2008（7）。

② 这里似乎存在一个比较矛盾的问题，文化程度越高，倾向于去医疗机构看病的比例越高；而城市人群的文化程度普遍高于农村。按理说，农村到医疗机构看病的比例应该低于城市，但结论却相反。通过进一步地分析发现，城市文化程度对于患病后诊疗行为倾向的影响显著性明显强于农村，农村文化程度对于患病后诊疗行为倾向的影响很小，不同文化程度的群体去医疗机构看病的比例都很高；同时，城市家庭同时选择“自我诊疗和到机构看病”的比例较高，这降低了“自我诊疗”和“到医疗机构看病”各自的相对比例。这可能间接反应了农村和城市不同的医疗资源配置问题。

③ 文中所有表格括号内都为频次。

④ $p<0.001$ *** $p<0.01$ ** $p<0.05$ *

续表

		自我诊疗	到医疗机构看病	自我诊疗和到机构看病	不采取任何措施	样本量	Cramer's V
家庭代际结构类型	有少无老家庭	26.8	57.7	12.4	3	100（298）	0.1***
	有老无少家庭	24.7	44.9	27	3.4	100（497）	
	无老无少家庭	24.4	59	15.5	1.1	100（373）	
	老少皆有家庭	31.3	52.9	14.1	1.7	100（412）	
	合　计	26.8（423）	52.7（833）	18.2（287）	2.3（37）	100（1580）	
文化程度	小学及以下	28	44.4	25.4	2.2	100（496）	0.1***
	初　中	26	53.1	18.8	2.1	100（527）	
	高中水平	27.9	56.9	12.7	2.4	100（369）	
	大专及以上	22.8	65.6	8.3	3.3	100（180）	
	合　计	26.7（420）	52.7（828）	18.3（287）	2.4（37）	100（1572）	
家庭主要患病类型	慢性病型家庭	30.5	48.5	16	5	100（200）	0.1*
	急性病型家庭	27.3	53.4	17.3	2	100（1029）	
	急性病和慢性病家庭	27.3	52.7	18.2	1.8	100（55）	
	其他疾病型家庭	20.7	53.8	24.4	1.1	100（266）	
	合　计	26.6（412）	52.8（818）	18.4（285）	2.3（35）	100（1550）	

2. *过去一年患病后主要使用的医疗机构*

表6显示了与城市中低收入家庭医疗机构选择的相关的主要因素，可以看出，医疗费用报销时间、家庭疾病类型、被访者文化程度是影响城市家庭医疗机构选择的主要因素（$p=0.000<0.001$）。从医疗费用报销时间来看，选择去药店的主要以当场报销为主；选择去基层医疗机构和二三级医院的，以不当场报销为主。这主要是由城市医疗报销制度引起的，一般来说，基层医疗机构和二三级医院，医疗费用都不能当场报销。从家庭疾病类型来看，选择去药店的主要是急性病型家庭，选择去二三级医院的以慢性病型家庭为主。从被访者文化程度来看，文化程度越高，在患病后越倾向于去正规医疗机构（基层医疗机构、二三级医院）；文化程度越低，越倾向于去非正规的医疗机构（药店、私人医疗机构）。表7显示了与农村中低收入家庭医疗机构选择相关的主要因素，可

以看出，医疗费用报销时间、家庭代际结构是影响农村家庭医疗机构选择的主要因素。医疗报销费用时间是影响农村家庭医疗机构选择最显著的因素（$p = 0.000 < 0.001$）。农村去正规医疗机构的主要以当场报销的为主，这和城市的情况刚好相反。这主要是因为参加新农合制度的最新规定，农村居民在指定医疗机构看病，能够报销的部分医疗费用报销可以直接扣除。家庭代际结构类型与患病后诊疗行为倾向之间存在一定的相关性（$p = 0.026 < 0.05$），去县级医院看病的，以“有老无少型”家庭为主；去基层医院看病的，以“无老无少型”、“老少皆有型”家庭为主。在农村地区，当影响需求的条件发生变化时，反应最敏感的是对私人机构的需求。如果公办卫生医疗机构的治疗成本提高，人们将会在自我治疗和到私人机构治疗间进行权衡；如果私人机构的治疗成本更低，他们会选择到私人机构治疗。①

表 6　　城市中低收入家庭医疗机构选择的相关因素分析　　单位：%

		基层医疗机构	药店	私人医疗机构	二三级医院	样本量	Cramer's V
医疗费用报销时间	当场报销	14.2	60.2	5	20.7	100（261）	0.29***
	不当场报销	35.1	32.5	5.8	26.6	100（154）	
	合　计	21.9（91）	49.9（207）	5.3（22）	22.9（95）	100（415）	
家庭疾病类型	慢性病型家庭	19.7	33.6	9	37.7	100（122）	0.14***
	急性病型家庭	17	59.3	11.2	12.5	100（642）	
	慢性病和急性病型家庭	15.4	53.8	10.3	20.5	100（39）	
	其他疾病型家庭	22.5	52.6	9.2	15.6	100（173）	
	合　计	18.2（178）	54.7（534）	10.6（103）	16.5（161）	100（976）	
文化程度	小学及以下	11.2	65.6	10.8	12.4	100（259）	0.13***
	初　中	16.5	55	10.8	17.7	100（333）	
	高中水平	18.4	49.8	10	21.8	100（261）	
	大专及以上	37.1	40.3	9.7	12.9	100（124）	
	合　计	18.2（178）	54.6（533）	10.4（102）	16.8（164）	100（977）	

① 王俊、昌忠泽、刘宏：“中国居民卫生医疗需求行为研究”，2008（7）。

续表

		基层医疗机构	药店	私人医疗机构	二三级医院	样本量	Cramer's V
家庭代际结构类型	有少无老家庭	14.9	51.4	14.4	19.3	100（181）	0.07
	有老无少家庭	16.8	53.4	10.9	18.9	100（339）	
	无老无少家庭	20.1	54.2	8.9	16.8	100（214）	
	老少皆有家庭	20.7	58.2	9.6	11.6	100（251）	
	合　计	18.2（179）	54.4（536）	10.8（106）	16.6（164）	100（985）	

表 7　农村中低收入家庭医疗机构选择的相关因素分析　单位：%

		农村基层医疗机构	药店	乡镇卫生院	县级医院	样本量	Cramer's V
医疗费用报销时间	当场报销	51.5	11.8	24.9	11.8	100（169）	0.29***
	不当场报销	52.8	33.3	5.6	8.3	100（72）	
	合　计	51.9（125）	18.3（44）	19.1（46）	10.8（26）	100（241）	
家庭代际结构类型	有少无老家庭	70.7	12	12	5.3	100（75）	0.13*
	有老无少家庭	43.7	20.4	19.4	16.5	100（103）	
	无老无少家庭	49.5	15.2	25.7	9.5	100（105）	
	老少皆有家庭	51	15.3	24.5	9.2	100（98）	
	合　计	52.5（200）	16（61）	21（80）	10.5（40）	100（381）	
家庭主要疾病类型	慢性病型家庭	33.3	19	31	16.7	100（42）	0.09
	急性病型家庭	56.6	15	19.1	9.4	100（267）	
	慢性病和急性病型家庭	44.4	22.2	22.2	11.1	100（9）	
	其他疾病型家庭	51.7	16.7	21.7	10	100（60）	
	合　计	52.9（200）	15.9（60）	20.9（79）	10.3（39）	100（378）	
文化程度	小学及以下	48.4	14.9	26.1	10.6	100（161）	0.07
	初　中	55.9	16.1	18.2	9.8	100（143）	
	高中水平	55.8	19.2	13.5	11.5	100（52）	
	大专及以上	54.2	12.5	20.8	12.5	100（24）	
	合　计	52.6（200）	15.8（60）	21.1（80）	10.5（40）	100（380）	

（二）中低收入家庭最近一次急性病行为的影响因素分析

1. 最近一次患急性病是否去医疗机构看病

从表8来看，影响中低收入家庭最近一次急性病是否去医疗机构看病的主要因素有：文化程度、费用报销时间、家庭代际结构、户籍、医疗费用报销方式。其中，文化程度与其相关性最强（$p<0.001$）。最近一次急性病不去医疗机构看病以文化程度较高的人为主，去医疗机构看病的以文化程度较低的人为主。这与前面的患病后诊疗行为倾向刚好相反，这可能是因为虽然文化程度较高的人健康意识较强，但在具体的病情上，由于具备一定的健康医疗知识，不通过医疗机构的诊断就能知道服用何种药物等；而文化程度较低的人可能没有这方面的知识，所以必须去医疗机构进行诊疗。这也可能是解释农村急性病到医疗机构看病的比例高于城市的原因之一。从代际结构上来看，"有少无老"家庭医疗机构看病的比例最高；从医疗保障制度来看，医疗费用可以报销、报销时间越短的家庭患急性病后更倾向于去医疗机构看病。

表8　中低收入家庭最近一次急性病是否去医疗机构看病的相关因素分析 单位：%

		是	否	样本量	Cramer's V
文化程度	小学及以下	73.9	26.1	100（444）	0.11***
	初　　中	69.2	30.8	100（480）	
	高中水平	60.8	39.2	100（339）	
	大专及以上	64.2	35.8	100（165）	
	合　　计	68.1（972）	31.9（456）	100（1428）	
费用报销时间	当场报销	72.8	27.2	100（449）	0.11**
	不当场报销	62.4	37.6	100（242）	
	合　　计	69.2（478）	30.8（213）	100（691）	
家庭代际结构类型	有少无老家庭	73	27	100（282）	0.10**
	有老无少家庭	70.8	29.2	100（425）	
	无老无少家庭	68.8	31.2	100（353）	
	老少皆有家庭	60.4	39.6	100（376）	
	合　　计	68（977）	32（459）	100（1436）	

续表

		是	否	样本量	Cramer's V
户籍	城　　市	65.0	35.0	100（917）	0.09**
	农　　村	73.4	26.6	100（512）	
	合　　计	68（972）	32（457）	100（1429）	
费用支付方式	全部自付	89.2	10.8	100（762）	0.08**
	可以报销	94.7	5.3	100（284）	
	合　　计	90.7（949）	9.3（97）	100（1046）	

2. 最近一次急性病医疗机构的选择

医疗费用支付方式、文化程度、家庭代际结构、医疗费用报销时间是影响城市中低收入家庭最近一次急性病选择医疗机构的主要因素（见表9）。其中，医疗费用支付方式和文化程度的影响最为显著（$p < 0.001$）。在城市，医疗费用可以报销的中低收入家庭去正规医疗机构的比例高于医疗费用全部自付的家庭。从被访者文化程度来看，文化程度越高，其家庭越倾向于去正规医疗机构（城市基层医疗机构，二三级医院）；文化程度越低者，越倾向于去非正规医疗机构（药店、私人医疗机构）。对于不同代际结构的家庭，选择正规医疗的以“有少无老”家庭为主，选择非正规医疗机构的以有老人的家庭和“无老无少”家庭为主，这可能与家庭具体的疾病类型有关。此外，医疗费用报销时间也与医疗机构选择之间存在一定程度的关系，当场报销的比不当场报销的选择正规医疗机构的比例更高。农村中低收入家庭最后一次急性病医疗机构选择的相关因素有医疗费用报销时间和被访者文化程度。在农村，医疗费用能够当场报销的选择村卫生室、乡镇卫生院的比例更高。从被访者的文化程度来看，患急性病后去县级医疗机构的主要是文化程度较高的家庭（见表10）。

（三）中低收入家庭最近一次慢性病行为的影响因素分析

1. 最近一次患慢性病是否去医疗机构看病

在最近的一次慢性病中，与中低收入家庭是否去医疗机构看病相关的主要因素有家庭代际结构、被访者文化程度和医疗费用支付方式（见

表 9　城市中低收入家庭最近一次急性病医疗机构选择的相关分析　单位：%

		基层医疗机构	药　店	私人医疗机构	二三级医院	两种以上医疗机构	样本量	Cramer's V
医疗费用支付方式	全部自付	16.5	33.3	21.6	19.9	8.8	100（547）	0.20***
	可报销	16.7	34.5	6.5	35.1	7.1	100（168）	
	合　计	16.5（118）	33.6（240）	18.0（129）	23.5（168）	8.4（60）	100（715）	
文化程度	小学及以下	13.7	39.3	23.7	17.8	5.5	100（219）	0.15***
	初　中	18.3	34	18.7	18.3	10.8	100（241）	
	高中水平	13.4	34.1	14	29.6	8.9	100（179）	
	大专及以上	20.4	22.4	6.1	41.8	9.2	100（98）	
	合　计	16.0（118）	34.1（251）	17.4（128）	24.0（177）	8.5（63）	100（737）	
家庭代际结构	有少无老家庭	19	21.8	20.4	27.5	11.30	100（142）	0.12**
	有老无少家庭	15.1	40.2	14.7	23.6	6.60	100（259）	
	无老无少家庭	17.1	27.1	24.1	25.9	5.90	100（170）	
	老少皆有家庭	14.6	40.9	12.3	20.5	11.70	100（171）	
	合　计	16.2（120）	33.8（251）	17.4（129）	24.1（179）	8.5（63）	100（742）	
医疗费用报销时间	当场报销	15.8	36.4	12.4	26.8	8.6	100（209）	0.20*
	不当场报销	18.1	17.1	15.2	36.2	13.3	100（105）	
	合　计	16.6（52）	29.9（94）	13.4（42）	29.9（94）	10.2（32）	100（314）	

表 10　农村中低收入家庭最近一次急性病医疗机构选择的相关分析　单位：%

		村级卫生机构	药　店	乡镇卫生院	县级及以上医院	两种以上医疗机构	样本量	Cramer's V
医疗费用报销时间	当场报销	42.5	2.2	18.7	9.7	26.9	100（134）	0.34***
	不当场报销	28.1	17.5	8.8	21.1	24.6	100（57）	
	合　计	38.2（71）	6.8（13）	15.7（30）	13.1（25）	26.2（50）	100（191）	
文化程度	小学及以下	45.3	3.9	22.7	10.2	18	100（128）	0.17*
	初　中	41.4	9	14.4	9	26.1	100（111）	
	高中水平	38.6	15.9	11.4	13.6	20.5	100（44）	
	大专及以上	35.7	0	0	35.7	28.6	100（14）	
	合　计	42.4（126）	7.4（22）	16.8（50）	11.4（34）	21.9（65）	100（297）	

续表

		村级卫生机构	药　店	乡镇卫生院	县级及以上医院	两种以上医疗机构	样本量	Cramer's V
家庭代际结构	有少无老家庭	40. 8	9. 9	15. 5	14. 1	19. 70	100（71）	0. 15
	有老无少家庭	50. 8	3. 1	18. 5	13. 8	13. 80	100（65）	
	无老无少家庭	38. 8	2. 4	21. 2	8. 2	29. 40	100（85）	
	老少皆有家庭	40. 8	14. 5	11. 8	10. 5	22. 40	100（76）	
	合　　计	42. 4（126）	7. 4（22）	16. 8（50）	11. 4（34）	21. 9（65）	100（297）	
医疗费用支付方式	全部自付	48	7. 8	15. 6	11. 2	17. 3	100（179）	0. 17
	可以报销	33. 3	7. 2	19. 8	11. 7	27. 9	100（111）	
	合　　计	42. 4（123）	7. 6（22）	17. 2（50）	11. 4（33）	21. 4（62）	100（290）	

表11）。家庭代际结构与是否去医疗机构看病之间存在非常显著的相关关系，“有老无少”型家庭去医疗机构看病的比例最高。老人慢性病患者比例高，也有时间去医疗机构看病。被访者文化程度与家人最近一次患慢性病以后是否去医疗机构看病具有比较显著的相关性。一般来说，文化程度越低越倾向于去医疗机构看病，文化程度越高越倾向于不去医疗机构看病，这可能是因为文化程度较高者，具有一定的医疗卫生知识。慢性病医疗费用支付方式与是否去医疗机构看病之间存在一定的相关性，医疗费用可以报销的相对于全部自付的家庭在最近一次慢性病中去医疗机构看病的比例更高。

表 11　中低收入家庭最近一次慢性病是否去医疗机构看病的相关因素分析 单位：%

		是	否	样本量	Cramer's V
家庭代际结构	有少无老家庭	63. 1	36. 9	100（130）	0. 15***
	有老无少家庭	80	20	100（436）	
	无老无少家庭	77. 4	22. 6	100（288）	
	老少皆有家庭	66. 2	33. 8	100（231）	
	合　　计	74. 4（807）	25. 6（278）	100（1085）	
文化程度	小学及以下	79. 2	20. 8	100（384）	0. 12**
	初　　中	76. 9	23. 1	100（333）	
	高中水平	67. 6	32. 4	100（247）	
	大专及以上	66. 7	33. 3	100（114）	
	合　　计	74. 5（803）	25. 5（275）	100（1078）	

续表

		是	否	样本量	Cramer's V
医疗费用支付方式	全部自付	91.3	8.7	100（541）	0.08*
	可以报销	95.6	4.4	100（296）	
	合　计	92.8（777）	7.2（60）	100（837）	
医疗费用报销时间	当场报销	76.4	23.6	100（326）	0.01
	不当场报销	77.1	22.9	100（201）	
	合　计	76.7（404）	23.3（123）	100（527）	
户籍	城　市	25.2	74.8	100（721）	0.01
	农　村	26.5	73.5	100（358）	
	合　计	25.7	74.3	100（1079）	

2. 最近一次慢性病医疗机构的选择

在最近一次慢性病中，与城市中低收入家庭医疗机构选择相关的因素有医疗费用报销时间、被访者文化程度、医疗费用支付方式（见表12）。从医疗费用报销时间来看，在城市，去药店的主要是当场报销的；去基层医疗机构和二三级医院的，以不当场报销的比例较高。这主要是由城市医疗报销制度引起的，一般来说，基层医疗机构和二三级医院，医疗费用都不能当场报销。从被访者文化程度来看，文化程度越高，慢性病去二三级医院的比例越高；文化程度越低，基层医疗机构、药店、私人医疗机构的比例越高。从医疗费用支付方式来看，医疗费用可以报销的家庭更倾向于去二三级医院，医疗费用需要全部自付的家庭更倾向于去药店。农村中低收入家庭医疗机构的选择则与这些因素均不相关。这主要是因为农村由于医疗资源、医疗制度的限制，进行自主选择医疗机构的机会很少（见表13）。

表12　城市中低收入家庭最近一次慢性病医疗机构选择的相关分析　单位：%

		基层医疗机构	药　店	私人医疗机构	二三级医院	两种以上医疗机构	样本量	Cramer's V
医疗费用报销时间	当场报销	13.6	20.1	5.8	49.4	11	100（154）	0.24**
	不当场报销	16.4	4.1	8.2	55.7	15.6	100（122）	
	合　计	14.9（41）	13.0（36）	6.9（19）	52.2（144）	13.0（36）	100（276）	

续表

		基层医疗机构	药　店	私人医疗机构	二三级医院	两种以上医疗机构	样本量	Cramer's V
文化程度	小学及以下	15.2	25.8	12.1	37.9	9.10	100（198）	0.13**
	初　中	14.3	19.6	6.9	47.6	11.60	100（189）	
	高中水平	8.6	17.9	6.6	54.3	12.60	100（151）	
	大专及以上	14.3	5.7	7.1	51.4	21.40	100（70）	
	合　计	13.2（80）	19.6（119）	8.6（52）	46.5（283）	12.2（74）	100（608）	
医疗费用支付方式	全部自付	13.3	21.2	10.7	42.7	12	100（391）	0.14*
	可报销	12.6	15.6	4.5	54.3	13.1	100（199）	
	合　计	13.1（77）	19.3（114）	8.6（51）	46.6（275）	12.4（73）	100（590）	
家庭代际结构	有少无老家庭	3.7	20.4	13	46.3	16.7	100（54）	0.09
	有老无少家庭	14.6	20.5	8.3	45.1	11.5	100（288）	
	无老无少家庭	16.7	19.3	9.3	47.3	7.3	100（150）	
	老少皆有家庭	9.2	17.6	7.6	47.9	17.6	100（119）	
	合　计	13.1（80）	19.6（120）	8.8（54）	46.3（283）	12.1（74）	100（611）	

表13　农村中低收入家庭最近一次慢性病医疗机构选择的相关分析　单位：%

		村级卫生机构	药　店	乡镇卫生院	县级及以上医院	两种以上医疗机构	样本量	Cramer's V
家庭代际结构	有少无老家庭	14.80	3.70	18.50	51.90	11.10	100（27）	0.17
	有老无少家庭	12.50	1.40	20.80	52.80	12.50	100（72）	
	无老无少家庭	9.30	0.00	32.00	33.30	25.30	100（75）	
	老少皆有家庭	12.80	0.00	12.80	46.80	27.70	100（47）	
	合　计	11.8（26）	0.9（2）	22.6（50）	44.8（99）	19.9（44）	100（221）	
文化程度	小学及以下	11.3	1.7	23.5	47.8	15.70	100（115）	0.11
	初　中	14.9	0	24.3	39.2	21.60	100（74）	
	高中水平	8.3	0	12.5	50	29.20	100（24）	
	大专及以上	0	0	28.6	42.9	28.60	100（7）	
	合　计	11.8（26）	0.9（2）	22.7（50）	45.0（99）	19.5（43）	100（220）	

续表

		村级卫生机构	药　店	乡镇卫生院	县级及以上医院	两种以上医疗机构	样本量	Cramer's V
医疗费用支付方式	全部自付	11.6	1.6	17.8	46.5	22.5	100（129）	0.17
	可报销	9.5	0	31	42.9	16.7	100（84）	
	合　　计	10.8（23）	0.9（2）	23.0（49）	45.1（96）	20.2（43）	100（213）	
医疗费用报销时间	当场报销	7.80	22.30	42.70	27.20	100.00	100（103）	0.2
	不当场报销	15.20	30.30	45.50	9.10	15.20	100（33）	
	合　　计	9.6（13）	24.3（33）	43.4（59）	22.8（31）	100.0（136）	100（136）	

四、收入水平对家庭医疗行为的影响

收入因素是人们在分析居民医疗服务行为时最关注的因素之一。我们也是基于城乡居民的收入因素进行的调查，因此对收入因素的影响单独进行分析。同时，在对中低收入家庭医疗行为的分析中，由于中低收入群体在收入上差距较小，收入对于该群体医疗行为的影响并不十分明显。为了进一步分析收入水平对家庭医疗行为的影响，在这部分的分析中，我们使用了全部样本数据（2557 份），并按照一定的收入标准分为低收入组、中等收入组和高收入组三组。下面是我们的分析结果。

1. 收入水平与患病后诊疗倾向的相关分析

从表 14 可以看出，收入水平与中国家庭患病后诊疗行为倾向有显著的相关性。总的来说，收入水平越高，越倾向于到医疗机构就诊；收入水平越低，越倾向于进行自我诊断或者不采取任何措施。

表 14　　收入水平与患病后诊疗倾向的相关分析　　单位：%

	不采取任何措施	自我诊疗	到医疗机构看病	自我诊疗和看病	样本量	Cramer's V
低收入	4.0	29.8	53.9	12.3	100（551）	0.12***
中等收入	1.5	25.2	52.1	21.3	100（1029）	
高收入	2.8	19.9	65.1	12.3	100（870）	
合　计	2.5（61）	24.3（596）	57.1（1399）	16.1（394）	100（2450）	

2. 收入水平与过去一年主要使用的医疗机构的相关分析

从收入水平与平常主要使用的医疗机构的相关性来看，城市家庭的收入水平与主要使用的医疗机构之间存在显著的相关性。农村家庭的收入水平与医疗机构的选择之间几乎没有关系（见表15）。对于城市家庭来说，收入水平越高，去正规医疗机构的比例越高；收入水平越低，去非正规医疗机构的比例越低（见表16）。

表15　　农村家庭收入水平与过去一年医疗机构使用的相关分析　　单位：%

	农村基层医疗机构	药　店	乡镇卫生院	县级医院	样本量	Cramer's V
低收入	48.8	11.4	25.2	14.6	100（123）	0.08
中等收入	54.3	17.8	19.4	8.5	100（258）	
高收入	55.5	13.7	22.1	8.7	100（366）	
合　计	53.9（403）	14.7（110）	21.7（162）	9.6（72）	100（747）	

表16　　城市家庭收入水平与过去一年医疗机构使用的相关分析　　单位：%

	城市基层医疗机构	药　店	私人医疗机构	二三级医院	样本量	Cramer's V
低收入	17.3	51.4	12.7	18.5	100（346）	0.11***
中等收入	18.6	56.2	9.7	15.5	100（639）	
高收入	26.2	43.1	6.3	24.3	100（378）	
合　计	20.4（278）	51.4（700）	9.5（130）	18.7（255）	100（1363）	

3. 收入水平与最近一次患病后就诊医疗行为的相关分析

表17显示了家庭收入水平与最近一次患病诊疗行为的相关分析。可以看出，家庭收入水平与家庭患急性病后是否去医疗机构就诊有显著的相关性，且收入水平越高，去医疗机构就诊的比例越高。家庭收入水平与家庭患慢性病后是否去医疗机构就诊没有相关性。

表17　　家庭收入水平与最近一次患病后就诊行为的相关分析　　单位：%

	患急性病后是否到医疗机构看病				慢性病是否去医疗机构看病			
	是	否	样本量	Cramer's V	是	否	样本量	Cramer's V
低收入	61.6	38.4	100（487）	0.10***	74.3	25.7	100（393）	0.02
中等收入	71.3	28.7	100（949）		74.4	25.6	100（692）	
高收入	72.8	27.2	100（783）		75.9	24.1	100（627）	
合　计	69.7（1547）	30.3（672）	100.0（2219）		74.9（1283）	25.1（429）	100（1712）	

4. 收入水平与最近一次患病后医疗机构的相关分析

对于城市家庭来说，不论是急性病还是慢性病，收入水平都与其医疗机构的选择显著相关（见表18）。在患急性病后，家庭收入水平越高，去正规医疗机构的比例越高；家庭收入越低，越容易选择非正规的医疗机构。在患慢性病以后，家庭收入水平越高，去二三级大医院的比例越高。对于农村家庭来说，收入水平与急性病患病后的医疗机构选择存在一定程度的相关性，但与慢性病后医疗机构的选择无关（见表19）。

表18　城市家庭收入水平与最近一次患病后医疗机构选择的相关分析　单位：%

	基层医疗机构	药　店	私人医院	二三级医院	多种机构	样本量	Cramer's V
急性病							
低收入	15.3	30.6	20.7	24.0	9.5	100（242）	0.16***
中等收入	16.6	35.4	15.8	24.2	8.0	100（500）	
高收入	20.7	17.8	9.1	36.7	15.6	100（275）	
合　计	17.4（177）	29.5（300）	15.1（154）	27.5（280）	10.4（106）	100（1017）	
慢性病							
低收入	11.0	14.2	11.0	50.7	13.2	100（219）	0.13***
中等收入	14.3	22.7	7.7	43.9	11.5	100（392）	
高收入	12.3	11.5	4.6	61.2	10.4	100（260）	
合　计	12.9（112）	17.2（150）	7.6（66）	50.7（442）	11.6（101）	100（871）	

表19　农村家庭收入水平与最近一次患病后医疗机构选择的相关分析　单位：%

	村级卫生机构	药　店	乡镇卫生院	县级及以上医院	多种医疗机构	样本量	Cramer's V
急性病							
低收入	38.4	2.3	19.8	15.1	24.4	100（86）	0.13*
中等收入	44.1	9.5	15.6	10.0	20.9	100（211）	
高收入	39.5	2.4	18.2	11.9	28.0	100（329）	
合　计	40.9（256）	4.8（30）	17.6（110）	11.7（73）	25.1（157）	100（626）	
慢性病							
低收入	10.1	0.0	19.1	48.3	22.5	100（89）	0.11
中等收入	12.9	1.5	25.0	42.4	18.2	100（132）	
高收入	15.4	1.2	23.2	33.2	27.0	100（241）	
合　计	13.6（63）	1.1（5）	22.9（106）	38.7（179）	23.6（109）	100（462）	

五、中低收入家庭医疗服务需求行为影响因素的回归分析

前面我们分析了影响中低收入群体家庭的相关因素。下面我们利用多元回归模型分析方法，对这些相关因素进行多变量回归分析，进一步认识各相关因素是如何影响人们的求医行为的。

（一）中低收入群体的一般医疗行为的 Multi – Logistic 回归分析

我们将中低收入群体家庭患病后采取的措施作为因变量（参照变量为“自我诊断”），将户籍、医疗资源的可及性、家庭人均收入、医疗保障制度、被访者文化水平、家庭疾病类型、家庭代际结构作为因变量，并采用逐步纳入回归的方法。在控制其他变量的情况下，最后纳入 Logistic 回归模型的自变量为家庭离最近的大医院的距离、家庭人均收入、医疗费用报销比例、医疗费用报销时间间隔、被访者文化水平、家庭疾病类型、家庭代际结构。总体来看，文化程度越高的家庭，越倾向于去医疗机构看病；家庭主要疾病类型为急性病的家庭，越倾向于采取自我诊疗的方式；无老无少的家庭更倾向于去医疗机构看病；医疗费用能够当场报销的，更倾向于去医疗机构看病；距离医院越近，越倾向于去医疗机构看病；全年医疗报销的比例越高，越倾向于去医疗机构看病；家庭收入越低，越容易在患病后不采取任何措施。将患病后去医疗机构看病与采取自我诊断措施比较，家庭代际结构和文化程度有统计意义，家庭结构为“无老无少”家庭去医疗机构看病与自我诊断的概率之比，较之“老少皆有”家庭的这一比值大 1.813 倍；文化程度为高中的去医疗机构看病与自我诊断的概率之比，较之小学及以下文化程度的这一比值大 2.087 倍，文化程度为大专及以上水平的去医疗机构看病与自我诊断的概率之比，较之小学及以下文化程度的这一比值大 2.567 倍（见表 20）。

（二）中低收入群体的患病后是否去医疗机构就诊的二分类 Logistic 回归分析

我们将中低收入群体家庭患病后是否去医疗机构就诊作为因变量

表 20　　影响中低收入家庭患病后治疗措施选择倾向的 Multi－Logistic 回归模型（N＝673）

		自我诊疗和到医疗机构看病结合/自我诊疗		到医疗机构看病/自我诊疗		不采取任何措施/自我诊疗	
		B	Exp(B)	B	Exp(B)	B	Exp(B)
	Intercept	－1.355		0.176		0.439	
文化程度	初中/小学及以下	－0.161	0.851	0.491	1.634	0.695	2.004
	高中/小学及以下	－0.686	0.504	0.736	2.087*	－0.479	0.620
	大专/小学及以下	－1.807	0.164*	0.943	2.567*	1.753	5.773*
家庭主要疾病类型	急性病家庭/慢性病家庭	0.583	1.792	－0.012	0.988	－2.062	0.127**
	急性病和慢性病家庭/慢性病家庭	1.000	2.719	－0.104	0.901	－1.363	0.256
	其他疾病家庭/慢性病家庭	0.943	2.568	－0.231	0.794	－1.987	0.137*
家庭代际结构类型	有少无老/老少皆有	0.429	1.536	－0.183	0.833	1.196	3.306
	有老无少/老少皆有	0.638	1.893	0.249	1.283	1.907	6.730*
	无老无少/老少皆有	0.428	1.534	0.595	1.813*	0.266	1.304
报销时间	当场报销/不当场报销	1.422	4.147***	0.018	1.018	－2.211	0.110**
离家最近的大医院距离		－0.020	0.980*	0.000	1.000	0.001	1.001
全年医疗报销比例		－0.012	0.988***	0.003	1.003	－0.003	0.997
家庭人均收入		0.00005	1.000	－0.00004	1.000	－0.0005	1.000***

（参照变量为“不去就诊”），将户籍、医疗资源的可及性、家庭人均收入、医疗保障制度、被访者文化水平、家庭代际结构作为因变量，采用全部纳入的方式。在控制其他变量的情况下，影响中低收入群体家庭患急性病后是否去医疗机构就诊的因素是医疗费用报销方式、医疗费用支付方式以及离家最近的大医院距离。医疗费用当场报销的家庭患急性病后去医疗机构就诊的概率是不能当场报销的家庭的 2.023 倍；医疗费用可报销的家庭患急性病后去医疗机构就诊的概率是全部自付的家庭的 2.517 倍；离家最近的大医院距离每增加 1 里，去医疗机构就诊的概率就下降 1.2%。影响中低收入群体家庭患慢性病后是否去医疗机构就诊的因素主要是离家最近的大医院距离。离家最近的大医院距离每增加 1 里，去医疗机构就诊的概率就下降 1.5%。从这个结果可以看出，医疗资源的可及

性是影响中低收入家庭患病后是否就诊的一个重要因素（见表21）。①

表21　　影响中低收入群体患病后是否去医疗机构就诊的二分类Logistic回归分析

		患急性病后是否去医疗机构就诊是/否		患慢性病后是否去医疗机构就诊是/否	
		S. E.	Exp (B)	S. E.	Exp (B)
	Constant	0.768	10.076	1.446	43.094
	家庭年人均收入	0.000	1.000	0.000	1.000
	离家最近的大医院距离	0.006	0.988*	0.007	0.985*
	离家最近的基层医疗机构距离	0.059	1.012	0.165	1.213
费用报销时间	当场报销/不当场报销	0.372	2.023*	0.542	0.714
费用支付方式	可报销/全部自付	0.382	2.517*	0.527	1.997
户籍	城市/农村	0.483	0.525	0.727	1.441
家庭代际结构	有老无少/有少无老	0.588	0.540	1.273	0.490
	无老无少/有少无老	0.600	0.550	1.239	0.310
	老少皆有/有少无老	0.601	0.414	1.290	0.163
文化程度	初中/小学及以下	0.536	1.998	0.687	1.296
	高中/小学及以下	0.481	0.574	0.678	0.601
	大专及以上/小学及以下	0.635	0.905	0.972	0.534

六、研究发现、主要问题及其原因分析

（一）主要发现

1. 中低收入家庭的在患病后的治疗措施倾向主要与家庭主要的疾病类型、家庭代际结构、文化程度、医疗费用报销时间、医疗资源的可及性、全年医疗报销比例、家庭人均收入有关。在中低收入家庭中，主要

① 王俊等（2008）也在研究中发现，社区卫生服务中心的自身就诊距离弹性最大（-112），市级以上医院最小（-011），可及性是患者选择社区卫生服务中心就诊的决定性因素。当社区卫生服务中心的距离增加10%时，人们对市级以上医院的需求将增加9%，而放弃到医疗机构治疗的人群将增加11%。

疾病类型为慢性病的更倾向于采取自我诊断的措施，急性病则更倾向于去医疗机构看病；从家庭代际结构类型看，“老少均有型”家庭更倾向于采取自我诊断的措施，“无老无少型”家庭更倾向于去医疗机构看病，“有老无少型”家庭更倾向于采取自我诊疗和到机构看病结合的方式；文化程度越低越倾向于采取自我诊断的措施，文化程度越高越倾向于采取到医疗机构看病的方式；医疗费用报销时间越短越倾向于到医疗机构看病；家庭人均收入越低，越容易在看病后不采取任何措施，全年医疗报销比例越高，越倾向于去医疗机构看病，医疗机构离家越近，越倾向于去医疗机构看病。

2. 中低收入家庭在患急性病后的医疗行为与户籍、家庭代际结构、文化程度、医疗费用支付方式、医疗费用报销时间相关。医疗费用报销比例越高、报销时间越短，患急性病以后去医疗机构看病的比例越高。在不同类型家庭中，家庭代际结构为“有少无老”型医疗机构最倾向于去医疗机构看病；文化程度越低，去医疗机构看病的比例越高。其中的原因值得分析。一种可能的解释是教育程度高的人可能更容易及早发现疾病，进行自我治疗，而不需要去医院[①]，这可能是因为文化程度较高的家庭，有一定的医疗卫生知识，能够对家人的病情做出判断，不通过医疗机构的诊断就能知道服用何种药物等；而文化程度较低的人，可能没有相关的医疗常识，在家人生病以后，必须去医疗机构进行诊疗。

3. 中低收入家庭在患慢性病后的医疗行为与家庭代际结构、文化程度、医疗费用支付方式、离最近的医疗机构的距离相关。家庭代际结构为“有老无少”型家庭越倾向于去医疗机构看病；文化程度越高越倾向于去医疗机构看病，文化程度越低越倾向于不去医疗机构看病；医疗费用支付比例越高、离医疗机构越近越倾向于去医疗机构看病。

4. 城乡之间由于不同的医疗保障制度，在医疗机构的选择上存在显著差异。与城市中低收入家庭过去一年医疗机构选择相关的主要有家庭主要疾病类型、文化程度、医疗费用报销时间。城市家庭主要疾病类型为急性病的倾向于去药店，慢性病倾向于去二三级医院；文化程度低的更倾向于去药店；医疗报销时间越短，越倾向于去药店（这可能与城市

① 封进、李珍珍：“中国农村医疗保障制度的补偿模式研究”，《经济研究》，2009（4）。

医疗报销制度相关，或者应该是药店可以当场报销，而正规的医疗机构报销时间长）。与农村中低收入家庭过去一年医疗机构选择相关的因素有家庭代际结构、医疗费用报销时间。“无老有少型”家庭更倾向于去农村基层医疗机构看病，“有老无少型”家庭更倾向于去县级医疗机构看病，这可能是因为前者患急性病较多、后者患慢性病较多；农村家庭医疗费用报销时间越短，去县级医院看病的比例越高。在现实中，农村由于医疗资源、医疗制度的限制，进行自主选择医疗机构的机会很少。在最近一次急性病医疗机构的选择上，城市中低收入家庭患急性病时对医疗机构的选择与家庭代际结构、文化程度、医疗费用支付方式相关。“有少无老”型家庭更倾向于选择正规医疗机构，“无老无少”型家庭更倾向于选择非正规医疗机构；文化程度越高、医疗费用报销比例越高、报销时间越短越倾向于去正规的医疗机构。农村中低收入家庭急性病对医疗机构的选择与文化程度、医疗报销时间相关，文化程度越高，选择大医院的比例越高；医疗报销时间越短，选择正规医院的比例越高。在最近一次慢性病医疗机构的选择上，城市中低收入家庭的医疗机构选择与文化程度、医疗费用支付方式、报销时间相关。一般来说，文化程度越高、医疗费用报销比例越高，去大医院（二三级医院）的比例越高。农村居民的医疗机构选择则与这些因素都没有明显的关系。一种解释认为，在农村地区，患者对公办卫生机构中的医疗设备和处方药存在明显的超额需求，对其他卫生医疗可得性变量则缺乏敏感性。[①]

5. 家庭收入水平低下是阻碍中低收入家庭去医疗机构就诊的重要因素。相对于高收入家庭，首先在就诊意识上，中低收入家庭患病后去医疗机构看病的意愿就很低；其次在就诊行为上，中低收入家庭的就诊比例较低，且常去非正规的医疗机构就诊。从就诊意识上来看，中低收入家庭的就诊意识主要受制于文化水平、家庭的疾病类型以及家庭代际结构特征。从就诊行为上来看，中低收入家庭的就诊行为主要与其收入水平、医疗保障制度相关。农村医疗资源的有限性和医疗制度的不完备性，给农村中低收入家庭的就诊和医疗机构的选择上带来了极大的不方便性。急性病和慢性病的就诊行为也存在显著差异。家庭收入水平、文化程度、

① 王俊、昌忠泽、刘宏：“中国居民卫生医疗需求行为研究”，《经济研究》，2008（7）。

医疗保障制度等对于中低收入家庭患急性病就诊行为的影响明显高于慢性病。

（二）主要问题

1. 中低收入群体的诸多医疗服务需求难以实现

中低收入群体具有较强的医疗服务需求意愿，但是其医疗需求行为与其主观需求意愿并不完全一致，医疗需求难以得到满足。具体来看，还有相当一部分的中低收入人群患病后选择自我诊疗（38%），少部分人不采取任何措施（1.7%）。从调查数据来看，虽然患病后服药的比例较高，但是，其中的自我诊疗服药具有较高的风险性，尤其是对于文化素质较低的中低收入群体来说，更是如此。根据第四次国家卫生服务调查，2008年低收入人口两周患者中，未采取任何治疗措施的占13.4%，其中城市为8.8%，农村比例更高，为15.3%。城市和农村低收入人口中两周患病未采取措施的比例均高于全人群（全人群分别为6.4%和12.4%）。从住院的情况来看，2008年低收入人口应住院未住院比例为35.5%，其中城市为37.6%、农村为34.6%（见表22）。与全人群相比，城市和农村低收入人口应住院未住院比例分别高出全人群（城市和农村分别为26.0%、24.7%）11.6%和9.9%。

表22　低收入人口2008年两周患病未治疗比例和应住院未住院比例

	城乡合计	城　市	农　村
两周未治疗比例	13.4%	8.8%	15.3%
应住院未住院比例	35.5%	37.6%	34.6%

数据来源：第四次国家卫生服务调查。

2. 目前中低收入群体的医疗负担过重，农村更加明显

根据调查结果，城乡中低收入群体的医疗费用支出较大，医疗负担较重。过去一年的医疗支出数额较大，患病家庭的平均家庭门诊支出为977.1元（其中农村为899.5元，城市为1001.7元）、住院支出为6570.9元（其中农村为5314.6元，城市为7062.2元）。根据第四次国家卫生服务调查，低收入人口次均门诊费用不仅支出较大，而且较全人群高，总体高出24.3%，其中城市和农村分别高14.1%和31.3%（全人群为169元，其中城市和农村分别为312元和128元）。医疗费用支出总额在家庭

总收入和总支出中的比重较大，农村中低收入家庭二项支出占家庭总收入和总支出中的比重均超过城市（见表23）。

表23　　家庭年度医疗费用在总收支中的份额

	占总收入的份额		占总支出的份额	
	门诊比重	住院比重	门诊比重	住院比重
全　部	5.8%	38.8%	6.2%	41.9%
农　村	10.8%	63.6%	9.1%	53.5%
城　市	5.0%	35.3%	5.6%	39.6%

注：全部调查对象家庭平均总收入为16945.48元，农村为8353.57元，城市为20031.68元；总支出为15696.14元，农村为9937.85元，城市为17811.44元。

3. 对目前医疗服务的满意度评价不高，“看病贵、看病难”问题突出

从调查情况看，中低收入群体不仅医疗服务需求得不到满足，医疗负担过重，而且对目前的医疗服务满意度评价不高。根据调查，从总体评价来看，中低收入群体对目前医疗服务满意的占44.6%，认为一般的占36.4%，还有19%的人对目前的医疗服务明确表示不满意。在第四次国家卫生服务调查中，全部患者对门诊服务不满意的比例为41.2%，对住院服务不满意的比例为44.2%。从对目前医疗服务不满意的具体方面来看，问题主要体现在：看病等候时间太长、医生的技术水平较低、医生的服务态度差、乱收费问题、药品价格太高、药品质量问题，等等（见图1）。其中，最为突出的是医疗费用问题，占42.8%。与第四次国家卫生服务调查的数据相比，不满意的原因基本一致。可见，中低收入群体对目前医疗服务的总体满意度不高，“看病贵（医疗费用高、收费不合理）、看病难（看病手续麻烦、等候时间长）”的问题依然比较突出。

（三）原因分析

导致中低收入群体医疗服务需求难以得到满足的原因是多方面的。其中既有直接的原因，如中低收入群体的收入相对较低，医疗服务价格较高；也有间接的原因，比如基层医疗机构能力的欠缺，医疗保障制度的不完善等。下面是我们根据调查发现的一些主要原因。

1. 中低收入群体的收入较低，医疗服务需求的自我满足能力不足

收入较低、医疗服务需求的自我满足能力不足，是中低收入群体医

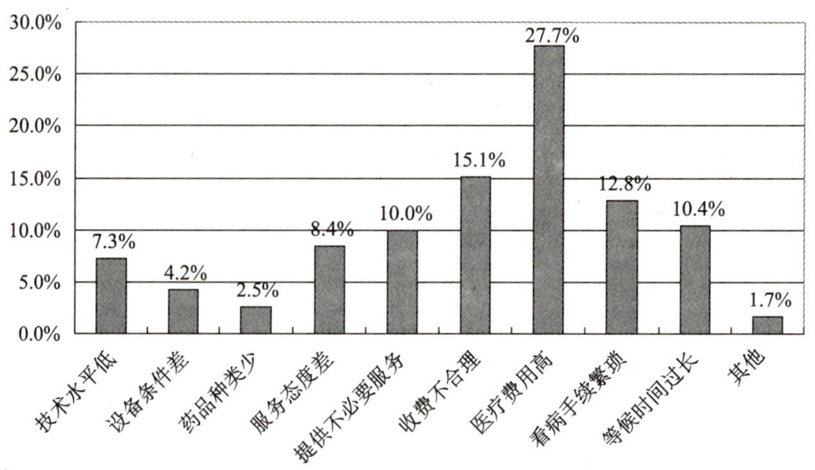

图 1　对目前医疗服务不满意的方面

疗服务需求得不到满足的直接原因。调查发现，中低收入群体患病后不去医疗机构看病的原因中，经济因素最为重要。根据调查，在急性病后不去医疗机构看病的原因方面，低收入家庭因为经济困难的比例（22.8%）高于高收入家庭（8.1%）；在慢性病后不去医疗机构看病的原因方面，低收入家庭因为经济困难的比例达 51.5%，而高收入家庭因为经济困难的比例仅为 14.5%。根据第四次国家卫生服务调查，在未采取任何治疗措施的低收入患者中，34.3% 是因为自感轻，45.8% 是因为经济困难；83.9% 的低收入人口未住院是因为经济困难。其中城市、农村分别为 89.1% 和 81.5%，与全人群相比，城市和农村地区低收入人口因经济困难未住院的比例分别高出 21.6%、10.1%。由此可见，经济原因（收入较低）是中低收入群体医疗服务需求不能得到满足的直接原因，与前面的相关与回归分析结果一致。

2. 医疗费用高、增长速度比较快，而且收费不合理

20 世纪 90 年代以来我国医疗费用的快速上涨，不仅给企业、国家和个人带来了沉重的经济负担，而且带来了严重的经济社会后果。[①] 如前所述，中低收入群体医疗费用支出的绝对数较大，而且，对中低收入群体来说，快速增长的医疗费用更是难以承受。从 1990 年至 2008 年全国各级综合医院

① 陈佳贵、王延中：《中国社会保障发展报告（2007）》，社会科学文献出版社，2007 年版。

的门诊次均医药费和出院病人人均医药费来看，2008 年的门诊次均医药费为 146.5 元，是 1990 年（10.9 元）的 13.4 倍；2008 年的住院人均医药费为 5463.8 元，是 1990 年（473.3 元）的 11.5 倍，见表 24。不仅医疗费用高，增长速度快，而且收费不合理。这主要体现在医药费用中的药品费用所占比重较高，药品的价格较高。从表 24 可以看出，门诊次均医药费中药品费用占了 50% 以上，住院的药品费用也在 40% 以上。

表 24　1990～2008 年全国各级综合医院门诊次均医药费和出院病人人均医药费

年份	门诊次均医药费（元）			占门诊医药费的百分比（%）		住院人均医药费（元）			占住院医药费的百分比（%）	
	合计	药费	诊疗费	药费	诊疗费	合计	药费	诊疗费	药费	诊疗费
1990	10.9	7.4	2.1	67.9	19.3	473.3	260.6	121.5	55.1	25.7
1995	39.9	25.6	9.1	64.2	22.8	1667.8	880.3	507.3	52.8	30.4
2000	85.8	50.3	16.8	58.6	19.6	3083.7	1421.9	978.5	46.1	31.7
2004	118.0	62.0	35.1	52.5	29.8	4284.8	1872.9	1566.3	43.7	36.6
2005	126.9	66.0	37.8	52.1	29.8	4661.5	2045.6	1678.1	43.9	36.0
2006	128.7	65.0	39.9	50.5	31.0	4668.9	1992.0	1691.3	42.7	36.2
2007	136.1	68.0	42.4	50.0	31.1	4973.8	2148.9	1734.6	43.2	34.9
2008	146.5	74.0	45.3	50.5	30.9	5463.8	2400.4	1887.0	43.9	34.5

数据来源：《中国卫生统计年鉴 2009》。

3. 医疗服务体系不完善难以为中低收入群体提供质优价廉的医疗服务

（1）基层医疗机构的服务能力较弱。近些年来，之所以出现“看病难”的问题，其中一个很重要的原因就是因为人们过度倾向于去一些大医院治疗。从最近一次患慢性病后选择的医疗机构来看，在城市，选择三级医院和二级医院的比例合计为 46.9%；在农村，选择县级医院的比例也达 40.7%。中低收入家庭在未来经济条件改善时，农村有 57.5% 的家庭优先选择到县级医院，14.0% 的家庭选择县外医院；城市有 69.7% 的家庭选择三级医院。之所以出现这种现象，实际上是对目前基层医疗机构不信任的表现，说明了目前基层医疗机构还存在诸多问题。第四次国家卫生服务调查专题研究也证实了基层卫生服务机构服务能力较差的特点，针对保障居民最基本健康需求的一级项目，乡镇卫生院和社区卫生服务中心的项目开展比例均不足 70%，二级项目开展比例只有 50% 左右，村卫生室和社区卫生服务站的情况就更差了（见表25）。

表25　　　　基层卫生机构2007年功能项目等级开展项目数①

项目等级	总项目数	乡镇卫生院	社区卫生服务中心	总项目数	村卫生室	社区卫生服务站
一级项目	63	42.1（66.8%）	44.1（70.0%）	21	13.0（62.0%）	16.1（76.6%）
二级项目	53	21.9（41.4%）	27.2（51.3%）	8	2.9（36.3%）	4.3（54.0%）
三级项目	26	7.4（28.5%）	11.5（44.4%）	—	—	—
合　　计	142	71.4（50.3%）	82.8（58.3%）	29	15.9（54.9%）	20.4（70.4%）

数据来源：第四次国家卫生服务调查专题研究数据。

（2）医护人员的业务能力和服务意识较差。在我们的调查中，认为医护人员技术水平比较低和很低的占10.2%，认为一般的占53.7%；在对病情的解释程度方面，认为比较差和很差的占15%，认为一般的占47.1%；认为医护人员服务态度比较差和很差的占10.3%，认为一般的占38.2%，可见，对医护人员的评价不高。医护人员业务能力和服务意识较差，在其文化程度上有所体现。从全国来看，2005年全部卫生技术人员学历在中专及以下的占53.6%，全部医院的卫生技术人员在中专及以下的占45.9%，乡镇卫生院和社区卫生服务中心的卫生技术人员学历更低。②

（3）药品价格较高是引起医疗费用上涨的重要因素。药品价格较高，是这次调查过程中反映较为突出的问题之一，78.1%的人认为药品价格高。有学者调查认为医院门诊药房和零售药店同类品种在价格上具有较大的差异性。从总体上看，医院门诊药房的实际零售价高于零售药店，按算术平均价计算比零售药店高19.79%，按加权平均价计算比零售药店高16.89%。③ 其中进口西药的价格最为昂贵，因而中低收入家庭在患病后选择进口西药的比例相对更少，而是倾向于选择更便宜的药。

4. 医疗保障制度不健全难以减轻中低收入群体的医疗负担

（1）部分中低收入群体还没有纳入医疗保障的范围。从低收入人口

① 三个等级的项目都是基本医疗卫生服务项目，其中一级为最应优先开展和保证的项目，二级是其次需要优先保证和开展的项目，三级是目前在条件比较成熟的地区和机构需要开展的项目。

② 卫生部统计信息中心：《第四次国家卫生服务调查专题研究报告（一）》，中国协和医科大学出版社，2009年版，第149页。

③ 于德志："医院门诊药房与零售药店药品品种及价格的比较"，《中华医院管理杂志》，2005(12)：第845－848页。

社会医疗保险的参加率来看，根据第四次国家卫生服务调查，2008 年城市低收入人口中参加职工医疗保险和城镇居民医疗保险的分别为 24.7%、22.0%，未参加医疗保险者占 39.8%；农村低收入人口中参加新型农村合作医疗者占 90.1%，未参加任何医疗保险者占 9.0%，与全人群相比，城市低收入人口未参加任何医疗保险的比例明显高于全人群的 28.1%。[①] 总体上看，收入越低，社会医疗保险的参加率越低（见表 26）。从医疗救助来看，针对的主要是收入极低的人口，帮助他们解决基本生活问题，减轻其大病医疗负担，而对位于极端贫困人口之上的大量边缘贫困人口和相对贫困人口的关注不够。由此可见，中低收入人口中还有大量的人没有纳入到医疗保障中来。

表 26　　不同收入组 2008 年社会医疗保险参加率

收入组	城乡合计	城　市	农　村
最低收入	83.1%	53.8%	92.9%
较低收入	84.3%	63.2%	91.9%
中等收入	87.6%	73.8%	92.7%
较高收入	89.9%	82.7%	92.4%
最高收入	91.0%	86.3%	92.7%
低保/贫困人口	81.5%	55.1%	93.4%

数据来源：第四次国家卫生服务调查。

（2）目前医疗保障制度的公平性不足。一是覆盖面不足。部分中低收入群体没有纳入到医疗保障的范围中来，而且对处于贫困边缘的人群关注不够。二是个人账户问题。中低收入群体由于缴费能力的不足，个人账户积累不足，难以发挥作用；而相对高收入人群积累较多，出现一些过度使用个人账户和恶意浪费的现象；个人账户的设置影响了医疗保障制度的互助共济功能，也造成了一定的管理难题。三是特殊人群问题。目前的医疗保障制度在制度设计和实践运行中未能关注特殊人群。比如，流动人口尤其是农民工、残疾人、老年人、学生的医疗保障问题也未能得到较好地解决。四是制度分割问题。目前我国医疗保障制度的分割问题十分明显，表现在具体制度分割、地区分割、城乡分割、人群分割等

① 卫生部统计信息中心："2008 年中国卫生服务调查研究第四次家庭健康询问调查分析报告"，第 107 页。

方面，各种人为的分割，严重影响到了制度的公平性。

（3）补偿模式与补偿机制设计不合理。目前的医疗保障制度主要是保大病，对门诊报销较少，而且只负责疾病治疗的报销，对预防保健基本没有报销。仅仅补偿住院费用对减轻医疗负担和灾难性医疗支出的作用十分有限。[①] 具体来看，一是补偿方式不合理。目前的补偿方式主要是后付制，即先由患者垫付医疗费用，然后再去医疗保险经办机构报销。对于中低收入群体来说，垫付医疗费用成为了一个难题，尤其是在患大病时。二是受益面窄。根据调查，最近一次急性病的医疗费用部分报销的只占有 20%，全部报销的仅占 7%；最近一次慢性病部分报销的占 30%，全部报销的占 5%。三是补偿比例过低。即便在一些有报销的参保人群中，报销比例也比较低。在调查中，认为报销额度低的达 45.7%，此外还有 40.8% 的人认为一般。在第四次国家卫生服务调查中，低收入人口次均自付住院费用占总费用的比例城乡合计 65.8%，城市为 55.7%，农村为 73.1%。四是补偿限制过多，报销手续麻烦。一方面，设立了起付线，而且有的起付线较高，提高了报销的门槛；另一方面，规定了封顶线，较低的封顶线使得一些患大病的人在报销之外仍然要负担大量的医疗费用。在对报销方便程度的评价方面，还有 26.9% 的人认为报销不方便，21.7% 的人认为一般。尤其是对一些异地就医的人来说，要么得不到报销，要么报销手续非常麻烦。此外，报销药品的目录范围比较窄。中低收入调查对象认为报销药品的目录范围窄的达 53.7%，还有 36.3% 的人认为一般，认为比较宽的仅占 10%。尤其是对一些疗效较好的进口西药，几乎没有纳入医疗保障的范围，要么得不到报销，要么报销比例极低。

5. 政府在满足中低收入群体医疗服务需求中未能充分发挥作用

目前中低收入群体医疗服务需求难以满足，与政府的作用发挥不充分有很大的关系，主要体现在：（1）对医疗卫生事业的投入不足。改革开放以来，政府预算卫生支出在卫生总费用中的比重总体呈下降趋势，个人现金卫生支出总体呈现上升趋势。1978 年，我国卫生总费用为 110.21 亿元，其中政府预算卫生支出占卫生总费用的比重为 32.2%，个人现金卫生支出占 20.4%，政府预算支出所占比重大于个人现金支出。

---

① 封进、李珍珍：“中国农村医疗保障制度的补偿模式研究”，《经济研究》，2009（4）：第 103 – 115 页。

但是，到 1988 年，政府预算卫生支出占卫生总费用的支出比重（29.8%）首次低于个人现金卫生支出（31.3%），见图 2。（2）对中低收入群体尤其是边缘贫困人口有所忽视。政府的医疗卫生投入和医疗保障制度建设基本上是从整个城乡居民的医疗服务需求出发的，缺乏灵活性和针对性。在当前我国经济发展水平不高、城乡居民整体收入偏低、中低收入人口较多的国情下，政府的现行做法既不利于医疗保障制度的长远发展，也不利于中低收入群体医疗服务需求的满足。（3）缺乏对医疗服务领域的有力监督。对医疗服务领域的监督不力，导致了高额的医疗费用、药品价格过高、医护人员服务意识下降、医患关系紧张，等等。（4）在医药卫生体制改革中思路不够清晰，定位不够明确。最突出的表现就是没有正确处理好政府自身与市场的关系，这也是导致前些年医疗卫生体制改革诸多问题的重要原因。

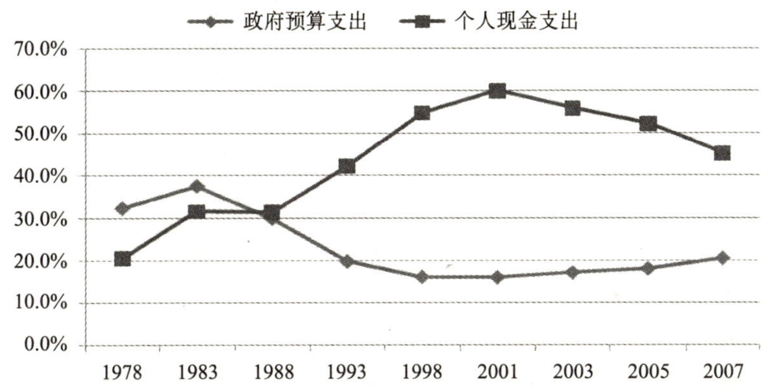

图 2　政府预算卫生支出与个人现金卫生支出的变化情况（1978～2007 年）

数据来源：《中国卫生统计年鉴》（2009 年）

七、提高中低收入家庭医疗服务与医疗保障水平的建议

（一）进一步加大对医疗卫生事业的财政投入，并调整投入结构

与国家财政收入的增长速度相比，政府对医疗卫生事业的投入不足，1999～2005 年的财政收入增长速度平均为 17%，而政府卫生支出的增长速度较慢，甚至负增长。近些年来，政府卫生支出占 GDP 的比重不到

1%。根据世界卫生组织的报告，中国政府卫生支出占 GDP 的比重在 196 个国家中居 156 位，比许多低收入国家的比例还低。[①] 政府的财政投入不足，难以适应目前我国医疗卫生事业的发展，更难以满足中低收入群体的医疗服务需求。除了投入不足外，投入结构也存在问题，存在重城市轻农村的现象。政府投入的差别，直接导致了医疗资源配置的差别，体现出了城乡之间、不同地区之间的明显差别。因此，政府需要进一步加大对医疗卫生事业的投入，并调整投入结构，加大对农村地区和中西部地区的财政投入，尤其是要加强对这些地区的基层医疗机构的投入。在加强投入的同时，要加强收支管理和财政投入的绩效评估，通过加强投入来提高人们的健康水平。

（二）完善医疗服务体系，更好地满足中低收入群体的医疗服务需求

1. 加强基层医疗机构的能力建设

首先要加强基层医疗机构的布局和规划，保证有足够数量的合格医疗机构。尤其要加强对基层医疗机构的投入，配备好满足就诊需要的适当数量的医疗设备，并改善就医环境，规范基层医疗机构的行医行为，卫生部门要经常性地加强监督指导，对基层医疗机构的用药、处方和收费进行检查。要想办法不断提高基层医疗机构医护人员的技术水平。要完善首诊制和双向转诊制，培养全科医生，使基层医疗机构真正发挥“守门人”的作用。

2. 提高医护人员的技术水平和职业道德

提高医护人员的技术水平和职业道德，是完善医疗服务体系的重要任务。提高医生的技术水平，加强医学教育和培训；严格医护人员的资格准入制度；加强不同层级医院之间的交流与合作；加强考核，通过利益导向机制和奖惩机制等手段来促进医生主动提高技术水平。提高医护人员的职业道德教育，强化对医生的职业道德考评，建立考评结果与医生薪酬挂钩的机制，并做好患者对医疗服务的评价和满意度调查，建立医德奖惩机制。

3. 尽快完善并推广基本药物制度

国家已经在探索建立基本药物制度，需要逐步完善并尽快在全国推

① 中国（海南）改革发展研究院：《中国人类发展报告 2007/2008》，中国对外翻译出版公司，2008 年版。

广。在建立和完善基本药物制度的过程中，需要完善相关的配套措施，要改革医院的运行机制，完善补偿机制；通过加大网上药品集中采购平台建设等改革措施，完善药品流通体制；加强监督，预防医药购销和诊断处置领域腐败行为的发生进一步促进基本医疗保障制度与基本药物制度的有机结合。

（三）健全完善医疗保障制度，切实减轻中低收入群体的医疗负担

我国基本医疗保障制度建立和运行的时间还不长，还存在诸多问题，需要在实践中逐步加以完善，切实减轻中低收入群体的医疗负担。

1. 关注中低收入人口，增强医疗保障制度的公平性

中低收入人口的健康状况相对较差，需要更多的医疗服务，但由于受到收入的制约，需求难以满足，在完善医疗保障制度的过程中，需要重点关注中低收入人口。

2. 扩大医疗保障制度的覆盖面，真正实现全民覆盖

目前我国的基本医疗保障制度已经覆盖了绝大部分人口，尤其是新型农村合作医疗制度，覆盖率已经超过 90%，扩大覆盖面已进入攻坚阶段。未纳入医疗保障制度的绝大多数是中低收入人口，具体包括老年人、学生、失业人员、流动人口（尤其是农民工）等，扩大医疗保障制度覆盖面的过程中，需要重点考虑这些人群。

3. 完善制度设计，尤其是完善补偿模式与补偿机制

完善制度设计的重要前提就是要明确其公平互助的理念，并将这一理念贯穿于整个制度完善的过程中。需要对目前的制度模式进行调整，针对目前制度模式中公平性不足等问题，建议改进基本医疗保险的个人账户，扩大医保筹资的统筹比重，逐步克服个人账户在实践中带来的诸多问题。完善补偿模式，改革支付制度，将后付制变为预付制，将偏重于大病补偿的制度调整为门诊与大病补偿相结合，尤其是要加强对慢性病的门诊补偿，研究和探索按病种付费的方式。要减少补偿限制，提高补偿比例，进而提高受益面和受益额度；建议对起付线和封顶线进行调整，降低或取消报销门槛，提高补偿额度，争取城乡居民基本医疗保险

的补偿比达到60%以上（基本药物制度下的药物全部报销）。[①] 扩大报销药品的目录范围。目前的报销药品目录范围较窄，给报销带来较大的限制，因此，在完善医疗保障制度的过程中，需要研究和完善医疗保障制度的药品目录，将一些价格虽高但疗效较好的药品纳入报销范围。

4. 将医疗保障制度与社区卫生服务、慢性病防治相结合

主要目的是为了控制医疗费用，加强对疾病尤其是慢性病的预防与控制，改变目前重治疗、轻预防、轻教育的局面。政府应通过对医疗保障制度（医疗保险基金）的投入和社区卫生服务的途径，来加强对慢性病的预防与控制。也可以通过改变医疗保险费用支付方式，比如按人头付费，来支持社区卫生服务的发展。政府应通过医疗保障支付方式的转变，引导人们利用基层医疗卫生服务。此外，要加强制度之间的整合与地区之间的衔接，包括医疗保障制度与养老保障制度等其他社会保障制度的结合。

（四）加强监督管理，提高服务质量，控制医疗费用

目前医疗保障制度和医疗服务领域还存在不少问题，需要加强对医疗保障制度运行与医疗服务的监督管理，提高医疗服务的质量和满意度，努力控制医疗费用的不合理上涨。加强监督管理，健全监督体系，解决目前监督分散、无序、无力的现象。在监督内容上，健全对医疗保障制度的具体运行、药品的质量与价格、医德医风、医疗收费等全方位监督。在监督方式上，采取行政监督、舆论监督、法律监督、社会监督相结合的方式，在监督的过程中要注重民意，公开信息，建立城乡居民参与监督的渠道，更好发挥居民在监督中的作用。

（五）重视健康教育与健康管理，加强慢性病的预防控制

健康管理是健康管理组织或人员对个人或人群的健康危险因素进行全面检测、分析、评估以及预测和预防的全过程。有研究表明，在健康管理方面投入1元，相当于减少3～6元医疗费用，如果加上由此产生的劳动生产率提高的回报，实际效益是投入的8倍。[②] 健康管理是以人和人群的健康为中心的，偏重于疾病的预防干预，可以弥补人们疾病与健康

① 中国发展研究基金会：《构建全民共享的发展型社会福利体系》，中国发展出版社，2009年版。

② 魏炜、赵亮："现代健康管理模式浅析"，《卫生经济研究》，2006（5）：第19页。

知识的缺乏，帮助人们养成健康的生活方式，减少疾病风险，在疾病发生后，帮助人们正确应对疾病，尽快恢复健康。健康教育是一种有效的医疗服务方式，尤其是对于慢性病的防治来说非常重要。目前我国居民健康素养比较低，医疗卫生部门在提供医疗服务时要进一步加强健康教育。要建立健全健康教育的长效机制，宣传健康教育的重要性，加强健康教育的经费、人员、设备、设施的投入，对健康教育的内容和形式进行规范，做好健康教育效果的评估。

（六）加强政府、企业、社会的合作，创新医疗服务模式

目前我国医疗服务模式落后，不利于城乡居民医疗服务需求的满足，更不利于中低收入群体医疗服务需求的满足。因此，急需探索和完善新的医疗服务模式。加强医疗服务模式的创新，需要加强政府、企业、社会等多主体的合作，从多个方面入手。由于医疗卫生问题的复杂性，影响因素众多，任何单一的主体和某一方面的努力，都很难达到理想的效果。加强医疗服务模式的创新，最重要的是要确立科学合理的理念，从重治疗、轻预防转变为防治结合、重视预防保健；从供方占主导地位转变为以病人为中心、以人为本；从单一的服务转变为综合性的服务。加强医疗服务模式创新的重要目的就是要提高医疗服务质量和人们的健康水平，应该围绕中低收入群体的健康教育、健康管理、慢性病防治、药品供应、基层医疗机构建设等方面结合进行。创新医疗服务模式要适应疾病模式的转变，强化慢性病、常见病的早期干预，对贫困居民和没有医疗保障的老年慢性病患者提供一定规模的医疗免费服务。[①] 随着我国医药卫生体制改革的深入进行和国家对医疗卫生问题的更加重视，医疗服务模式创新也面临着良好的时机。当前需要在充分认识我国国情、政策现状及未来发展趋势的基础上，加强医疗服务模式创新的理论研究，同时通过具体的服务模式方案设计，在符合条件的地区开展试点探索，逐步完善并加以推广，切实解决中低收入群体的医疗服务需求问题。政府在加强对医疗卫生领域财政投入的同时，要想办法提高中低收入群体的收入水平，增强其医疗服务需求的自我满足能力。

---

① 中国发展研究基金会：《构建全民共享的发展型社会福利体系》，中国发展出版社，2009 年版。

专题研究报告

第一篇　中低收入群体医疗服务需求现状的调查研究

——基于全国1642个中低收入家庭样本的分析

中国2009年新出台的医药卫生体制改革方案提出，建立健全覆盖城乡居民的基本医疗卫生制度，为群众提供安全、有效、方便、价廉的医疗卫生服务。目前，城镇职工基本医疗保险、城镇居民基本医疗保险、新型农村合作医疗三大基本医疗保险制度的框架已经初步建立，并且覆盖了相当一部分城乡居民。但是，人民群众还有相当一部分基本医疗需求未能得到充分满足，中低收入群体尤为突出。随着经济发展和城乡居民人均收入的增长，城乡居民对医疗服务的需求将进一步提高。不断加快的人口老龄化进程也对医疗服务提出了更高的要求。1993年以来，中国先后开展了4次卫生服务需求调查，对城乡居民的卫生服务需求与供给体系进行了全面地调查研究。配合中国城镇职工基本医疗保险、城镇居民基本医疗保险和新型农村合作医疗制度的建设，相关部门和学术机构也开展了一些专题性的调查。上述调查研究对了解居民医疗服务供需双方状况、完善医疗卫生尤其是医疗保险制度和医疗救助制度的相关政策发挥了积极作用。但是，上述调查也存在一些不足，主要是关注居民整体或者最低收入群体状况，相对忽略了“中低收入群体”的医疗服务需求状况，也没有为出台针对性政策措施提出建议。

针对以往卫生服务需求调查中的问题，中国社会科学院课题组将本次调查集中在“中低收入群体”的医疗服务需求问题上。我们在界定

“中低收入”群体概念和分类基础上，在全国七个省（直辖市）区选择了十个县（市）进行入户调查。项目组于2009年7~9月集中开展了中低收入群体医疗服务需求的问卷调查，总共发放问卷2610份，收回有效问卷2557份，符合“中低收入”标准的问卷1642份。以下是我们对1642份入户问卷数据的初步分析，主要是对中低收入群体医疗服务需求现状的描述。下一步我们将进一步分析研究影响中低收入群体医疗服务需求的主要因素，提出满足中低收入群体医疗服务需求的服务模式及相关政策建议。

一、问卷调查与数据处理

（一）调查对象的界定与选择

本项调查研究中的“中低收入群体”，主要根据各地区发展阶段及城乡收入水平的实际情况来界定。我们把“中低收入”定义为低于当地上年人均收入（城市为人均可支配收入，农村为人均纯收入）的50%以下，最低生活保障线以上的收入。其中，中等收入是指中低收入标准的50%（也就是上年人均收入25%）以上的部分，低收入则是指中低收入标准的50%以下的部分。

在调查对象的甄别和筛选方面，我们在当地基层干部的帮助下，根据职业特征、居住特征、社区管理者的建议进行认定，事先进行了初步甄别工作，大致掌握了调研地点中低收入家庭的范围和住址，剔除了其中的低保户，提高了符合调查方案确定的收入标准的调查对象的准确率。在入户调查过程中，调研组老师和社区工作人员亲自带队，经过严格培训的调查员亲自询问并填写问卷，对符合定性研究的140多个被调查对象还进行了深入访谈，进行了录音，整理了专门的访谈案例资料。各地的调查员和访谈员都是社会学、社会保障和经济学专业的博士、硕士和本科生，经过调查前的培训和调查过程中的即时指导，确保了问卷调查的准确性和有效性。整个调查工作比较顺利，问卷质量比较可靠。

（二）样本分布特征

此次问卷调查的地点根据经济发展水平、地区分布、城乡分布、调查进入的便利性等来选择，全国共7个省份（直辖市）的10个县（市）。

课题组总共发放问卷2610份，收回有效问卷2557份，从城乡来分，城市1654份，占64.7%，农村903份，占35.3%；从地区来分，东部767份，占30.0%，中部496份，占19.4%，西部1005份，占39.3%，东北289份，占11.3%①；从收入来分，低收入570份，占22.3%，中等收入1072份，占41.9%，高收入915份，占35.8%（见表1-1）。

表1-1　　2605份有效样本分布②

调查省市	城乡分布	访谈人数	调查户数	中等收入标准（元）	中低收入户数	所占比例
北京市石景山区	城市	14	235	≤12000	163	69.4%
福建省厦门市	城市	5	282	≤12000	223	79.1%
四川省成都市	城市	10	302	≤8500	257	85.1%
河南省郑州市	城市	21	297	≤7500	104	35.0%
吉林省吉林市	城市	14	289	≤7000	211	73.0%
甘肃省兰州市	城市	15	249	≤6000	243	97.6%
北京市密云县	农村	20	250	≤5000	149	59.6%
河南省新郑市	农村	21	199	≤3300	104	52.3%
云南省开远市	农村	9	205	≤2000	83	40.5%
甘肃省榆中、会宁县	农村	15	249	≤1200	105	42.2%
合　计	/	144人	2557	/	1642	63%

符合中低收入标准的问卷合计1642份，其中城市1201份，占73.1%，农村441份，占26.9%。其中东部535份，占32.6%；中部208份，占12.7%；西部688份，占41.9%；东北211份，占12.9%（见表1-2、表1-3、表1-4）。

表1-2　　中低收入样本的城乡分布

城　乡	频　数	百分比	累积百分比
城　市	1201	73.1	73.1
农　村	441	26.9	100.0
合　计	1642	100.0	

---

①　东部包括北京市（城乡）、厦门市，中部包括郑州市（城乡），西部包括成都市、开远市、兰州市（城乡），东北包括吉林市。

②　由于经过多次审核，剔除了部分极端值和残缺或矛盾较多的样本，全国的分析样本可能与各地方的样本不一致（全国的样本量小于各地方报告分析使用的样本量总和）。

表1－3　　中低收入样本的地区分布

地　区	频　数	百分比	累积百分比
东　部	535	32.6	32.6
中　部	208	12.7	45.2
西　部	688	41.9	87.1
东　北	211	12.9	100.0
合　计	1642	100.0	

表1－4　　中低收入样本按收入高低分类①

地　区	频　数	百分比	累积百分比
高收入城市	386	23.5	23.5
低收入城市	815	49.6	73.1
高收入农村	149	9.1	82.2
低收入农村	292	17.8	100.0
合　计	1642	100.0	

（三）数据录入与数据库建设

我们选取了目前国内外社会科学研究使用较多的SPSS软件来建立数据库。SPSS软件具有操作方便，稳定性强，统计功能全面等优点。各地的录入员都是调查员，可以在录入的时候发现调查中的问题，进一步确保问卷调查的真实性和有效性。在录入之前，各地对录入员进行了录入培训。培训内容包括数据库的编码规则、录入的方法、审核的要求，等等。为控制问卷录入质量，我们的数据录入实行双录入员制度，即一个录入员专门念答案，一个录入员专门输入，再由念答案的录入员进行初步检查，然后报审核员抽查审核，最后全国汇总时再进行终审，经过多层检查与审核，确保了问卷数据录入的质量。

① 根据各地上年人均收入情况，对调查点进行了归类。高收入城市包括北京市石景山区、厦门市；低收入城市包括成都市、郑州市、吉林市、兰州市。高收入农村指北京市密云县；低收入农村包括河南省新郑市、云南省开远市、甘肃省兰州市农村。

二、调查对象及其家庭的基本情况

（一）调查对象基本情况

1. 年龄

调查对象的平均年龄为48.3岁，中位数为48岁（见表1－5）。这说明被调查对象偏向于中老年人群，这主要是由调查的方便性引起的（年轻人大多数外出），而且年龄偏高的人患病更多，更能准确了解被调查对象及家庭的医疗服务需求现状。从被调查对象的年龄段来看，35岁以下的295人，占18%；36～54岁的806人，占49.1%，55岁以上的541人，占32.9%；城市中55岁以上的被调查对象比例要高于农村（见表1－6）。

表1－5　　被调查对象的年龄

	城　市	农　村	全　国
平均数	48.92	46.67	48.32
中位数	48	46	48
极小值	16	17	16
极大值	91	84	91

表1－6　　分组后的被调查对象年龄

		35岁以下	36～54岁	55岁以上	合　计
城市	频　数	207	578	416	1201
	百分比	17.2	48.1	34.6	100.0
农村	频　数	88	228	125	441
	百分比	20.0	51.7	28.3	100.0
合计	频　数	295	806	541	1642
	百分比	18.0	49.1	32.9	100.0

2. 性别

从性别来看，女性占61.3%，占大多数（见表1－7）。这与被调查对象选择的便利性有关，一般而言，男性在外工作，女性主持家务，而且对家庭的医疗情况比男性相对熟悉。从城乡来看，城市的被调查对象偏向于女性，约占2/3；农村的被调查对象男女比例接近。

表 1-7　　被调查对象的性别

	城市		农村		全国	
	频数	百分比	频数	百分比	频数	百分比
男	413	34.4	222	50.5	635	38.7
女	787	65.6	218	49.5	1005	61.3
合计	1200	100.0	440	100.0	1640	100.0

注：2 人未填写性别。

3. 婚姻状况

从婚姻状况看，已婚的占绝大多数，为 82.7%；从城乡看，农村已婚的比例高于农村，而城市离婚的比例要高于农村（见表 1-8）。

表 1-8　　被调查对象的婚姻状况

	城市		农村		全国	
	频数	百分比	频数	百分比	频数	百分比
未婚	90	7.5	29	6.6	119	7.3
已婚	965	80.5	390	88.8	1355	82.7
离婚	43	3.6	3	0.7	46	2.8
丧偶	101	8.4	17	3.9	118	7.2
合计	1199	100.0	439	100.0	1638	100.0

注：4 人未填写婚姻状况。

4. 文化程度

从文化程度来看，高中以下的占了 88.7%；从城乡来看，城市被调查对象的文化程度明显高于农村（见表 1-9）。

表 1-9　　被调查对象的文化程度

	城市		农村		全国	
	频数	百分比	频数	百分比	频数	百分比
小学及以下	322	27.0	196	44.5	518	31.8
初中	388	32.6	153	34.8	541	33.1
高中	324	27.2	66	15.0	390	23.9
大专	95	8.0	12	2.7	107	6.6
本科	48	4.0	13	3.0	61	3.7
研究生	15	1.3	0	0.0	15	0.9
合计	1192	100.0	440	100.0	1632	100.0

5. 职业类型

职业类型体现出多元化的特点，其中又以农民（22.1%）、自由职业者（11.7%）、离退休者（15%）、失业或待业者（17.7%）、一般办事人员（12.2%，29 人）占多数，四项合计约占 2/3（66.5%）。其中，失业或待业的数据需要考虑隐性就业的因素。失业或待业是中低收入群体经济困难的一个重要原因。

6. 户籍

从户籍看，以城市户籍为主，占 64.6%。这与调查地点的城乡分布有关，在全部 1642 份问卷中，有 73.1% 的被调查对象是城市的，之所以出现调查地点中城市所占比例高于城市户籍所占的比例，主要是由于人口流动引起的，一些农村户籍的人口流动到城市务工（农民工）。

被调查对象的基本情况汇总如表 1 – 10。

表 1 – 10　　被调查对象基本情况

基本情况	数值或比例	基本情况	比　例
年龄		职业类型	
平均值	48.3	机关、事业单位人员	3.2%
中位数	48	企业管理人员	1.3%
婚姻状况		专业技术人员	2.0%
未婚	7.3%	一般办事人员	4.0%
已婚	82.7%	商业服务业员工	3.9%
离婚	2.8%	个体工商户	4.4%
丧偶	7.2%	私营企业主	0.9%
文化程度		乡镇企业职工	0.2%
小学及以下	31.7%	农民工	4.2%
初中	33.1%	农民	22.1%
高中（中专）	23.9%	离退休人员	15.0%
大专	6.6%	在校学生	2.3%
本科	3.7%	自由职业者	11.7%
研究生	0.9%	失业或待业人员	17.7%
		其他	7.1%
性别		户籍	
男	38.7%	农村	35.4%
女	61.3%	城市	64.6%

注：表中所有数值和比例均剔除了缺失值。

（二）调查对象家庭基本情况

1. 家庭成员人数

在一起居住的家庭成员人数平均值为3.73人，中位数为4人，调查的中低收入家庭的全部人数为6105人。从城乡来看，农村调查对象的家庭规模平均为4.23人，高于城市调查对象家庭（见表1－11）。

表1－11　在一起居住的家庭成员人数　单位：人

	城　市	农　村	全　国
平均数	3.55	4.23	3.73
中位数	3	4	4
极小值	1	1	1
极大值	9	10	10
总人口数	4253	1852	6105

2. 家庭规模情况

根据家庭人口数区分，三人户居比重为30.9%，占第一位；四人户居第二，占24.2%；五人户居第三，占17%；六人户占6.5%，二人以下和七人以上的家庭相对较少，合计为21.5%（见表1－12）。

表1－12　家庭规模情况

	城　市		农　村		全　国	
	频　数	百分比	频　数	百分比	频　数	百分比
一人	48	4.0	9	2.0	57	3.5
二人	185	15.4	48	10.9	233	14.2
三人	419	34.9	89	20.2	508	30.9
四人	275	22.9	122	27.7	397	24.2
五人	196	16.3	83	18.8	279	17.0
六人	48	4.0	58	13.2	106	6.5
七人以上	30	2.5	32	7.3	62	3.8
合　计	1201	100.0	441	100.0	1642	100.0

3. 家庭成员年龄段

从不同年龄段的人数来看，34岁以下人口占43.3%；35～54岁人口占33%；55岁以上人口占23.7%（城市调查对象家庭的55岁以上人口所占比例为24.9%，农村为21.7%）。其中65岁以上的人口占了11%，明显高于全国65岁以上人口比重（见表1－13）。老年人口比重高，也许在一定程度上引起这些家庭的收入下降。

表1－13　不同年龄段的家庭人数所占比例　单位：%

家庭人数	城　市	农　村	全　国
0～4	4.3	5.9	4.7
5～14	8.8	11.7	9.5
15～24	13.3	19.3	14.4
25～34	14.8	15.1	14.7
35～44	17.2	10.6	16.7
45～54	16.8	15.6	16.3
55～64	13.1	12.3	12.7
65以上	11.8	9.4	11.0
合　计	100.0	100.0	100.0

4. 距离医院的距离

从距离医院的距离来看，在城市，调查对象离三级医院的距离平均为3.17公里，离社区卫生服务中心的距离平均为0.98公里。在农村，调查对象离县级医院的距离平均为20.97公里，离家最近的村卫生室的平均距离为1.36公里。这说明相对农村而言，城市在距离大医院和基层医院的距离更近，就医更为方便（见表1－14）。

表1－14　离家最近的医疗机构的平均距离　单位：公里

	大医院	基层医院
农　村	20.97	1.36
城　市	3.17	0.98

注：大医院在城市指三级医院，在农村指县级医院；基层医院在城市指社区卫生服务中心，在农村指村卫生室。

5. 家庭收支及医疗保健支出情况

从被调查对象的家庭收支情况来看，2008年平均家庭总收入为16945.48元，总支出为15696.14元，收支相抵，略有节余。但分城乡的情况来看，有所区别。城市的家庭平均收入为20031.68元，平均支出为17811.44元，有节余；农村的家庭平均收入为8353.57元，平均支出为9937.85元，有负债。从家庭医疗保健支出情况看，被调查对象的家庭医疗保健支出占总支出的22.81%，其中农村家庭高达30.61%，远远高于有关统计数据。尽管城乡家庭医疗保健支出绝对额相差不大，但由于城市家庭人均收入是农村家庭人均收入的2.70倍，农村家庭的医疗保健支出负担较重（见表1-15）。

表1-15　　2008年的家庭收支及医疗保健支出情况　　单位：元

收支情况	总收入	年人均收入	总支出	医疗保健支出	医疗保健支出比重（%）
全部	16945.48	4525.26	15696.14	3580.57	22.81
农村	8353.57	2019.08	9937.85	3041.82	30.61
城市	20031.68	5445.73	17811.44	3777.76	21.21

三、中低收入群体的患病及诊疗情况

（一）患病情况

城乡中低收入群体患病情况主要分为慢性病患病情况、急性病患病情况、其他需要医疗服务的情况等方面。

1. 慢性病患病情况

慢性病患病情况分为过去一年内的慢性病患病情况和最近一次慢性病患病情况。

（1）过去一年内调查对象家庭的慢性病患病情况。

调查对象家庭在过去一年的慢性病患病情况见表1-16，从中可以看出，高血压、关节炎、心脏病、非关节炎引起的慢性疼痛、糖尿病等类疾病居前五位，分别占所患疾病的21.2%、14.1%、12.2%、7.9%、7.4%。

表1-16　　过去一年调查对象家庭成员患慢性病的情况

疾病名称	频　数	百分比	疾病名称	频　数	百分比
高血压	399	21.2	肿瘤	37	2.0
关节炎	264	14.1	老年痴呆症	29	1.5
心脏病	230	12.2	中风	27	1.4
非关节炎引起的慢性疼痛	149	7.9	慢性障碍性肺病	22	1.2
糖尿病	139	7.4	肝炎	21	1.1
高血脂	105	5.6	其他慢性病①	44	2.4
哮　喘	46	2.4	其他慢性病②	367	19.5

①包括焦虑症、抑郁症、癫痫病、其他精神疾病等。②指其他难以分辨的慢性病。

进一步从过去一年调查对象家庭患慢性病情况的城乡比较来看，都排在前五位的是高血压、关节炎、心脏病、糖尿病、非关节炎引起的慢性疼痛，其中前三位是一致的，第四位和第五位有些差别，城市的糖尿病更多，农村的慢性疼痛更多（见表1－17、表1－18、表1－19）。

表1－17　　过去一年城市调查对象的家庭成员患慢性病情况

疾病名称	频　数	百分比	疾病名称	频　数	百分比
高血压	316	21.6	肿瘤	31	2.1
关节炎	216	14.8	老年痴呆症	22	1.5
心脏病	200	13.7	中风	21	1.4
糖尿病	128	8.7	肝炎	19	1.3
非关节炎引起的慢性疼痛	91	6.2	慢性障碍性肺病	14	1.0
高血脂	88	6.0	其他慢性病①	38	2.5
哮　喘	32	2.2	其他慢性病②	248	16.9

①包括焦虑症、抑郁症、癫痫病、其他精神疾病等。②指其他难以分辨的慢性病。

表1－18　　过去一年农村调查对象的家庭成员患慢性病情况

疾病名称	频　数	百分比	疾病名称	频　数	百分比
高血压	83	20.0	慢性障碍性肺病	8	1.9
非关节炎引起的慢性疼痛	58	14.0	老年痴呆症	7	1.7
关节炎	48	11.6	肿瘤	6	1.4
心脏病	30	7.2	中风	6	1.4
高血脂	17	4.1	肝炎	2	0.5
哮　喘	14	3.4	其他慢性病①	6	1.2
糖尿病	11	2.7	其他慢性病②	119	28.7

①包括焦虑症、抑郁症、艾滋病、癫痫病、其他精神疾病等。②指其他难以分辨的慢性病。

表1－19　　过去一年家庭成员患慢性病情况的城乡比较

疾病名称	城　市	农　村	疾病名称	城　市	农　村
高血压	21.6%	20.0%	肿瘤	2.1%	1.4%
关节炎	14.8%	11.6%	老年痴呆症	1.5%	1.7%
心脏病	13.7%	7.2%	慢性障碍性肺病	1.0%	1.9%
糖尿病	8.7%	2.7%	中风	1.4%	1.4%
非关节炎引起的慢性疼痛	6.2%	14%	肝炎	1.3%	0.5%
高血脂	6.0%	4.1%	其他慢性病①	2.5%	1.2%
哮　喘	2.2%	3.4%	其他慢性病②	16.9%	28.7%

①包括焦虑症、抑郁症、癫痫病、其他精神疾病等。②指其他难以分辨的慢性病。

再从不同收入地区的比较来看，调查对象家庭过去一年患慢性病的情况有些差别，其中高收入城市排在前五位的是高血压、关节炎、心脏病、糖尿病、高血脂；低收入城市排在前五位的是高血压、心脏病、关节炎、糖尿病、高血脂。高收入农村排在前五位的是高血压、非关节炎引起的慢性病痛、高血脂、心脏病、关节炎；低收入农村排在前五位的是高血压、关节炎、非关节炎引起的慢性疼痛、心脏病、哮喘。其中，高血压在各地区稳居第一位。进一步具体地看，高收入城市和高收入农村家庭患高血压、高血脂的比例要高于低收入城市和低收入农村；高收入农村和低收入农村家庭患非关节炎引起的慢性疼痛的比例要明显高于城市地区；城市家庭患糖尿病的比例高于农村家庭（见表1－20）。各调查点家庭过去一年的慢性病患病情况见表1－21。

表1－20　不同收入地区过去一年家庭成员患慢性病情况　单位：%

疾病名称	高收入城市	低收入城市	高收入农村	低收入农村	全　国
高血压	24.4	20.4	27.5	16.9	21.2
关节炎	15.9	14.3	8.3	12.9	14.1
心脏病	10.3	15.1	9.2	6.4	12.2
糖尿病	10.5	8.0	4.2	2.0	7.4
高血脂	8.5	4.9	10.0	1.7	5.6
非关节炎引起的慢性疼痛	8.1	5.4	18.3	12.2	7.9
肿　瘤	2.5	2.0	0.8	1.7	2.0
肝　炎	2.5	0.8	0.0	0.7	1.1
哮　喘	1.8	2.4	4.2	3.1	2.4
中　风	1.8	1.3	0.8	1.7	1.4
老年痴呆症	1.3	1.6	0.8	2.0	1.5
慢性障碍性肺病	0.9	1.0	2.5	1.7	1.2
其他慢性病①	2.1	2.8	1.7	1.3	2.4
其他慢性病②	9.4	20.3	11.7	35.6	19.5
合　　计	100.0	100.0	100.0	100.0	100.0

①包括焦虑症、抑郁症、癫痫病、其他精神疾病等。②指其他难以分辨的慢性病。

表 1－21　各调查点家庭过去一年患慢性病情况

	城市地区						农村地区				全国
	北京市石景山区	福建省厦门市	四川省成都市	河南省郑州市	吉林省吉林市	甘肃省兰州市	北京市密云县	河南省新郑市	云南省开远市	甘肃省榆中、会宁县	
老年痴呆症	2.4%	0.0%	0.0%	3.2%	1.7%	2.2%	0.8%	3.4%	1.3%	1.6%	1.5%
关节炎	8.5%	25.0%	10.0%	11.1%	15.8%	17.9%	8.3%	5.7%	14.1%	17.1%	14.1%
哮喘	1.6%	2.0%	1.1%	1.6%	1.4%	4.7%	4.2%	3.4%	5.1%	1.6%	2.4%
肿瘤	3.2%	1.5%	0.7%	0.8%	3.8%	1.9%	0.8%	2.3%	2.6%	0.8%	2.0%
非关节炎引起的慢性疼痛	9.3%	6.5%	1.4%	8.7%	3.8%	9.1%	18.3%	6.8%	7.7%	18.6%	7.9%
慢性障碍性肺病	1.2%	0.5%	0.4%	0.0%	1.0%	1.9%	2.5%	1.1%	1.3%	2.3%	1.2%
糖尿病	10.5%	10.5%	9.3%	11.1%	8.6%	5.0%	4.2%	4.5%	2.6%	0.0%	7.4%
高血压	26.3%	22.0%	24.2%	22.2%	19.9%	16.6%	27.5%	21.6%	11.5%	17.1%	21.2%
高血脂	6.5%	11.0%	6.4%	6.3%	3.8%	4.1%	10.0%	2.3%	3.8%	0.0%	5.6%
心脏病	15.8%	3.5%	7.8%	12.7%	26.8%	11.9%	9.2%	9.1%	1.3%	7.8%	12.2%
肝炎	2.4%	2.5%	0.0%	1.6%	1.4%	0.6%	0.0%	1.1%	0.0%	0.8%	1.1%
中风	1.2%	2.5%	0.7%	2.4%	1.7%	0.9%	0.8%	3.4%	1.3%	0.8%	1.4%
其他慢性病①	1.6%	3.0%	0.7%	7.2%	1.4%	4.1%	1.7%	2.3%	0.0%	1.6%	2.4%
其他慢性病②	9.3%	9.5%	37.4%	11.1%	8.9%	19.1%	11.7%	33.0%	47.4%	30.2%	19.5%
合计	100.0%	100.0%	100.0%	100.0%	100.0%	100.0%	100.0%	100.0%	100.0%	100.0%	100.0%

①包括焦虑症、抑郁症、癫痫病、其他精神疾病等。②指其他难以分辨的慢性病。

最后从不同规模的家庭之间过去一年患慢性病的比较来看，不同规模家庭所患的慢性病前五位为高血压、心脏病、关节炎、非关节炎引起的慢性疼痛、糖尿病、高血脂等（见表1－22）。总体来看，随着家庭人口的增多（六人以上户），患老年痴呆症、关节炎、非关节炎引起的慢性疼痛、慢性障碍性肺病、中风、哮喘等类慢性病所占比例相对较高，可能与这些家庭中有老年人有关。此外，一些慢性病，如肿瘤、高血压、高血脂等疾病在三人户和四人户中所占比例相对较高，说明这些疾病在年轻人中发生的概率相对高一些。

表1－22　　不同规模家庭的慢性病患病情况　　单位：%

	一人户	二人户	三人户	四人户	五人户	六人户	七人以上户
老年痴呆症	0.0	1.0	1.3	1.3	1.4	3.8	4.3
关节炎	9.7	14.1	13.6	15.7	13.2	13.0	16.0
哮　喘	1.6	1.6	2.1	2.6	3.2	3.1	3.2
肿　瘤	1.6	1.6	2.1	2.6	1.1	2.3	2.1
非关节炎引起的慢性疼痛	8.1	6.4	9.5	6.1	6.9	12.2	11.7
慢性障碍性肺病	0.0	0.6	1.5	0.4	0.9	3.1	4.3
糖尿病	6.5	6.4	9.3	7.8	6.9	3.1	7.4
高血压	21.0	23.5	19.5	22.4	21.2	20.6	18.1
高血脂	6.5	5.8	5.3	6.7	6.0	2.3	3.2
心脏病	14.5	16.1	12.7	11.5	10.9	9.2	8.5
肝　炎	0.0	0.3	1.7	0.7	1.1	1.5	3.2
中　风	0.0	2.3	0.6	2.0	0.9	1.5	3.2
其他慢性病	30.5	20.3	20.8	20.2	26.3	24.3	14.8
合　计	100.0	100.0	100.0	100.0	100.0	100.0	100.0

注：其他慢性病包括焦虑症、抑郁症、癫痫病、其他精神疾病和其他难以分辨的慢性病。

（2）调查对象家庭成员最近一次慢性病患病情况。

从总体上来看，调查对象家庭在最近一次患慢性病的情况前五位为高血压、关节炎、心脏病、非关节炎引起的慢性疼痛、糖尿病，分别占所患疾病的21.25%、13.7%、11.0%、8.1%、7.0%（见表1－23）。从城乡的比较来看，居前五位的都是高血压、关节炎、心脏病、糖尿病、非关节炎引起的慢性疼痛，其中农村患肿瘤的比例要高于城市（见表1－24、表1－25、表1－26）。

表 1－23　　调查对象家庭成员最近一次患慢性病的种类

疾病名称	频　数	百分比	疾病名称	频　数	百分比
高血压	241	21.2	肿瘤	25	2.2
关节炎	156	13.7	老年痴呆症	22	1.9
心脏病	125	11.0	中风	15	1.3
非关节炎引起的慢性疼痛	92	8.1	慢性障碍性肺病	11	1.0
糖尿病	79	7.0	肝炎	11	1.0
高血脂	30	2.6	其他慢性病①	23	1.0
哮　喘	27	2.4	其他慢性病②	279	25.6

①包括焦虑症、抑郁症、癫痫病、其他精神疾病等。②指其他难以分辨的慢性病。

表 1－24　　城市调查对象家庭成员最近一次患慢性病的种类

疾病名称	频　数	百分比	疾病名称	频　数	百分比
高血压	191	22.4	肿瘤	19	2.2
关节炎	130	15.3	哮喘	18	2.1
心脏病	106	12.5	肝炎	9	1.1
糖尿病	71	8.3	中风	9	1.1
非关节炎引起的慢性疼痛	49	5.8	慢性障碍性肺病	6	0.7
高血脂	24	2.8	其他慢性病①	19	2.2
老年痴呆症	20	2.4	其他慢性病②	180	21.2

①包括焦虑症、抑郁症、癫痫病、其他精神疾病等。②指其他难以分辨的慢性病。

表 1－25　　农村调查对象家庭成员最近一次患慢性病的种类

疾病名称	频　数	百分比	疾病名称	频　数	百分比
高血压	50	17.5	中风	6	2.1
肿瘤	43	15.1	非关节炎引起的慢性疼痛	5	1.8
关节炎	26	9.1	慢性障碍性肺病	2	0.7
心脏病	19	6.7	老年痴呆症	2	0.7
糖尿病	8	2.8	肝炎	2	0.7
高血脂	6	2.1	其他慢性病①	13	4.7
哮　喘	6	2.1	其他慢性病②	99	34.7

①包括焦虑症、抑郁症、癫痫病、其他精神疾病等。②指其他难以分辨的慢性病。

表 1－26　　调查对象家庭成员最近一次患慢性病种类的城乡比较　　单位：%

疾病名称	城　市	农　村	疾病名称	城　市	农　村
高血压	22.4	17.5	肿瘤	2.2	15.1
关节炎	15.3	9.1	哮喘	2.1	2.1
心脏病	12.5	6.7	肝炎	1.1	0.7
糖尿病	8.3	2.8	中风	1.1	2.1
非关节炎引起的慢性疼痛	5.8	1.8	慢性障碍性肺病	0.7	0.7
高血脂	2.8	2.1	其他慢性病①	2.2	4.7
老年痴呆症	2.4	0.7	其他慢性病②	21.2	34.7

①包括焦虑症、抑郁症、艾滋病、癫痫病、其他精神疾病等。②指其他难以分辨的慢性病。

表 1-27　各调查点家庭最近一次患慢性病情况

	城市地区						农村地区				全国
	北京市石景山区	福建省厦门市	四川省成都市	河南省郑州市	吉林省吉林市	甘肃省兰州市	北京市密云县	河南省新郑市	云南省开远市	甘肃省榆中、会宁县	
老年痴呆症	4.0%	0.0%	0.5%	4.7%	6.6%	0.0%	0.0%	1.5%	1.6%	0.0%	1.9%
关节炎	7.9%	29.2%	11.1%	8.1%	19.7%	17.6%	10.5%	6.2%	12.9%	7.3%	13.7%
哮喘	0.7%	0.9%	1.1%	2.3%	0.7%	6.0%	5.3%	4.6%	3.2%	0.0%	2.4%
肿瘤	3.3%	1.9%	1.1%	0.0%	5.1%	1.6%	1.3%	3.1%	3.2%	1.2%	2.2%
非关节炎引起的慢性疼痛	11.3%	2.8%	1.6%	7.0%	2.2%	9.3%	19.7%	7.7%	6.5%	23.2%	8.1%
慢性障碍性肺病	1.3%	0.9%	0.0%	0.0%	0.7%	1.1%	0.0%	1.5%	1.6%	3.7%	1.0%
糖尿病	11.9%	10.4%	9.5%	10.5%	5.8%	3.8%	3.9%	4.6%	3.2%	0.0%	7.0%
高血压	29.8%	26.4%	27.0%	18.6%	14.6%	17.0%	27.6%	18.5%	6.5%	15.9%	21.2%
高血脂	1.3%	4.7%	3.7%	4.7%	1.5%	2.2%	5.3%	1.5%	1.6%	0.0%	2.6%
心脏病	14.6%	2.8%	5.3%	12.8%	29.2%	11.0%	6.6%	9.2%	1.6%	8.5%	11.0%
肝炎	2.0%	2.8%	0.0%	1.2%	0.0%	1.1%	1.3%	1.5%	0.0%	0.0%	1.0%
中风	0.7%	0.9%	1.1%	3.5%	0.7%	0.5%	1.3%	4.6%	1.6%	1.2%	1.3%
其他慢性病①	2.6%	2.1%	0.4%	9.2%	1.5%	1.3%	2.7%	0.0%	0.0%	2.4%	1.0%
其他慢性病②	8.6%	14.2%	37.6%	17.4%	11.7%	27.5%	14.5%	35.4%	56.5%	36.6%	25.6%
合计	100.0%	100.0%	100.0%	100.0%	100.0%	100.0%	100.0%	100.0%	100.0%	100.0%	100.0%

①包括焦虑症、抑郁症、癫痫病、其他精神疾病等。②指其他难以分辨的慢性病。

从不同收入地区最近一次患病情况的比较来看，高收入城市居前五位的分别是高血压、关节炎、糖尿病、心脏病、非关节炎引起的慢性疼痛；低收入城市分别为高血压、关节炎、心脏病、糖尿病、非关节炎引起的慢性疼痛。高收入农村分别为高血压、非关节炎引起的慢性疼痛、关节炎、心脏病、高血脂；低收入农村分别为高血压、非关节炎引起的慢性疼痛、关节炎、心脏病、糖尿病（见表1－28）。具体来看，高血压、关节炎、糖尿病在高收入城市家庭患慢性病种类中的比例最高，分别为所患全部慢性病种类的28.4％、16.7％、11.3％；心脏病在低收入城市家庭所患慢性病种类中的比例最高；非关节炎引起的慢性疼痛在高收入农村家庭的比例最高，而且，农村家庭最近一次患非关节炎引起的慢性疼痛的比例都明显高于城市家庭。各调查点最近一次患慢性病情况见表1－27。

表1－28　不同收入地区的调查对象家庭成员最近一次患慢性病情况　单位：％

疾病名称	高收入城市	低收入城市	高收入农村	低收入农村	全　国
高血压	28.4	19.9	27.6	13.9	21.2
关节炎	16.7	14.6	10.5	8.6	13.7
糖尿病	11.3	7.1	3.9	2.4	7.0
心脏病	9.7	13.6	6.6	6.7	11.0
非关节炎引起的慢性疼痛	7.8	4.9	19.7	13.4	8.1
高血脂	2.7	2.9	5.3	1.0	2.6
肿　瘤	2.7	2.0	1.3	2.4	2.2
肝　炎	2.3	0.5	1.3	0.5	1.0
老年痴呆症	2.3	2.4	0	1.0	1.9
慢性障碍性肺病	1.2	0.5	0	2.4	1.0
哮　喘	0.8	2.7	5.3	2.4	2.4
中　风	0.8	1.2	1.3	2.4	1.3
其他慢性病①	2.4	2.2	2.6	1.0	2.0
其他慢性病②	10.9	25.6	14.5	42.1	24.6
合　　计	100.0	100.0	100.0	100.0	100.0

①包括焦虑症、抑郁症、艾滋病、癫痫病、其他精神疾病等。②指其他难以分辨的慢性病。

从不同规模的家庭之间最近一次患慢性病的比较来看，与过去一年患慢性病的情况比较接近。总体来看，不同规模家庭所患的慢性病有所不同，随着家庭人口的增多（六人以上户），老年痴呆症、非关节炎引起的慢性疼痛、慢性障碍性肺病、哮喘、肿瘤等类慢性病所占比例相对较高。此外，一些慢性病，如高血压、高血脂等疾病在三人户和四人户中所占比例相对较高（见表1－29）。

表1－29　不同规模家庭的最近一次慢性病患病情况　单位：%

疾　　病	一人户	二人户	三人户	四人户	五人户	六人户	七人以上户
老年痴呆症	0.0	1.1	3.1	1.8	1.4	1.2	3.6
关节炎	13.2	13.6	13.6	16.8	11.1	10.8	14.5
哮　喘	0.0	2.2	1.4	2.2	3.2	4.8	3.6
肿　瘤	0.0	2.2	3.1	1.8	1.8	2.4	1.8
非关节炎引起的慢性疼痛	7.9	4.3	11.2	6.2	7.4	10.8	12.7
慢性障碍性肺病	2.6	0.5	0.3	0.0	1.4	2.4	5.5
糖尿病	2.6	9.8	7.3	7.0	6.5	1.2	9.1
高血压	21.1	22.8	17.5	25.3	20.3	22.9	16.4
高血脂	2.6	1.6	2.1	4.4	2.8	2.4	0.0
心脏病	10.5	15.2	13.3	7.7	9.7	9.6	9.1
肝　炎	0.0	0.0	1.0	1.5	0.5	2.4	1.8
中　风	0.0	2.2	0.3	1.8	0.5	2.4	3.6
其他慢性病	39.5	24.5	25.5	23.4	33.6	26.5	18.2
合　　计	100.0	100.0	100.0	100.0	100.0	100.0	100.0

注：其他慢性病包括焦虑症、抑郁症、艾滋病、癫痫病、其他精神疾病和其他难以分辨的慢性病。

通过前面的数据可以看出，无论是从全国的总体情况，还是从城乡的比较或不同收入地区调查对象家庭过去一年患慢性病的情况，都可以看出，调查对象家庭过去一年内所患的慢性病主要包括高血压、关节炎、心脏病、非关节炎引起的慢性疼痛、糖尿病、高血脂等，其中高血压在各种情况的比例中均居首位。从不同规模家庭患慢性病的比较来看，不同规模家庭所患慢性病有所不同。

2. 急性病患病情况

急性病的患病情况也分为过去一年内的急性病患病情况和最近一次

急性病患病情况。

(1) 过去一年内调查对象的家庭成员患急性病情况。

从过去一年内调查对象家庭成员患急性病的总体情况来看，以感冒和流感为主，二项合计占了81.6%（见表1－30）。而且城乡体现出一致性（见表1－31）。

表1－30　　过去一年内调查对象的家庭成员患急性病的情况

疾病名称	频　数	百分比	疾病名称	频　数	百分比
感　　冒	1316	74.2	呼吸道疾病	112	6.3
流　　感	131	7.4	意外伤害	92	5.2
传染性疾病	19	1.1	其他	103	5.8

表1－31　过去一年内调查对象家庭成员患急性病情况的城乡比较　　单位：%

疾病名称	城　市	农　村	疾病名称	城　市	农　村
感　　冒	75.8	70.3	呼吸道疾病	5.8	7.5
流　　感	6.8	8.9	意外伤害	4.0	8.1
传染性疾病	1.2	0.8	其他	6.4	4.4

从不同地区的调查对象家庭成员过去一年患急性病的情况来看，也以感冒和流感为主，但在其他类型的急性病中有所不同，其中传染性疾病和呼吸道疾病所占的比例以高收入农村（密云县）最高。从不同规模家庭过去一年患急性病情况的比较来看，所患急性病都以感冒和流感为主。

(2) 最近一次调查对象家庭成员患急性病情况。

从最近一次调查对象家庭成员患急性病情况来看，感冒占85.9%（见表1－32）。

表1－32　　最近一次患急性病的情况

疾病名称	频　数	百分比	疾病名称	频　数	百分比
感　　冒	1199	85.9	呼吸道疾病	32	2.3
流　　感	40	2.9	意外伤害	28	2.0
传染性疾病	7	0.5	其他	89	6.4

家庭成员最近一次患急性病的情况以感冒和流感占绝大多数。过去一年和最近一次患急性病情况的地区比较和不同规模家庭之间的比较并无显著差异。

3. 住院情况

从住院的情况来看，过去一年内调查对象家庭有过住院情况的占27%，从城乡比较来看，农村住院的比例要高于城市（见表1－33）。从不同地区的比较来看，低收入农村的住院比例最高，其次是高收入城市，可见，在低收入农村中，医疗负担较重（见表1－34）（各调查点家庭的住院情况见表1－35）。从不同家庭规模的住院情况比较来看，六人户和七人以上户的住院比例较高，随着家庭人口的增加，住院的比例也相对较高（见表1－36、图1－1）。

表1－33　　过去一年中低收入群体家庭成员住院情况

住院情况	城　市		农　村		全　国	
	频　数	百分比	频　数	百分比	频　数	百分比
有住院	297	26.0%	129	29.8%	426	27.0%
无住院	847	74.0%	304	70.2%	1151	73.0%
合　计	1144	100.0%	433	100.0%	1577	100.0%

表1－34　　不同收入地区过去一年家庭成员住院情况

住院情况	高收入城市	低收入城市	高收入农村	低收入农村	全　国
有住院	27.6%	25.2%	10.3%	39.6%	27.0%
无住院	72.4%	74.8%	89.7%	60.4%	73.0%
合　计	100.0%	100.0%	100.0%	100.0%	100.0%

表1－35　　各调查点过去一年家庭成员住院情况

	北京市石景山区	福建省厦门市	四川省成都市	河南省郑州市	吉林省吉林市
有住院	22.1%	32.0%	23.3%	32.0%	26.7%
无住院	77.9%	68.0%	76.7%	68.0%	73.3%
合　计	100.0%	100.0%	100.0%	100.0%	100.0%
	甘肃省兰州市	北京市密云县	河南省新郑市	云南省开远市	甘肃省榆中、会宁县
有住院	23.0%	10.3%	26.2%	53.8%	41.9%
无住院	77.0%	89.7%	73.8%	46.3%	58.1%
合　计	100.0%	100.0%	100.0%	100.0%	100.0%

表1－36　　不同家庭人口数的住院情况

	一人户	二人户	三人户	四人户	五人户	六人户	七人以上户
有住院	21.4%	24.3%	19.0%	25.5%	36.7%	45.1%	41.9%
无住院	78.6%	75.7%	81.0%	74.5%	63.3%	54.9%	58.1%
合　计	100.0%	100.0%	100.0%	100.0%	100.0%	100.0%	100.0%

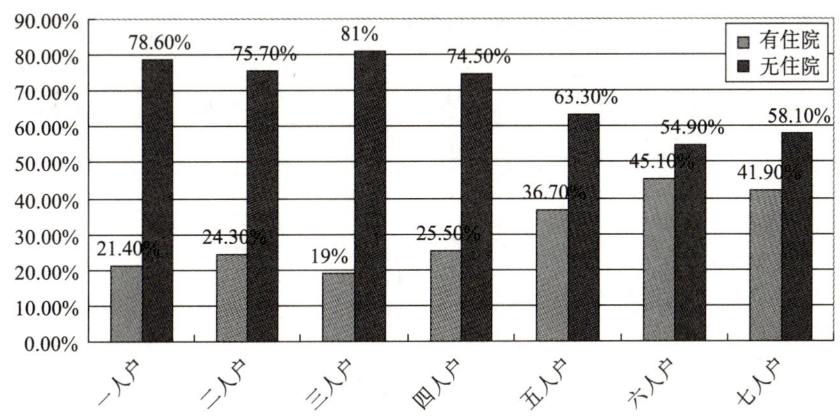

图 1－1　不同规模家庭的住院情况

4. 其他医疗服务需求情况

调查对象家庭过去一年内其他需要医疗服务的情况以常规体检为主，占了 2/3 左右，其次是生育和妇幼保健（见表 1－37）；不同收入人群的其他医疗服务有所区别（见表 1－38）；各调查点其他需要医疗服务的情况见表 1－39。

表 1－37　　其他医疗服务情况

疾病名称	城市		农村		全国	
	频数	百分比	频数	百分比	频数	百分比
产前护理	20	6.2%	12	10.0%	32	7.2%
分娩	37	11.5%	14	11.7%	51	11.5%
妇幼保健	34	10.5%	10	8.3%	44	9.9%
常规体检	219	67.8%	74	61.7%	293	66.1%
其他	13	4.0%	10	8.3%	23	5.2%
合计	323	100.0%	120	100.0%	443	100.0%

表 1－38　　不同收入家庭其他需要医疗服务情况

疾病名称	高收入城市	低收入城市	高收入农村	低收入农村	全国
产前护理	10.9%	3.1%	0.0%	13.2%	7.2%
分娩	18.8%	6.7%	0.0%	15.4%	11.5%
妇幼保健	14.8%	7.7%	0.0%	11.0%	9.9%
常规体检	51.6%	78.5%	100.0%	49.5%	66.1%
其他	3.9%	4.1%	0.0%	11.0%	5.2%
合计	100.0%	100.0%	100.0%	100.0%	100.0%

表 1－39　　各调查点其他需要医疗服务情况

	北京市石景山区	福建省厦门市	四川省成都市	河南省郑州市	吉林省吉林市
产前护理	6.3%	11.6%	2.7%	4.5%	4.2%
分　娩	18.8%	18.8%	4.0%	9.1%	12.5%
妇幼保健	6.3%	16.1%	2.7%	13.6%	8.3%
常规体检	50.0%	51.8%	85.3%	72.7%	75.0%
其　他	18.8%	1.8%	5.3%	0.0%	0.0%
合　计	100.0%	100.0%	100.0%	100.0%	100.0%
	甘肃省兰州市	北京市密云县	河南省新郑市	云南省开远市	甘肃省榆中会宁县
产前护理	2.7%	0.0%	11.1%	22.6%	6.1%
分　娩	6.8%	0.0%	11.1%	19.4%	15.2%
妇幼保健	10.8%	0.0%	7.4%	19.4%	6.1%
常规体检	74.3%	100.0%	70.4%	19.4%	60.6%
其　他	5.4%	0.0%	0.0%	19.4%	12.1%
合　计	100.0%	100.0%	100.0%	100.0%	100.0%

从不同规模的家庭过去一年其他需要医疗服务的情况来看，各类家庭的常规体检均居第一位，其中常规体检最多的是一人户，占90%；产前护理最多的是六人户，分娩最多的是七人以上户，妇幼保健最多的是六人户及七人以上户（见表1－40）。可以认为，一人户主要是老年人口，其他需要医疗服务的情况以常规体检为主；而随着家庭规模的增大，年轻夫妇增加，分娩和妇幼保健等需求较多。

表 1－40　　不同规模家庭其他需要医疗服务的情况

	一人户	二人户	三人户	四人户	五人户	六人户	七人以上户
产前护理	0.0%	4.5%	7.3%	3.3%	10.0%	13.3%	5.3%
分　娩	10.0%	2.3%	7.3%	5.4%	17.3%	22.2%	31.6%
妇幼保健	0.0%	2.3%	7.3%	13.0%	10.9%	15.6%	15.8%
常规体检	90.0%	86.4%	71.5%	73.9%	59.1%	40.0%	36.8%
其　他	0.0%	4.5%	6.5%	4.3%	2.7%	8.9%	10.5%
合　计	100.0%	100.0%	100.0%	100.0%	100.0%	100.0%	100.0%

（二）诊疗行为

调查对象在患病时采取什么措施、是否看病、医疗机构的选择、药品的选择等行为，是我们了解其医疗需求现状的重要方面。

1. 诊疗措施的选择及原因

（1）诊疗措施的选择。

被调查对象家庭成员在患病时 59.4% 的人到医疗机构看病，38.0% 的选择为纯自我诊疗，有 1.7% 的选择为没有采取措施（见表 1－41、图 1－2）。从城乡比较来看，农村家庭到医疗机构看病的比例（71.1%）高于城市（56.0%），城市家庭中纯自我诊疗的比例高于农村。但是，农村家庭没有采取措施的比例也高于城市。

表 1－41　　调查对象家庭成员患病后采取的措施

	城　　市		农　　村		全　　国	
	频　数	百分比	频　数	百分比	频　数	百分比
没有采取措施	24	1.6	8	1.9	32	1.7
纯自我诊疗	608	41.4	112	26.1	720	38.0
到医疗机构看病	822	56.0	305	71.1	1127	59.4
其他措施	14	1.0	4	0.9	18	0.9
合　　计	1468	100.0	429	100.0	1897	100.0

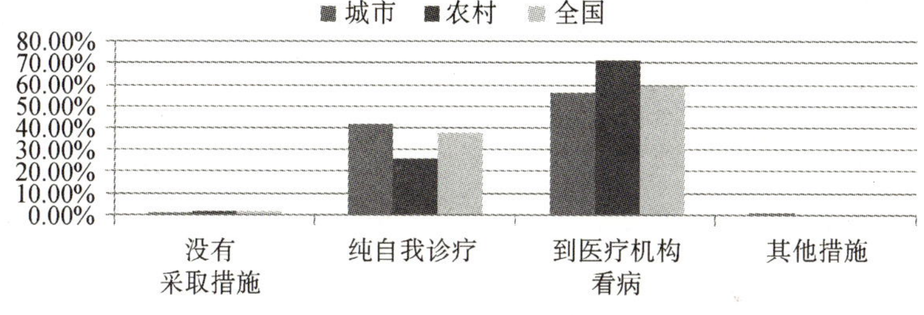

图 1－2　调查对象家庭成员患病后采取的措施

从不同收入地区调查对象家庭成员患病后采取的措施来看，低收入农村选择到医疗机构看病的比例最高，占 71.3%；低收入城市选择纯自我诊疗的比例最高，占 43.7%（见表 1－42、图 1－3）。各调查点家庭成员患病后采取的措施情况见表 1－43。

表 1－42　　不同收入地区调查对象家庭成员患病后采取的措施

	高收入城市	低收入城市	高收入农村	低收入农村	全　　国
没有采取措施	2.1%	1.5%	2.0%	1.8%	1.7%
纯自我诊疗	34.7%	43.7%	27.2%	25.5%	38.0%
到医疗机构看病	62.6%	53.7%	70.7%	71.3%	59.4%
其他措施	0.5%	1.1%	0.0%	1.4%	0.9%
合　　计	100.0%	100.0%	100.0%	100.0%	100.0%

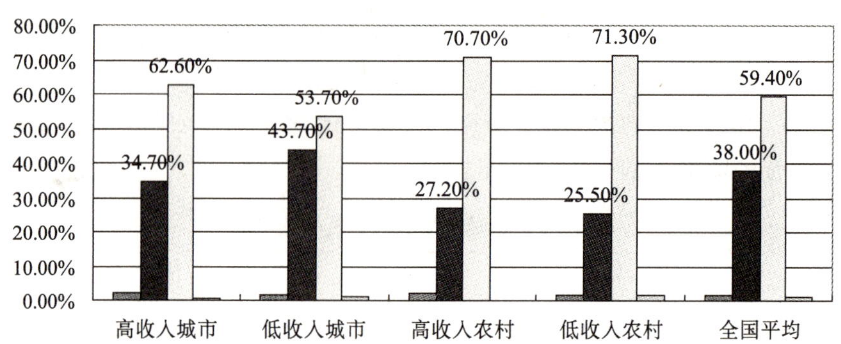

图 1-3　不同收入地区家庭患病后采取的措施

表 1-43　　各调查点家庭成员患病后采取的措施

	没有采取措施	纯自我诊疗	到医疗机构看病	其他措施	合　计
北京市石景山区	4.3%	38.3%	56.2%	1.2%	100.0%
福建省厦门市	0.5%	32.1%	67.4%	0.0%	100.0%
四川省成都市	0.0%	51.5%	48.3%	0.2%	100.0%
河南省郑州市	1.5%	33.6%	64.9%	0.0%	100.0%
吉林省吉林市	3.6%	49.5%	44.4%	2.5%	100.0%
甘肃省兰州市	1.7%	28.5%	68.2%	1.7%	100.0%
北京市密云县	2.0%	27.2%	70.7%	0.0%	100.0%
河南省新郑市	2.2%	37.0%	60.9%	0.0%	100.0%
云南省开远市	0.0%	23.9%	72.7%	3.4%	100.0%
甘肃省榆中、会宁县	2.9%	16.7%	79.4%	1.0%	100.0%
全　国	1.7%	38.0%	59.4%	0.9%	100.0%

从不同规模家庭的调查对象家庭成员患病后采取的措施来看，随着家庭规模的增大，到医疗机构看病的比例也相应增加，这些家庭大多数有小孩。而一人户患病后去医疗机构看病的比例最低。大多数家庭对小孩子的健康比较重视（见表 1-44、图 1-4）。

表 1-44　　不同规模家庭的调查对象家庭成员患病后采取的措施

	一人户	二人户	三人户	四人户	五人户	六人户	七人以上户
没有采取措施	2.8%	2.5%	2.1%	1.1%	1.2%	0.9%	1.5%
纯自我诊疗	49.3%	41.8%	37.9%	37.6%	36.9%	30.3%	29.2%
到医疗机构看病	46.5%	54.6%	59.3%	60.0%	61.0%	68.8%	67.7%
其他措施	1.4%	1.1%	0.7%	1.3%	0.9%	0.0%	1.5%
合　计	100.0%	100.0%	100.0%	100.0%	100.0%	100.0%	100.0%

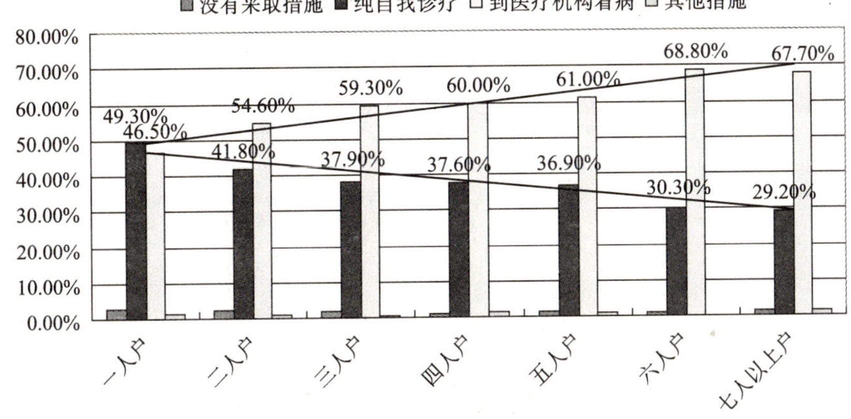

图1-4　不同规模家庭患病后采取的措施

具体而言，可以从急性病和慢性病后是否到医疗机构看病来体现，有68.0%的人最近一次患急性病后去医疗机构看病，74.4%的人最近一次患慢性病后去医疗机构看病（见表1-45）。可见，多数人患病后会去医疗机构看病。

表1-45　最近一次患病后是否到医疗机构看病　单位：%

	城市		农村		全国	
	急性病	慢性病	急性病	慢性病	急性病	慢性病
看病	67.0	74.6	70.8	73.8	68.0	74.4
不看病	33.0	25.4	29.2	26.2	32.0	25.6
合计	100.0	100.0	100.0	100.0	100.0	100.0

从不同收入地区最近一次患病后是否去医疗机构看病来看，在最近一次患急性病后，低收入农村和低收入城市看病的比例均高于高收入城市和高收入农村，其中低收入农村的调查对象家庭成员患病后看病的比例最高，为77%（见表1-46、表1-47）。最近一次慢性病也表现出同样的特点（见表1-48、表1-49）。

表1-46　不同收入地区最近一次患急性病后是否看病　单位：%

	高收入城市	低收入城市	高收入农村	低收入农村
看病	53.7	73.6	59.6	77.0
不看病	46.3	26.4	40.4	23.0
合计	100.0	100.0	100.0	100.0

表 1-47　　各调查点最近一次急性病后是否看病

	北京市石景山区	福建省厦门市	四川省成都市	河南省郑州市	吉林省吉林市
看　病	57.4%	51.2%	95.8%	72.7%	44.7%
不看病	42.6%	48.8%	4.2%	27.3%	55.3%
合　计	100.0%	100.0%	100.0%	100.0%	100.0%
	甘肃省兰州市	北京市密云县	河南省新郑市	云南省开远市	甘肃省榆中、会宁县
看　病	70.7%	59.6%	91.5%	71.4%	68.5%
不看病	29.3%	40.4%	8.5%	28.6%	31.5%
合　计	100.0%	100.0%	100.0%	100.0%	100.0%

表 1-48　　不同收入地区最近一次患慢性病后是否看病　　单位：%

	高收入城市	低收入城市	高收入农村	低收入农村
看　病	67.8	77.4	64.2	77.6
不看病	32.2	22.6	35.8	22.4
合　计	100.0	100.0	100.0	100.0

表 1-49　　各调查点最近一次慢性病后是否看病

	北京市石景山区	福建省厦门市	四川省成都市	河南省郑州市	吉林省吉林市
看　病	80.0%	55.2%	92.8%	80.0%	62.0%
不看病	20.0%	44.8%	7.2%	20.0%	38.0%
合　计	100.0%	100.0%	100.0%	100.0%	100.0%
	甘肃省兰州市	北京市密云县	河南省新郑市	云南省开远市	甘肃省榆中、会宁县
看　病	73.3%	64.2%	83.6%	71.0%	78.2%
不看病	26.7%	35.8%	16.4%	29.0%	21.8%
合　计	100.0%	100.0%	100.0%	100.0%	100.0%

从不同规模家庭的调查对象家庭成员最近一次患病后是否看病的情况来看，在急性病方面，七人以上户和一人户看病的比例相对较高，分别为 78.6% 和 77.3%，三人户最近一次急性病后看病的比例最低，为 64.1%。在慢性病方面，最近一次慢性病后看病比例最高的为五人户，为 81.8%，比例最低的也是三人户（见表 1-50）。可见，人数较多的家庭患病后到医疗机构看病的比例高于人数较少的家庭，大多数人口较多的家庭，既有老人又有小孩，而一人户一般为老人，因此，可以认为，对小孩的健康问题比较重视。

表 1－50　不同规模家庭的调查对象家庭成员最近一次患病后是否看病　单位：%

		一人户	二人户	三人户	四人户	五人户	六人户	七人以上
急性病	看　病	77.3	68.5	64.1	69.1	69.0	68.4	78.6
	不看病	22.7	31.5	35.9	30.9	31.0	31.6	21.4
	合　计	100.0	100.0	100.0	100.0	100.0	100.0	100.0
慢性病	看　病	75.0	79.4	67.8	71.5	81.8	77.6	74.5
	不看病	25.0	20.6	32.2	28.5	18.2	22.4	25.5
	合　计	100.0	100.0	100.0	100.0	100.0	100.0	100.0

（2）调查对象家庭成员患病后的服药情况。

从患病后是否服用药品的情况来看，患病后服用药品的比例较高，其中急性病为 96.8%，慢性病为 96.2%，而且，农村与城市都体现出较高的服药率（见表 1－51）。从患病后服用西药的疗程来看，急性病服用西药的疗程平均为 7.63 天，慢性病为 32.22 天；从城乡来看，急性病服用西药的疗程比较一致，慢性病有所差别，农村在慢性病后服用西药的疗程相对较长（见表 1－52）。

表 1－51　最近一次患病后是否服用药品　单位：%

城　乡	急性病后是否服药		慢性病后是否服药	
	是	否	是	否
城　市	97.3	2.7	95.7	4.3
农　村	95.4	4.6	97.8	2.2
全　部	96.8	3.2	96.2	3.8

表 1－52　患病后服用西药的疗程　单位：天

	急性病	慢性病
城　市	7.68	30.02
农　村	7.49	38.47
全　部	7.63	32.22

从不同收入地区患病后是否服药的情况来看，最近一次急性病后服药的比例从高到低依次为低收入城市、低收入农村、高收入城市、高收入农村（见表 1－53、表 1－54、图 1－5）。最近一次慢性病后服药的比例从高到低依次为低收入农村、高收入农村，低收入城市、高收入城市，

总体来看，最后一次慢性病后服药的比例农村高于城市，低收入地区高于高收入地区（见表1－55、表1－56、图1－6）。

表1－53　　　不同收入地区最近一次患急性病后是否服药　　　单位：%

	高收入城市	低收入城市	高收入农村	低收入农村
服　过	96.6	97.6	91.0	97.5
没有服过	3.4	2.4	9.0	2.5
合　　计	100.0	100.0	100.0	100.0

表1－54　　　各调查点最近一次急性病后是否服药

	北京市石景山区	福建省厦门市	四川省成都市	河南省郑州市	吉林省吉林市
服药	95.1%	98.1%	100.0%	98.3%	92.7%
不服药	4.9%	1.9%	0.0%	1.7%	7.3%
合计	100.0%	100.0%	100.0%	100.0%	100.0%
	甘肃省兰州市	北京市密云县	河南省新郑市	云南省开远市	甘肃省榆中、会宁县
服药	97.5%	91.0%	100.0%	92.6%	100.0%
不服药	2.5%	9.0%	0.0%	7.4%	0.0%
合计	100.0%	100.0%	100.0%	100.0%	100.0%

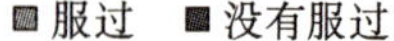

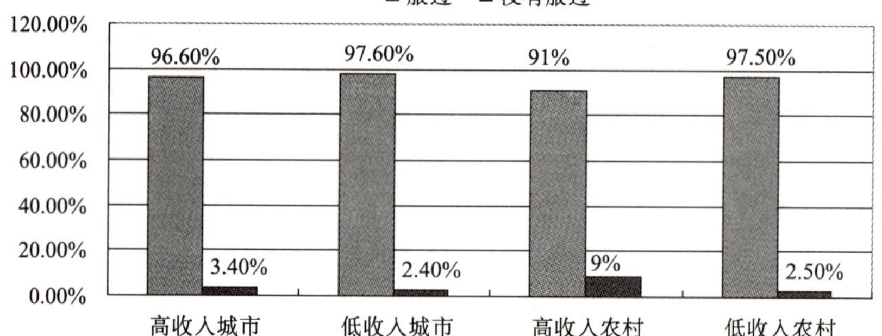

图1－5　不同收入地区家庭最近一次急性病的服药情况

表1－55　　　不同收入地区最近一次患慢性病后是否服药　　　单位：%

	高收入城市	低收入城市	高收入农村	低收入农村
服　　过	95.3	95.9	96.7	98.2
没有服过	4.7	4.1	3.3	1.8
合　　计	100.0	100.0	100.0	100.0

表 1－56　　各调查点最近一次慢性病后是否服药

	北京市石景山区	福建省厦门市	四川省成都市	河南省郑州市	吉林省吉林市
服　药	96.1%	94.1%	97.0%	98.4%	93.2%
不服药	3.9%	5.9%	3.0%	1.6%	6.8%
合　计	100.0%	100.0%	100.0%	100.0%	100.0%
	甘肃省兰州市	北京市密云县	河南省新郑市	云南省开远市	甘肃省榆中、会宁县
服　药	95.8%	96.7%	100.0%	94.1%	100.0%
不服药	4.2%	3.3%	0.0%	5.9%	0.0%
合　计	100.0%	100.0%	100.0%	100.0%	100.0%

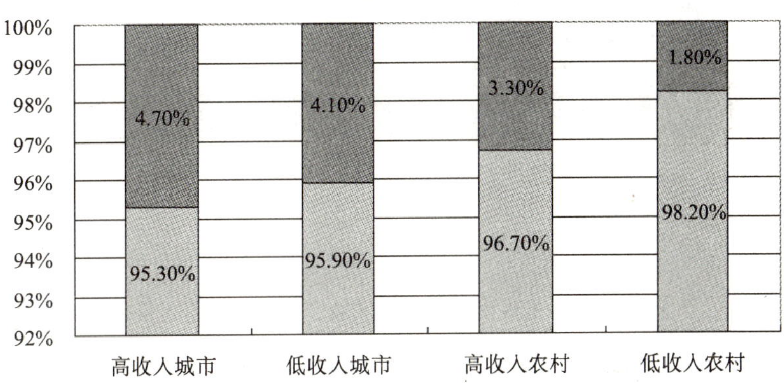

图 1－6　不同收入地区家庭最近一次慢性病服药情况

（3）急性病后不去医疗机构看病的原因。

在最近一次患急性病后不去医疗机构看病的原因中，16.3% 是因为经济困难，71.5% 是因为自感病轻，3.8% 是因为不方便，0.9% 是对医院不信任，7.5% 是因为其他原因，可见，大多数是因为自感病轻；当然，经济困难也不可忽视，居第二位。从城乡来看，也表现出相同的特点，只不过农村获取医疗服务不方便也是一个原因。1.2% 的城市居民对医院不信任，而农村居民则不存在这种情况（见表 1－57、图 1－7）。①

① 与第四次全国卫生服务调查的结果基本一致，根据第四次全国卫生服务调查，调查地区两周新发病人未就诊的首要原因是病人自感病轻认为不需要就诊，这部分病人占未就诊病人的 67.8%；其次是因为经济困难或认为就诊太贵而未就诊，占未就诊病人的 14.9%。

表 1－57　最近一次急性病后不去医疗机构看病的主要原因

单位：%

	经济困难	自感病轻	不方便	不信任	其　他	合　计
城市	16.1	71.9	4.2	1.2	6.6	100.0
农村	16.8	70.1	2.8	0.0	10.3	100.0
全部	16.3	71.5	3.8	0.9	7.5	100.0

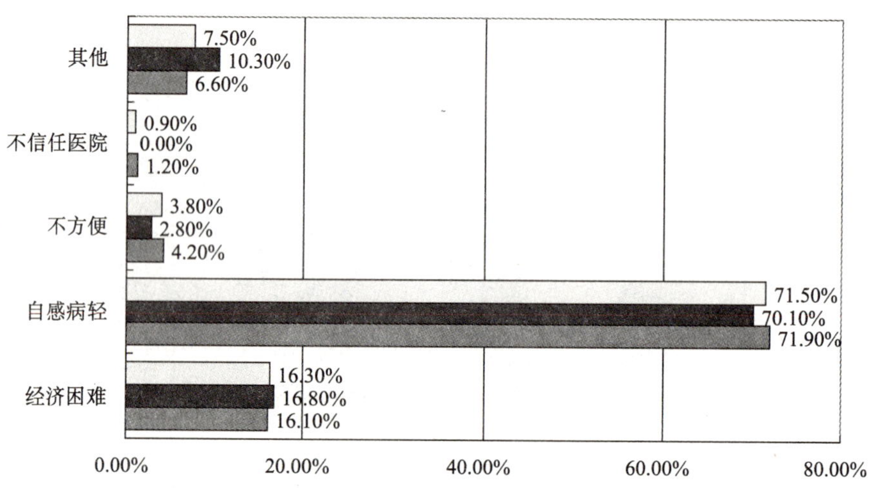

图 1－7　最近一次急性病后不去医疗机构的主要原因

从不同收入地区最近一次患急性病后不去医疗机构看病的主要原因中，自感病轻的比例最大。但是，在经济困难这一原因中，低收入地区的比例要高于高收入地区，其中低收入城市高于高收入城市，低收入农村高于高收入农村。可见，经济原因是影响人们急性病后是否就医的一个重要因素（见表 1－58、图 1－8）。

表 1－58　不同收入地区家庭最近一次急性病后不去医疗机构看病的主要原因

单位：%

	经济困难	自感病轻	不方便	不信任	其　他	合　计
高收入城市	11.0	71.8	4.3	1.8	11.0	100.0
低收入城市	20.9	72.1	4.1	0.6	2.3	100.0
高收入农村	12.5	78.6	1.8	0.0	7.1	100.0
低收入农村	21.6	60.8	3.9	0.0	13.7	100.0
全　　部	16.3	71.5	3.8	0.9	7.5	100.0

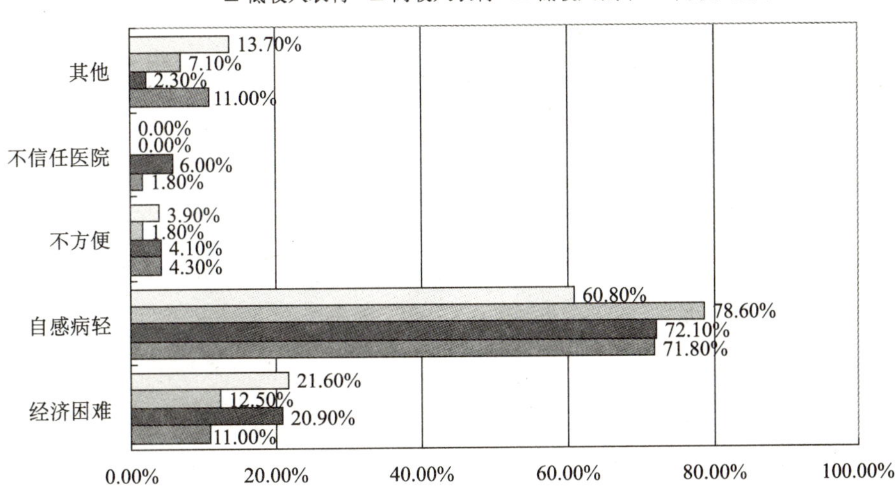

图 1-8　不同地区最近一次急性病后不去医疗机构看病的主要原因

从不同规模家庭最近一次患急性病后不去医疗机构看病的原因来看，随着家庭规模的增大，因为“经济困难”的原因而未去看病的比例逐步增大（五人户情况有些特殊），而因为“自感病轻”的比例逐步减小（见表 1-59、图 1-9）。

表 1-59　不同规模家庭最近一次急性病后不去医疗机构看病的原因　　单位：%

	一人户	二人户	三人户	四人户	五人户	六人户	七人以上户
经济困难	11.1	16.7	16.3	17.9	10.0	18.8	33.3
自感病轻	77.8	71.7	71.2	67.0	80.0	68.8	66.7
不方便	0.0	5.0	3.9	2.8	4.3	6.3	0.0
不信任医院	0.0	0.0	1.3	1.9	0.0	0.0	0.0
其　他	11.1	6.7	7.2	10.4	5.7	6.3	0.0
合　计	100.0	100.0	100.0	100.0	100.0	100.0	100.0

（4）慢性病后不去医疗机构看病的原因。

最近一次患慢性病后不去医疗机构看病的原因中，41.4% 是因为经济困难，39.9% 是因为自感病轻，1.9% 是因为自感无望，2.3% 是因为不方便，1.1% 是对医院不信任，13.3% 是因为其他原因。可见，经济困难和自感病轻是主要原因，合计占 81%，具体见表 1-60、图 1-10。可

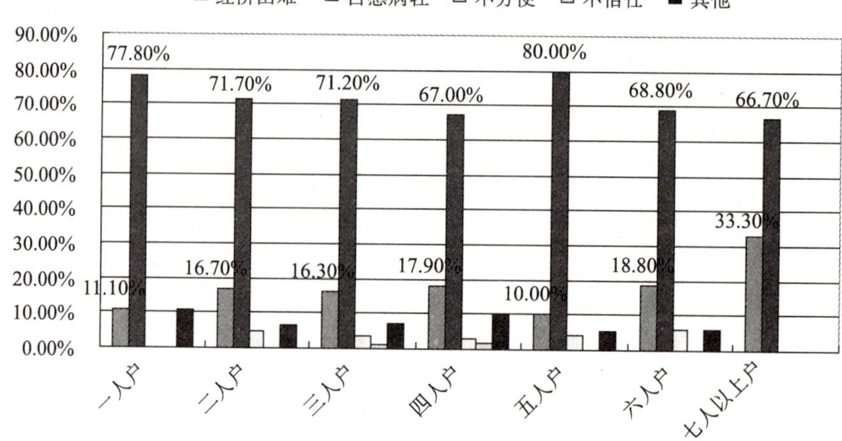

图 1－9　不同规模家庭最近一次急性病未去医疗机构看病的主要原因

见，最近一次慢性病与最近一次急性病未去医疗机构看病的原因有所区别，慢性病中因为经济困难的原因更多，可能是由于患者对慢性病的病症比较清楚，或者由于慢性病医疗费用较高。

表 1－60　　最近一次慢性病后不去医疗机构看病的主要原因　　单位：%

	经济困难	自感病轻	自感无望	不方便	不信任	其　他	合　计
城　市	44.4	40.9	2.0	1.5	1.5	9.6	100.0
农　村	32.3	36.9	1.5	4.6	0.0	24.6	100.0
全　国	41.4	39.9	1.9	2.3	1.1	13.3	100.0

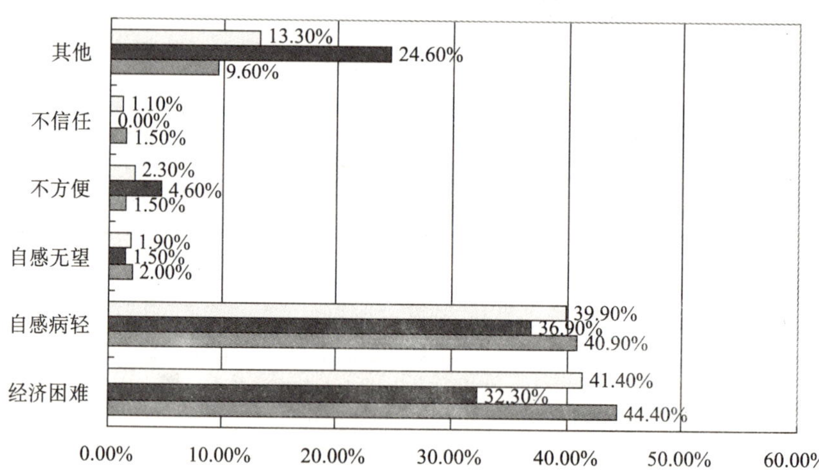

图 1－10　最近一次慢性病后不去医疗机构看病的主要原因

从不同地收入地区之间的比较来看，低收入地区家庭最近一次患慢性病后不去医疗机构看病的主要原因中因为“经济困难”的比例要大大高于高收入地区，即低收入农村高于高收入农村，低收入城市高于高收入城市。这再一次证明了经济因素是影响人们就医的一个重要因素（见表1－61、图1－11）。

表1－61　不同收入地区最近一次慢性病后不去医疗机构看病的主要原因　单位：%

	经济困难	自感病轻	自感无望	不方便	不信任	其他	合计
高收入城市	31.1	47.3	4.1	1.4	2.7	13.5	100.0
低收入城市	52.4	37.1	0.0	1.6	0.8	7.3	100.0
高收入农村	12.5	50.0	0.0	0.0	0.0	37.5	100.0
低收入农村	43.9	29.3	2.4	7.3	0.0	17.1	100.0
全　部	41.4	39.9	1.9	2.3	1.1	13.3	100.0

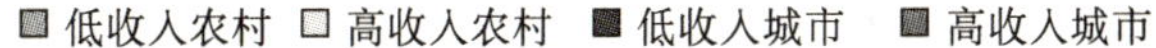

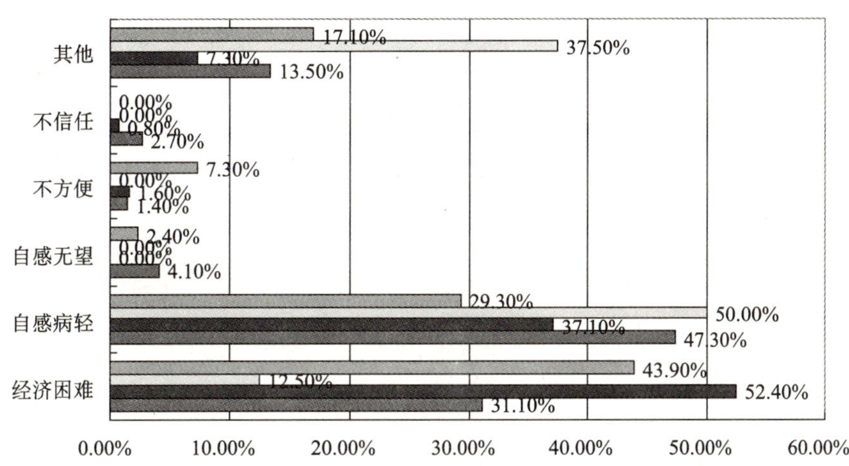

图1－11　不同收入地区家庭最近一次慢性病后不去医疗机构看病的主要原因

从不同规模的家庭最近一次患慢性病后不去医疗机构看病的主要原因来看，一人户和二人户家庭因为经济困难的比例相对高于其他规模的家庭，这可能与这些家庭大多数是老年人口有关（见表1－62、图1－12）。

表 1－62　不同规模的家庭最近一次患慢性病后不去医疗机构看病的主要原因

单位：%

	一人户	二人户	三人户	四人户	五人户	六人户	七人以上户
经济困难	66.7	54.8	37.4	33.8	51.5	31.3	50.0
自感病轻	11.1	29.0	47.3	46.5	33.3	37.5	16.7
自感无望	0.0	0.0	2.2	2.8	0.0	0.0	8.3
不方便	0.0	0.0	1.1	2.8	3.0	6.3	8.3
不信任	0.0	0.0	1.1	2.8	0.0	0.0	0.0
其　他	22.2	16.1	11.0	11.3	12.1	25.0	16.7
合　计	100.0	100.0	100.0	100.0	100.0	100.0	100.0

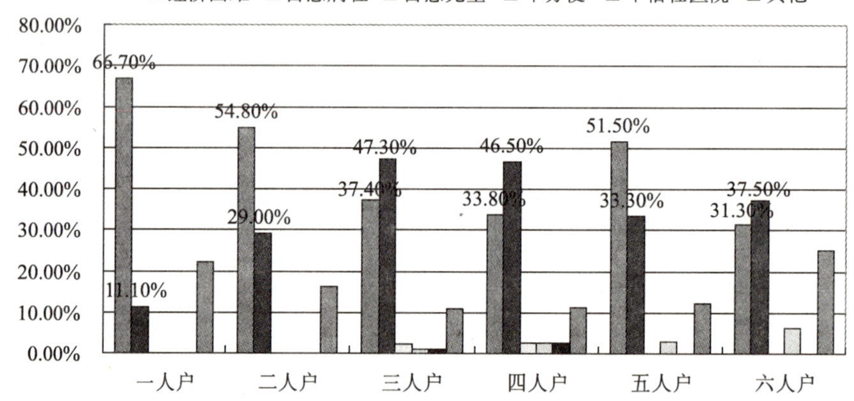

图 1－12　不同规模家庭最近一次慢性病后不去医疗机构看病的主要原因

各调查点家庭最近一次患急性病和慢性病不去医疗机构看病的原因见表 1－63。

2. 医疗机构的选择及原因

（1）调查对象家庭成员过去一年内所去的医疗机构次数。

在农村，过去一年内去的医院机构次数最多的前四位是村卫生室、私人药店、乡镇卫生院和连锁药店，分别为 4.26 次、4.15 次、3.91 次、3.88 次（见表 1－64、图 1－13）。在城市，排在前四位的依次是连锁药店、私人诊所、私人药店、二级医院，分别为 7.52 次、3.45 次、3.10 次、2.29 次。从不同收入的农村来看，高收入农村去连锁药店的相对较多，低收入农村则一般去村卫生室，去私人诊所和私人药店的也较多；

表 1－63　　调查点家庭最近一次患病不去看病的主要原因

		城市地区						农村地区				全国
		北京市石景山区	福建省厦门市	四川省成都市	河南省郑州市	吉林省吉林市	甘肃省兰州市	北京市密云县	河南省新郑市	云南省开远市	甘肃省榆中、会宁县	
急性病	经济困难	18.6%	6.7%	0.0%	10.0%	28.8%	17.2%	12.5%	14.3%	35.3%	14.8%	16.3%
	自感病轻，没必要	69.5%	73.1%	87.5%	85.0%	65.0%	75.0%	78.6%	85.7%	29.4%	74.1%	71.5%
	不方便	3.4%	4.8%	12.5%	0.0%	6.3%	1.6%	1.8%	0.0%	5.9%	3.7%	3.8%
	对医院不信任	1.7%	1.9%	0.0%	0.0%	0.0%	1.6%	0.0%	0.0%	0.0%	0.0%	0.9%
	其他	6.8%	13.5%	0.0%	5.0%	0.0%	4.7%	7.1%	0.0%	29.4%	7.4%	7.5%
	合计	100.0%	100.0%	100.0%	100.0%	100.0%	100.0%	100.0%	100.0%	100.0%	100.0%	100.0%
慢性病	经济困难	45.5%	25.0%	18.2%	40.0%	59.6%	56.1%	12.5%	40.0%	43.8%	46.7%	41.4%
	自感病轻，没必要	31.8%	53.8%	63.6%	46.7%	40.4%	22.0%	50.0%	60.0%	12.5%	26.7%	39.9%
	自感无望	4.5%	3.8%	0.0%	0.0%	0.0%	2.4%	0.0%	0.0%	0.0%	6.7%	1.9%
	不方便	0.0%	1.9%	0.0%	0.0%	0.0%	4.9%	0.0%	0.0%	6.3%	13.3%	2.3%
	对医院不信任	0.0%	3.8%	0.0%	0.0%	0.0%	2.4%	0.0%	0.0%	0.0%	0.0%	1.1%
	其他	18.2%	11.5%	18.2%	13.3%	0.0%	12.2%	37.5%	0.0%	37.5%	6.7%	13.3%
	合计	100.0%	100.0%	100.0%	100.0%	100.0%	100.0%	100.0%	100.0%	100.0%	100.0%	100.0%

高收入农村去过县级医院的比例高于低收入农村。农村地区各调查点家庭过去一年去过的医疗机构次数见表1－65。从不同规模的家庭过去一年去过的医疗机构次数来看，家庭规模越大，所去的医疗机构次数越多（见表1－66）。

表1－64　调查对象家庭成员过去一年去过的医疗机构次数（农村）　　单位：次

医疗机构	全部农村	高收入农村	低收入农村
村卫生室	4.26	3.84	4.45
私人药店	4.15	3.41	4.50
乡镇卫生院	3.92	4.20	3.78
连锁药店	3.88	10.31	1.20
私人诊所	3.77	2.25	4.47
县级医院	1.44	2.25	0.98
中医诊所	0.8	0.60	0.89
流动卫生单位	0.02	0.00	0.02
县外医院	0.2	0.17	0.22
其　　他	0.01	0.00	0.02

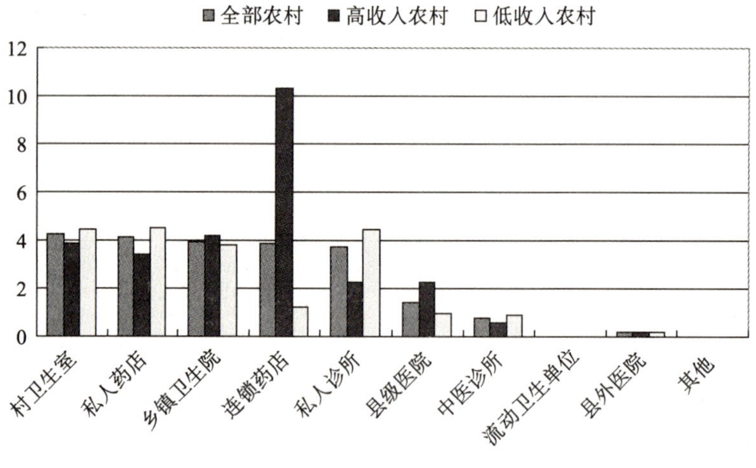

图1－13　过去一年农村家庭去的医疗机构次数

表 1－65　　调查点家庭过去一年去的各类医疗机构次数　　单位：次

		社区卫生服务站	社区卫生服务中心	私人诊所	私人医院	一级医院	二级医院	三级医院	中医诊所	私人药店	连锁药店	城市其他医疗机构
城市	北京市石景山区	1.16	2.00	0.40	0.31	0.24	1.80	2.21	0.81	0.81	3.59	2.00
	福建省厦门市	6.24	12.04	3.38	1.46	6.73	5.03	3.13	5.00	8.06	5.36	2.75
	四川省成都市	0.30	2.43	3.31	0.38	0.19	7.42	2.01	1.25	2.60	11.48	0.18
	河南省郑州市	2.28	0.67	0.92	0.19	0.08	0.12	1.92	0.05	0.35	3.28	0.05
	吉林省吉林市	1.97	1.40	2.01	0.09	0.54	0.42	2.05	0.91	4.50	2.68	0.00
	甘肃省兰州市	1.31	1.00	6.91	0.32	0.19	0.55	0.85	0.55	4.02	10.77	0.03
	全部城市	1.76	1.95	3.45	0.30	0.39	2.29	1.88	0.76	3.10	7.52	0.10
农村		村卫生室	流动卫生单位	乡镇卫生院	县级医院	县外医院	私人诊所	中医诊所	私人药店	连锁药店	其他	
	北京市密云县	3.84	0.00	4.20	2.25	0.17	2.25	0.60	3.41	10.31	0.00	
	河南省新郑市	4.21	0.03	0.77	0.97	0.19	0.99	0.00	1.25	1.00	0.00	
	云南省开远市	3.42	0.00	3.29	0.88	0.00	0.22	0.00	0.09	0.47	0.00	
	甘肃省榆中、会宁县	5.34	0.04	6.96	1.07	0.40	10.28	2.23	10.00	1.89	0.05	
	全部农村	4.26	0.02	3.92	1.44	0.20	3.77	0.8	4.15	3.88	0.01	

表 1-66　不同规模家庭过去一年去过的医疗机构平均次数（农村）　单位：次

医疗机构	一人户	二人户	三人户	四人户	五人户	六人户	七人以上
村卫生室	2.00	4.98	4.45	3.56	4.12	4.93	4.77
私人药店	0.00	0.00	0.05	0.02	0.01	0.00	0.00
乡镇卫生院	0.89	1.55	2.67	4.71	4.44	3.19	8.96
连锁药店	1.33	1.47	2.27	1.37	1.12	0.96	0.90
私人诊所	0.17	0.33	0.21	0.13	0.22	0.25	0.13
县级医院	0.17	3.03	1.20	3.33	5.80	3.84	7.57
中医诊所	0.00	0.33	0.57	0.58	0.48	1.00	3.17
流动卫生单位	1.86	4.91	2.01	3.04	6.33	3.11	9.39
县外医院	0.00	0.83	14.59	1.07	2.96	0.86	0.74
其　他	0.00	0.00	0.00	0.05	0.13	0.00	0.00

在城市，调查对象家庭成员过去一年内去的医疗机构次数最多的前四位为连锁药店、私人诊所、私人药店和二级医院。其中，高收入城市家庭去三级医院的次数要高于低收入城市家庭（见表 1-67）（城市调查点家庭过去一年去的医疗机构次数见表 1-65）。家庭规模越大，所去的医疗机构次数越多（见表 1-68）。

表 1-67　调查对象家庭成员过去一年内去过的医疗机构次数（城市）　单位：次

医疗机构	全部城市	高收入城市	低收入城市
连锁药店	7.52	4.24	8.63
私人诊所	3.45	0.93	4.00
私人药店	3.10	2.94	3.15
二级医院	2.29	2.37	2.26
社区卫生服务中心	1.95	3.68	1.53
三级医院	1.88	2.59	1.63
社区卫生服务站	1.76	2.45	1.54
中医诊所	0.76	0.99	0.71
一级医院	0.39	0.97	0.24
私人医院	0.30	0.44	0.27
其　他	0.1	2.33	0.05

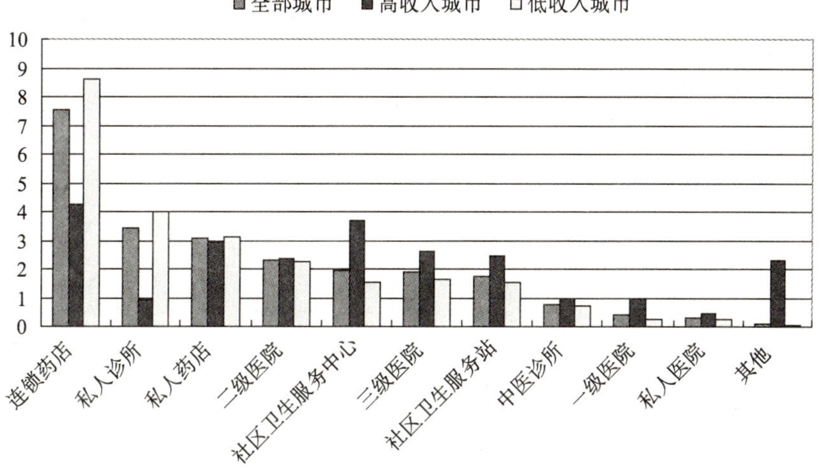

图1-14　过去一年城市家庭去的医疗机构次数

表1-68　不同规模家庭过去一年去过的医疗机构平均次数（城市）　　单位：次

医疗机构	一人户	二人户	三人户	四人户	五人户	六人户	七人以上户
连锁药店	1.88	1.42	1.32	2.42	2.26	1.04	2.25
私人诊所	2.03	2.40	1.30	2.03	2.71	2.24	1.52
私人药店	4.09	1.97	1.74	4.63	5.21	4.53	8.52
二级医院	0.00	0.32	0.37	0.21	0.43	0.21	0.04
社区卫生服务中心	0.91	0.27	0.40	0.23	0.64	0.50	0.00
三级医院	1.41	9.83	0.94	0.73	0.82	0.88	1.25
社区卫生服务站	1.82	1.40	1.63	2.44	1.96	2.56	1.83
中医诊所	1.16	1.15	0.68	0.71	0.65	0.00	1.00
一级医院	3.42	3.18	2.90	3.54	3.02	2.67	2.39
私人医院	7.89	8.65	6.20	7.69	8.83	5.44	10.11
其　　他	0.00	0.02	0.09	0.05	0.26	0.09	0.00

（2）最近一次患急性病选择的医疗机构。

从城乡来看，城市中最近一次急性病后去的主要医院机构依次是连锁药店、三级医院、私人诊所、社区卫生服务站，合计占了70.2%；而农村则以村卫生室、乡镇卫生院、县级医院、私人诊所为主，合计占了85%。其中，村卫生室和乡镇卫生院占60%。从不同收入地区的比较来看，高收入城市家庭去过三级医院、二级医院和一级医院的比例要明显高于低收入城市家庭，而低收入城市家庭去过连锁药店和私人诊所的比例明显高于高收入城市家庭；高收入农村家庭去过县级医院的比例明显高于低收入农村家庭，而低收入家庭去过村卫生室和乡镇卫生院的比例要明显高于高收入农村家庭（见表1－69、表1－70）。各调查点家庭最近一次患急性病时选择的医疗机构见表1－71、表1－74。

表1－69　　最近这次急性病所去的医疗机构（城市）

医疗机构	全部城市		高收入城市		低收入城市	
	频　数	百分比	频　数	百分比	频　数	百分比
连锁药店	223	26.3	38	17.3	185	29.6
三级医院	162	19.1	65	29.5	97	15.5
私人诊所	133	15.7	12	5.5	121	19.3
社区卫生服务站	73	8.6	20	9.1	53	8.5
一级医院	22	2.6	13	5.9	9	1.4
社区卫生服务中心	70	8.3	17	7.7	53	8.5
私人药店	77	7.1	13	5.9	64	10.2
二级医院	55	6.5	29	13.2	26	4.2
中医诊所	15	1.8	8	3.6	7	1.1
私人医院	10	1.3	3	1.4	7	1.1
其　　他	6	0.7	2	0.9	4	0.6
合　　计	846	100.0	220	100.0	626	100.0

表1－70　　最近这次急性病所去的医疗机构（农村）

医疗机构	全部农村		高收入农村		低收入农村	
	频　数	百分比	频　数	百分比	频　数	百分比
村卫生室	144	37.8	33	34.7	111	39.6
乡镇卫生院	88	23.2	11	11.6	77	27.5
县级医院	59	15.6	25	26.3	34	12.1
私人诊所	34	9.4	6	6.3	28	10.0
私人药店	29	7.4	13	13.7	16	5.7
连锁药店	7	2.3	2	2.1	5	1.8
中医诊所	5	1.8	2	2.1	3	1.1
县外医院	4	1.3	2	2.1	2	0.7
其　　他	3	0.8	0	0.0	3	1.1
流动卫生单位	2	0.5	1	1.1	1	0.4
合　　计	375	100.0	95	100.0	280	100.0

（3）最近一次患慢性病选择的医疗机构。

从城乡来看，城市家庭最近一次患慢性病选择的医疗机构所占比例较大的前四位依次是三级医院、连锁药店、二级医院和社区卫生服务中心；农村家庭最近一次患慢性病选择的医疗机构所占比例较大的前四位

表 1－71　　　　农村最近一次患病选择的医疗机构

	急性病				慢性病			
	北京市密云县	河南省新郑市	云南省开远市	甘肃省榆中会宁县	北京市密云县	河南省新郑市	云南省开远市	甘肃省榆中、会宁县
村卫生室	34.7%	55.7%	39.1%	23.2%	5.9%	18.2%	21.6%	5.7%
流动卫生单位	1.1%	0.0%	0.9%	0.0%	0.0%	0.0%	0.0%	1.1%
乡镇卫生院	11.6%	18.2%	33.6%	29.3%	29.4%	10.9%	36.5%	31.8%
县级医院	26.3%	12.5%	14.5%	8.5%	48.5%	52.7%	39.2%	28.4%
县外医院	2.1%	0.0%	0.0%	2.4%	11.8%	12.7%	0.0%	12.5%
私人诊所	6.3%	5.7%	2.7%	24.4%	0.0%	0.0%	1.4%	11.4%
中医诊所	2.1%	0.0%	1.8%	1.2%	2.9%	0.0%	1.4%	2.3%
私人药店	13.7%	5.7%	3.6%	8.5%	0.0%	1.8%	0.0%	4.5%
连锁药店	2.1%	2.3%	1.8%	1.2%	0.0%	1.8%	0.0%	0.0%
其　他	0.0%	0.0%	1.8%	1.2%	1.5%	1.8%	0.0%	2.3%
合　计	100.0%	100.0%	100.0%	100.0%	100.0%	100.0%	100.0%	100.0%

依次是县级医院、乡镇卫生院、村卫生室和县外医院（见表1－72、表1－73）。

表1－72　　最近一次患慢性病所去的医疗机构（城市）

	全部城市		高收入城市		低收入城市	
	频　数	百分比	频　数	百分比	频　数	百分比
三级医院	261	35.5	74	37.9	187	34.6
连锁药店	131	17.8	19	9.7	112	20.7
二级医院	84	11.4	39	20.0	45	8.3
社区卫生服务中心	69	9.4	18	9.2	51	9.4
私人诊所	51	6.9	5	2.6	46	8.5
社区卫生服务站	37	5.0	11	5.6	26	4.8
私人药店	34	4.6	2	1.0	32	5.9
一级医院	23	3.1	10	5.1	13	2.4
中医诊所	22	3.0	11	5.6	11	2.0
其　　他	12	1.6	3	1.5	9	1.7
私人医院	11	1.5	3	1.5	8	1.5
合　　计	735	100.0	195	100.0	540	100.0

表1－73　　最近一次患慢性病所去的医疗机构（农村）

	全部农村		高收入农村		低收入农村	
	频　数	百分比	频　数	百分比	频　数	百分比
县级医院	116	40.7	33	48.5	83	38.2
乡镇卫生院	81	28.4	20	29.4	61	28.1
村卫生室	35	12.3	4	5.9	31	14.3
县外医院	26	9.1	8	11.8	18	8.3
私人诊所	11	3.9	0	0.0	11	5.1
中医诊所	5	1.8	2	2.9	3	1.4
私人药店	5	1.8	0	2.0	5	2.3
其　　他	4	1.4	1	1.5	3	1.4
连锁药店	1	0.3	0	0.0	1	0.5
流动卫生单位	1	0.3	0	0.0	1	0.5
合　　计	285	100.0	68	100.0	217	100.0

从不同收入地区的比较来看，高收入城市家庭选择三级医院和二级医院的比例要明显高于低收入城市家庭，而低收入城市家庭选择连锁药店、私人药店和私人诊所的比例要明显高于高收入城市家庭；高收入农村家庭选择县级医院的比例明显高于低收入农村家庭，而低收入农村家庭选择村卫生室的比例明显高于高收入农村家庭。各调查点家庭最近一次患慢性病时选择的医疗机构见表1－71、表1－74。

表 1－74　　城市最近一次患病选择的医疗机构

	最近一次急性病						最近一次慢性病					
	北京市石景山区	福建省厦门市	四川省成都市	河南省郑州市	吉林省吉林市	甘肃省兰州市	北京市石景山区	福建省厦门市	四川省成都市	河南省郑州市	吉林省吉林市	甘肃省兰州市
社区卫生服务站	8.9%	9.2%	1.3%	26.5%	15.6%	5.9%	5.8%	5.4%	0.6%	9.1%	7.4%	4.5%
社区卫生服务中心	8.9%	6.7%	11.9%	8.8%	6.7%	5.3%	9.1%	9.5%	18.1%	11.4%	6.1%	0.8%
私人诊所	4.0%	6.7%	17.9%	14.7%	7.4%	31.4%	0.8%	5.4%	7.6%	4.5%	5.4%	15.8%
私人医院	0.0%	2.5%	0.4%	4.4%	0.7%	1.1%	1.7%	1.4%	0.6%	1.1%	2.0%	2.3%
一级医院	5.0%	6.7%	0.4%	2.9%	2.2%	1.6%	5.0%	5.4%	0.0%	1.1%	4.7%	3.8%
二级医院	14.9%	11.8%	4.3%	1.5%	5.2%	4.3%	22.3%	16.2%	11.1%	8.0%	6.8%	6.8%
三级医院	24.8%	33.6%	13.2%	26.5%	21.5%	10.1%	40.5%	33.8%	21.1%	45.5%	44.6%	33.8%
中医诊所	5.9%	1.7%	0.9%	1.5%	1.5%	1.1%	4.1%	8.1%	1.8%	1.1%	2.0%	3.0%
私人药店	5.0%	6.7%	4.3%	4.4%	26.7%	8.0%	0.8%	1.4%	2.3%	1.1%	12.2%	6.8%
连锁药店	21.8%	13.4%	45.5%	8.8%	10.4%	30.9%	8.3%	12.2%	36.3%	14.8%	6.1%	21.1%
其　他	1.0%	0.8%	0.0%	0.0%	2.2%	0.5%	1.7%	1.4%	0.6%	2.3%	2.7%	1.5%
合　计	100.0%	100.0%	100.0%	100.0%	100.0%	100.0%	100.0%	100.0%	100.0%	100.0%	100.0%	100.0%

（4）医疗机构的选择。

不同的情况下医疗机构的选择有所区别。从城乡来看，农村全年的医疗服务次数、最近一次患急性病和慢性病所就诊的医疗机构都排在前几位的有村卫生室和乡镇卫生院，城市为连锁药店。再从最近一次患病时的医疗机构选择与全年医疗服务的医疗机构选择的比较来看，急性病选择的医疗机构与全年医疗服务选择的医疗机构比较接近，排在第一位的完全相同，城市和农村分别为村卫生室和连锁药店，而慢性病则倾向于去大医院就诊（见表1－75）。

表1－75　医疗机构选择的比较

排序	全　年		最近一次急性病		最近一次慢性病	
	农　村	城　市	农　村	城　市	农　村	城　市
第一	村卫生室	连锁药店	村卫生室	连锁药店	县级医院	三级医院
第二	私人药店	私人诊所	乡镇卫生院	三级医院	乡镇卫生院	连锁药店
第三	乡镇卫生院	私人药店	县级医院	私人诊所	村卫生室	二级医院
第四	连锁药店	二级医院	私人诊所	社区卫生服务站	县外医院	社区卫生服务中心

（5）患急性病选择医疗机构的主要原因。

最近一次患急性病后选择医疗机构的原因则以方便和便宜为主，合计占了62.7%。从城乡来看，农村地区家庭因为便宜的比例要明显高于城市。从不同收入地区最近一次患急性病后选择医疗机构的主要原因来看，高收入地区在医疗设备好和技术水平高这两项的比例明显高于低收入地区，而低收入地区选择便宜的比例明显高于高收入地区（见表1－76、表1－77）。从表中可见，“便宜”是中低收入群体选择医疗机构考虑的重要因素。各调查点家庭患急性病时选择的医疗机构见表1－80。

表1－76　最近一次患急性病选择医疗机构的主要原因

	全　部		城　市		农　村	
	频　数	百分比	频　数	百分比	频　数	百分比
方　便	775	40.5	550	40.4	225	40.8
便　宜	424	22.2	320	23.5	104	18.8
医生技术水平高	189	9.9	134	9.8	55	10.0
医疗设备好	142	7.4	90	6.6	52	9.4

续表

	全　部		城　市		农　村	
	频　数	百分比	频　数	百分比	频　数	百分比
服务好	139	7.3	88	6.5	51	9.2
可选择的药物多	75	3.9	50	3.7	25	4.5
其　他	64	3.3	51	3.7	13	2.4
熟　人	59	3.1	42	3.1	17	3.1
有出名的医生	46	2.4	36	2.6	10	1.8
合　计	1913	100.0	1361	100.0	552	100.0

表 1-77　不同收入地区最近一次患急性病选择医疗机构的主要原因

原　因	高收入城市	低收入城市	高收入农村	低收入农村
方　便	36.6%	41.7%	40.9%	40.7%
医生技术水平高	15.1%	8.2%	10.7%	9.7%
医疗设备好	13.9%	4.3%	12.1%	8.4%
便　宜	12.7%	27.0%	16.8%	19.6%
其　他	5.7%	3.1%	0.7%	3.0%
服务好	4.2%	7.2%	3.4%	11.4%
熟　人	3.9%	2.8%	5.4%	2.2%
可选择的药物多	3.9%	3.6%	7.4%	3.5%
有出名的医生	3.9%	2.2%	2.7%	1.5%
合　计	100.0%	100.0%	100.0%	100.0%

（6）患慢性病选择医疗机构的主要原因。

从最近一次患慢性病选择医疗机构的原因来看，以方便、技术水平高、便宜、医疗设备好为主，合计占了75.5%。从城乡来看，与最近一次患急性病选择医疗机构的原因有所不同，农村家庭选择医疗设备好、服务好和技术水平高的要高于城市家庭，而城市家庭选择方便的比例要高于农村家庭（见表1-78）。

从不同收入地区家庭最近一次患慢性病选择医疗机构的原因来看，低收入地区家庭因为便宜的原因所占的比例要高于高收入地区家庭，即低收入农村家庭选择便宜的比例高于高收入农村家庭，低收入城市家庭选择便宜的比例高于高收入城市家庭（见表1-79、图1-15）。各调查点家庭患慢性病时选择的医疗机构见表1-80。

表 1－78　最近一次患慢性病选择医疗机构的主要原因

	全部		城市		农村	
	频数	百分比	频数	百分比	频数	百分比
医疗设备好	216	13.8	133	11.6	83	19.4
服务好	130	8.3	82	7.2	48	11.2
可选择的药物多	64	4.1	45	3.9	19	4.4
方便	453	28.9	346	30.3	107	25.0
医生技术水平高	279	17.8	177	15.5	102	23.8
熟人	44	2.8	32	2.8	12	2.8
便宜	236	15.0	202	17.7	34	7.9
有出名的医生	58	3.7	46	4.0	12	2.8
其他	90	5.7	79	6.9	11	2.6
合计	1570	100.0	1142	100.0	428	100.0

表 1－79　不同收入地区家庭最近一次患慢性病选择医疗机构的主要原因　单位：%

原因	高收入城市	低收入城市	高收入农村	低收入农村
医疗设备好	12.0	11.5	24.5	18.0
服务好	6.2	7.5	8.5	12.0
可选择的药物多	5.8	3.3	6.4	3.9
方便	32.1	29.7	21.3	26.0
医生技术水平高	17.2	15.0	29.8	22.2
熟人	2.9	2.8	2.1	3.0
便宜	9.9	20.2	7.4	8.1
有出名的医生	3.3	4.3	0.0	3.6
其他	10.6	5.8	0.0	3.3
合计	100.0	100.0	100.0	100.0

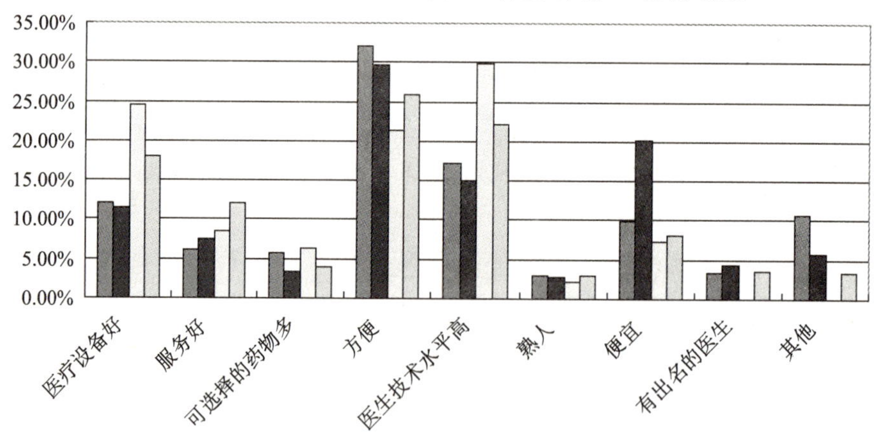

图 1－15　不同收入地区家庭最近一次患慢性病选择医疗机构的主要原因

表 1－80　　最近一次患病选择医疗机构的原因

		城市						农村				全国
		北京市石景山区	福建省厦门市	四川省成都市	河南省郑州市	吉林省吉林市	甘肃省兰州市	北京市密云县	河南省新郑市	云南省开远市	甘肃省榆中、会宁县	
急性病	医疗设备好	11.4%	15.7%	1.0%	7.1%	10.5%	3.3%	12.1%	6.9%	11.8%	5.7%	7.4%
	服务好	2.1%	5.8%	3.0%	11.0%	10.5%	8.9%	3.4%	5.5%	19.0%	8.6%	7.3%
	可选择的药物多	7.1%	1.6%	0.8%	3.9%	8.0%	4.3%	7.4%	1.4%	5.2%	3.8%	3.9%
	方　便	38.6%	35.1%	45.6%	35.4%	41.0%	39.5%	40.9%	42.8%	34.6%	46.7%	40.5%
	医生技术水平高	12.9%	16.8%	8.0%	8.7%	10.0%	6.9%	10.7%	7.6%	11.8%	9.5%	9.9%
	熟　人	2.1%	5.2%	2.5%	1.6%	4.0%	3.0%	5.4%	3.4%	1.3%	1.9%	3.1%
	便　宜	17.1%	9.4%	34.6%	22.8%	13.0%	28.0%	16.8%	27.6%	14.4%	16.2%	22.2%
	有出名的医生	2.1%	5.2%	1.5%	3.9%	2.0%	2.6%	2.7%	1.4%	0.0%	3.8%	2.4%
	其　他	6.4%	5.2%	3.0%	5.5%	1.0%	3.6%	0.7%	3.4%	2.0%	3.8%	3.3%
	合　计	100.0%	100.0%	100.0%	100.0%	100.0%	100.0%	100.0%	100.0%	100.0%	100.0%	100.0%
慢性病	医疗设备好	10.7%	13.7%	4.9%	13.2%	16.1%	14.0%	24.5%	14.0%	19.0%	20.3%	13.8%
	服务好	7.3%	4.8%	6.3%	5.8%	10.1%	7.0%	8.5%	10.0%	18.1%	7.6%	8.3%
	可选择的药物多	6.7%	4.8%	1.8%	3.3%	4.0%	4.7%	6.4%	3.0%	3.4%	5.1%	4.1%
	方　便	36.7%	26.6%	35.1%	22.3%	27.4%	29.4%	21.3%	21.0%	28.4%	28.0%	28.9%
	医生技术水平高	13.3%	21.8%	12.6%	19.8%	13.3%	17.3%	29.8%	26.0%	17.2%	23.7%	17.8%
	熟　人	2.0%	4.0%	3.9%	3.3%	3.2%	0.5%	2.1%	5.0%	0.9%	3.4%	2.8%
	便　宜	11.3%	8.1%	26.3%	14.9%	15.3%	20.6%	7.4%	10.0%	7.8%	6.8%	15.0%
	有出名的医生	0.7%	6.5%	4.9%	4.1%	2.8%	5.1%	0.0%	6.0%	1.7%	3.4%	3.7%
	其　他	11.3%	9.7%	4.2%	13.2%	7.7%	1.4%	0.0%	5.0%	3.4%	1.7%	5.7%
	合　计	100.0%	100.0%	100.0%	100.0%	100.0%	100.0%	100.0%	100.0%	100.0%	100.0%	100.0%

3. 药品种类的选择及其来源

（1）过去一年内服用的各类药品次数。

从过去一年内全家服用的各种药品次数来看，排序依次为国产西药、中成药、中草药、进口西药。其中，国产西药居第一位。再从城乡的比较来看则有所差别，城市中使用过进口西药的次数（3.71）要大于农村（3.47），这可能是由于城市调查对象的收入相对较高的原因，还有一个原因可能与药店在农村的分布及西药在农村市场较少有关（见表1－81、图1－16）。

表1－81　过去一年全家服用的各类药品平均次数　单位：次

药　品	全　国	城　市	农　村
国产西药	64.44	52.88	95.01
中成药	24.43	26.72	18.81
中草药	14.56	11.41	21.68
进口西药	3.63	3.71	3.47

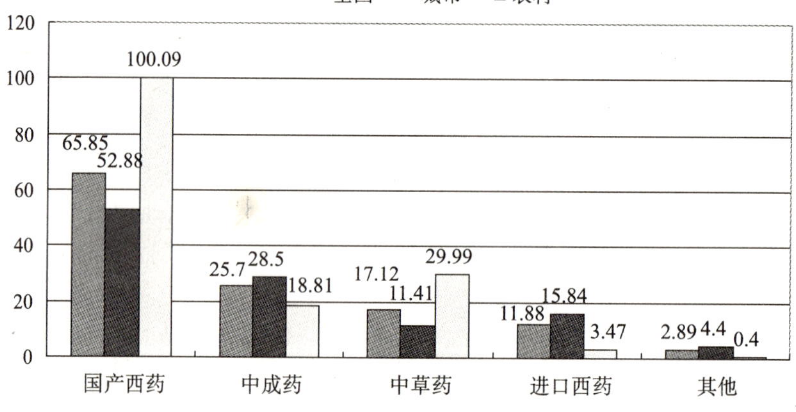

图1－16　过去一年全家服用药品的平均次数

从过去一年内全家服用的各类药品的次数来看，低收入家庭服用各类药品的次数要高于高收入地区家庭（疾病可能是导致家庭困难的重要原因）；其中低收入农村地区的家庭服用国产西药和中草药的次数高于低收入城市地区家庭，而低收入农村地区家庭服用进口西药和中成药的次数低于低收入城市地区家庭（见表1－82、图1－17）。各调查点家庭过去一年服用的各类药品次数见表1－83。

表 1-82　不同收入地区家庭过去一年服用的各类药品平均次数　单位：次

药　品	高收入城市	低收入城市	高收入农村	低收入农村
国产西药	14.09	69.37	24.21	142.76
中成药	9.94	36.29	11.91	22.49
中草药	7.35	12.61	3.40	44.66
进口西药	5.38	18.64	0.30	5.14

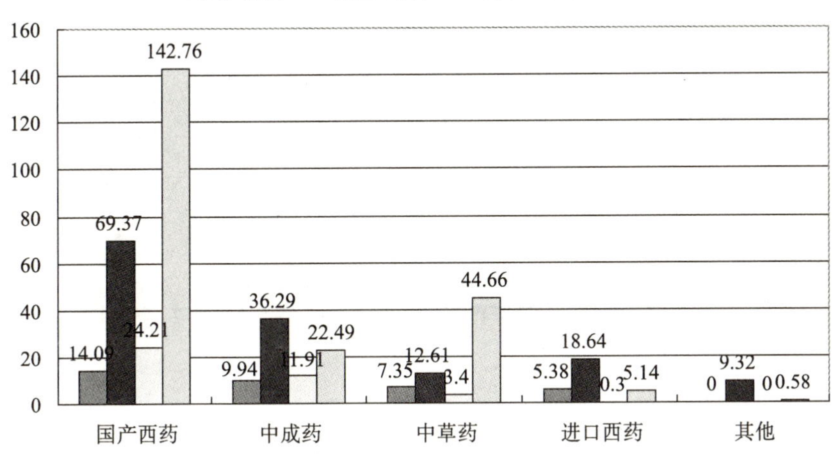

图 1-17　不同收入地区家庭过去一年服用各类药品的平均次数

表 1-83　调查点家庭过去一年服用的各类药品次数　单位：次

		中草药	中成药	进口西药	国产西药
城市	北京市石景山区	2.11	5.64	1.19	8.58
	福建省厦门市	22.69	14.43	25.70	19.34
	四川省成都市	4.48	10.41	0.94	16.34
	河南省郑州市	13.57	35.06	3.96	66.30
	吉林省吉林市	12.35	14.14	4.21	42.21
	甘肃省兰州市	21.14	70.74	4.98	147.47
	全部城市	11.41	26.72	3.71	52.88
农村	北京市密云县	3.40	11.91	0.30	24.21
	河南省新郑市	7.90	15.96	7.13	80.88
	云南省开远市	1.08	1.32	0.01	10.16
	甘肃省榆中、会宁县	74.52	43.67	6.80	262.08
	全部农村	21.68	18.81	3.47	95.01
	全　国	14.56	24.43	3.63	64.44

从患病后服用的药品种类来说，第一位是国产西药，第二位是中成药，第三位是中草药，第四位是进口西药，最后是其他药品。从城乡比较来看，也体现出同样的特点（见表 1－84、图 1－18）。

表 1－84　　患病后服用过的药品的种类　　单位：%

	急性病			慢性病		
	全　国	城　市	农　村	全　国	城　市	农　村
中草药	6.2	5.3	8.5	13.7	11.4	19.7
中成药	29.9	34.2	17.8	26.6	29.0	20.0
进口西药	2.1	2.2	2.1	4.0	4.7	2.1
国产西药	61.6	58.1	71.4	54.8	53.8	57.4
其　　他	0.2	0.2	0.3	1.0	1.1	0.9
合　　计	100.0	100.0	100.0	100.0	100.0	100.0

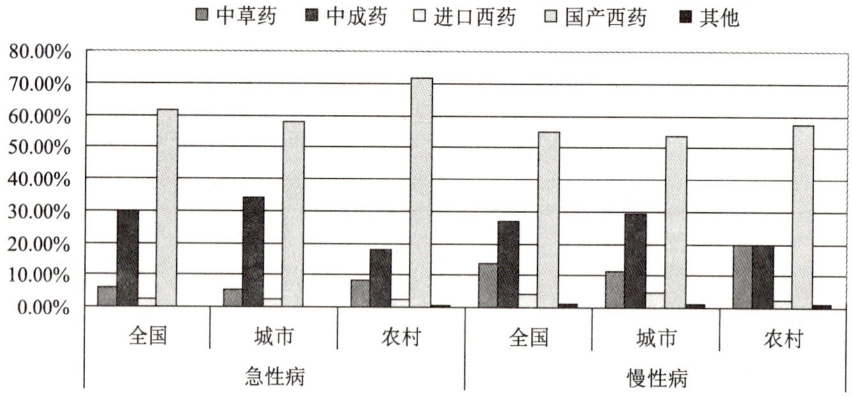

图 1－18　最近一次患病后服用的药品种类

从不同收入地区的家庭最近一次患病后服用的药品种类来看，服用比例高低均依次为国产西药、中成药、中草药、进口西药，但低收入农村地区的家庭有所例外，服用的中草药的比例高于中成药。但无论何种情况，服用国产西药的比例均居第一位（见表 1－85、表 1－86）。各调查点家庭最近一次患病时服用的药品种类见表 1－87。

表 1-85　　不同收入地区最近一次患急性病服用过的药品　　单位：%

	高收入城市	低收入城市	高收入农村	低收入农村
中草药	6.5	4.9	5.0	10.2
中成药	39.5	32.2	28.9	12.5
进口西药	4.1	1.4	4.1	1.2
国产西药	49.7	61.3	62.0	75.8
其　他	0.3	0.1	0.00	0.4
合　计	100.0	100.0	100.0	100.0

表 1-86　　不同收入地区最近一次患慢性病服用过的药品　　单位：%

药　品	高收入城市	低收入城市	高收入农村	低收入农村
中草药	14.1	10.4	12.4	22.6
中成药	30.6	28.4	35.1	14.0
进口西药	9.4	2.9	4.1	1.2
国产西药	44.7	57.3	48.5	60.9
其　他	1.2	1.1	0.0	1.2
合　计	100.0	100.0	100.0	100.0

（2）西药的来源。

最近一次患病后的西药来源分农村和城市两种情况。

从农村患病后服用的西药来源看，最近一次患急性病服用的西药来源中，前四位分别为村卫生室、乡镇卫生院、县级医院和私人药店；而患慢性病的西药来源前四位依次为县级医院、乡镇卫生院、村卫生室和县外医院。农村患慢性病的西药更多来源县级医院（见表 1-88）。

从不同收入农村地区家庭最近一次患病服用过的西药来源看，在急性病方面，高收入农村地区的家庭最近一次患急性病服用过的西药来源列前四位的依次是村卫生室、县级医院、私人药店、乡镇卫生院；低收入农村地区的家庭最近一次患急性病后服用的西药来源依次是村卫生室、乡镇卫生院、县级医院、私人诊所。低收入农村地区的家庭最近一次患急性病服用的西药来源于村卫生室和乡镇卫生院的比例要高于高收入农村地区家庭；而高收入农村地区的家庭来源于县级医院的比例要明显高于低收入农村地区的家庭。

在慢性病方面，高收入农村地区的家庭最近一次患慢性病服用过的

表 1－87　　最近一次患病服用过的药品种类

		城市						农村				全国
		北京市石景山区	福建省厦门市	四川省成都市	河南省郑州市	吉林省吉林市	甘肃省兰州市	北京市密云县	河南省新郑市	云南省开远市	甘肃省榆中、会宁县	
急性病	中草药	9.3%	3.5%	3.7%	7.4%	4.1%	6.5%	5.0%	2.2%	10.1%	18.2%	6.2%
	中成药	40.7%	38.2%	38.6%	35.8%	20.7%	26.9%	28.9%	14.6%	11.4%	11.4%	29.9%
	进口西药	4.7%	3.5%	1.1%	1.2%	1.7%	1.9%	4.1%	2.2%	0.0%	1.1%	2.1%
	国产药	45.3%	54.2%	56.3%	55.6%	73.6%	64.8%	62.0%	80.9%	78.5%	68.2%	61.6%
	其　他	0.0%	0.7%	0.3%	0.0%	0.0%	0.0%	0.0%	0.0%	0.0%	1.1%	0.2%
	合　计	100.0%	100.0%	100.0%	100.0%	100.0%	100.0%	100.0%	100.0%	100.0%	100.0%	100.0%
慢性病	中草药	12.3%	16.8%	10.2%	8.2%	10.9%	11.3%	12.4%	14.9%	18.3%	30.5%	13.7%
	中成药	29.2%	32.7%	24.7%	36.1%	29.7%	28.0%	35.1%	16.4%	14.1%	12.4%	26.6%
	进口西药	9.7%	8.9%	3.4%	2.1%	2.4%	3.0%	4.1%	3.0%	1.4%	0.0%	4.0%
	国产药	47.4%	40.6%	60.9%	53.6%	57.0%	54.8%	48.5%	65.7%	64.8%	55.2%	54.8%
	其　他	1.2%	1.0%	0.9%	0.0%	0.0%	3.0%	0.0%	0.0%	1.4%	1.9%	1.0%
	合　计	100.0%	100.0%	100.0%	100.0%	100.0%	100.0%	100.0%	100.0%	100.0%	100.0%	100.0%

表 1－88　　农村最近一次患病后服用的西药来源

药品来源	急性病		慢性病	
	频　数	百分比	频　数	百分比
村卫生室	127	43.8	36	16.8
乡镇卫生院	66	22.8	60	28.0
县级医院	35	12.1	72	33.6
县外医院	5	1.7	13	6.1
私人诊所	21	7.2	10	4.7
中医诊所	1	0.3	2	0.9
私人药店	28	9.7	8	3.7
连锁药店	6	2.1	8	3.7
其　他	1	0.3	5	2.3
合　计	290	100.0	214	100.0

西药来源列前四位的依次是县级医院、乡镇卫生院、连锁药店、村卫生室；低收入农村地区的家庭最近一次患慢性病后服用的西药来源依次是县级医院、乡镇卫生院、村卫生室、县外医院。低收入农村地区的家庭最近一次患慢性病服用的西药来源于村卫生室的比例要明显高于高收入农村地区家庭，而高收入农村地区的家庭来源于县级医院的比例要明显高于低收入农村地区的家庭（见表 1－89）。各调查点最近一次患病的西药来源见表 1－93。

表 1－89　不同收入农村地区家庭最近一次患病服用过的西药来源

	急性病		慢性病	
	高收入农村	低收入农村	高收入农村	低收入农村
村卫生室	37.9%	46.3%	9.4%	19.3%
乡镇卫生院	11.5%	27.6%	34.0%	26.1%
县级医院	20.7%	8.4%	39.6%	31.7%
县外医院	2.3%	1.5%	5.7%	6.2%
私人诊所	4.6%	8.4%	0.0%	6.2%
中医诊所	1.1%	0.0%	0.0%	1.2%
私人药店	18.4%	5.9%	0.0%	5.0%
连锁药店	3.4%	1.5%	11.3%	1.2%
其　他	0.0%	0.5%	0.0%	3.1%
合　计	100.0%	100.0%	100.0%	100.0%

从城市的情况来看，城市患急性病后服用的西药来源列前四位的依次为连锁药店、三级医院、私人诊所、私人药店；患慢性病的药品来源列前四位的依次为三级医院、连锁药店、二级医院、私人药店。急性病和慢性病的药品来源有所不同，城市最近一次患慢性病后服用的西药来源更倾向于大医院（见表1－90）。

表1－90　　城市最近一次患病后服用的西药来源

	急性病		慢性病	
	频　数	百分比	频　数	百分比
社区卫生服务站	59	8.1	30	5.1
社区卫生服务中心	50	6.8	50	8.5
私人诊所	113	15.5	41	7.0
私人医院	8	1.1	6	1.0
一级医院	14	1.9	11	1.9
二级医院	40	5.5	63	10.7
三级医院	121	16.6	168	28.5
中医诊所	5	0.7	13	2.2
私人药店	86	11.8	49	8.3
连锁药店	228	31.2	148	25.1
其　他	7	1.0	10	1.7
合　计	731	100.0	589	100.0

从不同收入地区城市家庭最近一次患病后服用的西药来源看，在急性病方面，高收入城市家庭最近一次患急性病后服用过的西药来源依次为三级医院、连锁药店、二级医院、私人药店；低收入城市家庭最近一次患急性病后服用过的西药来源依次为连锁药店、私人药店、三级医院、私人诊所；低收入城市家庭最近一次患急性病后服用的西药来源于私人诊所、私人药店和连锁药店的比例要高于高收入城市地区的家庭，而高收入城市地区家庭最近一次患急性病后服用的西药来源于三级医院、二级医院的比例明显高于低收入城市家庭。

在慢性病方面，高收入城市家庭最近一次患慢性病后服用过的西药来源依次为三级医院、二级医院、连锁药店、社区卫生服务中心；低收入城市家庭最近一次患慢性病后服用过的西药来源依次为连锁药店、三级医院、私人药店、社区卫生服务中心；低收入城市家庭最近一次患慢性病后服用的西药来源于连锁药店和私人药店的比例要高于高收入城市地区的家庭，而高收入城市地区家庭最近一次患急性病后服用的西药来源于三级医院、二级医院的比例要明显高于低收入城市家庭（见表1－91）。

表1－91　不同收入地区城市家庭最近一次患病服用过的西药来源　单位：%

	急性病		慢性病	
	高收入城市	低收入城市	高收入城市	低收入城市
社区卫生服务站	9.7%	7.5%	9.3%	3.6%
社区卫生服务中心	7.0%	6.8%	9.3%	8.2%
私人诊所	5.9%	18.7%	2.0%	8.7%
私人医院	1.1%	1.1%	1.3%	0.9%
一级医院	3.8%	1.3%	4.0%	1.1%
二级医院	12.4%	3.1%	19.3%	7.7%
三级医院	26.9%	13.0%	34.7%	26.4%
中医诊所	0.5%	0.7%	2.0%	2.3%
私人药店	8.6%	12.8%	2.0%	10.5%
连锁药店	23.1%	33.9%	14.7%	28.7%
其　他	1.1%	0.9%	1.3%	1.8%
合　计	100.0%	100.0%	100.0%	100.0%

城市各调查点最近一次患病后的西药来源见表1－94。

从不同病种服用的西药来源总体情况来看，急性病后服用的西药来源倾向于基层医院，如村卫生室、连锁药店、私人药店、私人诊所等。慢性病后服用的西药来源倾向于大医院，如县级医院、三级医院（见表1－92）。而且，与就诊选择的医疗机构比较接近，也就是说最近一次患病服用的西药与最近一次选择的医疗机构比较接近，这说明最近一次服用的西药基本来源于就诊的医疗机构。

表1－92　西药来源的比较

排　序	最近一次急性病		最近一次慢性病	
	农　村	城　市	农　村	城　市
第一	村卫生室	连锁药店	县级医院	三级医院
第二	乡镇卫生院	三级医院	乡镇卫生院	连锁药店
第三	县级医院	私人诊所	村卫生室	二级医院
第四	私人药店	私人药店	县外医院	私人药店

表 1－93　农村家庭最近一次患病的西药来源

	急性病				慢性病			
	北京市密云县	河南省新郑市	云南省开远市	甘肃省榆中会宁县	北京市密云县	河南省新郑市	云南省开远市	甘肃省榆中、会宁县
村卫生室	37.9%	63.5%	52.9%	18.0%	9.4%	22.4%	34.0%	3.4%
乡镇卫生院	11.5%	14.9%	33.8%	36.1%	34.0%	4.1%	32.1%	39.0%
县级医院	20.7%	9.5%	7.4%	8.2%	39.6%	51.0%	26.4%	20.3%
县外医院	2.3%	0.0%	0.0%	4.9%	5.7%	10.2%	0.0%	8.5%
私人诊所	4.6%	6.8%	1.5%	18.0%	0.0%	0.0%	0.0%	16.9%
中医诊所	1.1%	0.0%	0.0%	0.0%	0.0%	2.0%	0.0%	1.7%
私人药店	18.4%	4.1%	2.9%	11.5%	0.0%	4.1%	3.8%	6.8%
连锁药店	3.4%	1.4%	1.5%	1.6%	11.3%	4.1%	0.0%	0.0%
其　他	0.0%	0.0%	0.0%	1.6%	0.0%	2.0%	3.8%	3.4%
合　计	100.0%	100.0%	100.0%	100.0%	100.0%	100.0%	100.0%	100.0%

表 1－94　城市家庭最近一次患病的西药来源

	急性病						慢性病					
	北京市石景山区	福建省厦门市	四川省成都市	河南省郑州市	吉林省吉林市	甘肃省兰州市	北京市石景山区	福建省厦门市	四川省成都市	河南省郑州市	吉林省吉林市	甘肃省兰州市
社区卫生服务站	10.8%	8.6%	0.9%	24.5%	12.9%	7.0%	11.8%	5.3%	0.6%	8.3%	6.9%	1.9%
社区卫生服务中心	7.5%	6.5%	10.6%	5.7%	3.4%	4.4%	8.6%	10.5%	16.6%	6.7%	4.3%	0.9%
私人诊所	6.5%	5.4%	17.9%	13.2%	7.8%	29.7%	2.2%	1.8%	8.9%	3.3%	2.6%	17.9%
私人医院	0.0%	2.2%	0.5%	3.8%	1.7%	0.6%	0.0%	3.5%	0.6%	0.0%	1.7%	0.9%
一级医院	2.2%	5.4%	0.9%	1.9%	0.0%	2.5%	3.2%	5.3%	0.0%	1.7%	0.9%	2.8%
二级医院	14.0%	10.8%	3.7%	1.9%	2.6%	3.2%	19.4%	19.3%	13.4%	0.0%	4.3%	7.5%
三级医院	22.6%	31.2%	14.2%	24.5%	11.2%	8.9%	37.6%	29.8%	19.1%	46.7%	26.7%	25.5%
中医诊所	1.1%	0.0%	0.9%	0.0%	0.9%	0.6%	1.1%	3.5%	1.9%	1.7%	2.6%	2.8%
私人药店	5.4%	11.8%	3.7%	7.5%	40.5%	7.0%	2.2%	1.8%	0.6%	6.7%	31.9%	3.8%
连锁药店	29.0%	17.2%	46.8%	17.0%	15.5%	35.4%	12.9%	17.5%	36.9%	21.7%	16.4%	34.0%
其　　他	1.1%	1.1%	0.0%	0.0%	3.4%	0.6%	1.1%	1.8%	1.3%	3.3%	1.7%	1.9%
合　　计	100.0%	100.0%	100.0%	100.0%	100.0%	100.0%	100.0%	100.0%	100.0%	100.0%	100.0%	100.0%

四、中低收入群体医疗费用支出及来源

（一）医疗费用支出情况

1. 过去一年的医疗费用支出

（1）年度各类医疗费用支出情况。

年度各类医疗费用支出情况见表1－95。从中可以看出，医疗支出较大，门诊（977.08元）、住院（6570.86元）、支出总额较大（注：门诊和住院支出里面包括了药品支出）。① 从各类药品的支出情况来看，支出大小排序依次为国产西药、进口西药、中成药、中草药，农村和城市都是如此（见表1－96，图1－19）。与过去一年全家服用的各类药品平均次数比较，进口西药的使用次数是最少的，但是其在全年的支出中却排第二位，可见，进口西药的价格较高。

表1－95　过去一年内患病家庭的平均医疗费用支出情况　单位：元

	门　诊	住　院
总平均值	977.08	6570.86
农　村	899.50	5314.64
城　市	1001.65	7062.20

注：基数是有过门诊或住院的家庭。

表1－96　过去一年内患病家庭的平均药品支出　单位：元

	中草药	中成药	进口西药	国产西药
总平均值	600.88	765.44	1039.76	1206.43
农　村	610.51	720.48	953.44	1230.54
城　市	595.73	780.63	1059.49	1196.15

注：基数是服用过每类药品的家庭数。

① 根据2008年全国居民基本医疗保险制度评估调查，在全部入户调查人群中，2008年调查城市住院人群次均住院费用为6764.2元。其中，职工医保和居民医保参保人员次均住院医疗费用分别为7656.3元、5603.3元。调查人群次均门诊费用为385.53元。

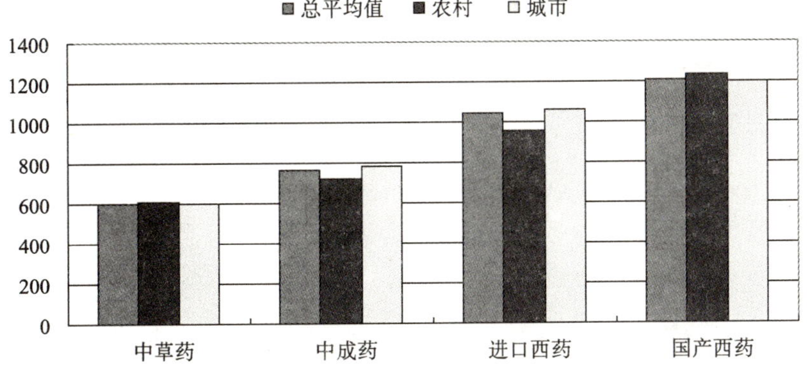

图 1－19　过去一年患病家庭的各类药品支出

从不同收入地区的情况来看，过去一年内高收入农村（密云县）家庭的门诊支出最高，低收入农村家庭的门诊支出最低；在住院支出方面，低收入城市最高，低收入农村最低。从过去一年内各类药品的支出来看，除去高收入农村地区外，其他地区支出最大的药品是国产西药；高收入农村地区（密云）的进口西药支出最大（见表 1－97、表 1－98、图 1－20）。各调查点家庭过去一年的医疗支出情况见表 1－99。

表 1－97　不同收入地区患病家庭过去一年医疗费用支出情况　单位：元

地　区	门　诊	住　院	地　区	门　诊	住　院
高收入城市	1048.69	5648.20	高收入农村	1314.94	7623.08
低收入城市	976.51	7629.40	低收入农村	551.97	4957.38

注：基数是有过门诊或住院的家庭，下同。

表 1－98　不同收入地区患病家庭过去一年各类药品支出情况　单位：元

	中草药	中成药	进口西药	国产西药
高收入城市	665.34	1126.82	1007.07	1297.96
低收入城市	562.48	550.71	1133.59	1143.14
高收入农村	814.84	950.63	1740.00	1520.01
低收入农村	522.15	388.48	595.91	991.49

注：基数是服用过每类药品的家庭数。

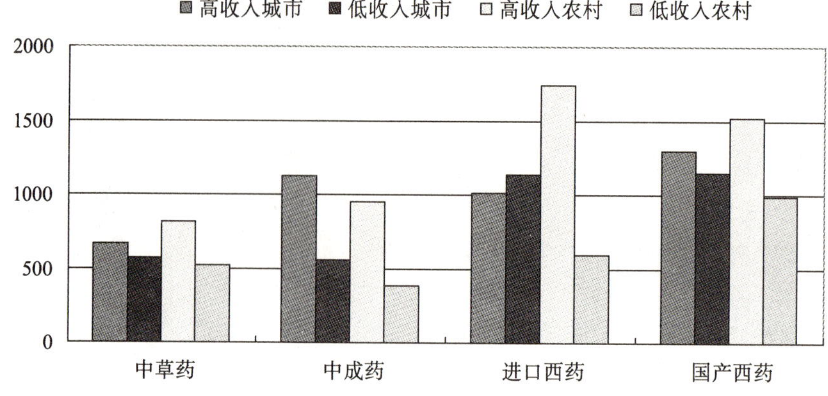

图 1－20　不同收入地区的患病家庭过去一年的各类药品支出

表 1－99　调查点家庭过去一年的医疗支出情况　单位：元

	门　诊	住　院	中草药	中成药	进口西药	国产西药
北京市石景山区	1562.04	8029.31	1096.90	1684.92	1379.95	1881.39
福建省厦门市	563.86	4004.10	307.77	501.47	651.95	698.91
四川省成都市	1135.54	8066.92	749.81	631.98	825.00	1500.14
河南省郑州市	626.93	5373.68	375.83	376.71	1697.50	1204.39
吉林省吉林市	1019.56	5355.26	1135.26	803.58	1105.90	1066.01
甘肃省兰州市	703.79	9462.78	386.97	447.64	1065.91	1024.35
全部城市	1001.65	7062.20	595.73	780.63	1059.49	1196.15
北京市密云县	1314.94	7623.08	814.84	950.63	1740.00	1520.01
河南省新郑市	172.67	5236.84	476.00	297.33	70.00	461.24
云南省开远市	1047.20	5848.28	312.00	214.00	277.50	655.53
甘肃省榆中、会宁县	447.42	4092.22	540.17	433.16	895.83	1262.23
全部农村	899.50	5314.64	610.51	720.48	953.44	1230.54
全　国	977.08	6570.86	600.88	765.44	1039.76	1206.43

注：门诊和住院支出均包括药品费用。

从不同规模家庭的医疗费用支出情况来看，在门诊支出方面，五人户的门诊支出最高，六人户的门诊支出最低；在住院支出方面，七人户的支出最高，六人户的支出最低（见表 1－100、表 1－101）。

表 1－100　　过去一年内不同规模患病家庭的医疗费用支出　　单位：元

	门　诊	住　院
一人户	752.57	7790.00
二人户	990.35	8370.45
三人户	1055.42	6077.07
四人户	952.52	6753.77
五人户	1101.60	5972.35
六人户	500.60	3990.00
七人以上户	835.00	10300.0

表 1－101　　过去一年内不同规模患病家庭的药品支出　　单位：元

	中草药	中成药	进口西药	国产西药
一人户	1182.14	690.00	1825.00	893.20
二人户	708.86	877.43	892.22	1461.12
三人户	624.63	681.21	1227.04	1026.51
四人户	637.44	715.79	861.48	1359.21
五人户	531.80	994.95	1194.92	1307.90
六人户	430.80	791.54	551.67	1105.55
七人以上户	440.00	348.42	50.00	904.76

各类医疗费用在家庭收支中的比重更能反映家庭医疗负担的大小。各类医疗费用在家庭总收入的比重较大，农村地区更高，门诊、住院支出占去年家庭总收入的比例为 74.4%。从不同收入地区各类医疗费用在家庭总收入中的比重来看，高收入城市地区最低，低收入农村最高，[①] 达 80.4%（见表 1－102、表 1－103、图 1－21）。

表 1－102　　家庭年度医疗费用在总收入中的份额　　单位：%

	门诊比重	住院比重	合　计
全　部	5.8	38.8	44.6
农　村	10.8	63.6	74.4
城　市	5.0	35.3	40.3

注：家庭总收入全国平均为 16945.48 元，农村为 8353.57 元，城市为 20031.68 元。

① 这里的医疗支出是指过去一年的医疗支出，表 15 的“医疗保健支出”是指“去年（2008）”的支出，两个数据不太一致。我们认为其中的原因主要是调查对象在回答“总数”时只是回答了一个大概的数字，而“过去一年的医疗支出”则是调查员逐项提问的，内容更加具体，也许更为准确。把两个数据同时罗列出来，可以真正全面地了解调查问卷中各个问题的答案。当然，真实的情况还需要做进一步比较验证。

表 1－103　不同收入地区家庭年度医疗费用在总收入中的份额　单位：%

	门诊比重	住院比重	合　计
高收入城市	3.8	20.2	24.0
低收入城市	6.0	46.8	52.8
高收入农村	11.1	64.4	75.5
低收入农村	8.0	72.4	80.4

注：高收入城市、低收入城市、高收入农村、低收入农村的平均家庭年总收入分别为 27921.24 元、16285.84 元、11841.95 元、6842.61 元。

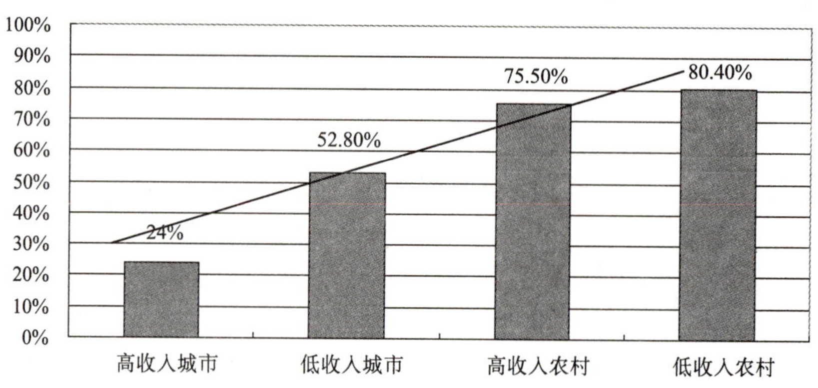

图 1－21　不同收入地区家庭年度医疗支出占家庭总收入中的比重

从各医疗费用在家庭总支出中的比重来看，门诊和住院支出占去年家庭总支出的比重也很高，农村地区达 62.6%。从不同收入地区的年度各类医疗费用在家庭总支出中的比重来看，高收入农村地区（密云）最高，为 76.0%（见表 1－104、表 1－105、图 1－22）。各调查点医疗支出占总收支的比重见表 1－106，从中看出，中西部地区的医疗负担更重。

表 1－104　年度医疗费用在家庭总支出中的份额　单位：%

	门诊比重	住院比重	合　计
全　部	6.2	41.9	48.1
农　村	9.1	53.5	62.6
城　市	5.6	39.6	45.2

注：全部调查对象家庭总支出为 15696.14 元，农村为 9937.85 元，城市为 17811.44 元。

表 1－105　不同收入地区年度家庭医疗费用在家庭总支出中的份额　　单位：%

	门诊比重	住院比重	合　计
高收入城市	4.3	23.4	27.7
低收入城市	6.6	51.6	58.2
高收入农村	11.2	64.8	76.0
低收入农村	6.1	55.2	56.3

注：高收入城市、低收入城市、高收入农村、低收入农村的平均家庭年度总支出分别为24173.19元、14786.21元、11760.40元、8978.27元。

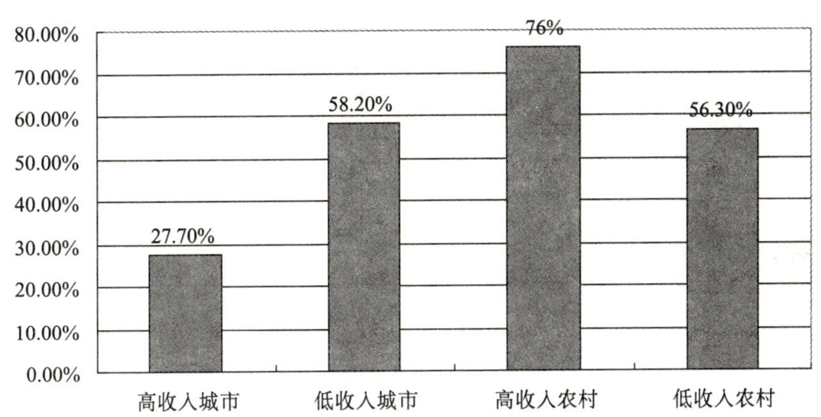

图 1－22　不同收入地区家庭医疗费用在家庭总支出中的比重

表 1－106　调查点家庭过去一年的医疗支出占总收支的比重

	收入	支出	门诊支出占总收入的比重	门诊支出占总支出的比重	住院支出占总收入的比重	住院支出占总支出的比重
北京市石景山区	23114.72	20925.75	6.8%	7.5%	34.7%	38.4%
福建省厦门市	31434.53	26545.75	1.8%	2.1%	12.7%	15.1%
四川省成都市	20872.61	17536.42	5.4%	6.5%	38.6%	46%
河南省郑州市	18285.10	14841.70	3.4%	4.2%	29.4%	36.2%
吉林省吉林市	14250.33	13324.28	7.2%	7.7%	37.6%	40.2%
甘肃省兰州市	12329.88	13035.15	5.7%	5.4%	76.7%	72.6%
北京市密云县	11841.95	11760.40	11.1%	11.2%	64.4%	64.8%
河南省新郑市	8337.50	8806.00	2.1%	2.0%	62.8%	59.5%
云南省开远市	7663.41	9344.23	13.7%	11.2%	76.3%	62.6%
甘肃省榆中、会宁县	4720.95	8870.48	9.5%	5.0%	86.7%	46.1%

注：门诊和住院支出均包括药品费。

（2）各类医疗费用的自付比例。

各类医疗费用的自付比例是考察家庭医疗负担的重要因素，从各类费用的自付比例来看，自付比例均较高。① 其中门诊自付比例最高，药品支出中国产西药的自付比例最高（根据访谈的情况来看，进口西药的自付比例较低可能与其因不在报销范围内而使用较少有关）。农村的自付比例均高于城市（见表 1－107），不同收入地区年度医疗费用的自付比例见表 1－108。各调查点医疗费用自付比例见表 1－109。

表 1－107　　年度医疗费用自付比例　　单位：%

	门　诊	住　院	药　品	中草药	中成药	进口西药	国产西药
总平均值	86.12	59.07	83.34	90.15	85.59	74.79	86.04
城　　市	84.18	58.64	82.12	88.19	84.13	74.64	85.33
农　　村	92.20	60.28	86.91	93.49	89.39	75.29	87.57

表 1－108　　不同收入地区年度医疗费用自付比例　　单位：%

	门　诊	住　院	药　品	中草药	中成药	进口西药	国产西药
高收入城市	72.05	51.43	69.88	73.43	72.14	64.29	71.19
低收入城市	89.85	61.25	87.30	94.22	91.03	88.72	91.86
高收入农村	95.68	61.54	85.79	92.58	86.76	86.00	85.20
低收入农村	88.94	60.06	87.79	93.88	93.32	70.83	89.61

表 1－109　　调查点家庭过去一年的医疗支出自付比例　　单位：%

	门诊	住院	中草药	中成药	进口西药	国产西药
北京市石景山区	72.00	38.75	73.75	73.33	57.56	75.14
福建省厦门市	72.11	61.57	73.04	70.00	71.88	65.33
四川省成都市	88.75	54.39	93.56	82.18	85.00	81.66
河南省郑州市	69.93	47.65	79.17	76.04	87.00	78.89
吉林省吉林市	91.58	67.65	90.53	92.55	81.25	96.48
甘肃省兰州市	97.12	69.64	97.56	96.36	95.45	94.99
全部城市	84.18	58.64	82.12	88.19	84.13	74.64
北京市密云县	95.68	61.54	92.58	86.76	86.00	85.20
河南省新郑市	92.67	59.50	100.00	83.57	57.50	92.06
云南省开远市	55.00	60.63	66.67	50.00	75.00	64.17
甘肃省榆中、会宁县	95.38	60.11	94.83	97.41	78.33	91.83
全部农村	92.20	60.28	86.91	93.49	89.39	75.29
全　　国	86.12	59.07	83.34	90.15	85.59	74.79

注：门诊和住院支出均包括药品费用。

① 根据 2008 年城镇居民基本医疗保险制度评估调查，2008 年居民医保参保人员住院医疗费用（含自费项目）的报销比例为 42.0%；截至 2008 年上半年，全国城镇居民住院费用个人负担比例为 58.9%。

2. 最近一次患病的药品支出情况

最近一次患病的药品支出分为急性病和慢性病两种情况。

从最近一次患急性病的支出情况来看，支出大小依次排序为国产西药、进口西药、中草药、中成药（农村与城市的排序相同）（见表1-110）。从不同地区各类药品的支出来看，中草药支出最多的是低收入农村，最少的是高收入城市；中成药支出最大的是高收入城市，最小的是低收入农村；进口西药支出最大的是高收入城市，最小的是低收入城市；国产西药支出最多的是高收入农村，最小的是高收入城市（见表1-111）。各调查点家庭最近一次患急性病的药品支出见表1-112。

表1-110　　最近一次患急性病的药品支出情况　　单位：元

药品种类	中草药	中成药	进口西药	国产西药
总平均值	138.94	116.73	147.04	257.52
城　市	140.08	116.59	146.07	243.85
农　村	136.04	117.50	152.13	136.04

注：经查阅数据，表中农村地区患病家庭的进口西药平均值较大，是由于使用次数较少，而单次支出较大引起的。

表1-111　不同收入地区家庭最近一次患急性病的药品支出情况　单位：元

药品种类	中草药	中成药	进口西药	国产西药
高收入城市	137.17	144.43	190.0	218.78
低收入城市	141.71	104.38	109.78	251.30
高收入农村	33.40	128.71	100.00	410.80
低收入农村	161.70	104.80	183.4	240.28

注：经查阅数据，表中低收入农村地区患病家庭的进口西药平均值较大，是由于使用次数较少，而单次支出较大引起的。

表1-112　　调查点家庭最近一次患急性病的药品支出　　单位：元

	中草药	中成药	进口西药	国产西药
北京市石景山区	166.92	103.05	166.43	207.11
福建省厦门市	98.50	189.86	256.00	228.18
四川省成都市	70.94	35.94	83.00	259.86
河南省郑州市	347.50	278.33	27.67	229.67
吉林省吉林市	26.67	259.53	129.38	273.07

续表

	中草药	中成药	进口西药	国产西药
甘肃省兰州市	139.42	74.93	151.50	230.49
全部城市	140.08	116.59	146.07	243.85
北京市密云县	33.40	128.71	100.00	410.80
河南省新郑市	105.00	65.91	15.00	164.51
云南省开远市	133.80	232.43	193.50	256.18
甘肃省榆中、会宁县	181.15	66.00	500.00	321.00
全部农村	136.04	117.50	152.13	136.04
全　　国	138.94	116.73	147.04	257.52

注：门诊和住院支出均包括药品费用。

从最近一次患慢性病的药品支出情况来看，从高到低排序依次是国产西药、进口西药、中成药、中草药（见表1－113）。从不同收入地区最近一次患慢性病的药品支出来看，高收入农村地区（密云县）的国产西药、中草药和进口西药的支出都是最大的，低收入农村地区最近一次患慢性病的进口西药支出最小（见表1－114）。各调查点家庭最近一次患慢性病的药品支出见表1－115。

表1－113　　最近一次患慢性病的药品支出情况　　单位：元

药品种类	中草药	中成药	进口西药	国产西药
总平均值	562.39	644.69	604.79	762.24
城　　市	544.74	664.69	607.54	706.28
农　　村	544.74	664.69	607.54	706.28

表1－114　　不同收入地区家庭最近一次患慢性病的药品支出情况　　单位：元

药品种类	中草药	中成药	进口西药	国产西药
高收入城市	569.27	1115.63	592.23	949.32
低收入城市	533.93	476.35	622.85	634.60
高收入农村	1250.00	806.47	850.00	1548.26
低收入农村	407.10	349.83	380.00	688.03

表 1－115　　调查点家庭最近一次患慢性病的药品支出　　单位：元

	中草药	中成药	进口西药	国产西药
北京市石景山区	822.11	1046.74	548.32	1031.83
福建省厦门市	190.00	1221.43	711.43	810.46
四川省成都市	158.62	168.15	566.67	383.97
河南省郑州市	795.71	968.52	1150.00	943.35
吉林省吉林市	1029.94	438.80	443.40	1001.24
甘肃省兰州市	533.37	504.96	802.50	495.89
全部城市	544.74	664.69	607.54	706.28
北京市密云县	1250.00	806.47	850.00	1548.26
河南省新郑市	700.00	420.56	100.00	692.20
云南省开远市	441.60	221.91	0	669.39
甘肃省榆中、会宁县	320.34	401.20	450.00	694.72
全部农村	544.74	664.69	607.54	706.28
全　国	562.39	644.69	604.79	762.24

注：门诊和住院支出均包括药品费用。

3. 获取医疗服务的其他相关支出情况

其他支出情况主要包括寻求医疗服务中的交通食宿支出，平均年度总支出为每户 448.1 元，体检支出 127.24 元（见表 1－116）。此外，还有因病不能工作的损失为 687.84 元，平均因病休工或休假 20.1 天，其中城市和农村分别为 16.99 天、27.71 天。

表 1－116　　其他相关支出　　单位：元

	因病不能工作的损失	寻求医疗服务中的交通食宿支出	体检支出
全　部	687.84	448.10	127.24
城　市	700.12	464.60	155.86
农　村	657.29	403.83	59.78

从不同收入地区的比较来看，低收入农村因病休工或休学的天数最多，为 32.94 天，低收入城市最少，为 16.39 天。但从因病不能工作的损失来看，高收入城市最多，为 939.86 元。在寻求医疗服务中的交通食宿

支出中，高收入农村（密云县）最低，体检支出以高收入城市最多（见表1－117）。各调查点其他支出见表1－118。

表1－117　不同收入地区的其他相关支出　单位：元

	因病不能工作的损失	寻求医疗服务中的交通食宿支出	体检支出
高收入城市	939.86	441.37	269.58
低收入城市	616.52	474.30	111.47
高收入农村	519.13	352.87	57.32
低收入农村	743.78	434.07	60.87

表1－118　调查点家庭过去一年的其他支出情况　单位：元

	因病不能工作的损失	寻求医疗服务中的交通食宿支出	体检支出
北京市石景山区	462.08	400.52	48.74
福建省厦门市	1714.37	482.75	593.88
四川省成都市	59.37	67.50	78.87
河南省郑州市	821.53	881.55	60.67
吉林省吉林市	1261.81	1207.62	264.47
甘肃省兰州市	764.71	241.79	67.46
全部城市	700.12	464.60	155.86
北京市密云县	519.13	352.87	57.32
河南省新郑市	449.90	211.44	45.16
云南省开远市	823.95	994.94	26.84
甘肃省榆中、会宁县	985.77	392.92	101.89
全部农村	657.29	403.83	59.78
全　　国	687.84	448.10	127.24

注：门诊和住院支出均包括药品费用。

（二）医疗费用来源与报销情况

1. 医疗费用分担方式

医疗费用分担方式主要分为全部自付、全部报销、部分报销三种情况，又分为急性病和慢性病两种情况。

从最近一次患急性病的费用分担方式来看，全部自付的占73%，部分报销的占20%，全部报销的占7%。其中，最近一次患急性病部分报销的比例平均为52.01%。从最近一次患慢性病的费用分担方式来看，全部自付的占65%，部分报销的占30%，全部报销的占5%。其中，最近一次患慢性病部分报销的比例平均为56.66%。可见，大部分的医疗费用需要自己承担，全部报销的很少。①

再从最近一次患病后医疗费用分担方式的城乡比较来看，城市家庭最近一次患急性病和慢性病医疗费用全部自付的比例要高于农村家庭，部分报销所占的比例均低于农村。但是，从全部报销的情况来看，城市在最近一次患急性病和慢性病全部报销的比例分别为9.8%和7.4%，而农村则没有全部报销的情况，这主要是由于在城市有公费医疗引起的差别（见表1－119）。

表1－119　　最近一次患病后的医疗费用分担情况　　单位：%

	最近一次患急性病的费用分担情况			最近一次患慢性病的费用分担情况		
	全部自付	全部报销	部分报销	全部自付	全部报销	部分报销
城市	77.2	9.8	13.1	66.0	7.4	26.6
农村	60.8	0.0	39.2	61.4	0.0	38.6
全部	72.7	7.1	20.2	64.8	5.5	29.7

从不同收入地区医疗费用分担方式的比较来看，在最近一次患急性病中，全部自付所占的比例低收入城市最高，为82.5%，而部分报销所占的比例最高的是高收入农村，而且农村地区部分报销的比例均要高于城市地区。从最近一次患慢性病来看，全部自付和全部报销所占比例低收入城市最高，而部分报销的比例在高收入城市最高，其次是低收入农村（见表1－120）。各调查点最近一次患病后的费用分担方式见表1－123。

表1－120　　不同收入地区最近一次患病后的医疗费用分担情况　　单位：%

	最近一次患急性病费用分担情况			最近一次患慢性病费用分担情况		
	全部自付	全部报销	部分报销	全部自付	全部报销	部分报销
高收入城市	62.6	9.2	28.2	47.3	5.4	47.3
低收入城市	82.5	10.0	7.5	72.7	8.1	19.2
高收入农村	46.2	0.0	53.8	71.2	0.0	28.8
低收入农村	67.5	0.0	32.5	57.8	0.0	42.2

① 根据2008年城镇居民基本医疗保险制度评估调查，调查人群门诊受益率为42.61%，住院受益率为74.44%。相比而言，中低收入群体受益更少。

2. 自付医疗费用来源

自己负担的医疗费用来源中，2/3 以上为自己的收入（68.10%），但也有 13.6% 的选择是借债。从城乡来看，城市家庭来源于自己的收入的比例要高于农村家庭，农村家庭来源于借债的比例要明显高于城市家庭（见表 1－121）。

表 1－121　　自己负担的医疗费用来源

来源途径	全　国		城　市		农　村	
	频　数	百分比	频　数	百分比	频　数	百分比
自己的收入	1472	67.9	1066	68.8	406	65.7
储　蓄	167	7.7	129	8.3	38	6.1
借　债	298	13.8	172	11.1	126	20.4
政府补贴	121	5.6	93	6.0	28	4.5
单位补贴	55	2.5	51	3.3	4	0.6
其　他	54	2.5	38	2.5	16	2.6
合　计	2167	100.0	1549	100.0	618	100.0

从不同地区自己负担的医疗费用来源看，来源于自己收入的比例高收入农村家庭最高，低收入农村家庭最低；来源于借债的比例农村高于城市，低收入农村借债的比例最高，高收入城市家庭来源于储蓄的比例最高（见表 1－122）。

表 1－122　　不同收入地区自己负担的费用来源

来源途径	高收入城市		低收入城市		高收入农村		低收入农村	
	频　数	百分比	频　数	百分比	频　数	百分比	频　数	百分比
自己收入	350	66.5	716	70.0	143	74.1	263	61.9
储　蓄	56	10.6	73	7.1	12	6.2	26	6.1
借　债	38	7.2	134	13.1	26	13.5	100	23.5
政府补贴	39	7.4	54	5.3	7	3.6	21	4.9
单位补贴	36	6.8	15	1.5	3	1.6	1	0.2
其　他	7	1.3	31	3.0	2	1.0	14	3.3
合　计	526	100.0	1023	100.0	193	100.0	425	100.0

表 1－123　　调查点最近一次患病的医疗费用分担方式

		城市						农村				全国
		北京市石景山区	福建省厦门市	四川省成都市	河南省郑州市	吉林省吉林市	甘肃省兰州市	北京市密云县	河南省新郑市	云南省开远市	甘肃省榆中、会宁县	
急性病	全部自付	75.5%	50.9%	69.3%	91.5%	93.0%	90.1%	46.2%	82.7%	32.3%	86.7%	72.7%
	全部报销	3.1%	14.8%	21.3%	3.4%	1.7%	2.5%	0.0%	0.0%	0.0%	0.0%	7.1%
	部分报销	21.4%	34.3%	9.3%	5.1%	5.2%	7.5%	53.8%	17.3%	67.7%	13.3%	20.2%
	合　　计	100.0%	100.0%	100.0%	100.0%	100.0%	100.0%	100.0%	100.0%	100.0%	100.0%	100.0%
慢性病	全部自付	42.0%	55.2%	65.5%	58.7%	84.8%	77.6%	71.2%	61.2%	35.3%	73.8%	64.8%
	全部报销	2.0%	10.4%	18.8%	3.2%	1.6%	2.6%	0.0%	0.0%	0.0%	0.0%	5.5%
	部分报销	56.0%	34.3%	15.8%	38.1%	13.6%	19.8%	28.8%	38.8%	64.7%	26.2%	29.7%
	合　　计	100.0%	100.0%	100.0%	100.0%	100.0%	100.0%	100.0%	100.0%	100.0%	100.0%	100.0%

3. 医疗费用报销途径

在医疗费用报销途径中，以新型农村合作医疗、城镇职工基本医疗保险、城镇居民基本医疗保险三项为主，合计占了87%。具体从城乡来看，城市地区的报销来源以城镇职工基本医疗保险和城镇居民基本医疗保险为主，两项合计为78.3%；农村地区则以新型农村合作医疗为主，占91.7%（见表1－124、图1－23）。①

表1－124　　医疗费用报销来源

来源途径	全国		城市		农村	
	频数	百分比	频数	百分比	频数	百分比
公费医疗	40	4.1%	40	5.8%	0	0.0%
城镇职工基本医疗保险	270	27.6%	266	38.6%	4	1.4%
城镇居民基本医疗保险	278	28.4%	274	39.7%	4	1.4%
新型农村合作医疗	301	30.8%	37	5.4%	264	91.7%
商业医疗保险	15	1.5%	10	1.4%	5	1.7%
医疗救助	16	1.6%	13	1.9%	3	1.0%
其他	58	5.9%	50	7.2%	8	2.8%
合计	978	100.0%	690	100.0%	288	100.0%

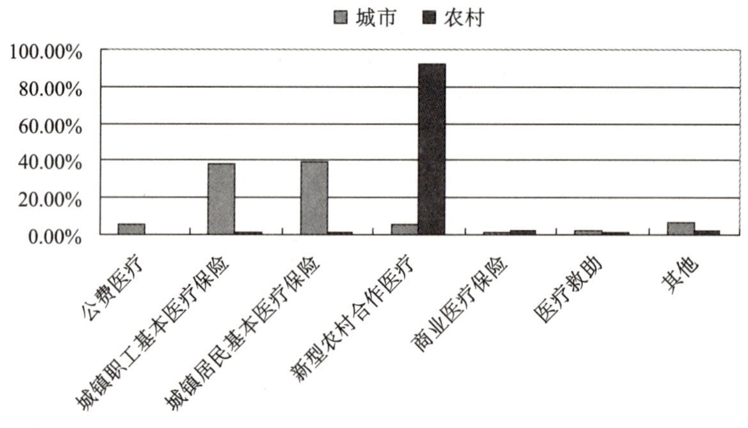

图1－23　城乡医疗费用报销来源

① 根据第四次卫生服务调查，城市地区居民拥有各种社会医疗保险的比例为71.9%，参加城镇职工医疗保险的比例为44.2%，比2003年增加了14个百分点，城镇居民基本医疗保险的参保率为12.5%。农村地区，拥有各种社会医疗保险人口的比例达到92.5%。89.7%的调查居民参加了新型农村合作医疗、2.9%拥有其他社会医疗保险。本次调查结果与第四次卫生服务调查的结果基本一致，只是在城镇居民基本医疗保险和新型农村合作医疗的参与率方面得到提高。

从不同收入地区的医疗费用来源看，高收入城市和低收入城市均为城镇职工基本医疗保险和城镇居民基本医疗保险，二项合计分别为73.7%，82.2%。其中高收入城市中公费医疗的报销来源所占的比例高于低收入城市。此外，高收入城市中商业医疗保险和医疗救助所占的比例也高于低收入城市。而高收入农村和低收入农村的报销来源都以新型农村合作医疗为主。其中高收入农村中新型农村合作医疗所占的比例高于低收入城市（见表1－125、图1－24）。

表1－125　　不同收入地区的医疗费用报销来源　　单位：%

报销来源	高收入城市	低收入城市	高收入农村	低收入农村
公费医疗	9.1	3.0	0.0	0.0
城镇职工基本医疗保险	37.0	39.9	1.7	1.2
城镇居民基本医疗保险	36.7	42.3	0.0	2.3
新型农村合作医疗	5.3	5.4	94.8	89.6
商业医疗保险	1.9	1.1	2.6	1.2
医疗救助	2.5	1.3	0.9	1.2
其　他	7.5	7.0	0.0	4.6
合　计	100.0	100.0	100.0	100.0

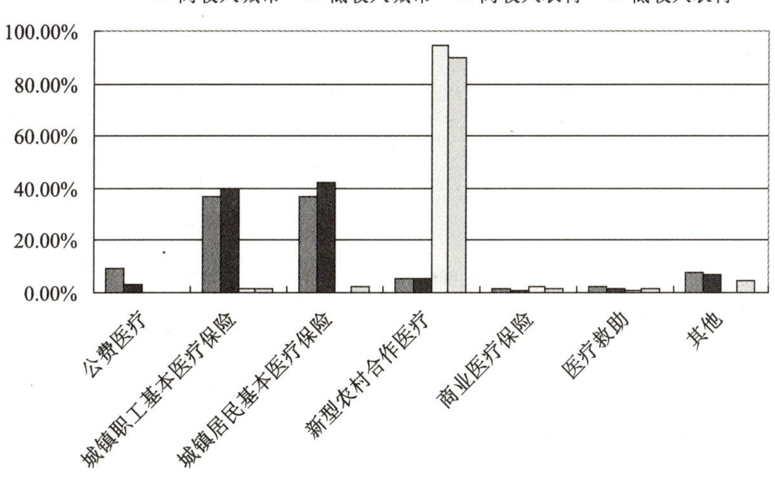

图1－24　不同收入地区的医疗费用报销来源

4. 医疗费用报销的时间长短

医疗费用报销时间的长短，是考察医疗费用报销方便与否的重要因素。从医疗费用报销的时间长短来看，看完病后当场报销的占65%，其次是一个月内报销的，占16%，然后是1~6个月内报销的占10%。城市和农村在报销时间方面比较接近（见表1-126）。从不同地区医疗费用报销时间长短的比较来看，低收入农村当场报销的比例最高。在一个月以上报销所占的比例方面，农村低于城市，低收入地区低于高收入地区，可见，相对城市和高收入地区而言，农村和低收入地区的报销相对方便一些，这与合作医疗的推行与完善有关（见表1-127）。

表1-126　　医疗费用报销时间长短　　单位：%

	当场报销	一周以内	一月以内	1~6个月	7~12个月	一年以上	合　计
城　市	61.2	5.0	16.5	13.5	2.4	1.4	100.0
农　村	70.9	6.2	15.6	5.1	0.4	1.8	100.0
全　国	64.6	5.4	16.2	10.5	1.7	1.6	100.0

表1-127　　不同收入地区医疗费用报销的时间　　单位：%

	当场报销	一周以内	一月以内	1~6个月	7~12个月	一年以上	合计
高收入城市	48.0	3.6	24.9	20.8	2.3	0.5	100.0
低收入城市	71.7	6.2	9.8	7.6	2.5	2.2	100.0
高收入农村	60.0	1.7	30.0	3.3	0.8	4.2	100.0
低收入农村	79.4	9.7	4.5	6.5	0.0	0.0	100.0
全　　国	64.6	5.4	16.2	10.5	1.7	1.6	100.0

五、中低收入群体医疗服务需求的主要特点

通过前面对中低收入群体医疗服务需求现状的描述，我们可以得出中低收入群体医疗服务需求的几个特点：

1. 城乡中低收入群体患病情况以慢性病较为突出

通过问卷对患病情况的调查结果来看，城乡中低收入群体的健康状况不容乐观。通过过去一年内和最近一次家庭成员患慢性病的情况可以

表 1－128　　各调查点医疗费用报销来源途径

	北京市石景山区	福建省厦门市	四川省成都市	河南省郑州市	吉林省吉林市	甘肃省兰州市	北京市密云县	河南省新郑市	云南省开远市	甘肃省榆中、会宁县
公费医疗	13.3%	6.8%	0.0%	6.7%	6.1%	3.2%	0.0%	0.0%	0.0%	0.0%
城镇职工基本医疗保险	40.7%	35.0%	44.6%	40.0%	30.5%	39.7%	1.7%	3.4%	0.0%	0.0%
城镇居民基本医疗保险	27.4%	41.7%	40.4%	36.7%	50.0%	42.9%	0.0%	1.7%	3.7%	0.0%
新型农村合作医疗	2.7%	6.8%	5.4%	3.3%	1.2%	12.7%	94.8%	86.4%	87.8%	100.0%
商业医疗保险	0.9%	2.4%	1.8%	0.0%	1.2%	0.0%	2.6%	3.4%	0.0%	0.0%
医疗救助	4.4%	1.5%	0.6%	5.0%	0.0%	1.6%	0.9%	0.0%	2.4%	0.0%
其　他	10.6%	5.8%	7.2%	8.3%	11.0%	0.0%	0.0%	5.1%	6.1%	0.0%
合　计	100.0%	100.0%	100.0%	100.0%	100.0%	100.0%	100.0%	100.0%	100.0%	100.0%

表 1－129　　各调查点医疗费用报销时间

	北京市石景山区	福建省厦门市	四川省成都市	河南省郑州市	吉林省吉林市	甘肃省兰州市	北京市密云县	河南省新郑市	云南省开远市	甘肃省榆中、会宁县
看完病后当场报销	3.6%	75.2%	93.2%	58.5%	56.1%	54.1%	60.0%	72.1%	97.3%	52.6%
一个星期	3.6%	3.6%	0.0%	7.3%	12.3%	11.5%	1.7%	9.3%	1.4%	26.3%
一个月以内	44.0%	13.1%	1.7%	17.1%	8.8%	21.3%	30.0%	7.0%	0.0%	10.5%
1～6 个月	41.7%	8.0%	3.4%	9.8%	12.3%	9.8%	3.3%	11.6%	1.4%	10.5%
7～12 个月	6.0%	0.0%	1.7%	4.9%	5.3%	0.0%	0.8%	0.0%	0.0%	0.0%
12 个月以上	1.2%	0.0%	0.0%	2.4%	5.3%	3.3%	4.2%	0.0%	0.0%	0.0%
合　计	100.0%	100.0%	100.0%	100.0%	100.0%	100.0%	100.0%	100.0%	100.0%	100.0%

看出，患病情况以慢性病较为突出，慢性病中居前五位的均是高血压、关节炎、心脏病、慢性疼痛、糖尿病，五类慢性病占了一半以上，其中以高血压居首。过去一年内家庭成员患慢性病的比例前五位依次为高血压21.2%、关节炎14.1%、心脏病12.2%、慢性疼痛7.9%，糖尿病7.4%，合计占了62.8%；最近一次患慢性病的比例前五位依次为高血压21.2%、关节炎13.7%、心脏病11.0%、慢性疼痛8.1%，糖尿病7.0%，合计占了61%。慢性病问题的突出，主要在于疗程长（平均西药疗程为32.22天），医疗费用高。另外，慢性病还通过影响患者的劳动能力，间接影响患者的收入，使其医疗支出增加，劳动收入减少，造成其家庭的经济负担。

2. 人们对健康问题比较重视，医疗服务需求的主观意愿较强

这主要表现在调查对象在患病时采取的措施、患病后是否到医疗机构看病、体检等方面。根据调查的数据，人们一般都会到医疗机构看病，所占比例为59.4%，还有38%的选择为纯自我诊疗。具体而言从急性病和慢性病来看，有68%的人最近一次患急性病后去医疗机构看病，74%的人最近一次患慢性病后去医疗机构看病。可见，一般人患病后会去医疗机构看病。从患病后是否服用药品的情况来看，患病后服用药品的比率较高，其中急性病为96.8%，慢性病为96.2%。从对体检的看法来看，有80%的人认为体检有必要。在未来医疗服务的变化方面，会参加体检的占24.3%，居第一位。在感兴趣的医疗服务提供方式方面，常规体检占27.6%，居第一位。可以看出，人们对健康问题比较重视，医疗服务需求的主观意愿较强。

3. 对医疗机构的选择患急性病的倾向于基层医疗机构，患慢性病的倾向于大医院

总体来看，人们患急性病时倾向于到基层医疗机构（村卫生室、社区卫生服务中心）治疗，患慢性病时倾向于到大医院（农村指县级医院，城市指三级医院）治疗。但分城乡和病种有所差别。在最近一次患急性病时的医疗机构选择方面，城市和农村排第一位的分别为连锁药店和村卫生室，属于基层医疗机构；在患慢性病的医疗机构选择方面，城市和农村居第一位的分别为三级医院和县级医院，均是当地的大医院。可见，患急性病的倾向于基层医疗机构，患慢性病的倾向于大医院。从最近一

次患病时的医疗机构选择与全年医疗服务的医疗机构选择的比较来看，也体现出这一特点。患急性病选择的医疗机构与全年医疗服务选择的医疗机构比较接近，排在第一位的完全相同，城市和农村分别为村卫生室和连锁药店，而患慢性病则倾向于去大医院就诊。

4. 服用药品以国产西药和中成药为主，服用进口西药者较少

无论从过去一年家庭服用的各类药品的次数和最近一次患病后服用的药品来看，还是从去年各类药品的支出和最近一次药品的支出情况来看，国产西药均居第一位。首先，从过去一年内全家服用的各种药品次数来看，排序依次为国产西药、中成药、中草药、进口西药、其他药品。其中，国产西药居第一位，平均为 65. 85 次，其次是中成药，平均为 25. 7 次。从最近一次患病后服用的药品种类来看，第一位是国产西药，其中患急性病服用国产西药占 61. 6%，慢性病后服用国产西药的占 26. 6%。第二位是中成药，其中患急性病服用中成药占 29. 9%，慢性病后服用中成药占 54. 8%。第三位是中草药，第四位是进口西药，最后是其他药品。而服用进口西药的费用在国产西药、中成药和中草药之后，居第四位。这与进口西药的价格较高和很多不在报销范围内有关。

5. 城乡中低收入家庭医疗费用支出较大，医疗负担较重，农村更为突出

城乡中低收入群体的医疗费用支出较大，医疗负担较重。在过去一年的医疗支出中，数额较大，门诊为 977. 08 元、住院为 6570. 86 元。医疗费用支出总额在家庭总收入和总支出中的比重较大，二项支出占家庭平均总收入的 44. 6%，占总支出的 48. 1%。农村二项支出占家庭总收入和总支出中的比重均超过城市。

从去年各类医疗费用的自付比例来看，自付比例均较高，其中门诊自付比例最高，为 86. 12%。从去年城乡各类医疗费用支出的自付比例来看，农村的自付比例均高于城市，城市在门诊、住院和药品方面的自付比例分别为 84. 18%、58. 64%、82. 12%，而农村则分别为 92. 20%、60. 28%、86. 91%。可见，城乡中低收入群体医疗支出较大，医疗负担较重。

第二篇　城乡不同收入群体医疗服务需求的比较分析

为准确了解城乡居民的医疗服务需求现状和未来的医疗服务需求变化，中国社会科学院课题组在全国七个省（直辖市）区选择了十个县（市）进行入户调查。总共发放问卷2610份，有效问卷2557份。以下是我们对全部样本数据的初步分析，并对低、中、高收入样本进行对比分析，发现其中的异同。下一步我们将进一步分析研究影响城乡居民医疗服务需求的主要因素，提出满足城乡居民医疗服务需求的服务模式及相关政策建议。

一、样本分布特征

此次问卷调查的地点根据经济发展水平、地区分布、城乡分布、调查进入的便利性等来选择，全国共七个省份（直辖市）的十个县（市）。课题组总共发放问卷2610份，收回有效问卷2557份。[①] 从城乡来分，城市1654份，占64.7%，农村903份，占35.3%；从地区来分，东部767份，占30.0%，中部496份，占19.4%，西部1005份，占39.3%，东北289

① 这里的有效调查份数为2557，是因为在中低收入之外的983份里面48份因为收入未填写等原因而被剔除了。

份，占11.3%[①]；从收入来分，低等收入570份，占22.3%，中等收入1072份，占41.9%，高等收入915份，占35.8%（见表2－1、表2－2）。

二、被调查对象的基本情况

（一）被调查对象的基本情况

1. 年龄

全部被调查对象的平均年龄为48.3岁，中位数为48岁。这说明被调查对象偏向于中老年人群。这主要是由调查的方便性所致（年轻人大多数外出），而且年龄偏高的人患病更多，更能准确了解被调查对象及家庭的医疗服务需求现状。从城乡调查对象的年龄看，城市（49.4岁）高于农村（45.4）。

2. 性别

从性别来看，全部调查对象中女性58.8%，占大多数，中低收入家庭的调查对象女性更多。这与被调查对象选择的便利性有关，一般而言，男性在外工作，女性主持家务，而且对家庭的医疗情况比男性相对熟悉。从城乡来看，城市的被调查对象偏向于女性，约占2/3（65.2%）；农村的被调查对象男（52.9%）女（47.1%）比例接近。

3. 婚姻状况

从婚姻状况看，全部调查对象中已婚的占绝大多数，为83.9%；从城乡看，农村已婚的比例高于农村，而城市离婚的比例要高于农村。

4. 文化程度

从文化程度来看，全部调查对象中高中以下的占了86.6%；从城乡来看，城市被调查对象的文化程度明显高于农村。

5. 职业类型

从职业来看，体现出多元化的特点，其中又以农民（27.8%）、自由职业者（8.6%）、离退休人员（17.2%）、失业或待业者（12.6%）所占比例相对较高。其中，失业或待业者的数据需要考虑经济危机、隐性

① 东部包括北京市（城乡）、厦门市，中部包括郑州市（城乡），西部包括成都市、开远市、兰州市（城乡），东北包括吉林市。

表 2－1 **样本分布汇总表**

调查省市	有效调查户数	中低收入样本（A）			低收入样本（B）			中收入样本（C）			高收入样本（相对）（D）		
		年人均收入	份数	比例	年人均收入	份数	比例	年人均收入	份数	比例	年人均收入	份数	比例
北京市石景山区	235	≤12000	163	69.4%	≤6000	79	33.6%	≤12000 >6000	84	35.7%	>12000	72	30.6%
福建省厦门市	282	≤12000	223	79.1%	≤6000	64	22.7%	≤12000 >6000	159	56.4%	>12000	59	20.9%
四川省成都市	302	≤8500	257	85.1%	≤4750	38	12.6%	≤8500 >4250	219	72.5%	>8500	45	14.9%
河南省郑州市	297	≤7500	104	35.0%	≤3750	33	11.1%	≤7500 >3750	71	23.9%	>7500	193	65.0%
吉林省吉林市	289	≤7000	211	73.0%	≤3500	96	33.2%	≤7000 >3500	115	39.8%	>7000	78	27.0%
甘肃省兰州市	249	≤6000	243	97.6%	≤3000	123	49.4%	≤6000 >3000	120	48.2%	>6000	6	2.4%
全部城市	1654	/	1201	70.6%	/	433	26.2%	/	768	46.4%	/	453	27.4%
北京市密云县	250	≤5000	149	59.6%	≤2500	48	19.2%	≤5000 >2500	101	40.4%	>5000	101	40.4%
河南省新郑市	199	≤3300	104	52.3%	≤1650	40	20.1%	≤3300 >1650	64	32.2%	>3300	95	47.7%
云南省开远市	205	≤2000	83	40.5%	≤1000	29	14.1%	≤2000 >1000	54	26.3%	>2000	122	59.5%
甘肃省榆中会宁县	249	≤1200	105	42.2%	≤600	20	8%	≤1200 >600	85	34.1%	>1200	144	58.8%
全部农村	903	/	441	48.9%	/	137	15.2%	/	304	33.7%	/	462	51.2%
全国合计	2557	/	1642	63%	/	570	34.7%	/	1072	(41.1%)	/	915	37%

注：（1）这里的人均收入线的依据是 2008 年国民经济和社会发展统计公报、政府工作报告。

（2）A = B + C。

表 2－2　　问卷调查的各地家庭年人均收入情况汇总表　　单位：元

调查省市	全部家庭	中低收入家庭	低收入家庭	中收入家庭	高收入家庭
北京市石景山区	10275.4	6842.7	4344.3	9192.5	18046.7
福建省厦门市	9731.9	7921.2	4300.8	9378.4	16576.3
四川省成都市	6799.1	5997.5	2906.6	6533.8	11377.3
河南省郑州市	10345.1	4569.1	2468.2	5545.5	13457.6
吉林省吉林市	6446.7	4105.4	2443.9	5449.0	12690.2
甘肃省兰州市	3258.1	3175.9	1853.6	4531.4	6587.2
全部城市	7837.7	5445.7	2943.3	6846.8	14163.4
北京市密云县	5856.2	3264.3	1527.8	4089.6	9679.8
河南省新郑市	3999.1	1931.3	1139.4	2426.2	6262.8
云南省开远市	3361.1	1356.3	692.9	1700.2	4708.9
甘肃省榆中、会宁县	1638.6	856.6	469.6	947.7	2208.7
全部农村	3717.9	2019.1	1086.0	2436.5	5335.9
全　国	6382.1	4525.3	2497.0	5596.1	9706.2

就业（说是失业但实际上就业）的因素。从城乡来看，城市被调查对象为机关事业单位人员、企业管理人员、专业技术人员、商业服务业、离退休人员的比例显著高于农村被调查对象。农村被调查对象以务农为主，占 75.3%。

6. 户籍

从户籍看，以城市户籍为主，占 58.9%。这与调查地点的城乡分布有关，在全部 2557 份问卷中，有 64.7% 的被调查对象是城市的。之所以出现调查地点中城市所占比例高于城市户籍所占的比例，主要是由于人口流动引起的，因为一些农村户籍的人口流动到城市务工（农民工）。

（二）被调查对象家庭的基本情况

1. 家庭成员人数

在一起居住的家庭成员人数平均值为 3.72 人，中位数为 4 人，被调查的全部家庭人数为 9482 人。从城乡来看，农村被调查对象的家庭规模平均为 4.33 人，大于城市被调查对象的家庭（3.88 人）。从不同收入家庭的比较来看，高收入家庭的人口数是最少的（见表 2－3、表 2－4、图

2－1）。

表2－3　在一起居住的家庭成员人数　单位：人

	城　市	农　村	全　国
平均数	3.38	4.33	3.72
中位数	3	4	4
极小值	1	1	1
极大值	9	10	10
总人口数	5588	3894	9482

表2－4　在一起居住的家庭成员人数　单位：人

	低收入家庭	中收入家庭	中低收入家庭	高收入家庭
平均数	3.77	3.71	3.73	3.69
中位数	4	4	4	3
极小值	1	1	1	1
极大值	10	10	10	10
总人口数	2128	3977	6105	3377

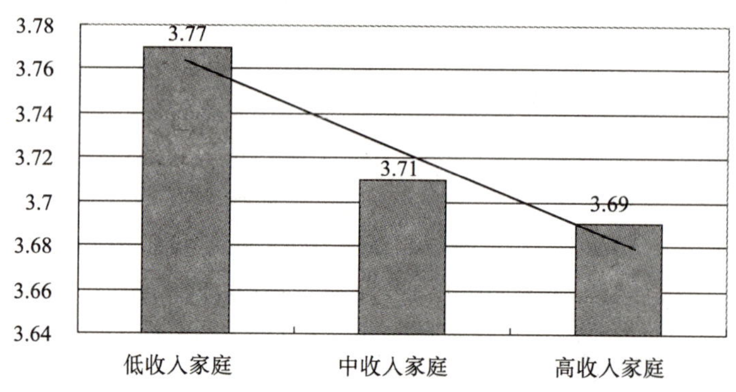

图2－1　不同规模家庭的人口数

2. 家庭规模情况

根据家庭人口数区分，三人户居比重为30.4%，占第一位；四人户居第二，占23.3%；五人户居第三，占16.4%（见表2－5、图2－2）。

表 2-5　　家庭规模情况

	城　市		农　村		全　国	
	频　数	百分比	频　数	百分比	频　数	百分比
一人	75	4.5%	10	1.1%	85	3.3%
二人	321	19.4%	85	9.4%	406	15.9%
三人	596	36.1%	180	20.0%	776	30.4%
四人	340	20.6%	254	28.2%	594	23.3%
五人	235	14.2%	184	20.4%	419	16.4%
六人	54	3.3%	119	13.2%	173	6.8%
七人以上	30	1.8%	68	7.6%	98	3.9%
合　计	1651	100.0%	900	100.0%	2551	100.0%

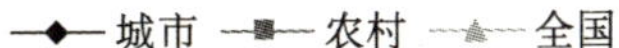

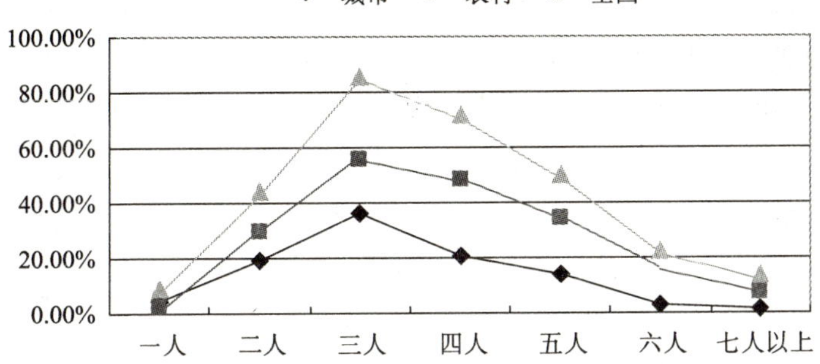

图 2-2　城乡家庭规模情况

3. 家庭成员年龄段

从不同年龄段的人数来看，34 岁以下人口占 44.4%；35～54 岁人口占 32.2%；55 岁以上人口占 24.3%，其中 65 岁以上的人口占了 11.3%；从城乡来看，城市被调查对象家庭的老年人口比重更高，城市被调查对象家庭人口在 55 岁以上的所占比例为 27.3%，农村为 20.0%（见表 2-6）。老年人口比重高，也许在一定程度上引起这些家庭的人均收入下降。

表 2-6　　不同年龄段的家庭人数所占比例　　单位：%

家庭人数	城　市	农　村	全　国
0～4	4.4	5.5	4.9
5～14	8.0	10.7	9.1
15～24	12.6	18.4	15.0

续表

家庭人数	城　　市	农　　村	全　　国
25～34	14.5	14.3	14.4
35～44	16.0	15.7	15.8
45～54	17.1	15.3	16.4
55～64	14.3	11.2	13.0
65 以上	13.0	8.8	11.3
合　　计	100.0	100.0	100.0

4. 距离医院的距离

从距离医院的距离来看，在城市，调查对象离三级医院的距离平均为3.4公里，离社区卫生服务中心的距离平均为1公里。在农村，调查对象离县级医院的距离平均为22.9公里，离家最近的村卫生室的平均距离为1.35公里。这说明相对农村而言，城市距离大医院和基层医院的距离更近，就医更为方便（见表2－7）。

表2－7　离家最近的医疗机构的平均距离　单位：公里

	大医院	基层医院
农　　村	22.9	1.35
城　　市	3.4	1.0

注：大医院在城市指三级医院，在农村指县级医院；基层医院在城市指社区卫生服务中心，在农村指村卫生室。

5. 家庭收支及医疗保健支出情况

从被调查对象的家庭收支情况来看，全部调查对象家庭2008年平均家庭总收入为21481.98元，平均总支出为18322.97元，收支相抵，略有节余。但从城乡的情况来看，有所区别。城市的家庭总收入为25428.64元，总支出为20911.35元，有节余；农村的家庭总收入为14242.06元，总支出为13614.44元，节余极少。从家庭医疗保健支出情况看，全部调查对象的家庭医疗保健支出占总支出的21.5%，其中农村家庭高达23.8%。尽管城乡家庭医疗保健支出绝对额相差不大，但由于城市家庭人均收入是农村家庭人均收入的2.1倍，农村家庭的医疗保健支出负担较重（见表2－8）。从不同收入等级的家庭收支情况来看，低等收入家庭的负担（医疗负担）最重（见表2－9、图2－3）。

表 2-8　　2008 年的家庭收支及医疗保健支出情况　　单位：元

收支情况	总收入	年人均收入	总支出	医疗保健支出	总支出中医疗保健支出比重
全　部	21481.98	6382.13	18322.97	3938.15	21.5%
农　村	14242.06	3717.92	13614.44	3234.78	23.8%
城　市	25428.64	7837.67	20911.35	4314.44	20.6%

表 2-9　　不同收入家庭 2008 年的家庭收支及医疗保健支出情况　　单位：元

收支情况	总收入	年人均收入	总支出	医疗保健支出	总支出中医疗保健支出比重
低收入家庭	11228.40	2497.03	12001.00	3341.64	27.8%
中收入家庭	19969.35	5596.14	17644.41	3710.33	21.0%
中低收入家庭	16945.48	4525.26	15696.14	3580.57	22.8%
高收入家庭	29634.76	9706.21	22985.50	4586.72	20.0%

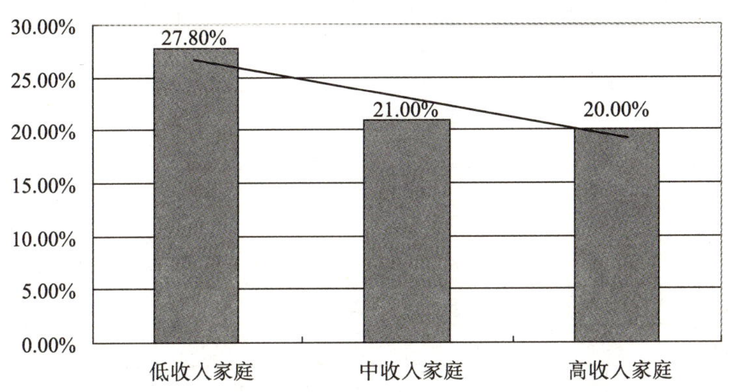

图 2-3　不同等级收入家庭总支出中的医疗保健支出比重

三、城乡居民的患病及诊疗情况

（一）患病情况

1. 慢性病患病情况

慢性病患病情况分为过去一年内的慢性病患病情况和最近一次慢性病患病情况。

（1）过去一年内调查对象家庭的慢性病患病情况。

调查对象家庭在过去一年的慢性病患病情况见表2-10。从中可以看出，高血压、关节炎、心脏病、糖尿病、非关节炎引起的慢性疼痛等类疾病居前五位，分别占所患疾病的21.3%、14.8%、11.7%、8.1%、7.2%。

表2-10　　过去一年家庭成员患慢性病情况的城乡比较

疾病名称	城市		农村		全部	
	频数	百分比	频数	百分比	频数	百分比
高血压	459	23.0	149	17.5	608	21.3
关节炎	277	13.9	145	17.0	422	14.8
心脏病	280	14.0	54	6.3	334	11.7
糖尿病	120	6.0	110	12.9	230	8.1
非关节炎引起的慢性疼痛	181	9.1	24	2.8	205	7.2
高血脂	128	6.4	34	4.0	162	5.7
哮喘	43	2.2	31	3.6	74	2.6
肿瘤	38	1.9	14	1.6	52	1.8
老年痴呆症	24	1.2	12	1.4	36	1.3
慢性障碍性肺病	32	1.6	14	1.6	46	1.6
中风	19	1.0	9	1.1	28	1.0
肝炎	30	1.5	7	0.8	37	1.3
其他慢性病①	50	2.6	17	2.0	67	2.4
其他慢性病②	315	15.8	233	27.3	548	19.2
合计	1996	100.0	853	100.0	2849	100.0

①包括焦虑症、抑郁症、癫痫病、其他精神疾病等。②指其他难以分辨的慢性病。

从过去一年调查对象家庭患慢性病情况的城乡比较来看，城市排在前五位的是高血压、心脏病、关节炎、非关节炎引起的慢性疼痛、高血脂，农村居前五位的是高血压、关节炎、糖尿病、心脏病、高血脂。其中高血压都居第一位。具体来看，城市患高血压、非关节炎引起的慢性疼痛的比例高于农村，农村患关节炎、糖尿病的比例高于城市。

从不同收入家庭过去一年的慢性病患病情况来看，居前五位的基本上分别是高血压、关节炎、心脏病、非关节炎引起的慢性疼痛、糖尿病。其中高血压、关节炎、心脏病三类疾病在不同收入家庭都居前三位（见表2-11）。

表 2－11　　不同收入家庭过去一年患慢性病情况

疾病名称	低收入家庭		中收入家庭		中低收入家庭		高收入家庭		全部家庭	
	频数	百分比	频数	百分比	频数	百分比	频数	百分比	频数	百分比
高血压	134	19.3	265	22.4	399	21.2	209	21.5	608	21.3
关节炎	104	15.0	160	13.5	264	14.1	158	16.3	422	14.8
心脏病	94	13.5	136	11.5	230	12.2	104	10.7	334	11.7
非关节炎引起的慢性疼痛	55	7.9	84	7.1	139	7.4	66	6.8	230	8.1
糖尿病	53	7.6	95	8.0	148	7.9	82	8.5	205	7.2
高血脂	33	4.7	72	6.1	105	5.6	57	5.9	162	5.7
哮　喘	19	2.7	27	2.3	46	2.4	28	2.9	74	2.6
肿　瘤	18	2.6	19	1.6	37	2.0	15	1.5	52	1.8
老年痴呆症	17	2.4	13	1.1	30	1.6	6	0.6	36	1.3
中　风	12	1.7	10	0.8	22	1.2	6	0.6	46	1.6
慢性障碍性肺病	14	2.0	13	1.1	27	1.4	19	2.0	28	1.0
肝　炎	9	1.3	12	1.0	21	1.1	16	1.6	37	1.3
其他慢性病①	15	2.2	29	2.4	44	2.3	23	2.4	67	2.4
其他慢性病②	118	17.0	249	21.0	367	19.5	181	18.7	548	19.2
合　计	695	100.0	1184	100.0	1879	100.0	970	100.0	2849	100.0

①包括焦虑症、抑郁症、癫痫病、其他精神疾病等。②指其他难以分辨的慢性病。

（2）调查对象家庭成员最近一次慢性病患病情况。

从总体上来看，调查对象家庭最近一次患慢性病的情况居前五位为高血压、关节炎、心脏病、非关节炎引起的慢性疼痛、糖尿病，分别占所患疾病的22.0%、14.2%、10.1%、7.9%、6.9%（见表2-12）。从城乡的比较来看，城市家庭患高血压、心脏病、糖尿病的比例要明显高于农村家庭，农村家庭患非关节炎引起的慢性疼痛和关节炎的比例明显高于城市。

表2-12　　家庭成员最近一次患慢性病情况的城乡比较

疾病名称	城市		农村		全部	
	频数	百分比	频数	百分比	频数	百分比
高血压	295	25.0	97	16.1	392	22.0
关节炎	158	13.4	95	15.7	253	14.2
心脏病	146	12.4	34	5.6	180	10.1
糖尿病	106	9.0	17	2.8	123	6.9
非关节炎引起的慢性疼痛	64	5.4	77	12.7	141	7.9
高血脂	37	3.1	15	2.5	52	2.9
哮　喘	26	2.2	21	3.5	47	2.6
肿　瘤	22	1.9	10	1.7	32	1.8
老年痴呆症	24	2.0	8	1.3	32	1.8
慢性障碍性肺病	6	0.5	5	0.8	11	0.6
中　风	19	1.6	12	2.0	31	1.7
肝　炎	14	1.2	7	1.2	21	1.2
其他慢性病①	25	2.1	10	1.7	35	2.0
其他慢性病②	239	20.2	196	32.5	435	24.4
合　计	1181	100.0	604	100.0	1785	100.0

①包括焦虑症、抑郁症、癫痫病、其他精神疾病等。②指其他难以分辨的慢性病。

从不同收入家庭最近一次患慢性病的比较来看，居前三位的都是高血压、关节炎、心脏病。其中高收入家庭患高血压的比例最高，低收入家庭患高血压的比例最低。低收入家庭患关节炎和非关节炎引起的慢性疼痛比例最高（见表2-13）。

表 2-13　　调查对象家庭成员最近一次患慢性病情况

疾病名称	低等收入家庭		中等收入家庭		中低收入家庭		高等收入家庭		全部家庭	
	频数	百分比	频数	百分比	频数	百分比	频数	百分比	频数	百分比
高血压	75	18.0	166	23.1	241	21.2	151	23.3	392	22.0
关节炎	66	15.8	90	12.5	156	13.7	97	14.9	253	14.2
心脏病	52	12.5	73	10.2	125	11.0	55	8.5	180	10.1
非关节炎引起的慢性疼痛	32	7.7	47	6.5	79	7.0	44	6.8	123	6.9
糖尿病	25	6.0	67	9.3	92	8.1	49	7.6	141	7.9
高血脂	10	2.4	20	2.8	30	2.6	22	3.4	52	2.9
哮　喘	10	2.4	17	2.4	27	2.4	20	3.1	47	2.6
肿　瘤	12	2.9	13	1.8	25	2.2	7	1.1	32	1.8
老年痴呆症	12	2.9	10	1.4	22	1.9	10	1.5	32	1.8
中　风	6	1.4	5	0.7	11	1.0	16	2.5	11	0.6
慢性障碍性肺病	9	2.2	6	0.8	15	1.3	10	1.5	31	1.7
肝　炎	6	1.4	5	0.7	11	1.0	151	23.3	21	1.2
其他慢性病①	7	1.6	16	2.2	23	2.0	12	1.8	35	2.0
其他慢性病②	95	22.8	184	25.6	279	24.6	156	24.0	435	24.4
合　计	417	100.0	719	100.0	1136	100.0	649	100.0	1785	100.0

①包括焦虑症、抑郁症、癫痫病、其他精神疾病等。②指其他难以分辨的慢性病。

这些数据显示，无论是从全国的总体情况，还是从城乡的比较、不同地区的比较、不同收入家庭的比较，都可以看出，调查对象家庭过去一年内所患的慢性病主要包括高血压、关节炎、心脏病、非关节炎引起的慢性疼痛、糖尿病、高血脂等。其中以高血压在各种情况的比例中均居首位。

2. 急性病患病情况

急性病的患病情况也分为过去一年内的急性病患病情况和最近一次急性病患病情况。

（1）过去一年内调查对象的家庭成员患急性病情况。

从过去一年内调查对象家庭成员患急性病的总体情况来看，以感冒和流感为主，二项合计占了81.0%，而且城乡体现出一致性（见表2－14）。

表2－14　过去一年内调查对象家庭患急性病的情况

疾病名称	城市		农村		全国	
	频数	百分比	频数	百分比	频数	百分比
感冒	1272	73.5	729	72.1	2001	73.0
流感	148	8.6	71	7.0	219	8.0
传染性疾病	18	1.0	7	0.7	25	0.9
呼吸道疾病	112	6.5	74	7.3	186	6.8
意外伤害	72	4.2	69	6.8	141	5.1
其他	108	6.2	61	6.0	169	6.2
合计	1730	100.0	1011	100.0	2741	100.0

（2）最近一次调查对象家庭患急性病情况。

从最近一次调查对象家庭成员患急性病情况来看，感冒、流感合占87.0%（见表2－15）。

表2－15　调查对象家庭成员最近一次患急性病的情况

疾病名称	城市		农村		全国	
	频数	百分比	频数	百分比	频数	百分比
感冒	1154	83.7	679	83.9	1833	83.8
流感	53	3.8	18	2.2	71	3.2
传染性疾病	5	0.4	5	0.6	10	0.5
呼吸道疾病	39	2.8	31	3.8	70	3.2
意外伤害	31	2.2	26	3.2	57	2.6
其他	96	7.0	50	6.2	146	6.7
合计	1378	100.0	809	100.0	2187	100.0

3. 住院情况

从住院的情况来看，过去一年内调查对象家庭有过住院情况的占28.1%，从城乡比较来看，农村住院的比例要高于城市（见表2－16）。

表2－16　过去一年家庭成员住院情况

住院情况	城市		农村		全国	
	频数	百分比	频数	百分比	频数	百分比
有住院	416	26.2	278	31.6	694	28.1
无住院	1171	73.8	603	68.4	1774	71.9
合计	1587	100.0	881	100.0	2468	100.0

4. 其他医疗服务需求情况

调查对象家庭过去一年内其他需要医疗服务的情况以常规体检为主，占了2/3左右（66.4%），城市的常规体检比例更高；其次是生育和妇幼保健（见表2－17）。

表2－17　其他医疗服务情况

	城市		农村		全国	
	频数	百分比	频数	百分比	频数	百分比
产前护理	27	5.8	22	8.3	49	6.7
分娩	50	10.7	38	14.3	88	12.0
妇幼保健	51	10.9	24	9.1	75	10.2
常规体检	324	69.2	163	61.5	487	66.4
其他	16	3.4	18	6.8	34	4.6
合计	468	100.0	265	100.0	733	100.0

（二）诊疗行为

调查对象在患病时采取什么措施、是否看病、医疗机构的选择、药品的选择等行为，是我们了解其医疗需求现状的重要方面。

1. 诊疗措施的选择及原因

（1）诊疗措施的选择。

被调查对象家庭成员在患病时62.5%的人选择到医疗机构看病，34.6%的人选择为纯自我诊疗，有1.8%的选择为没有采取措施（见表2－18）。从城乡的比较来看，农村家庭到医疗机构看病的比例（72.2%）高于城市家庭（58.2%），城市家庭中纯自我诊疗的比例高于农村。

表 2－18　　调查对象家庭成员患病后采取的措施

	城市		农村		全国	
	频数	百分比	频数	百分比	频数	百分比
没有采取措施	40	2.0	12	1.3	52	1.8
纯自我诊疗	781	38.9	223	25.1	1004	34.6
到医疗机构看病	1169	58.2	642	72.2	1811	62.5
其他措施	20	1.0	12	1.3	32	1.1
合计	2010	100.0	889	100.0	2899	100.0

从不同收入家庭患病后采取的措施来看，高收入家庭患病后到医疗机构看病的比例最高，低收入家庭选择纯自我诊疗的比例相对较高（见表 2－19、图 2－4）。

表 2－19　　不同收入家庭患病后采取的措施

		没有采取措施	纯自我诊疗	到医疗机构看病	其他措施	合计
低收入家庭	频数	17	235	369	10	631
	百分比	2.7	37.2	58.5	1.6	100.0
中收入家庭	频数	15	485	758	8	1266
	百分比	1.2	38.3	59.9	0.6	100.0
中低收入家庭	频数	32	720	1127	18	1897
	百分比	1.7	38.0	59.4	0.9	100.0
高收入家庭	频数	20	284	684	14	1002
	百分比	2.0	28.3	68.3	1.4	100.0

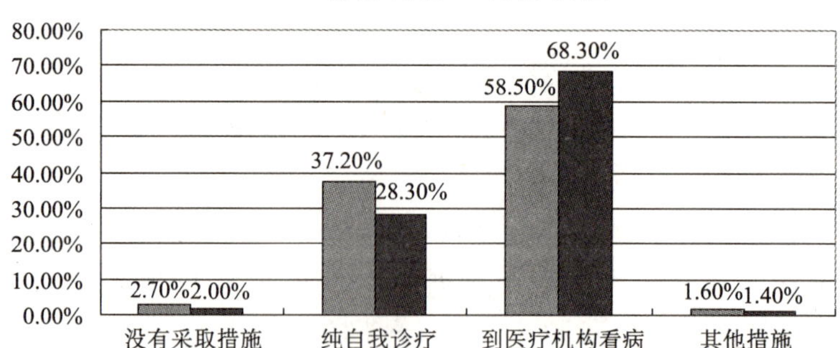

图 2－4　不同收入家庭患病时采取的措施

具体而言，可以从急性病和慢性病后是否到医疗机构看病来体现，有69.7%的人最近一次患急性病后去医疗机构看病，74.9%的人最近一次患慢性病后去医疗机构看病。可见，患慢性病后去医疗机构看病的比例相对更高（见表2－20）。

表2－20　　最近一次患病后是否到医疗机构看病

		城市		农村		全国	
		频数	百分比	频数	百分比	频数	百分比
急性病	看病	965	67.7	582	73.3	1547	69.7
	不看病	460	32.3	212	26.7	672	30.3
	合计	1425	100.0	794	100.0	2219	100.0
慢性病	看病	848	76.1	435	72.7	1283	74.9
	不看病	266	23.9	163	27.3	429	25.1
	合计	1114	100.0	598	100.0	1712	100.0

从不同收入家庭最近一次患病后是否看病的情况来看，高收入家庭在最近一次急性病后看病的比例明显高于低收入家庭，最近一次患慢性病后是否看病的比例也略高一点，见表2－21、图2－5、图2－6。

表2－21　　不同收入家庭最近一次患病后是否看病

		低收入家庭		中收入家庭		中低收入家庭		高收入家庭	
		频数	百分比	频数	百分比	频数	百分比	频数	百分比
急性病	看病	300	61.6	677	71.3	977	68.0	570	72.8
	不看病	187	38.4	272	28.7	459	32.0	213	27.2
	合计	487	100.0	949	100.0	1436	100.0	783	100.0
慢性病	看病	292	74.3	515	74.4	807	74.4	476	75.9
	不看病	101	25.7	177	25.6	278	25.6	151	24.1
	合计	393	100.0	692	100.0	1085	100.0	627	100.0

（2）调查对象家庭成员患病后的服药情况。

从患病后是否服用药品的情况来看，患病后服用药品的比例较高，其中急性病为96.4%，慢性病为96.0%，而且，农村与城市都体现出较高的服药率（见表2－22）。从患病后服用西药的疗程来看，急性病服用西药的疗程平均为7.3天，慢性病为33.4天；从城乡来看，急性病服用

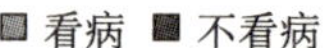

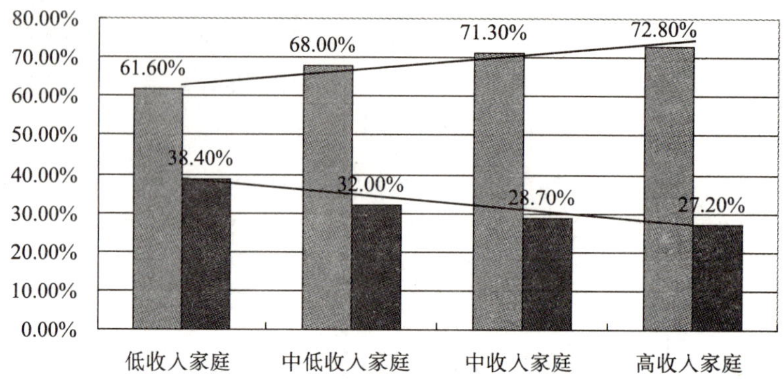

图 2－5　不同收入家庭最近一次患急性病后是否看病

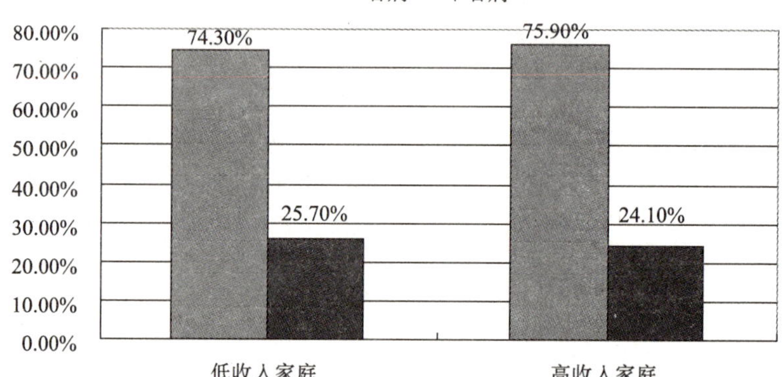

图 2－6　不同收入家庭最近一次患慢性病后是否看病

西药的疗程比较一致，慢性病有所差别，农村在慢性病后服用西药的疗程相对较长（见表 2－23）。

表 2－22　最近一次患病后是否服药

		城市		农村		全国	
		频数	百分比	频数	百分比	频数	百分比
急性病	服药	1043	96.5	619	96.3	1662	96.4
	不服药	38	3.5	24	3.7	62	3.6
	合计	1081	100.0	643	100.0	1724	100.0
慢性病	服药	886	95.8	452	96.4	1338	96.0
	不服药	39	4.2	17	3.6	56	4.0
	合计	925	100.0	469	100.0	1394	100.0

表 2－23　　患病后服用西药的疗程　　单位：天

	急性病	慢性病
城　市	7	30
农　村	7.8	40
全　部	7.3	33.4

从不同收入家庭最近一次患病后是否服药的情况来看，中等收入家庭最近一次患病后服药的比例是最高的（见表 2－24）。

表 2－24　　不同收入家庭最近一次患病后是否服药

		低等收入家庭		中等收入家庭		中低收入家庭		高等收入家庭	
		频　数	百分比	频　数	百分比	频　数	百分比	频　数	百分比
急性病	服　药	328	94.5	721	97.8	1049	96.8	613	95.8
	不服药	19	5.5	16	2.2	35	3.2	27	4.2
	合　计	347	100.0	737	100.0	1084	100.0	640	100.0
慢性病	服　药	308	95.4	534	96.7	842	96.2	496	95.6
	不服药	15	4.6	18	3.3	33	3.8	23	4.4
	合　计	323	100.0	552	100.0	875	100.0	519	100.0

（3）急性病后不去医疗机构看病的原因。

从全国的情况来，在最近一次患急性病后不去医疗机构看病的原因中，13.8%是因为经济困难，76.3%是因为自感病轻，2.4%是因为不方便，0.8%是对医院不信任，6.4%是因为其他原因，可见，大多数是因为自感病轻；当然，经济困难也不可忽视，居第二位。从城乡的比较来看，急性病后不去医疗机构看病的原因并无明显差别（见表 2－25）。①

从不同收入家庭最近一次急性病后不去医疗机构看病的主要原因来看，因为经济困难的比例低收入家庭最高，因为自感病轻的比例高收入家庭最高。这同样证明，经济因素是影响人们急性病后是否就医的一个重要因素（见表 2－26、图 2－7）。

① 与第四次全国卫生服务调查的结果基本一致，根据第四次全国卫生服务调查，调查地区两周新发病人未就诊的首要原因是病人自感病轻认为不需要就诊，这部分病人占未就诊病人的 67.8%；其次是因为经济困难或认为就诊太贵而未就诊，占未就诊病人的 14.9%。

表 2-25　　最近一次急性病后不去医疗机构看病的主要原因

		经济困难	自感病轻	不方便	不信任医院	其　他	合　计
城　市	频　数	61	327	15	4	25	432
	百分比	14.1	75.7	3.5	0.9	5.8	100.0
农　村	频　数	27	158	5	1	16	207
	百分比	13.0	76.3	2.4	0.5	7.7	100.0
全　部	频　数	88	485	20	5	41	639
	百分比	13.8	75.9	3.1	0.8	6.4	100.0

表 2-26　　不同收入家庭最近一次急性病后不去医疗机构看病的主要原因

		经济困难	自感病轻	不方便	不信任医院	其他	合计
低收入家庭	频　数	41	121	5	2	11	180
	百分比	22.8	67.2	2.8	1.1	6.1	100.0
中收入家庭	频　数	31	195	12	2	22	262
	百分比	11.8	74.4	4.6	0.8	8.4	100.0
中低收入家庭	频　数	72	316	17	4	33	442
	百分比	16.3	71.5	3.8	0.9	7.5	100.0
高收入家庭	频　数	16	169	3	1	8	197
	百分比	8.1	85.8	1.5	0.5	4.1	100.0

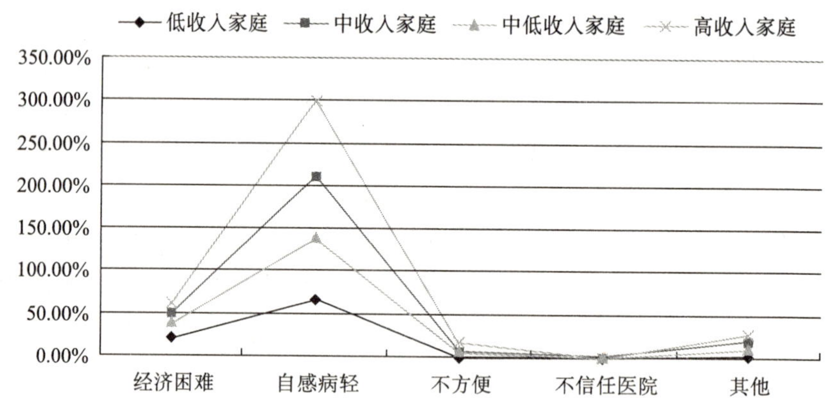

图 2-7　最近一次患急性病不去医疗机构看病的主要原因

（4）患慢性病后患者不去医疗机构看病的原因。

从全国的情况来看，最近一次患慢性病后不去医疗机构看病的主要原因中，32.5%是因为经济困难，42.4%是因为自感病轻，4.1%是因为自感无望，2.8%是因为不方便，1.0%是对医院不信任，17.3%是因为其他原因，可见，经济困难和自感病轻是主要原因，合计占76.9%（见表2－27）。可见，最近一次患慢性病与最近一次患急性病未去医疗机构看病的原因有所区别，慢性病中因为经济困难的原因更多，可能是由于患者对慢性病的病症比较清楚，或者由于慢性病医疗费用较高。

表2－27　最近一次患慢性病后患者不去医疗机构看病的主要原因

		经济困难	自感病轻	自感无望	不方便	不信任医院	其　他	合　计
城　市	频　数	95	116	10	4	4	29	258
	百分比	36.8	45.0	3.9	1.6	1.6	11.2	100.0
农　村	频　数	33	51	6	7	0	39	136
	百分比	24.3	37.5	4.4	5.1	0.0	28.7	100.0
全　国	频　数	128	167	16	11	4	68	394
	百分比	32.5	42.4	4.1	2.8	1.0	17.3	100.0

从不同收入家庭最近一次患慢性病后不去医疗机构看病的主要原因来看，低收入家庭最近一次患慢性病不去医疗机构的原因中，因为经济困难的比例达51.5%，而高收入家庭因为经济困难的比例仅为14.5%（见表2－28、图2－8）。

表2－28　不同收入家庭最近一次患慢性病后不去医疗机构看病的主要原因

		经济困难	自感病轻	自感无望	不方便	不信任医院	其　他	合　计
低收入家庭	频　数	50	39	2	3	0	3	97
	百分比	51.5	40.2	2.1	3.1	0.0	3.1	100.0
中收入家庭	频　数	59	66	3	3	3	32	166
	百分比	35.5	39.8	1.8	1.8	1.8	19.3	100.0
中低收入家庭	频　数	109	105	5	6	3	35	263
	百分比	41.4	39.9	1.9	2.3	1.1	13.3	100.0
高收入家庭	频　数	19	62	11	5	1	33	131
	百分比	14.5	47.3	8.4	3.8	0.8	25.2	100.0

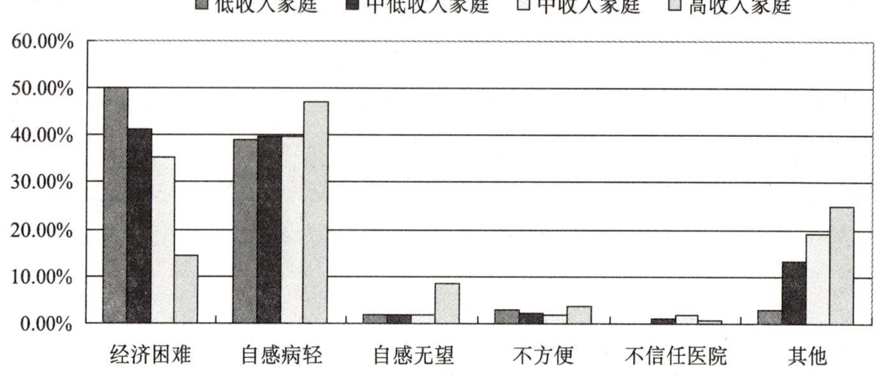

图 2－8　不同收入群体最近一次慢性病不去医疗机构看病的主要原因

2. 医疗机构的选择及原因

(1) 调查对象家庭成员过去一年内所去的医疗机构次数。

在农村，过去一年内患者去的医院机构次数最多的前四位是村卫生室、私人药店、乡镇卫生院和私人诊所，分别为 4.1 次、3.63 次、3.45 次、3.58 次。从不同地区的农村来看，三类农村家庭去的各类医疗机构次数要大于一、二类农村家庭；一类农村家庭去过县级医院的次数要大于二、三类农村（见表 2－29）。从农村不同收入家庭过去一年去过的医疗机构次数来看，各类收入家庭过去一年去的医疗机构次数前四位都是村卫生室、私人药店、乡镇卫生院、私人诊所。

表 2－29　农村调查对象家庭成员过去一年去过的医疗机构次数　单位：次

医疗机构	全部农村	一类农村	二类农村	三类农村
村卫生室	4.10	3.48	4.10	4.45
私人药店	3.63	2.43	1.04	5.25
乡镇卫生院	3.45	3.04	0.89	4.90
私人诊所	3.58	1.57	0.83	5.70
县级医院	1.32	2.25	0.85	0.97
连锁药店	1.08	1.80	0.65	0.91
中医诊所	0.77	0.55	0.02	1.15
流动卫生单位	0.03	0	0.02	0.04
县外医院	0.21	0.24	0.24	0.19
其　他	0.01	0	0	0.01

注：一类农村指密云县，二类农村指新郑市，三类农村指甘肃的榆中会宁县、云南省开远市。

在城市，调查对象家庭过去一年去的医疗机构排在前四位的依次是连锁药店、私人药店、私人诊所、三级医院，分别为6.63次、2.83次、2.74次、1.91次。从不同类别的城市来看，三类城市家庭去连锁药店、私人药店和私人诊所的次数多于一、二类城市家庭，一类城市家庭去社区卫生服务中心、社区卫生服务站、三级医院、二级医院的次数多于二、三类城市家庭（见表2－30）。

表2－30　　城市调查对象家庭过去一年内去过的医疗机构次数　　单位：次

医疗机构	全部城市	一类城市	二类城市	三类城市
连锁药店	6.63	4.09	6.39	10.66
私人药店	2.83	2.49	2.54	3.93
私人诊所	2.74	0.90	1.85	6.79
三级医院	1.91	2.87	1.82	0.83
社区卫生服务中心	1.85	3.68	1.46	1.10
社区卫生服务站	1.78	2.30	1.77	1.30
二级医院	0.85	2.13	0.43	0.54
中医诊所	0.62	0.80	0.58	0.56
一级医院	0.36	0.94	0.22	0.18
私人医院	0.26	0.47	0.18	0.31
其　他	0.08	2.10	0.05	0.03

注：一类城市指北京市石景山区、福建省厦门市，二类城市指河南省郑州市、吉林省吉林市、四川省成都市，三类城市指甘肃省兰州市。

从城市不同收入家庭过去一年内去过的医疗机构次数来看，低收入家庭去连锁药店、私人诊所、私人药店的次数要高于高收入家庭，而高收入家庭去社区卫生服务站和三级医院的次数要高于低收入家庭（见表2－31）。

表2－31　　城市不同收入家庭过去一年内去过的医疗机构次数　　单位：次

医疗机构	低收入家庭	中收入家庭	中低收入家庭	高收入家庭
连锁药店	6.76	7.96	7.52	4.38
私人诊所	3.87	3.19	3.45	0.89
私人药店	3.20	3.04	3.10	2.18
二级医院	0.90	1.04	0.99	0.53

续表

医疗机构	低收入家庭	中收入家庭	中低收入家庭	高收入家庭
社区卫生服务中心	1.57	2.17	1.95	1.60
三级医院	1.33	2.18	1.88	2.00
社区卫生服务站	1.42	2.01	1.76	1.81
中医诊所	0.61	0.86	0.76	0.29
一级医院	0.27	0.48	0.39	0.28
私人医院	0.33	0.28	0.30	0.16
其　　他	0.09	0.10	0.10	0.04

（2）最近一次患急性病选择的医疗机构。

城市中最近一次患急性病后去的主要医疗机构依次是连锁药店、三级医院、私人诊所、社区卫生服务站，合计占了69.5%（见表2－32、图2－9）。从城市不同收入家庭最近一次患急性病所去的医疗机构来看，城市低收入家庭去连锁药店、私人药店、私人诊所的比例要明显高于城市高收入家庭，而城市高收入家庭去三级医院、二级医院、社区卫生服务站的比例要明显高于城市低收入家庭（见表2－33）。

表2－32　　城市家庭最近一次急性病所去的医疗机构

	频　　数	百分比
连锁药店	278	23.5
三级医院	259	21.9
私人诊所	166	14.1
社区卫生服务站	118	10.0
一级医院	41	3.5
社区卫生服务中心	89	7.5
私人药店	97	8.2
二级医院	88	7.5
中医诊所	24	2.0
私人医院	13	1.1
其　　他	8	0.7
合　　计	1181	100.0

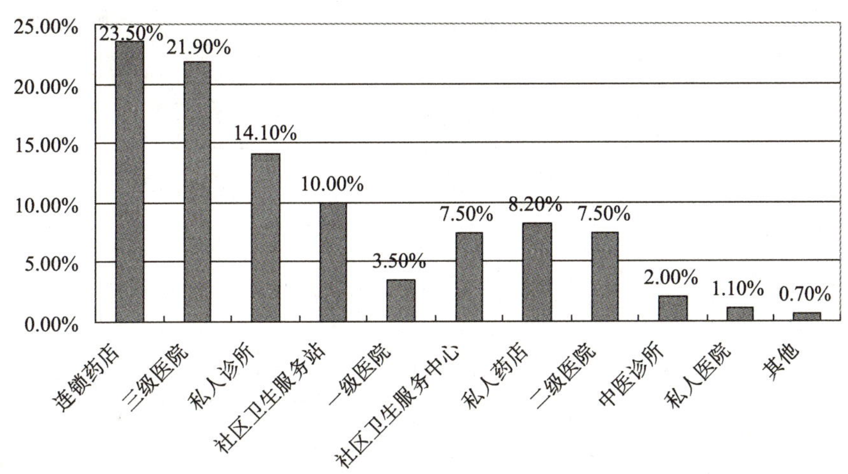

图 2－9　城市家庭最近一次患急性病所去的医疗机构

表 2－33　不同收入的城市家庭最近一次患急性病所去的医疗机构

医疗机构	低收入家庭		中收入家庭		中低收入家庭		高收入家庭	
	频　数	百分比	频　数	百分比	频　数	百分比	频　数	百分比
连锁药店	59	20.9	164	29.1	223	26.4	55	16.4
三级医院	54	19.1	108	19.1	162	19.1	97	29.0
私人诊所	50	17.7	83	14.7	133	15.7	33	9.9
社区卫生服务站	26	9.2	47	8.3	73	8.6	45	13.4
一级医院	8	2.8	14	2.5	22	2.6	19	5.7
社区卫生服务中心	20	7.1	50	8.9	70	8.3	19	5.7
私人药店	38	13.5	39	6.9	77	9.1	20	6.0
二级医院	15	5.3	40	7.1	55	6.5	33	9.9
中医诊所	5	1.8	10	1.8	15	1.8	9	2.7
私人医院	5	1.8	5	0.9	10	1.2	3	0.9
其　　他	2	0.7	4	0.7	6	0.7	2	0.6
合　　计	282	100.0	564	100.0	846	100.0	335	100.0

而农村最近一次患急性病选择的医疗机构则以村卫生室、乡镇卫生院、县级医院、私人诊所为主，合计占了87.9%。其中，村卫生室和乡镇卫生院占63.1%（见表2－34、图2－10）。从不同收入农村家庭最近一次患急性病所去的医疗机构来看，农村低收入家庭去村卫生室和县级

医院的比例高于高收入家庭，而高收入家庭去乡镇卫生院、私人诊所的家庭高于低收入家庭（见表2－35）。

表2－34　　农村家庭最近一次患急性病所去的医疗机构

	频　　数	百分比
村卫生室	309	37.1
乡镇卫生院	217	26.0
县级医院	127	15.2
私人诊所	80	9.6
私人药店	54	6.5
连锁药店	13	1.6
中医诊所	11	1.3
县外医院	13	1.6
其他	3	0.4
流动卫生单位	7	0.8
合　　计	834	100.0

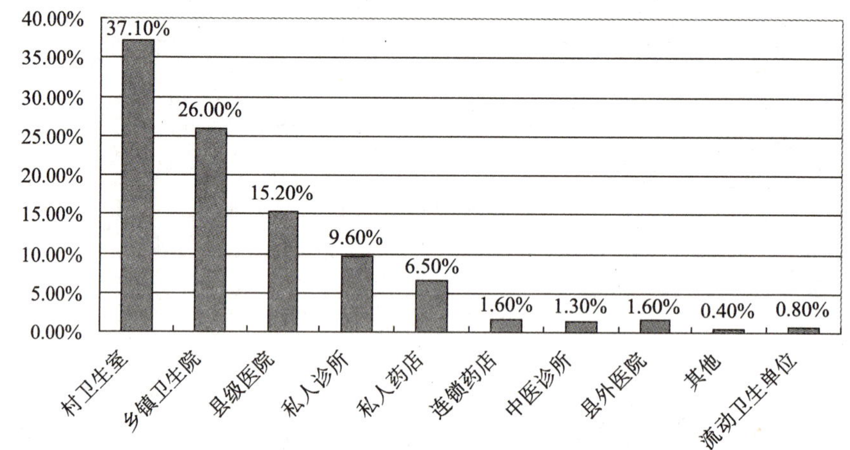

图2－10　农村家庭最近一次患急性病所去的医疗机构

表2－35　　不同收入农村家庭最近一次患急性病所去的医疗机构

医疗机构	低收入家庭		中收入家庭		中低收入家庭		高收入家庭	
	频　数	百分比	频　数	百分比	频　数	百分比	频　数	百分比
村卫生室	46	40.0	98	37.7	144	37.8	165	35.9
乡镇卫生院	26	22.6	62	23.8	88	23.2	129	28.1
县级医院	24	20.9	35	13.5	59	15.6	68	14.8

续表

医疗机构	低收入家庭		中收入家庭		中低收入家庭		高收入家庭	
	频　数	百分比	频　数	百分比	频　数	百分比	频　数	百分比
私人诊所	6	5.2	28	10.8	34	9.4	46	10.0
私人药店	4	3.5	25	9.6	29	7.4	25	5.4
连锁药店	3	2.6	4	1.5	7	2.3	6	1.3
中医诊所	2	1.7	3	1.2	5	1.8	6	1.3
县外医院	1	0.9	3	1.2	4	1.3	9	2.0
其　　他	2	1.7	1	0.4	3	0.8	5	1.1
流动卫生单位	1	0.9	1	0.4	2	0.5	0	0.0
合　　计	115	100.0	260	100.0	375	100.0	459	100.0

(3) 最近一次患慢性病选择的医疗机构。

城市家庭最近一次患慢性病选择的医疗机构所占比例较大的前四位依次是三级医院、连锁药店、二级医院和社区卫生服务中心（见表2－36、图2－11）。从不同收入城市家庭最近一次患慢性病所去的医疗机构来看，城市低收入家庭最近一次患慢性病去私人诊所、私人药店、社区卫生服务中心的比例要高于高收入家庭，而高收入家庭去三级医院、二级医院的比例要高于低收入家庭（见表2－37）。

表2－36　　　城市家庭最近一次患慢性病所去的医疗机构

	频　　数	百分比
三级医院	409	39.1
连锁药店	169	16.2
二级医院	128	12.2
社区卫生服务中心	89	8.5
私人诊所	60	5.7
社区卫生服务站	52	5.0
私人药店	43	4.1
一级医院	38	3.6
中医诊所	28	2.7
私人医院	14	1.3
其　　他	15	1.4
合　　计	1045	100.0

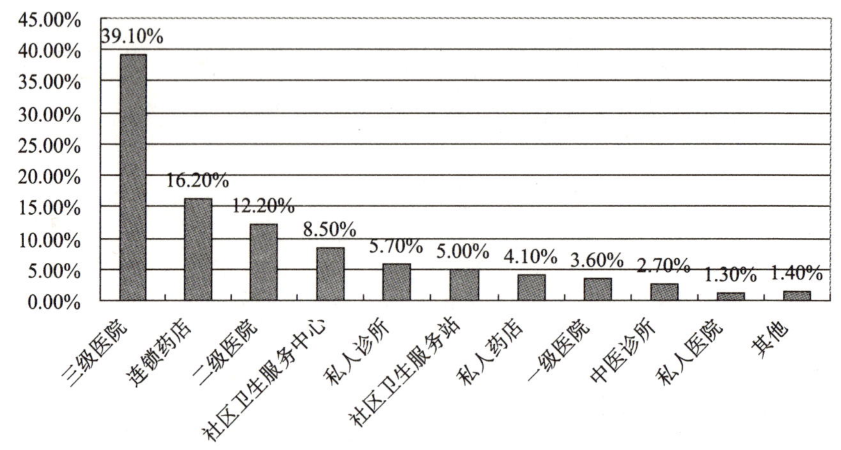

图 2-11　城市家庭最近一次患慢性病去的医疗机构

表 2-37　不同收入城市家庭最近一次患慢性病所去的医疗机构

医疗机构	低收入家庭		中收入家庭		中低收入家庭		高收入家庭	
	频　数	百分比	频　数	百分比	频　数	百分比	频　数	百分比
连锁药店	35	13.1	96	20.5	131	17.8	38	12.3
三级医院	102	38.2	159	34.0	261	35.5	148	47.7
私人诊所	21	7.9	30	6.4	51	6.9	9	2.9
社区卫生服务站	14	5.2	23	4.9	37	5.0	15	4.8
一级医院	9	3.4	14	3.0	23	3.1	15	4.8
社区卫生服务中心	22	8.2	47	10.0	69	9.4	20	6.5
私人药店	14	5.2	20	4.3	34	4.6	9	2.9
二级医院	28	10.5	56	12.0	84	11.4	44	14.2
中医诊所	11	4.1	11	2.4	22	3.0	6	1.9
私人医院	7	2.6	4	0.9	11	1.5	3	1.0
其　他	4	1.5	8	1.7	12	1.6	3	1.0
合　计	267	100.0	468	100.0	735	100.0	310	100.0

在农村，家庭最近一次患慢性病选择的医疗机构所占比例较大的前四位依次是县级医院、乡镇卫生院、村卫生室和县外医院（见表 2-38）。从不同收入的农村家庭最近一次患慢性病所去的医疗机构来看，农村低收入家庭去县级医院、县外医院的比例要高于农村中、高等收入家庭，而高等收入家庭去乡镇卫生院、私人诊所的比例要高于低等收入家

庭（见表2－38）。

表2－38 农村家庭最近一次患慢性病所去的医疗机构

	频 数	百分比
村卫生室	81	13.1
乡镇卫生院	181	29.3
县级医院	223	36.1
私人诊所	40	6.5
私人药店	13	2.1
连锁药店	6	1.0
中医诊所	15	2.4
县外医院	48	7.8
其 他	7	1.1
流动卫生单位	3	0.5
合 计	617	100.0

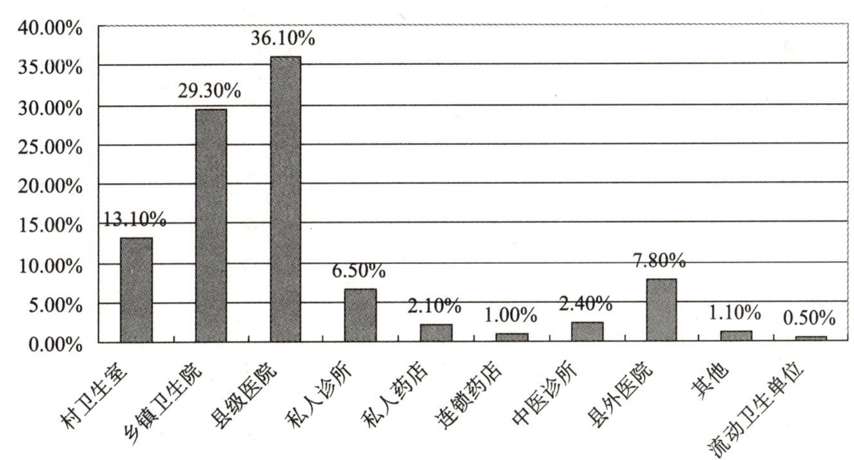

图2－12 农村家庭最近一次患慢性病去的医疗机构

表2－39 不同收入农村家庭最近一次患慢性病所去的医疗机构

医疗机构	低等收入家庭		中等收入家庭		中低收入家庭		高等收入家庭	
	频 数	百分比	频 数	百分比	频 数	百分比	频 数	百分比
村卫生室	14	11.9	21	12.6	35	12.3	46	13.9
乡镇卫生院	32	27.1	49	29.3	81	28.4	100	30.1
县级医院	51	43.2	65	38.9	116	40.7	107	32.2
私人诊所	3	2.5	8	4.8	11	3.9	29	8.7

续表

医疗机构	低等收入家庭		中等收入家庭		中低收入家庭		高等收入家庭	
	频　数	百分比	频　数	百分比	频　数	百分比	频　数	百分比
私人药店	1	0.8	4	2.4	5	1.8	8	2.4
连锁药店	0	0.0	1	0.6	1	0.4	5	1.5
中医诊所	3	2.5	2	1.2	5	1.8	10	3.0
县外医院	12	10.2	14	8.4	26	9.1	22	6.6
其　他	2	1.7	2	1.2	4	1.4	3	0.9
流动卫生单位	0	0.0	1	0.6	1	0.4	2	0.6
合　计	118	100.0	167	100.0	285	100.0	332	100.0

（4）医疗机构的选择比较。

不同的情况下医疗机构的选择有所区别。从城乡来看，农村全年的医疗服务次数、最近一次急性病和慢性病患者所选择的医疗机构都排在前面的有村卫生室和乡镇卫生院，城市的则为连锁药店。再从最近一次患病时的医疗机构选择与全年医疗服务的医疗机构选择的比较来看，急性病选择的医疗机构与全年医疗服务选择的医疗机构比较接近，排在第一位的完全相同，城市和农村分别为村卫生室和连锁药店，而慢性病则倾向于去大医院就诊（见表2-40）。另外，不同收入的城市家庭在患病后选择的医疗机构差别明显，而农村不同收入家庭在患病后选择的医疗机构并无明显差别。这可能与农村家庭的整体经济状况较差有关。

表2-40　　医疗机构选择的比较

排序	全　年		最近一次急性病		最近一次慢性病	
	农　村	城　市	农　村	城　市	农　村	城　市
第一	村卫生室	连锁药店	村卫生室	连锁药店	县级医院	三级医院
第二	私人药店	私人药店	乡镇卫生院	三级医院	乡镇卫生院	连锁药店
第三	私人诊所	私人诊所	县级医院	私人诊所	村卫生室	二级医院
第四	乡镇卫生院	三级医院	私人诊所	社区卫生服务站	县外医院	社区卫生服务中心

（5）患急性病选择医疗机构的主要原因。

最近一次急性病后患者选择医疗机构的原因则以方便和便宜为主，合计占了60.8%。从城乡来看，差别不是太大，农村地区家庭因为方便、服务好的比例略高于城市家庭，而城市家庭因为便宜的比例略高于农村家庭（见表2-41）。从不同收入家庭最近一次急性病选择医疗机构的主要原因来看，低收入家庭因为便宜的比例略高于高等收入家庭（见表2-42）。

表2-41　　最近一次急性病选择这家医疗机构的主要原因

	全部		城市		农村	
	频数	百分比	频数	百分比	频数	百分比
医疗设备好	230	7.6	140	7.4	90	7.9
服务好	234	7.7	125	6.6	109	9.6
可选择的药物多	105	3.5	62	3.3	43	3.8
方便	1238	40.9	754	39.9	484	42.6
医生技术水平高	319	10.5	193	10.2	126	11.1
熟人	108	3.6	68	3.6	40	3.5
便宜	603	19.9	403	21.3	200	17.6
有出名的医生	72	2.4	53	2.8	19	1.7
其他	120	4.0	94	5.0	26	2.3
合计	3029	100.0	1892	100.0	1137	100.0

表2-42　　不同收入家庭最近一次急性病选择这家医疗机构的主要原因

	低收入家庭		中收入家庭		中低收入家庭		高收入家庭	
	频数	百分比	频数	百分比	频数	百分比	频数	百分比
医疗设备好	48	7.6	94	7.3	142	7.4	88	7.9
服务好	60	9.5	79	6.2	139	7.3	95	8.5
可选择的药物多	31	4.9	44	3.4	75	3.9	30	2.7
方便	236	37.5	539	42.0	775	40.5	463	41.5
医生技术水平高	58	9.2	131	10.2	189	9.9	130	11.6
熟人	17	2.7	42	3.3	59	3.1	49	4.4
便宜	143	22.7	281	21.9	424	22.2	179	16.0
有出名的医生	12	1.9	34	2.7	46	2.4	26	2.3
其他	25	4.0	39	3.0	64	3.3	56	5.0
合计	630	100.0	1283	100.0	1913	100.0	1116	100.0

（6）患慢性病选择医疗机构的主要原因。

从最近一次慢性病选择医疗机构的原因来看，以方便、技术水平高、医疗设备好、便宜为主，合计占了74.6%。其中，农村家庭最近一次慢性病选择医疗机构因为医疗设备好、服务好和技术水平高的比例要高于城市家庭，而城市家庭选择方便、便宜的比例要略高于农村家庭（见表2-43）。

表2-43　　最近一次慢性病选择这家医疗机构的主要原因

	全部		城市		农村	
	频数	百分比	频数	百分比	频数	百分比
医疗设备好	371	14.7	203	12.4	168	18.7
服务好	205	8.1	109	6.7	96	10.7
可选择的药物多	99	3.9	62	3.8	37	4.1
方便	720	28.5	489	30.0	231	25.7
医生技术水平高	446	17.6	250	15.3	196	21.8
熟人	83	3.3	59	3.6	24	2.7
便宜	350	13.8	256	15.7	94	10.5
有出名的医生	90	3.6	62	3.8	28	3.1
其他	165	6.5	141	8.6	24	2.7
合计	2529	100.0	1631	100.0	898	100.0

从不同收入家庭最近一次慢性病选择医疗机构的主要原因来看，低收入家庭因为便宜的比例要高于高收入家庭，而高收入家庭因为医疗设备好的比例略高于低收入家庭（见表2-44、图2-13）。

表2-44　　不同收入家庭最近一次慢性病选择这家医疗机构的主要原因

原因	低收入家庭		中收入家庭		中低收入家庭		高收入家庭	
	频数	百分比	频数	百分比	频数	百分比	频数	百分比
医疗设备好	85	14.6	131	13.3	216	13.8	155	16.2
服务好	58	9.9	72	7.3	130	8.3	75	7.8
可选择的药物多	24	4.1	40	4.1	64	4.1	35	3.6
方便	150	25.7	303	30.7	453	28.9	267	27.8
医生技术水平高	106	18.2	173	17.5	279	17.8	167	17.4
熟人	18	3.1	26	2.6	44	2.8	39	4.1
便宜	95	16.3	141	14.3	236	15.0	114	11.9
有出名的医生	16	2.7	42	4.3	58	3.7	32	3.3
其他	32	5.5	58	5.9	90	5.7	75	7.8
合计	584	100.0	986	100.0	1570	100.0	959	100.0

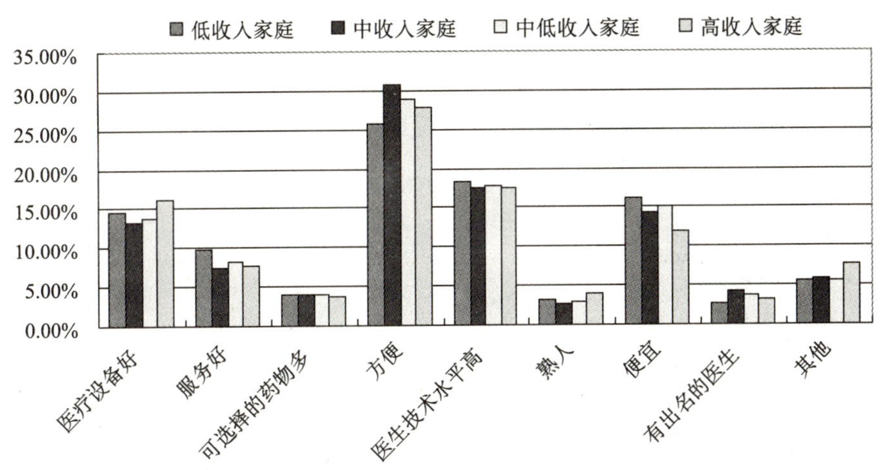

图 2－13 不同收入家庭最近一次慢性病后选择医疗机构的原因

3. 药品种类的选择及其来源

（1）过去一年内服用的各类药品次数。

从过去一年内全家服用的各种药品次数来看，排序依次为国产西药、中成药、中草药、进口西药。其中，国产西药居第一位。再从城乡的比较来看，有所差别，城市中使用过进口西药的次数（3.13）要大于农村（2.99），这可能是由于城市调查对象的收入相对较高的原因，还有一个原因可能与药店在农村的分布及西药在农村市场较少有关（见表2－45）。

表 2－45 过去一年全家服用的各类药品平均次数 单位：次

	中草药	中成药	进口西药	国产西药
全　国	13.65	26.42	3.07	63.49
城　市	9.34	26.10	3.13	50.20
农　村	20.51	26.96	2.99	87.49

不同收入家庭过去一年服用的各类药品平均次数[①]见表 2－46，各调查点家庭过去一年服用的各类药品次数见表 2－47。

① 家庭服药次数与不同地区之间的家庭规模、健康状况、健康意识等有关。

表 2-46　不同收入家庭过去一年服用的各类药品平均次数　单位：次

	中草药	中成药	进口西药	国产西药
低收入家庭	9.93	24.50	5.11	66.09
中收入家庭	17.02	24.39	2.86	63.56
中低收入家庭	14.56	24.43	3.63	64.44
高收入家庭	12.13	29.91	2.15	61.79

注：这里低收入家庭使用进口西药的次数最多，是由于使用进口西药的家庭较少，而使用过的家庭次数较多造成的。

表 2-47　调查点家庭过去一年服用的各类药品次数　单位：次

		中草药	中成药	进口西药	国产西药
城市	北京市石景山区	2.78	5.92	1.48	7.70
	福建省厦门市	18.19	13.52	22.18	16.71
	四川省成都市	4.26	10.48	1.03	15.78
	河南省郑州市	6.44	38.74	2.28	75.66
	吉林省吉林市	11.89	14.31	3.50	36.46
	甘肃省兰州市	20.65	69.34	4.86	144.40
农村	北京市密云县	2.65	11.43	0.38	24.01
	河南省新郑市	7.42	27.70	5.43	68.99
	云南省开远市	1.20	1.64	0.54	12.80
	甘肃省榆中会宁县	60.59	59.29	5.40	211.76

从患病后服用的药品种类来说，第一位是国产西药，第二位是中成药，第三位是中草药，第四位是进口西药，最后是其他药品。从城乡比较来看，也体现出同样的特点（见表 2-48）。

表 2-48　患病后服用过的药品种类

	急性病			慢性病		
	全　国	城　市	农　村	全　国	城　市	农　村
中草药	8.2%	7.1%	10.0%	14.2%	11.3%	19.6%
中成药	33.6%	39.7%	23.2%	25.8%	29.1%	19.5%
进口西药	3.1%	3.3%	2.7%	4.9%	6.3%	2.4%
国产西药	54.5%	49.3%	63.3%	53.9%	52.3%	56.7%
其　他	0.7%	0.6%	0.9%	1.2%	0.9%	1.8%
合　计	100.0	100.0	100.0	100.0	100.0	100.0

从不同收入家庭最近一次患病后服用的药品种类来看，服用比例高低依次均为国产西药、中成药、中草药、进口西药。其中低收入家庭最近一次急性病后服用进口西药的比例要高于高收入家庭。但从服用过的西药（进口西药与国产西药）来看，低等收入家庭服用过的西药比例（47%）明显低于高等收入家庭（65%）。在慢性病方面，低收入家庭服用过进口西药的比例要低于高等收入家庭（见表 2-49）。

表 2-49　　不同收入家庭最近一次急性病服用过的药品

		低收入家庭	中收入家庭	中低收入家庭	高收入家庭
急性病	中草药	12.3%	7.1%	8.5%	7.9%
	中成药	40.2%	43.1%	42.3%	26.2%
	进口西药	4.4%	2.6%	3.1%	3.1%
	国产西药	42.6%	46.9%	45.7%	61.9%
	其　他	0.5%	0.4%	0.4%	0.8%
	合　计	100.0%	100.0%	100.0%	100.0%
慢性病	中草药	15.6%	12.5%	13.7%	15.1%
	中成药	26.7%	26.5%	26.6%	24.5%
	进口西药	3.2%	4.4%	4.0%	6.4%
	国产西药	53.4%	55.6%	54.8%	52.4%
	其　他	1.1%	1.1%	1.0%	1.4%
	合　计	100.0%	100.0%	100.0%	100.0%

（2）西药的来源情况。

最近一次患病后的西药来源分农村和城市两种情况。

从农村患病后服用的西药来源看，最近一次急性病服用的西药来源中，前四位分别为村卫生室、乡镇卫生院、县级医院和私人诊所；而慢性病的西药来源前四位依次为县级医院、乡镇卫生院、村卫生室和私人诊所。农村慢性病的西药更多来源县级医院（见表 2-50、图 2-14）。

表 2-50　　农村最近一次患病后服用的西药来源

药品来源	急性病		慢性病	
	频　数	百分比	频　数	百分比
村卫生室	284	37.3	81	14.7
乡镇卫生院	186	24.4	145	26.3
县级医院	96	12.6	177	32.1

续表

药品来源	急性病		慢性病	
	频　数	百分比	频　数	百分比
私人诊所	71	9.3	39	7.1
私人药店	62	8.1	30	5.4
连锁药店	40	5.2	31	5.6
县外医院	12	1.6	30	5.4
中医诊所	7	0.9	10	1.8
流动卫生单位	3	0.4	2	0.4
其　　他	1	0.1	6	1.1
合　　计	762	100.0	551	100.0

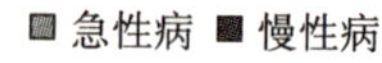

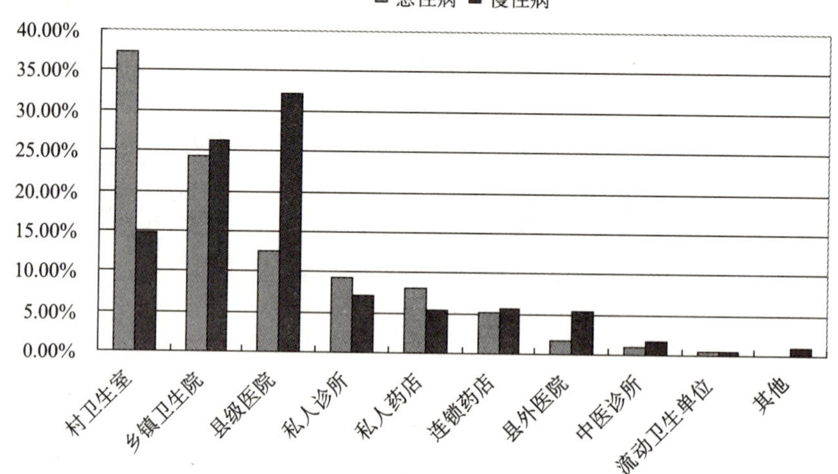

图 2－14　农村最近一次患病时的西药来源

从城市的情况来看，城市患急性病后服用的西药来源前四位的依次为连锁药店、三级医院、私人诊所、私人药店，慢性病的药品来源前四位的依次为三级医院、连锁药店、二级医院、私人药店。急性病和慢性病的药品来源有所不同，城市最近一次患慢性病后服用的西药来源更倾向于大医院（见表 2－51、图 2－15）。

表 2-51　　　　城市最近一次患病后服用的西药来源

	急性病		慢性病	
	频　数	百分比	频　数	百分比
连锁药店	351	29.6	264	24.1
三级医院	212	17.9	316	28.9
私人诊所	148	12.5	72	6.6
私人药店	137	11.6	100	9.1
社区卫生服务站	98	8.3	56	5.1
社区卫生服务中心	79	6.7	76	6.9
二级医院	80	6.7	110	10.1
一级医院	33	2.8	26	2.4
中医诊所	23	1.9	34	3.1
私人医院	15	1.3	27	2.5
其　他	10	0.8	13	1.2
合　计	1186	100.0	1094	100.0

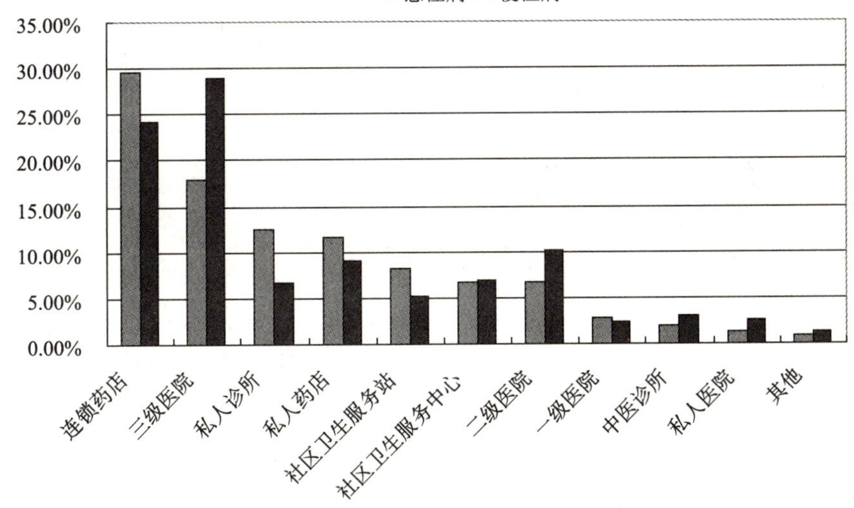

图 2-15　城市家庭最近一次患病时的西药来源

从不同病种服用的西药来源总体情况来看，急性病后服用的西药来源倾向于基层医院，如村卫生室、连锁药店、私人药店、私人诊所等。慢性病后服用的西药来源倾向于大医院，如县级医院、三级医院（见表

2－52）。而且，与最近一次患病后选择的医疗机构比较接近，即最近一次服用的西药与最近一次选择的医疗机构比较接近，说明最近一次服用的西药基本来源于就诊的医疗机构。

表 2－52　西药来源的比较

排序	最近一次急性病		最近一次慢性病	
	农　村	城　市	农　村	城　市
第一	村卫生室	连锁药店	县级医院	三级医院
第二	乡镇卫生院	三级医院	乡镇卫生院	连锁药店
第三	县级医院	私人诊所	村卫生室	二级医院
第四	私人诊所	私人药店	私人诊所	私人药店

四、城乡居民医疗费用支出及来源

（一）医疗费用支出情况

1. 过去一年的医疗费用支出情况

过去一年的医疗费用支出情况，主要体现在各类支出及自付比例方面。

（1）年度各类医疗费用支出情况。

年度各类医疗费用支出情况见表 2－53，从中可以看出，医疗支出较大，门诊（973.71 元）、住院（7218.21 元）、支出总额较大（注：门诊和住院支出里面包括了药品支出）。① 其中城市的门诊和住院费用均高于农村。从各类药品的支出情况来看，支出大小排序依次为进口西药、国产西药、中成药、中草药。农村和城市都是如此（见表 2－54）。与过去一年全家服用的各类药品平均次数比较，进口西药的使用次数是最少的，但是在全年的支出中却排第一位，可见，进口西药的价格较高。

从不同收入的患病家庭过去一年的医疗费用支出情况来看，低收入家庭的门诊支出最高，高等收入家庭的住院支出最高（见表 2－55）。从

① 根据 2008 年全国居民基本医疗保险制度评估调查，在全部入户调查人群中，2008 年调查城市住院人群次均住院费用为 6764.2 元。其中，职工医保和居民医保参保人员次均住院医疗费用分别为 7656.3 元、5603.3 元。调查人群次均门诊费用为 385.53 元。

表 2－53　　过去一年内患病家庭的平均医疗费用支出情况　　单位：元

	门　诊	住　院
总平均值	973.71	7218.21
农　村	804.43	6097.23
城　市	1049.82	7885.46

注：基数是有过门诊或住院的家庭。

表 2－54　　过去一年内患病家庭的平均药品支出　　单位：元

	中草药	中成药	进口西药	国产西药
总平均值	621.99	805.04	1469.23	1249.54
农　村	578.27	596.39	1487.76	1094.90
城　市	661.24	901.50	1462.70	1346.45

注：基数是服用过每类药品的家庭数。

过去一年全家的各类药品支出来看，低收入家庭中草药的支出明显高于高收入家庭，而高收入家庭进口西药的支出大大高于低收入家庭（见表 2－56、图 2－16）。

表 2－55　　不同收入患病家庭过去一年医疗费用支出情况　　单位：元

	门　诊	住　院
低收入家庭	1165.76	6763.44
中收入家庭	894.36	6464.15
中低收入家庭	977.08	6570.86
高收入家庭	966.49	8387.51

注：基数是有过门诊或住院的家庭，下同。

表 2－56　　不同收入患病家庭过去一年各类药品支出情况　　单位：元

	中草药	中成药	进口西药	国产西药
低收入家庭	795.24	817.98	644.35	1268.33
中收入家庭	498.33	738.50	1262.62	1172.03
中低收入家庭	600.88	765.44	1039.76	1206.43
高收入家庭	661.84	893.53	2084.80	1337.04

注：基数是服用过每类药品的家庭数。

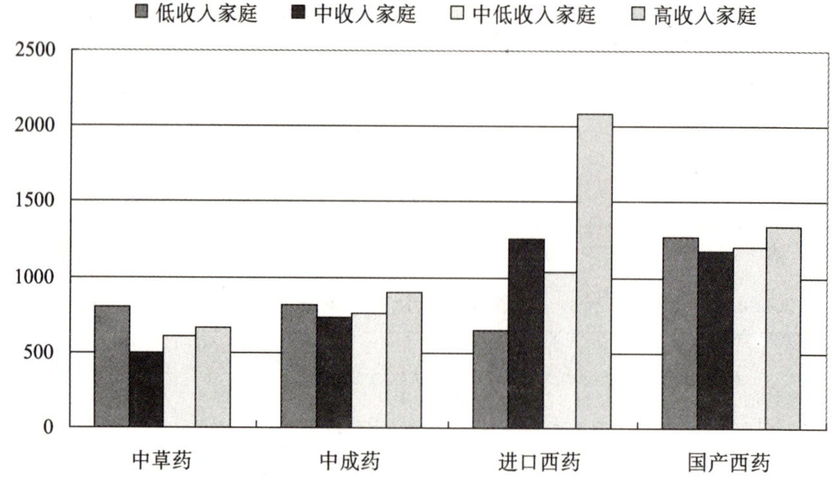

图 2－16　不同收入的患病家庭过去一年的各类药品支出情况（单位：元）

（2）各类医疗费用支出在家庭总收支中的比重。

各类医疗费用在家庭收支中的比重更能看出家庭医疗负担的大小。平均门诊支出在家庭总收入中的比重为 4.5%，平均住院支出在家庭总收入中的比重为 33.6%，各类医疗费用在家庭总收入的比重较大，农村地区更高（见表 2－57）。

表 2－57　　家庭年度医疗费用在总收入中的比重

	门诊比重	住院比重
全　部	4.5%	33.6%
农　村	5.6%	42.8%
城　市	4.1%	31.0%

注：家庭总收入全国平均为 21481.98 元，农村为 14242.06 元，城市为 25428.64 元。

从不同收入家庭年度医疗费用在家庭总收入中的比重来看，低等收入家庭的年度门诊和住院支出在其家庭总收入中的比重大大高于高等收入家庭（见表 2－58）。

表 2－58　　不同收入家庭年度医疗费用在总收入中的比重

	门诊比重	住院比重
低收入家庭	10.4%	60.2%
中收入家庭	4.5%	32.4%
中低收入家庭	5.8%	38.8%
高收入家庭	3.3%	28.3%

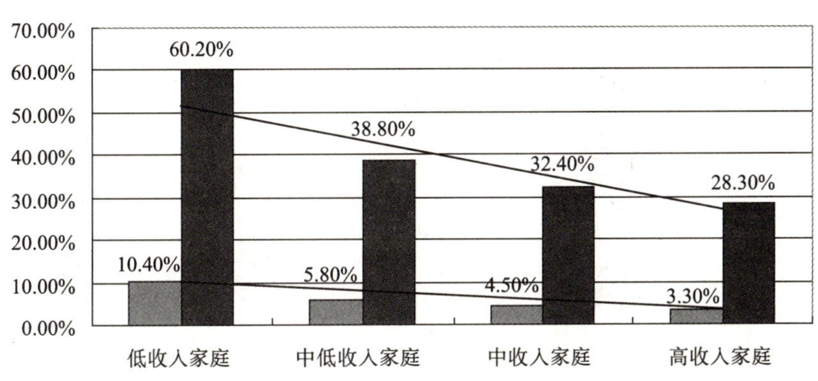

图 2－17　不同收入家庭年度医疗费用占家庭总收入的比重

从各类医疗费用在家庭总支出中的比重来看，门诊和住院支出占去年家庭总支出的比重也很高，农村更高（见表 2－59）。从不同收入家庭的年度门诊和住院支出占去年家庭总支出中的比重来看，低收入家庭的年度门诊和住院支出在其家庭总支出中的比重也大大高于高收入家庭（见表 2－60、图 2－18）。

表 2－59　　　年度医疗费用在家庭总支出中的份额

	门诊比重	住院比重
全　　部	5.3%	39.4%
农　　村	6.0%	44.8%
城　　市	5.0%	37.7%

注：全部调查对象家庭总支出为 18322.97 元，农村为 13614.44 元，城市为 20911.35 元。

表 2－60　　不同收入家庭年度医疗费用在家庭总支出中的份额

	门诊比重	住院比重
低收入家庭	9.7%	43.1%
中收入家庭	5.1%	36.6%
中低收入家庭	6.2%	41.9%
高收入家庭	4.2%	36.5%

注：不同收入家庭 2008 年的总支出见表 12。

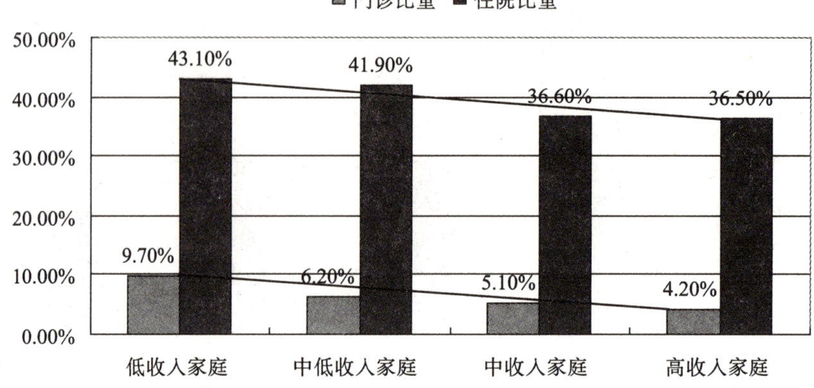

图 2-18 不同收入家庭年度医疗费用占家庭总收入的比重

(3) 各类医疗费用的自付比例。

各类医疗费用的自付比例是考察家庭医疗负担的重要因素，从各类费用的自付比例来看，自付比例均较高。① 其中门诊自付比例最高，药品支出中中草药的自付比例最高（根据访谈的情况来看，进口西药的自付比例相对较低可能与其因不在报销范围内而使用较少有关）。农村的自付比例均高于城市（见表 2-61）。

表 2-61　　年度医疗费用自付比例　　单位：%

	门　诊	住　院	药　品	中草药	中成药	进口西药	国产西药
总平均值	85.36	58.35	83.69	89.03	84.53	71.64	84.30
城　市	82.17	57.33	81.60	84.07	81.22	68.80	81.31
农　村	92.17	60.15	87.63	94.16	90.85	78.82	88.65

从不同收入家庭的年度医疗费用自付比例的总体情况来看，低收入家庭的自付比例要略高于高收入家庭，由此可见，中低收入家庭的医疗负担较重（见表 2-62）。

2. 最近一次患病的药品支出情况

最近一次患病的药品支出分为急性病和慢性病两种情况。

从最近一次急性病的支出情况来看，支出大小依次排序为国产西药、

① 根据 2008 年城镇居民基本医疗保险制度评估调查，2008 年居民医保参保人员住院医疗费用（含自费项目）的报销比例为 42.0%；截至 2008 年上半年，全国城镇居民住院费用个人负担比例为 58.9%。

表 2 - 62　　不同收入家庭年度医疗费用自付比例　　单位：%

	门　诊	住　院	药　品	中草药	中成药	进口西药	国产西药
低收入家庭	85.31	61.81	86.33	92.26	88.80	75.86	88.21
中收入家庭	86.48	58.15	81.83	88.98	83.89	74.13	84.80
中低收入家庭	86.12	59.44	83.34	90.15	85.59	74.79	86.04
高收入家庭	83.73	56.34	84.42	87.01	82.33	67.52	80.92
全部家庭	85.36	58.35	83.69	89.03	84.53	71.64	84.30

进口西药、中草药、中成药。农村与城市略有差别，主要是农村中的进口西药支出较多（见表 2 - 63）。

表 2 - 63　　最近一次急性病的药品支出情况　　单位：元

	中草药	中成药	进口西药	国产西药
总平均值	228.05	127.00	288.96	250.63
城　　市	164.68	123.42	226.47	247.58
农　　村	319.46	140.09	535.63	255.24

注：经查阅数据，表中农村地区患病家庭的进口西药平均值较大，是由于使用次数较少，而单次支出较大引起的。

从不同收入家庭最近一次急性病的药品支出情况来看，高收入家庭在各类药品的支出都是最高的（除中成药以外），中、低收入家庭的药品支出相对较低（见表 2 - 64、图 2 - 19）。

表 2 - 64　　不同收入家庭最近一次急性病的药品支出情况　　单位：元

	中草药	中成药	进口西药	国产西药
低收入家庭	128.33	153.65	156.00	240.10
中收入家庭	144.34	102.23	140.00	265.47
中低收入家庭	138.94	116.73	147.04	257.52
高收入家庭	360.22	146.91	450.23	238.70

从最近一次慢性病的药品支出情况来看，从高到低排序依次是进口西药、国产西药、中成药、中草药。农村和城市排序相同，在最近一次患慢性病时的进口西药支出方面，城市要高于农村（见表 2 - 65）。

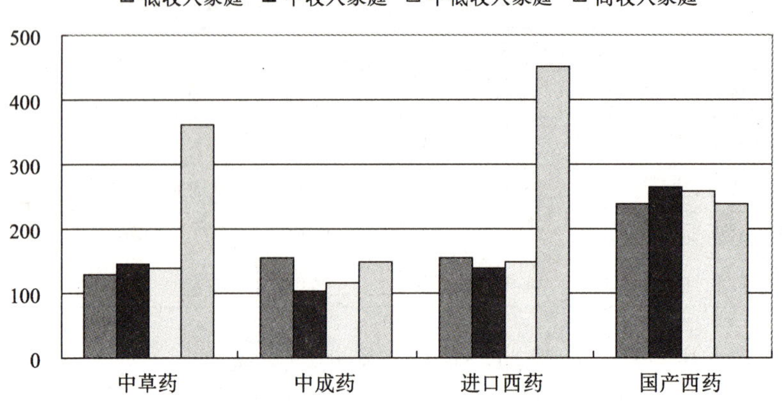

图 2－19　不同收入家庭最近一次患急性病后的药品支出情况（单位：元）

表 2－65　最近一次慢性病的药品支出情况　单位：元

药品种类	中草药	中成药	进口西药	国产西药
总平均值	551.15	692.11	1106.19	797.57
城　市	573.38	662.08	1123.55	807.64
农　村	524.14	763.54	1026.30	777.44

从不同收入家庭最近一次慢性病的药品支出情况来看，低收入家庭最近一次慢性病的中草药支出最多，高收入家庭进口西药的支出最多（见表 2－66、图 2－20）。

表 2－66　不同收入家庭最近一次慢性病的药品支出情况　单位：元

药品种类	中草药	中成药	进口西药	国产西药
低收入家庭	648.47	595.42	437.46	861.19
中收入家庭	509.28	672.17	713.32	704.98
中低收入家庭	562.39	644.69	604.79	762.24
高收入家庭	533.34	773.77	1705.90	860.69

3. 获取医疗服务的其他相关支出情况

其他支出情况主要包括寻求医疗服务中的交通食宿支出，平均年度总支出为每户 469.8 元，体检支出 115.07 元。其中城市均高于农村（见表 2－67）。

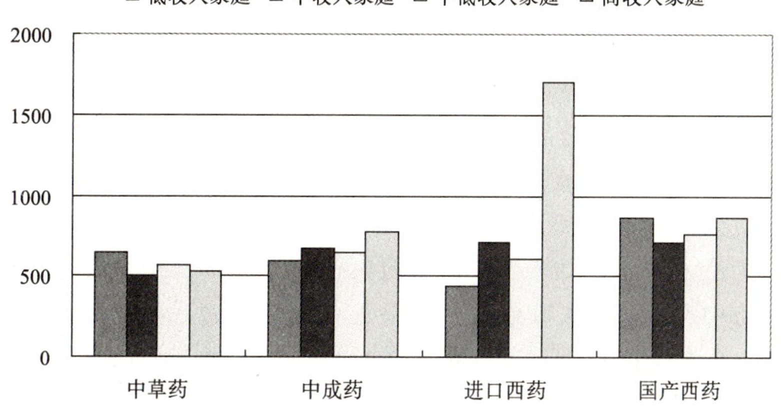

图 2－20　不同收入家庭最近一次患慢性病后的药品支出情况（单位：元）

表 2－67　其他相关支出　　单位：元

	因病不能工作的损失	寻求医疗服务中的交通食宿支出	体检支出
全　部	786.16	469.77	115.07
城　市	771.80	504.03	157.80
农　村	809.60	409.15	48.05

从不同收入家庭的比较来看，高收入家庭因病不能工作的损失最大，平均为 952.26 元。高收入家庭在寻求医疗服务中的交通食宿费也最高（见表 2－68）。

表 2－68　不同收入家庭的其他相关支出　　单位：元

	因病不能工作的损失	寻求医疗服务中的交通食宿支出	体检支出
低收入家庭	749.59	483.03	105.23
中收入家庭	656.03	429.59	138.63
中低收入家庭	687.84	448.10	127.24
高收入家庭	952.26	507.55	94.98

（二）医疗费用来源与报销情况

1. 医疗费用分担方式

医疗费用分担方式主要分为全部自付、全部报销、部分报销三种情况，又分为急性病和慢性病两种情况。

从最近一次急性病的费用分担方式来看，全部自付的占 70.7%，部分报销的占 22.8%，全部报销的占 6.5%。其中，最近一次患急性病部分报销的比例平均为54.61%。从最近一次慢性病的费用分担方式来看，全部自付的占59%，部分报销的占35.7%，全部报销的占5.3%。其中，最近一次患慢性病部分报销的比例平均为59.21%。可见，大部分的医疗费用需要自己承担，全部报销的很少。①

再从最近一次患病后医疗费用分担方式的城乡比较来看，城市家庭最近一次急性病医疗费用全部自付和全部报销的比例要高于农村家庭，部分报销所占的比例低于农村；农村则没有全部报销的情况。这主要是由于城市中存在公费医疗制度。从最近一次慢性病后医疗费用的分担方式来看，农村全部自付和部分报销的比例要高于城市，城市中全部报销的比例明显高于农村（见表2－69）。

表2－69　　最近一次患病后的医疗费用分担情况

	急性病			慢性病		
	城　市	农　村	全　国	城　市	农　村	全　国
全部自付	73.3%	66.3%	70.7%	57.3%	62.3%	59.0%
全部报销	10.3%	0.0%	6.5%	7.9%	0.2%	5.3%
部分报销	16.4%	33.7%	22.8%	34.8%	37.4%	35.7%
合　计	100.0%	100.0%	100.0%	100.0%	100.0%	100.0%

从不同收入家庭最近一次患病后的医疗费用分担方式来看，在最近一次急性病的医疗费用分担方式方面，低收入家庭全部自付的比例要高于中、高收入家庭，全部报销和部分报销的比例要低于中、高收入家庭。在最近一次慢性病的医疗费用分担方式方面，也体现出同样的特点（见表2－70、图2－21、图2－22）。

表2－70　　不同收入家庭最近一次患病后的医疗费用分担情况

	急性病				慢性病			
	低收入家庭	中收入家庭	中低收入家庭	高收入家庭	低收入家庭	中收入家庭	中低收入家庭	高收入家庭
全部自付	77.1%	70.6%	72.7%	67.3%	69.8%	62.0%	64.8%	49.1%
全部报销	3.0%	9.0%	7.1%	5.4%	2.6%	7.2%	5.5%	5.0%
部分报销	19.9%	20.4%	20.2%	27.3%	27.7%	30.8%	29.7%	45.9%
合　计	100.0%	100.0%	100.0%	100.0%	100.0%	100.0%	100.0%	100.0%

① 根据2008年城镇居民基本医疗保险制度评估调查，调查人群门诊受益率为42.61%，住院受益率为74.44%。

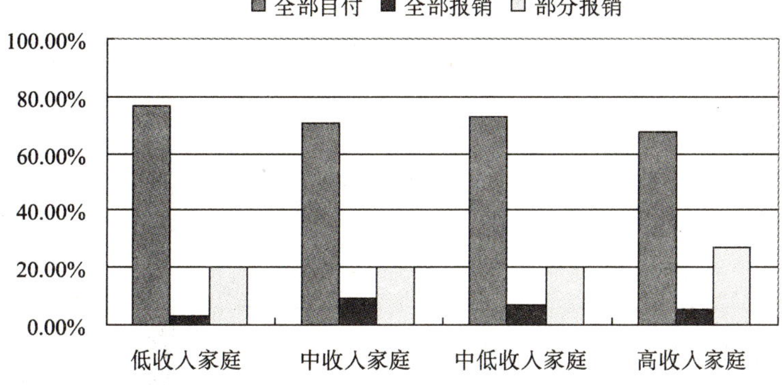

图 2－21　不同收入家庭最近一次患急性病后的医疗费用分担方式

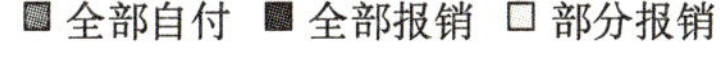

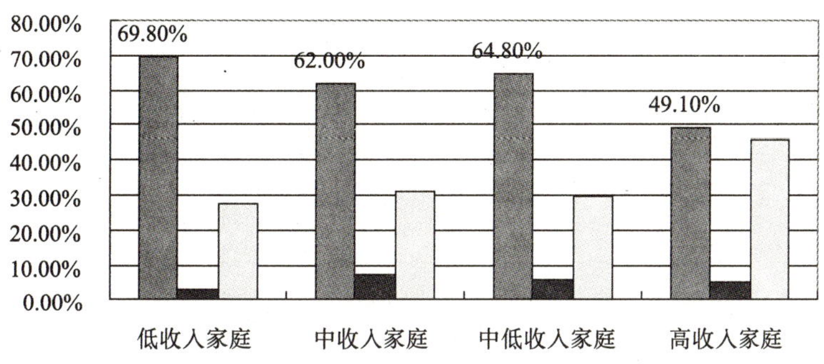

图 2－22　不同收入家庭最近一次慢性病后的医疗费用分担方式

2. 自付医疗费用来源

自己负担的医疗费用来源中，2/3 以上为自己的收入（68.6%），但也有 13% 的选择是借债。从城乡来看，城市家庭自付医疗费用来源于自己收入的比例要明显高于农村家庭，农村家庭自付医疗费用来源于借债的比例要明显高于城市家庭（见表 2－71）。

表 2－71　　自己负担的医疗费用来源

来源途径	全国		城市		农村	
	频数	百分比	频数	百分比	频数	百分比
自己收入	2331	68.6	1489	69.9	842	66.6
储蓄	276	8.1	193	9.1	83	6.6
借债	442	13.0	189	8.9	253	20.0

续表

来源途径	全国		城市		农村	
	频数	百分比	频数	百分比	频数	百分比
政府补贴	171	5.0	120	5.6	51	4.0
单位补贴	100	2.9	92	4.3	8	0.6
其他	76	2.2	48	2.3	28	2.2
合计	3396	100.0	2131	100.0	1265	100.0

从不同收入家庭自己负担的医疗费用来源看，高收入家庭来源于自己收入的比例要高于中、低收入家庭，低收入家庭来源于借债的比例要高于高收入家庭。低、中收入家庭来源于政府补贴的比例要高于高收入家庭（见表2－72）。

表2－72　　不同收入家庭自己负担的费用来源

	低收入家庭		中收入家庭		中低收入家庭		高收入家庭	
	频数	百分比	频数	百分比	频数	百分比	频数	百分比
自己收入	498	64.2	974	70.0	1472	67.9	859	69.9
储蓄	64	8.2	103	7.4	167	7.7	109	8.9
借债	144	18.6	154	11.1	298	13.8	144	11.7
政府补贴	42	5.4	79	5.7	121	5.6	50	4.1
单位补贴	7	0.9	48	3.5	55	2.5	45	3.7
其他	21	2.7	33	2.4	54	2.5	22	1.8
合计	776	100.0	1391	100.0	2167	100.0	1229	100.0

3. 医疗费用报销途径

在医疗费用的报销途径中，以新型农村合作医疗、城镇职工基本医疗保险、城镇居民基本医疗保险三项为主，合计占了85.5%。具体从城乡来看，城市的报销来源以城镇职工基本医疗保险和城镇居民基本医疗保险为主，两项合计为77.4%；农村地区则以新型农村合作医疗为主，占88.4%（见表2－73、图2－23）。①

① 根据第四次卫生服务调查，城市地区居民拥有各种社会医疗保险的比例为71.9%。参加城镇职工医疗保险的比例为44.2%，比2003年增加了14个百分点。城镇居民基本医疗保险的参保率为12.5%。农村地区，拥有各种社会医疗保险人口的比例达到92.5%，89.7%的调查居民参加了新型农村合作医疗、2.9%拥有其他社会医疗保险。本次调查结果与第四次卫生服务调查的结果基本一致，只是在城镇居民基本医疗保险和新型农村合作医疗的参与率方面得到提高。

表 2－73　　医疗费用报销来源

来源途径	全国		城市		农村	
	频数	百分比	频数	百分比	频数	百分比
公费医疗	88	5.5	76	7.5	12	2.1
城镇职工基本医疗保险	452	28.4	439	43.0	13	2.3
城镇居民基本医疗保险	356	22.4	351	34.4	5	0.9
新型农村合作医疗	552	34.7	47	4.6	505	88.4
商业医疗保险	41	2.6	26	2.5	15	2.6
医疗救助	18	1.1	13	1.3	5	0.9
其　他	84	5.3	68	6.7	16	2.8
合　计	1591	100.0	1020	100.0	571	100.0

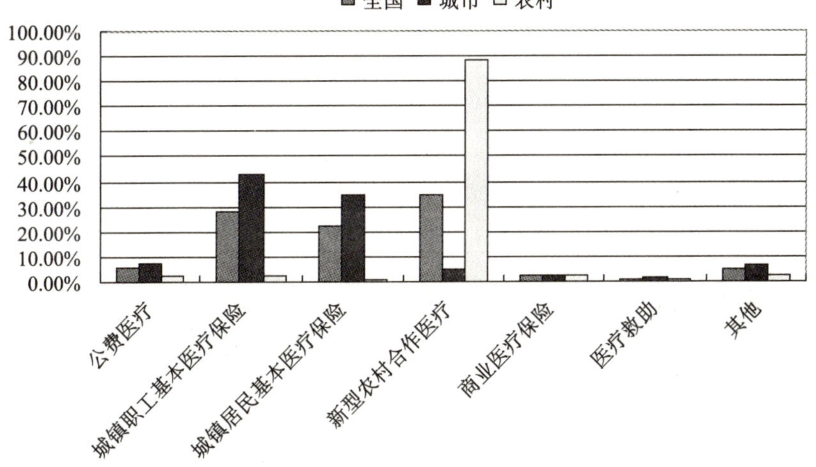

图 2－23　医疗费用的报销来源情况

从不同收入家庭医疗费用的报销来源看，分农村和城市两种情况。在农村，低收入家庭的医疗费用报销来源于新型农村合作医疗的比例要高于高收入家庭，而农村高收入家庭来源于公费医疗、城镇职工基本医疗保险的比例要高于低收入家庭（见表 2－74）。在城市，低收入家庭的医疗费用报销来源于城镇居民基本医疗保险的比例要明显高于高收入家庭，而高收入家庭来源于城镇职工基本医疗保险的比例高于低收入家庭（见表 2－75）。

表 2-74　　农村不同收入家庭医疗费用报销来源

	低收入家庭		中收入家庭		中低收入家庭		高收入家庭	
	频　数	百分比	频　数	百分比	频　数	百分比	频　数	百分比
公费医疗	0	0.0	0	0.0	0	0.0	12	4.2
城镇职工基本医疗保险	2	2.2	2	1.0	4	1.4	9	3.2
城镇居民基本医疗保险	3	3.2	1	0.5	4	1.4	1	0.4
新型农村合作医疗	82	88.2	182	93.3	264	91.7	241	85.2
商业医疗保险	0	0.0	5	2.6	5	1.7	10	3.5
医疗救助	2	2.2	1	0.5	3	1.0	2	0.7
其　　他	4	4.3	4	2.1	8	2.8	8	2.8
合　　计	93	100.0	195	100.0	288	100.0	283	100.0

表 2-75　　城市不同收入家庭医疗费用报销来源

	低收入家庭		中收入家庭		中低收入家庭		高收入家庭	
	频　数	百分比	频　数	百分比	频　数	百分比	频　数	百分比
公费医疗	18	8.5	22	4.6	40	5.8	36	10.9
城镇职工基本医疗保险	58	27.4	208	43.5	266	38.6	173	52.4
城镇居民基本医疗保险	92	43.4	182	38.1	274	39.7	77	23.3
新型农村合作医疗	20	9.4	17	3.6	37	5.4	10	3.0
商业医疗保险	3	1.4	7	1.5	10	1.4	16	4.8
医疗救助	5	2.4	8	1.7	13	1.9	0	0.0
其　　他	16	7.5	34	7.1	50	7.2	18	5.5
合　　计	212	100.0	478	100.0	690	100.0	330	100.0

4. 医疗费用报销时间长短

医疗费用报销时间的长短，是考察医疗费用报销方便与否的重要因素。从医疗费用报销的时间长短来看，看完病后当场报销的占63%，其次是一个月内报销的，占16.8%，然后是1~6个月内报销的占11.8%。城市和农村在报销时间方面比较接近，但农村在一个月以上报销的比例低于城市，相对更为方便一些。这与合作医疗的推行与完善有关（见表2-76）。

表 2-76　　医疗费用报销时间长短

		当场报销	一周以内	一月以内	1~6个月	7~12个月	一年以上	合　计
城　市	频　数	439	38	139	119	15	13	763
	百分比	57.5	5.0	18.2	15.6	2.0	1.7	100.0
农　村	频　数	386	31	81	36	4	9	547
	百分比	70.6	5.7	14.8	6.6	0.7	1.6	100.0
全　国	频　数	825	69	220	155	19	22	1310
	百分比	63.0	5.3	16.8	11.8	1.5	1.7	100.0

五、城乡不同收入家庭医疗服务需求的比较分析

通过前面对城乡居民医疗服务需求状况的描述比较，我们可以看出城乡居民医疗服务需求的几个主要特点：

1. 城乡居民的健康状况不容乐观，患慢性病情况比较突出

城乡居民所患的慢性病主要包括高血压、关节炎、心脏病、非关节炎引起的慢性疼痛、糖尿病、高血脂等。高血压在各种情况的比例中均居首位。①

其中，调查对象家庭在过去一年所患慢性病前五位的是高血压、关节炎、心脏病、糖尿病、非关节炎引起的慢性疼痛，分别占所患疾病的21.3%、14.8%、11.7%、8.1%、7.2%。从城乡比较来看，城市排在前五位的分别是高血压、心脏病、关节炎、非关节炎引起的慢性疼痛、高血脂，农村居前五位的分别是高血压、关节炎、糖尿病、心脏病、高血脂。从不同收入家庭的比较来看，高血压、关节炎、心脏病三类疾病在不同收入家庭都居前三位。

调查对象家庭最近一次患慢性病的情况居前五位为高血压、关节炎、心脏病、非关节炎引起的慢性疼痛、糖尿病，分别占所患疾病的22.0%、14.2%、10.1%、7. 9%、6.9%。

急性病以感冒和流感为主。过去一年内调查对象家庭成员患急性病的总体情况，以感冒和流感为主，二项合计占了81.0%，而且城乡体现出一致性。最近一次患急性病中，感冒、流感合占87.0%。调查对象家庭过去一年内其他需要医疗服务的情况以常规体检为主，占了2/3左右（66.4%），城市的常规体检比例更高。

2. 城乡居民健康意识较强，患病后一般都会到医疗机构看病和服药

通过前面的数据可以看出，城市居民的健康意识较强，患病后一般会到医疗机构治疗和服药，不同收入家庭无明显区别。

从诊疗措施的选择来看，62.5%的人选择到医疗机构看病，34.6%的人选择为纯自我诊疗，有1.8%的人选择为没有采取措施。具体而言，从

① 根据2008年城镇居民医疗保险评估入户调查，调查人群两周患病率为17.93%，慢性病患病率为25.2%。

急性病和慢性病后是否到医疗机构看病来体现，有69.7%的人最近一次患急性病后去医疗机构看病，74.9%的人最近一次患慢性病后去医疗机构看病，可见，一般的家庭最近一次患病后会去医疗机构看病，患慢性病后去医疗机构看病的比例相对更高。从患病后是否服用药品的情况来看，患病后服用药品的比例较高，其中急性病为96.4%，慢性病为96.0%。而且，农村与城市都体现出较高的服药率。不同收入家庭最近一次患病后是否服药的情况并无明显差别。

从对体检的必要性来看，80.5%的人认为体检有必要。其中，36.3%的人认为很有必要，44.2%的人认为有必要。在家庭未来医疗服务需求的变化和感兴趣的服务提供方式方面，体检均居第一位，分别占24%、27.4%。

3. 在医疗机构选择方面急性病倾向于去基层医疗机构，慢性病倾向于去大医院，而且城乡之间、不同收入家庭之间有所差别

总体来看，人们患急性病时倾向于去基层医疗机构（村卫生室、社区卫生服务中心），患慢性病时倾向于去大医院（农村指县级医院，城市指三级医院），但在城乡、病种、收入方面有所差别。医疗机构的选择可以通过过去一年内家庭去过的医疗机构次数、最近一次患病时选择的医疗机构来体现。

在农村，过去一年内家庭成员去的次数最多的医疗机构居前四位的是村卫生室、私人药店、私人诊所、乡镇卫生院，分别为4.1次、3.63次、3.58次、3.45次。从农村不同收入家庭过去一年去过的医疗机构次数来看，前四位都是村卫生室、私人药店、私人诊所、乡镇卫生院，不同收入家庭之间没有明显区别。这可能与农村家庭的整体经济状况较差有关。农村家庭最近一次患急性病选择的医疗机构则以村卫生室、乡镇卫生院、县级医院、私人诊所为主，合计占了87.9%。其中，村卫生室和乡镇卫生院占63.1%。农村最近一次慢性病选择的医疗机构所占比例较大的前四位依次是县级医院、乡镇卫生院、村卫生室和县外医院。不同收入的农村家庭最近一次急性病和慢性病所去的医疗机构，均无明显差别。

在城市，调查对象家庭过去一年去的医疗机构排在前四位的依次是连锁药店、私人药店、私人诊所、三级医院，分别为6.63次、2.83次、

2.74 次、1.91 次。不同收入家庭过去一年内去过的医疗机构次数来看，低收入家庭去连锁药店、私人诊所、私人药店的次数要高于高收入家庭，而高收入家庭去三级医院的次数要高于低收入家庭。城市中最近一次急性病后去的主要医疗机构依次是连锁药店、三级医院、私人诊所、社区卫生服务站，合计占了 69.5%。从城市不同收入家庭最近一次患急性病所去的医疗机构来看，城市低收入家庭去连锁药店、私人药店、私人诊所的比例要明显高于城市高收入家庭。而城市高收入家庭去三级医院、二级医院的比例要明显高于城市低收入家庭。城市家庭最近一次慢性病选择的医疗机构所占比例较大的前四位依次是三级医院、连锁药店、二级医院和社区卫生服务中心。从不同收入城市家庭最近一次慢性病所去的医疗机构来看，城市低收入家庭最近一次慢性病去私人诊所、私人药店、社区卫生服务中心的比例要高于高收入家庭，而高收入家庭去三级医院、二级医院的比例要高于低收入家庭。可见，城市家庭，尤其是高收入家庭患病后倾向于去大的医疗机构。从未来经济条件改善时的医疗机构选择来看，人们也都倾向于去大的医疗机构（见图 2－24、图 2－25）。

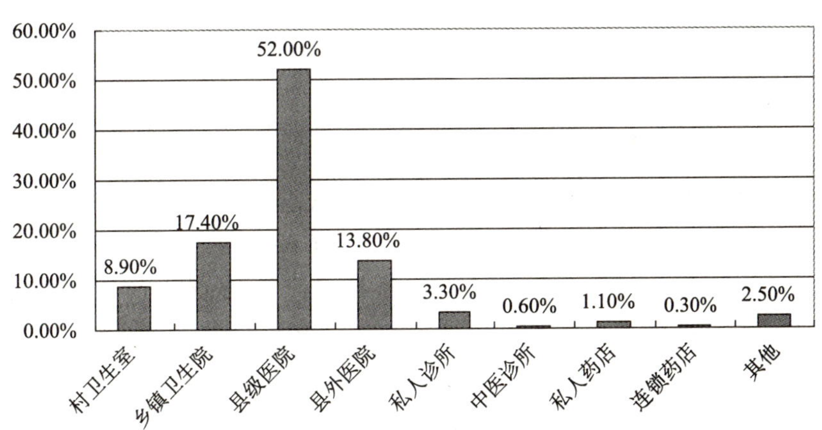

图 2－24　农村家庭在经济条件允许时的医疗机构选择

4. 家庭成员患病后服用的药品种类以国产西药为主，进口西药相对较少

国产西药是城乡居民的首选，中成药、中草药仍占相当比重，从总体上看，选择进口西药的比重比较小。这主要体现在过去一年家庭使用的各类药品次数、最近一次患病时服用的药品种类方面。

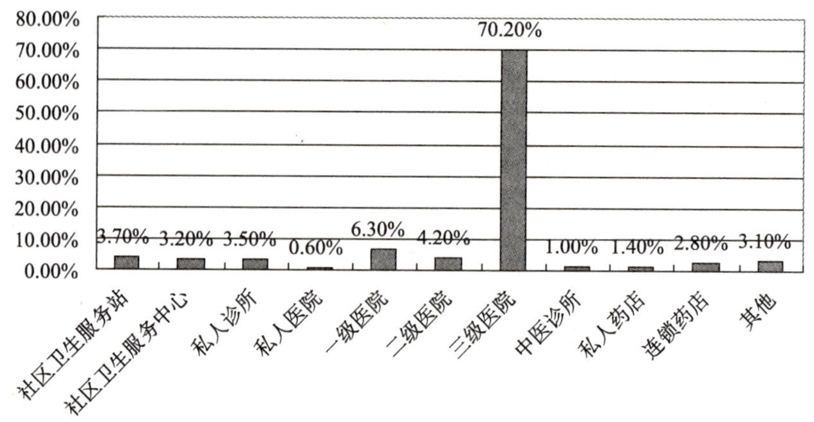

图 2－25　城市家庭在经济条件允许时的医疗机构选择

从过去一年内全家服用的各种药品次数来看，排序依次为国产西药、中成药、中草药、进口西药。从城乡的比较来看有所差别，城市中使用过进口西药的次数（3.13）要大于农村（2.99），这可能是由于城市调查对象的收入相对较高的原因，还有一个原因可能与药店在农村的分布及进口西药在农村市场较少有关。此外，与过去一年全家服用的各类药品平均次数比较，进口西药的使用次数是最少的，但是在全年的支出中却居第一位，进口西药的价格较高。

从不同收入家庭过去一年全家的各类药品支出来看，低收入家庭中中草药的支出明显高于高收入家庭，而高收入家庭进口西药的支出大大高于低收入家庭。从不同收入家庭最近一次患病后服用的药品种类来看，服用比例从高到低依次为国产西药、中成药、中草药、进口西药。从城乡比较来看，也体现出同样的特点。其中低收入家庭最近一次急性病后服用进口西药的比例要高于高收入家庭，但从服用过的西药（进口西药与国产西药）来看，低收入家庭服用过的西药比例（47%）明显低于高收入家庭（65%）。在慢性病方面，低收入家庭服用过进口西药的比例要低于高收入家庭。

从不同病种服用的西药来源总体情况来看，急性病后服用的西药来源倾向于基层医院，如村卫生室、连锁药店、私人药店、私人诊所等。慢性病后服用的西药来源倾向于大医院，如县级医院、三级医院。最近一次服用的西药基本来源于就诊的医疗机构。

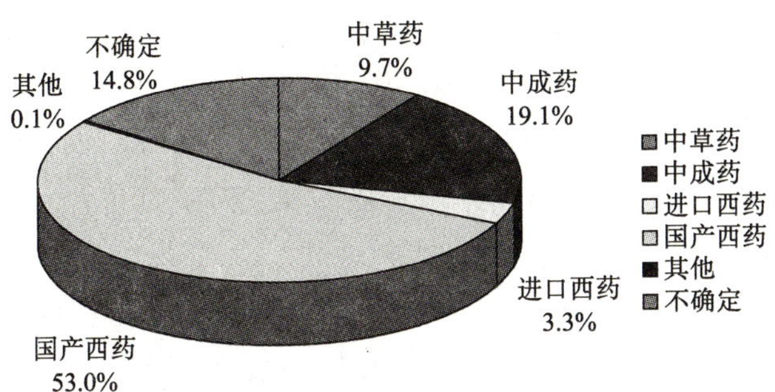

图2－26　经济条件紧张时选择的药品

5. 城乡居民医疗费用支出较大，医疗负担较重，中低收入群体尤为突出

从调查数据可以看出，城乡居民的医疗费用支出较大，医疗负担较重，尤其是农村居民和中低收入群体。门诊（973.71 元）、住院（7218.21 元）支出总额较大（门诊和住院支出里面包括了药品支出）。农村在 2008 年的门诊和住院二项支出占家庭总收入和总支出中的比重均超过城市。而且，城乡居民的医疗费用自付比例较高，大部分的医疗费用需要自己承担。

各类医疗费用在家庭收支中的比重更能反映家庭医疗负担的大小。平均门诊支出在家庭总收入中的比重为 4.5%；平均住院支出在家庭总收入中的比重为 33.6%。各类医疗费用在家庭总收入的比重较大，农村地区更高。从不同收入家庭年度医疗费用在家庭总收入中的比重来看，低收入家庭的年度门诊和住院支出在其家庭总收入中的比重大大高于高收入家庭。各类医疗费用在家庭总支出中的比重也同样如此。

各类医疗费用的自付比例是考察家庭医疗负担的重要因素。从各类费用的自付比例来看，自付比例均较高。① 其中门诊自付比例最高，农村的自付比例均高于城市。从不同收入家庭的年度医疗费用自付比例的总体情况来看，低收入家庭的自付比例要略高于高收入家庭，由此可见，中低收入家庭的医疗负担更重。

① 根据 2008 年城镇居民基本医疗保险制度评估调查，2008 年居民医保参保人员住院医疗费用（含自费项目）的报销比例为 42.0%；截至 2008 年上半年，全国城镇居民住院费用个人负担比例为 58.9%。

从最近一次患急性病的费用分担方式来看，全部自付的占 70.7%，部分报销的占22.8%，全部报销的占6.5%。其中，最近一次患急性病部分报销的比例平均为 54.61%。从最近一次慢性病的费用分担方式来看，全部自付的占59%，部分报销的占 35.7%，全部报销的占 5.3%。其中，最近一次患慢性病部分报销的比例平均为 59.21%。可见，大部分的医疗费用需要自己承担，全部报销的很少。①

6. 城乡之间和不同收入家庭之间在医疗服务需求方面存在差别，经济因素是影响城乡居民和不同收入群体医疗服务需求的重要因素

从城乡比较情况看，差异主要表现在医疗机构的选择上，由于城乡医疗机构的分布不同，城乡居民的收入不同，在选择医疗机构方面有所差别。由于最近一次患病服用的西药基本上来源于所选择的医疗机构，所以，城乡家庭最近一次患病后的西药来源也有所区别。在药品的选择上，城市和农村也有所区别。过去一年城市家庭服用过进口西药的次数（3.13）要大于农村（2.99）。此外，在医疗负担方面，城乡家庭的差异显著。城乡家庭的健康意识差别不大，主要表现在患病后采取的措施和最近一次患病后是否吃药方面，城乡家庭比较接近。

与城乡因素相比，不同收入家庭在医疗服务需求方面差异更加明显。

首先，体现在患病后采取的措施方面，高收入家庭患病后选择到医疗机构看病的比例最高（68.3%），低收入家庭相对低一些（58.5%）；低收入家庭选择纯自我诊疗的比例（37.2%）相对高于高收入家庭（28.3%）。从不同收入家庭最近一次患病后是否看病的情况来看，高收入家庭在最近一次急性病后看病的比例（72.8%）明显高于低收入家庭（61.6%），最近一次慢性病后是否看病的比例也略高一点。

其次，在医疗机构的选择上也有明显差别。从不同收入家庭过去一年内去过的医疗机构次数来看，城市低收入家庭去连锁药店、私人诊所、私人药店的次数要高于高收入家庭，而高收入家庭去三级医院的次数要高于低收入家庭。从城市不同收入家庭最近一次患急性病所去的医疗机构来看，城市低收入家庭去连锁药店、私人药店、私人诊所的比例

① 根据 2008 年城镇居民基本医疗保险制度评估调查，调查人群门诊受益率为 42.61%，住院受益率为 74.44%。

要明显高于城市高收入家庭，而城市高收入家庭去三级医院、二级医院、社区卫生服务站的比例要明显高于城市低收入家庭。从不同收入城市家庭最近一次慢性病所去的医疗机构来看，城市低收入家庭最近一次慢性病去私人诊所、私人药店、社区卫生服务中心的比例要高于高收入家庭，而高收入家庭去三级医院、二级医院的比例要高于低收入家庭。

第三，不同收入家庭在药品种类的选择上差异明显。这主要体现在最近一次患病后服用的药品种类和全年的药品支出方面。从不同收入家庭最近一次患病后服用的药品种类来看，服用比例从高到低依次均为国产西药、中成药、中草药、进口西药。其中低收入家庭最近一次急性病后服用进口西药的比例要高于高收入家庭，但从服用过的西药（进口西药与国产西药）来看，低收入家庭服用过的西药比例（47%）明显低于高收入家庭（65%）。在慢性病方面，低收入家庭服用过进口西药的比例（3.2%）要低于高收入家庭（6.4%）。从过去一年全家的各类药品支出来看，低收入家庭中草药的支出（795.24 元）明显高于高收入家庭（661.84 元），而高收入家庭进口西药的支出（2084.80 元）大大高于低收入家庭（644.35 元），见表 2 - 56。从不同收入家庭最近一次急性病的药品支出情况来看，高收入家庭最近一次急性病使用的进口西药支出为 450.23 元，低收入家庭为 156 元；低收入家庭最近一次急性病的中草药支出（128.33 元）高于高收入家庭（360.22 元）。不同收入家庭最近一次慢性病的药品支出情况，也是如此，高收入家庭最近一次慢性病使用的进口西药支出为 1705.90 元，低收入家庭为 437.46 元；低收入家庭最近一次慢性病的中草药支出（648.47 元）高于高收入家庭（533.34 元）。

此外，在年度医疗支出占家庭总收支的比重方面，不同收入家庭的差别明显，低收入家庭医疗支出在家庭收入和支出中比重较大。

城乡家庭和不同收入家庭在医疗服务需求方面的差异，其中一个重要的因素就是经济因素。[①] 在急性病后不去医疗机构看病的原因方面，低收入家庭因为经济困难的比例（22.8%）高于高收入家庭（8.1%）；因

① 2008 年职工医保和居民医保参保人群发生应住院未住院情况的主要原因中，经济原因比重分别为 21.1%、42.7%。

为自感病轻的比例（85.8%）高收入家庭高于低收入家庭（67.2%）。在慢性病后不去医疗机构看病的原因方面，低收入家庭因为经济困难的比例达51.5%，而高收入家庭因为经济困难的比例仅为14.5%。

在最近一次患急性病选择医疗机构的主要原因方面，低收入家庭因为便宜的比例（22.7%）要高于高收入家庭（16.0%）。在最近一次患慢性病选择医疗机构的主要原因方面，低收入家庭（16.3%）因为便宜的比例要高于高收入家庭（11.9%）。

在自己负担的医疗费用来源方面。城市家庭自付医疗费用来源于自己的收入的比例（69.9%）要高于农村家庭（66.6%），农村家庭自付医疗费用来源于借债的比例（20.0%）要明显高于城市家庭（8.9%）。从不同收入家庭的自己负担的医疗费用来源看，高收入家庭来源于自己收入的比例（69.9%）要高于低收入家庭（64.2%），低收入家庭来源于借债的比例（18.6%）要高于高收入家庭（11.7%）。

从感兴趣的医疗服务提供方式和未来医疗服务需求的变化来看，人们在未来对健康体检比较感兴趣，可见，他们比较重视疾病的预防与治病。

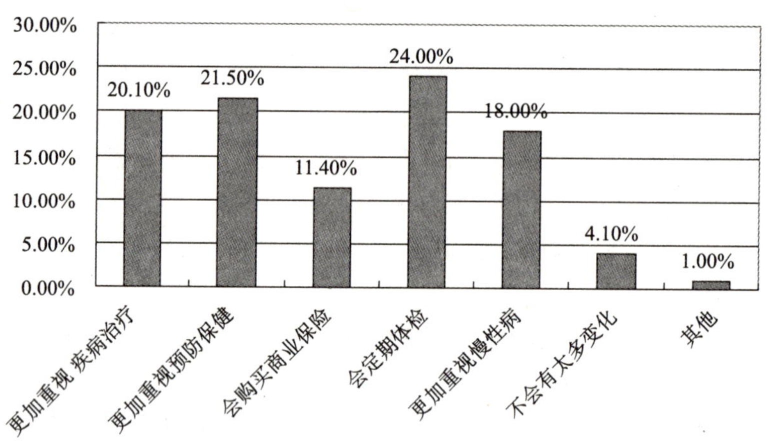

图2－27 未来医疗服务需求的变化

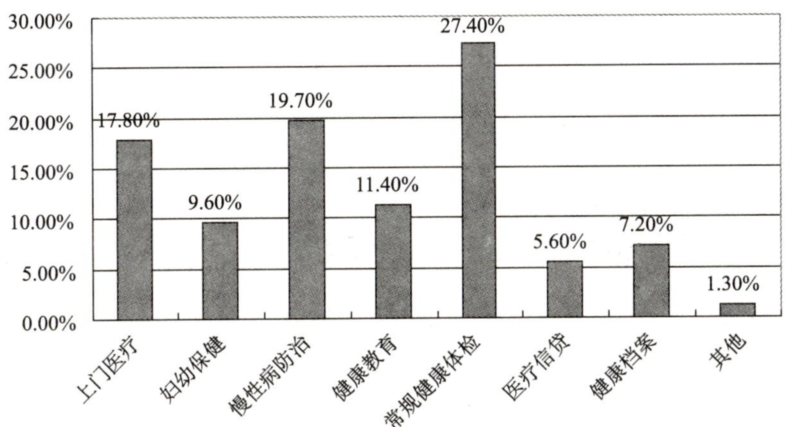

图 2－28　感兴趣的医疗服务提供方式

第三篇　中低收入群体医疗行为的影响因素研究

前面我们对调研数据进行了统计分析，已经知道了影响中低收入群体医疗行为的多种因素。这些因素是否的确影响中低收入群体的医疗行为，各种因素的影响程度有多大，还需要进一步验证。本报告利用单因素相关和多因素回归方法，分析研究影响中低收入群体医疗行为的主要因素。

一、研究背景

多年来，中国政府一直致力于建立和完善城乡居民的医疗保障体系。在 2009 年 3 月《中共中央、国务院关于深化医药卫生体制改革的意见》中进一步提出，要建立健全覆盖城乡居民的基本医疗卫生制度，为群众提供安全、有效、方便、价廉的医疗卫生服务。到 2020 年，要基本建立覆盖城乡居民的基本医疗卫生制度，人人享有基本医疗卫生服务，基本适应人民群众多层次的医疗卫生需求，人民群众健康水平进一步提高。这为减轻城乡居民尤其是中低收入群体的医疗负担、提高城乡居民的健康水平提供了良好的机遇。目前，城镇职工基本医疗保险、城镇居民基本医疗保险、新型农村合作医疗三大基本医疗保险制度框架已经建立，覆盖人群已经达到 90% 左右；而且，国家还为城乡贫困人口建立了大病医疗救助制度。

但是，人民群众还有相当一部分基本医疗需求未能得到充分满足，中低收入群体尤为突出。随着经济发展和城乡居民人均收入的增长，城乡居民对医疗服务的需求将进一步提高。不断加快的人口老龄化进程也对医疗服务提出了更高的要求。1993 年以来，中国先后开展了 4 次卫生服务需求调查，对城乡居民的卫生服务需求与供给体系进行了全面的调查研究。配合中国城镇职工基本医疗保险、城镇居民基本医疗保险和新型农村合作医疗制度的建设，相关部门和学术机构也开展了一些专题性的调查研究。

一些学者对中国居民的医疗行为和医疗需求问题已经开展了一些研究。饶克勤（2000）采用四步模型分析了中国城镇居民门诊和住院的费用和影响因素，发现其主要的影响因素是疾病严重程度、年龄和医疗保障制度。[①] 姚兆余、张娜（2007）在对苏北地区 × 镇的调查发现，影响农村居民就医行为的主要因素有文化程度、经济收入、医疗保障形式和医疗服务体。[②] 阎萍（2008）对老年人的求医行为分析的结果表明，医保状况、慢性病患病状况、自评健康状况对农村老年人的求医决定有显著影响；自评经济状况、慢性病患病状况和自评健康状况对城市老年人的求医决定有显著影响。[③] 张春瑜、李天庆（2009）对大型综合性医院患者就医行为的研究发现，这些患者对大型综合医院的选择主要与患者对医院的认知、相关群体以及媒介因素有关。[④] 王俊等（2008）发现，不同因素对居民卫生医疗需求行为的影响各异，城乡差异显著存在。[⑤] 薛德升等（2009）关于广州市城中村农民工医疗行为的研究结果表明，经济条件是制约农民工医疗行为的主要因素，同时，健康教育水平低和农村生活习惯的“路径依赖”对农民工医疗行为具有重要影响。由于健康教育水平较低，农民工缺乏足够的健康知识，且难以获取保健知识和医疗机构信

① 饶克勤：“中国城市居民医疗服务利用影响因素的研究——四步模型的基本理论及应用”，《中国卫生统计》，2000 年第 1 期。

② 姚兆余、张娜：“农村居民就医行为及其影响因素的分析——基于苏北地区 × 镇的调查”，《南京农业大学学报》，2007 年第 3 期。

③ 阎萍：“我国老年人的求医行为分析”，《人口与发展》，2008 年第 6 期。

④ 张春瑜、李天庆：“大型综合性医院患者就医行为影响因素分析”，《卫生经济研究》，2009 年第 10 期。

⑤ 王俊、昌忠泽、刘宏：“中国居民卫生医疗需求行为研究”，2008（7）。

息，往往根据以往经验做出反应，如喝凉茶、煎中草药、习惯性地光顾城中村的非正规医疗机构等。[①] 封进、李珍珍（2009）利用离散选择模型研究中国农村的治疗方式选择问题，发现治疗费用、疾病特征和治疗的机会成本等因素对治疗方式的选择有显著影响。[②]

但是上述研究多是针对居民整体或某一特定性质的单一群体，缺乏对中低收入群体的整体把握，也缺乏对收入因素影响中低收入群体医疗行为的实证分析。针对以往卫生服务需求调查中的问题，中国社会科学院课题组将本次调查集中在“中低收入群体”的医疗服务需求问题上。我们在界定“中低收入”群体概念和分类基础上，在全国七个省（直辖市）区选择了十个县（市）进行入户调查。项目组于 2009 年 7 ~ 9 月集中开展了中低收入群体医疗服务需求的问卷调查，总共发放问卷 2610 份，收回有效问卷 2605 份，其中符合“中低收入”标准的问卷 1642 份。本报告以我们自己的调查数据为基础，参照国家改善服务需求及相关专题调研结果，分析中低收入群体医疗行为的影响因素及其影响程度，并提出相应的政策建议。

二、分析变量的界定

在本报告中，课题组主要以中低收入群体的医疗行为（患病后采取的措施、医疗机构的选择）作为因变量，探讨影响中低收入群体医疗行为的原因。在文献研究以及对数据的探索性分析之后，根据调查问卷中设计的问题，我们将户籍、家庭疾病类型、家庭代际结构、受访者文化程度、家庭人均收入、医疗资源的可及性、医疗保障制度作为自变量，研究其对于中低收入群体医疗行为的影响。

（一）因变量

1. 中低收入群体患病后的诊疗行为倾向，主要包括：（1）自我诊疗；（2）自我诊疗与到医疗机构诊疗相结合；（3）到医疗机构就诊；

---

① 薛德升、蔡静珊、李志刚：“广州市城中村农民工医疗行为及其空间特征——以新凤凰村为例”，《地理研究》，2009 年第 5 期。

② 封进、李珍珍：“中国农村医疗保障制度的补偿模式研究”，《经济研究》，2009 年第 4 期。

（4）不采取任何措施。

2. 中低收入群体过去一年使用的医疗机构，分为城市和农村两类。

农村选择的医疗机构包括：（1）村级基层医疗机构（村卫生室、流动卫生单位、私人诊所、中医诊所）；（2）药店（私人药店、连锁药店）；（3）乡镇卫生院；（4）县级及县级以上医院（县级医院、县外医院）。

城市可选择的医疗机构包括：（1）城市基层医疗机构（社区卫生服务站）；（2）药店（私人药店、连锁药店）；（3）私人医疗机构（私人医院、私人诊所、中医诊所）；（4）二三级医院。

3. 中低收入群体最近一次急性病/慢性病是否去医疗机构看病：（1）去医疗机构看病了；（2）没有去医疗机构看病。

4. 中低收入群体最近一次急性病/慢性病使用的医疗机构，分为城市和农村两类。

农村选择的医疗机构包括：（1）村级基层医疗机构；（2）药店；（3）乡镇卫生院；（4）县级及县级以上医院；（5）两种或以上医疗机构。

城市选择的医疗机构包括：（1）城市基层医疗机构；（2）药店；（3）私人医疗机构；（4）二三级医院；（5）两种或以上医疗机构。

（二）自变量

1. 户籍，包括城市和农村两类。

2. 家庭主要患病类型，包括：（1）慢性病；（2）急性病；（3）慢性病和急性病；（4）其他疾病型家庭。

3. 家庭代际结构类型，分为：（1）有少无老型；（2）有老无少型；（3）无老无少型；（4）老少皆有型。

4. 受访者的文化程度，分为：（1）小学及以下；（2）初中；（3）高中（职高、中专、技校）；（4）大专及以上。

5. 家庭人均收入。

6. 医疗资源的可及性，即医疗资源的方便程度，通过离家最近的大医院的距离和离家最近的基层医院的距离来测量。

7. 医疗保障制度。尽管我们设计了多种类型的医疗保障制度，但受数据的限制很难直接分析医疗保障制度类型的影响。我们提取了三类指标加以分析：一是医疗报销费用时间间隔，包括：（1）当场报销；（2）不当场报销；二是医疗费用支付方式，包括：（1）全部自付；（2）可报销；三是医疗费用报销的比例。

三、单因素相关分析

（一）影响中低收入家庭一般医疗行为的相关分析

1. 患病后诊疗行为倾向

表 3－1 显示了与患病后诊疗行为倾向相关的主要因素，包括户籍、医疗费用报销时间、家庭代际机构类型、文化程度、家庭主要患病类型。其中，与患病后诊疗行为倾向最相关的因素是居住地和医疗费用报销时间（$p = 0.000 < 0.001$）。相对于城市的中低收入家庭，农村家庭在患病后更倾向于采取到医疗机构看病的方式。这可能是因为，在城市地区，当影响需求的条件发生变化时，反应最敏感的是对自我治疗的需求。如果公共卫生医疗机构的治疗成本提高，人们将更多地选择自我治疗而不是到私人机构治疗，即使私人机构的治疗成本更低。① 此外，医疗费用报销时间越长，在患病后越倾向于采取自我诊疗的措施。

被访者文化程度和家庭代际结构类型与中低收入家庭患病后诊疗行为倾向之间也存在显著的相关性（$p = 0.000 < 0.001$）。从被访者的文化程度来看，文化程度越高越倾向于采取到医疗机构看病的方式，文化程度越低，越倾向于采取自我诊疗的方式。从家庭代际结构来看，倾向于去医疗机构看病的以家庭代际结构类型为“有少无老”和“老少皆有”的家庭为主，这主要是因为家庭代际结构与家庭患病类型相关，这两类家庭以患急性病为主。

家庭疾病类型与患病后诊疗行为倾向之间存在一定的相关性，但相关度并不是很高（$p = 0.014 < 0.05$）。一般来说，采取自我诊疗措施的主要以慢性病型家庭为主，到医疗机构看病的以急性病型和其他疾病型家

① 王俊、昌忠泽、刘宏：“中国居民卫生医疗需求行为研究”，2008 年第 7 期。

表 3-1　　中低收入家庭患病后诊疗行为倾向的相关因素分析　　单位：%

		自我诊疗	到医疗机构看病	自我诊疗和到医疗机构看病	不采取任何措施	样本量	Cramer's V
户　籍	城　市	27.2	46.0	24.5	2.3	100（1017）①	0.24***②
	农　村	25.9	65.1	6.5	2.5	100（553）	
	合　计	26.8（420）	52.7（828）	18.2（285）	2.4（37）	100（1570）	
医疗费用报销时间	当场报销	23.2	54.8	20.7	1.3	100（478）	0.24***
	不当场报销	26.3	63	5	5.7	100（262）	
	合　计	24.3（180）	57.7（427）	15.1（112）	2.8（21）	100（740）	
家庭代际结构类型	有少无老家庭	26.8	57.7	12.4	3	100（298）	0.1***
	有老无少家庭	24.7	44.9	27	3.4	100（497）	
	无老无少家庭	24.4	59	15.5	1.1	100（373）	
	老少皆有家庭	31.3	52.9	14.1	1.7	100（412）	
	合　计	26.8（423）	52.7（833）	18.2（287）	2.3（37）	100（1580）	
文化程度	小学及以下	28	44.4	25.4	2.2	100（496）	0.1***
	初　中	26	53.1	18.8	2.1	100（527）	
	高中水平	27.9	56.9	12.7	2.4	100（369）	
	大专及以上	22.8	65.6	8.3	3.3	100（180）	
	合　计	26.7（420）	52.7（828）	18.3（287）	2.4（37）	100（1572）	
家庭主要患病类型	慢性病型家庭	30.5	48.5	16	5	100（200）	0.1*
	急性病型家庭	27.3	53.4	17.3	2	100（1029）	
	急性病和慢性病家庭	27.3	52.7	18.2	1.8	100（55）	
	其他疾病型家庭	20.7	53.8	24.4	1.1	100（266）	
	合　计	26.6（412）	52.8（818）	18.4（285）	2.3（35）	100（1550）	

① 文中所有表格括号内都为频次。

② $p<0.001$ *** $p<0.01$ ** $p<0.05$ *

庭为主。

2. 过去一年患病后主要使用的医疗机构

表 3 - 2 显示了与城市中低收入家庭医疗机构选择的相关的主要因素。可以看出，医疗费用报销时间、家庭疾病类型、被访者文化程度是影响城市家庭医疗机构选择的主要因素（$p = 0.000 < 0.001$）。从医疗费用报销时间来看，选择去药店的主要以当场报销为主；选择去基层医疗机构和二三级医院的，以不当场报销为主。这主要是由城市医疗报销制度引起的，一般来说，基层医疗机构和二三级医院，医疗费用都不能当场报销。从家庭疾病类型来看，选择去药店的主要是急性病型家庭，选择去二三级医院的以慢性病型家庭为主。从被访者文化程度来看，文化程度越高，在患病后越倾向于去正规医疗机构（基层医疗机构、二三级医院）；文化程度越低，越倾向于去非正规的医疗机构（药店、私人医疗机构）。

表 3 - 2　城市中低收入家庭医疗机构选择的相关因素分析　单位：%

		基层医疗机构	药店	私人医疗机构	二三级医院	样本量	Cramer's V
医疗费用报销时间	当场报销	14.2	60.2	5	20.7	100（261）	0.29***
	不当场报销	35.1	32.5	5.8	26.6	100（154）	
	合　计	21.9（91）	49.9（207）	5.3（22）	22.9（95）	100（415）	
家庭疾病类型	慢性病型家庭	19.7	33.6	9	37.7	100（122）	0.14***
	急性病型家庭	17	59.3	11.2	12.5	100（642）	
	慢性病和急性病型家庭	15.4	53.8	10.3	20.5	100（39）	
	其他疾病型家庭	22.5	52.6	9.2	15.6	100（173）	
	合　计	18.2（178）	54.7（534）	10.6（103）	16.5（161）	100（976）	
文化程度	小学及以下	11.2	65.6	10.8	12.4	100（259）	0.13***
	初　中	16.5	55	10.8	17.7	100（333）	
	高中水平	18.4	49.8	10	21.8	100（261）	
	大专及以上	37.1	40.3	9.7	12.9	100（124）	
	合　计	18.2（178）	54.6（533）	10.4（102）	16.8（164）	100（977）	

续表

		基层医疗机构	药店	私人医疗机构	二三级医院	样本量	Cramer's V
家庭代际结构类型	有少无老家庭	14.9	51.4	14.4	19.3	100（181）	0.07
	有老无少家庭	16.8	53.4	10.9	18.9	100（339）	
	无老无少家庭	20.1	54.2	8.9	16.8	100（214）	
	老少皆有家庭	20.7	58.2	9.6	11.6	100（251）	
	合　计	18.2（179）	54.4（536）	10.8（106）	16.6（164）	100（985）	

表3-3显示了与农村中低收入家庭医疗机构选择的相关的主要因素，可以看出，医疗费用报销时间、家庭代际结构是影响农村家庭医疗机构选择的主要因素。医疗报销费用时间是影响农村家庭医疗机构选择最显著的因素（$p=0.000<0.001$）。农村家庭去正规医疗机构的主要以当场报销的为主，这和城市的情况正相反。这主要是因为参加新农合制度的最新规定，农村居民在指定医疗机构看病，能够报销的部分医疗费用可以直接从其医疗费用中扣除。家庭代际结构类型与患病后诊疗行为倾向之间存在一定的相关性（$p=0.026<0.05$），去县级医院看病的，以“有老无少型”家庭为主；去基层医院看病的，以“无老有少型”、“老少皆有型”家庭为主。在农村地区，当影响需求的条件发生变化时，反应最敏感的是对私人机构的需求。如果公办卫生医疗机构的治疗成本提高，人们将会在自我治疗和到私人机构治疗间进行权衡；如果私人机构的治疗成本更低，他们会选择到私人机构治疗。①

表3-3　农村中低收入家庭医疗机构选择的相关因素分析　单位：%

		农村基层医疗机构	药店	乡镇卫生院	县级医院	样本量	Cramer's V
医疗费用报销时间	当场报销	51.5	11.8	24.9	11.8	100（169）	0.29***
	不当场报销	52.8	33.3	5.6	8.3	100（72）	
	合　计	51.9（125）	18.3（44）	19.1（46）	10.8（26）	100（241）	

① 王俊、昌忠泽、刘宏：“中国居民卫生医疗需求行为研究”，《经济研究》，2008（7）。

续表

		农村基层医疗机构	药店	乡镇卫生院	县级医院	样本量	Cramer's V
家庭代际结构类型	有少无老家庭	70.7	12	12	5.3	100（75）	0.13*
	有老无少家庭	43.7	20.4	19.4	16.5	100（103）	
	无老无少家庭	49.5	15.2	25.7	9.5	100（105）	
	老少皆有家庭	51	15.3	24.5	9.2	100（98）	
	合　计	52.5（200）	16（61）	21（80）	10.5（40）	100（381）	
家庭主要疾病类型	慢性病型家庭	33.3	19	31	16.7	100（42）	0.09
	急性病型家庭	56.6	15	19.1	9.4	100（267）	
	慢性病和急性病型家庭	44.4	22.2	22.2	11.1	100（9）	
	其他疾病型家庭	51.7	16.7	21.7	10	100（60）	
	合　计	52.9（200）	15.9（60）	20.9（79）	10.3（39）	100（378）	
文化程度	小学及以下	48.4	14.9	26.1	10.6	100（161）	0.07
	初　中	55.9	16.1	18.2	9.8	100（143）	
	高中水平	55.8	19.2	13.5	11.5	100（52）	
	大专及以上	54.2	12.5	20.8	12.5	100（24）	
	合　计	52.6（200）	15.8（60）	21.1（80）	10.5（40）	100（380）	

（二）影响中低收入家庭最近一次急性病行为的相关分析

1. 最近一次患急性病是否去医疗机构看病

从表3-4来看，影响中低收入家庭最近一次急性病是否去医疗机构看病的主要因素有：文化程度、费用报销时间、家庭代际结构、户籍、医疗费用报销方式。其中，文化程度与其相关性最强（$p<0.001$）。最近一次急性病不去医疗机构看病以文化程度较高的人为主，去医疗机构看病的以文化程度较低的人为主。这与前面的患病后诊疗行为倾向刚好相反，可能是因为虽然文化程度较高的人健康意识较强，但在具体的病情上面，由于具备一定的健康医疗知识，不通过医疗机构的诊断就能知道服用何种药物等；而文化程度较低的人可能没有这方面的知识，所以必须去医疗机构进行诊疗。这一原因也可以用于解释农村急性病到医疗机

构看病的比例高于城市。

表 3-4　中低收入家庭最近一次急性病是否去医疗机构看病的相关因素分析

单位：%

		是	否	样本量	Cramer's V
文化程度	小学及以下	73.9	26.1	100（444）	0.11***
	初　　中	69.2	30.8	100（480）	
	高中水平	60.8	39.2	100（339）	
	大专及以上	64.2	35.8	100（165）	
	合　　计	68.1（972）	31.9（456）	100（1428）	
费用报销时间	当场报销	72.8	27.2	100（449）	0.11**
	不当场报销	62.4	37.6	100（242）	
	合　　计	69.2（478）	30.8（213）	100（691）	
家庭代际结构类型	有少无老家庭	73	27	100（282）	0.10**
	有老无少家庭	70.8	29.2	100（425）	
	无老无少家庭	68.8	31.2	100（353）	
	老少皆有家庭	60.4	39.6	100（376）	
	合　　计	68（977）	32（459）	100（1436）	
户籍	城　　市	65.0	35.0	100（917）	0.09**
	农　　村	73.4	26.6	100（512）	
	合　　计	68（972）	32（457）	100（1429）	
费用支付方式	全部自付	89.2	10.8	100（762）	0.08**
	可以报销	94.7	5.3	100（284）	
	合　　计	90.7（949）	9.3（97）	100（1046）	

从代际结构上来看，“有少无老”家庭医疗机构看病的比例最高；从医疗保障制度来看，医疗费用可以报销、报销时间越短的家庭患急性病后更倾向于去医疗机构看病。

2. 最近一次急性病医疗机构的选择

医疗费用支付方式、文化程度、家庭代际结构、医疗费用报销时间是影响城市中低收入家庭最近一次急性病选择医疗机构的主要因素（见表 3-5）。其中，医疗费用支付方式和文化程度的影响最为显著

($p<0.001$)。在城市，医疗费用可以报销的中低收入家庭去正规医疗机构的比例高于医疗费用全部自付的家庭。从被访者文化程度来看，文化程度越高，其家庭越倾向于去正规医疗机构（城市基层医疗机构，二三级医院）；文化程度越低，越倾向于去非正规医疗机构（药店、私人医疗机构）。对于不同代际结构的家庭，选择正规医疗的以“有少无老”家庭为主，选择非正规医疗机构的以有老人的家庭和“无老无少”家庭为主，这可能与家庭具体的疾病类型有关。此外，医疗费用报销时间也与医疗机构选择之间存在一定程度的关系，当场报销的比不当场报销的选择正规医疗机构的比例更高。

表 3-5　城市中低收入家庭最近一次急性病医疗机构选择的相关分析　　单位：%

		基层医疗机构	药店	私人医疗机构	二三级医院	两种以上医疗机构	样本量	Cramer's V
医疗费用支付方式	全部自付	16.5	33.3	21.6	19.9	8.8	100（547）	0.20***
	可报销	16.7	34.5	6.5	35.1	7.1	100（168）	
	合　计	16.5（118）	33.6（240）	18.0（129）	23.5（168）	8.4（60）	100（715）	
文化程度	小学及以下	13.7	39.3	23.7	17.8	5.5	100（219）	0.15***
	初　中	18.3	34	18.7	18.3	10.8	100（241）	
	高中水平	13.4	34.1	14	29.6	8.9	100（179）	
	大专及以上	20.4	22.4	6.1	41.8	9.2	100（98）	
	合　计	16.0（118）	34.1（251）	17.4（128）	24.0（177）	8.5（63）	100（737）	
家庭代际结构	有少无老家庭	19	21.8	20.4	27.5	11.30	100（142）	0.12**
	有老无少家庭	15.1	40.2	14.7	23.6	6.60	100（259）	
	无老无少家庭	17.1	27.1	24.1	25.9	5.90	100（170）	
	老少皆有家庭	14.6	40.9	12.3	20.5	11.70	100（171）	
	合　计	16.2（120）	33.8（251）	17.4（129）	24.1（179）	8.5（63）	100（742）	
医疗费用报销时间	当场报销	15.8	36.4	12.4	26.8	8.6	100（209）	0.20*
	不当场报销	18.1	17.1	15.2	36.2	13.3	100（105）	
	合　计	16.6（52）	29.9（94）	13.4（42）	29.9（94）	10.2（32）	100（314）	

农村中低收入家庭最后一次急性病医疗机构选择的相关因素有医疗费用报销时间和被访者文化程度。在农村，医疗费用能够当场报销的选择村卫生室、乡镇卫生院的比例更高。从被访者的文化程度来看，患急性病后去县级医疗机构的主要是文化程度较高的家庭（见表3－6）。

表3－6　农村中低收入家庭最近一次急性病医疗机构选择的相关分析　单位：%

		村级卫生机构	药店	乡镇卫生院	县级及以上医院	两种以上医疗机构	样本量	Cramer's V
医疗费用报销时间	当场报销	42.5	2.2	18.7	9.7	26.9	100（134）	0.34***
	不当场报销	28.1	17.5	8.8	21.1	24.6	100（57）	
	合　计	38.2（71）	6.8（13）	15.7（30）	13.1（25）	26.2（50）	100（191）	
文化程度	小学及以下	45.3	3.9	22.7	10.2	18	100（128）	0.17*
	初　中	41.4	9	14.4	9	26.1	100（111）	
	高中水平	38.6	15.9	11.4	13.6	20.5	100（44）	
	大专及以上	35.7	0	0	35.7	28.6	100（14）	
	合　计	42.4（126）	7.4（22）	16.8（50）	11.4（34）	21.9（65）	100（297）	
家庭代际结构	有少无老家庭	40.8	9.9	15.5	14.1	19.70	100（71）	0.15
	有老无少家庭	50.8	3.1	18.5	13.8	13.80	100（65）	
	无老无少家庭	38.8	2.4	21.2	8.2	29.40	100（85）	
	老少皆有家庭	40.8	14.5	11.8	10.5	22.40	100（76）	
	合　计	42.4（126）	7.4（22）	16.8（50）	11.4（34）	21.9（65）	100（297）	
医疗费用支付方式	全部自付	48	7.8	15.6	11.2	17.3	100（179）	0.17
	可以报销	33.3	7.2	19.8	11.7	27.9	100（111）	
	合　计	42.4（123）	7.6（22）	17.2（50）	11.4（33）	21.4（62）	100（290）	

（三）影响中低收入家庭最近一次慢性病行为的相关分析

1. 最近一次患慢性病是否去医疗机构看病

在最近的一次慢性病中，与中低收入家庭是否去医疗机构看病相关的主要因素有家庭代际结构、被访者文化程度和医疗费用支付方式（见表3－7）。

表 3－7　中低收入家庭最近一次慢性病是否去医疗机构看病的相关因素分析

单位：%

		是	否	样本量	Cramer's V
家庭代际结构	有少无老家庭	63.1	36.9	100（130）	0.15***
	有老无少家庭	80	20	100（436）	
	无老无少家庭	77.4	22.6	100（288）	
	老少皆有家庭	66.2	33.8	100（231）	
	合　计	74.4（807）	25.6（278）	100（1085）	
文化程度	小学及以下	79.2	20.8	100（384）	0.12**
	初　中	76.9	23.1	100（333）	
	高中水平	67.6	32.4	100（247）	
	大专及以上	66.7	33.3	100（114）	
	合　计	74.5（803）	25.5（275）	100（1078）	
医疗费用支付方式	全部自付	91.3	8.7	100（541）	0.08*
	可以报销	95.6	4.4	100（296）	
	合　计	92.8（777）	7.2（60）	100（837）	
医疗费用报销时间	当场报销	76.4	23.6	100（326）	0.01
	不当场报销	77.1	22.9	100（201）	
	合　计	76.7（404）	23.3（123）	100（527）	
户　籍	城　市	25.2	74.8	100（721）	0.01
	农　村	26.5	73.5	100（358）	
	合　计	25.7	74.3	100（1079）	

家庭代际结构与是否去医疗机构看病之间存在非常显著的相关关系。“有老无少”型家庭去医疗机构看病的比例最高。被访者文化程度与家人最近一次患慢性病以后是否去医疗机构看病具有比较显著的相关性。一般来说，文化程度越低越倾向于去医疗机构看病，文化程度越高越倾向于不去医疗机构看病，这可能是因为文化程度较高者，具有一定的医疗卫生知识。慢性病医疗费用支付方式与是否去医疗机构看病之间存在一定的相关性，医疗费用可以报销的相对于全部自付的家庭在最近一次慢性病中去医疗机构看病的比例更高。

2. 最近一次慢性病医疗机构的选择

在最近一次慢性病中，与城市中低收入家庭医疗机构选择相关的因素有医疗费用报销时间、被访者文化程度、医疗费用支付方式（见表3－8）。

表3－8　城市中低收入家庭最近一次慢性病医疗机构选择的相关分析　单位：%

		基层医疗机构	药店	私人医疗机构	二三级医院	两种以上医疗机构	样本量	Cramer's V
医疗费用报销时间	当场报销	13.6	20.1	5.8	49.4	11	100（154）	0.24**
	不当场报销	16.4	4.1	8.2	55.7	15.6	100（122）	
	合　计	14.9（41）	13.0（36）	6.9（19）	52.2（144）	13.0（36）	100（276）	
文化程度	小学及以下	15.2	25.8	12.1	37.9	9.10	100（198）	0.13**
	初　中	14.3	19.6	6.9	47.6	11.60	100（189）	
	高中水平	8.6	17.9	6.6	54.3	12.60	100（151）	
	大专及以上	14.3	5.7	7.1	51.4	21.40	100（70）	
	合　计	13.2（80）	19.6（119）	8.6（52）	46.5（283）	12.2（74）	100（608）	
医疗费用支付方式	全部自付	13.3	21.2	10.7	42.7	12	100（391）	0.14*
	可报销	12.6	15.6	4.5	54.3	13.1	100（199）	
	合　计	13.1（77）	19.3（114）	8.6（51）	46.6（275）	12.4（73）	100（590）	
家庭代际结构	有少无老家庭	3.7	20.4	13	46.3	16.7	100（54）	0.09
	有老无少家庭	14.6	20.5	8.3	45.1	11.5	100（288）	
	无老无少家庭	16.7	19.3	9.3	47.3	7.3	100（150）	
	老少皆有家庭	9.2	17.6	7.6	47.9	17.6	100（119）	
	合　计	13.1（80）	19.6（120）	8.8（54）	46.3（283）	12.1（74）	100（611）	

从医疗费用报销时间来看，在城市，去药店的主要是当场报销的；去基层医疗机构和二三级医院的，以不当场报销的比例较高。这主要是由城市医疗报销制度引起的。一般来说，基层医疗机构和二三级医院，医疗费用都不能当场报销。从被访者文化程度来看，文化程度越高，患慢性病去二三级医院的比例越高；文化程度越低，去基层医疗机构、药店、私人医疗机构的比例越高。从医疗费用支付方式来看，医疗费用可以报销的家庭更倾向于去二三级医院，医疗费用需要全部自付的家庭更倾向于去药店。

而农村中低收入家庭医疗机构的选择则与这些因素均不相关，这主要是因为农村由于医疗资源、医疗制度的限制，进行自主选择医疗机构的机会很少。

表3－9　农村中低收入家庭最近一次慢性病医疗机构选择的相关分析　单位：%

		村级卫生机构	药店	乡镇卫生院	县级及以上医院	两种以上医疗机构	样本量	Cramer's V
家庭代际结构	有少无老家庭	14.80	3.70	18.50	51.90	11.10	100（27）	0.17
	有老无少家庭	12.50	1.40	20.80	52.80	12.50	100（72）	
	无老无少家庭	9.30	0.00	32.00	33.30	25.30	100（75）	
	老少皆有家庭	12.80	0.00	12.80	46.80	27.70	100（47）	
	合　计	11.8（26）	0.9（2）	22.6（50）	44.8（99）	19.9（44）	100（221）	
文化程度	小学及以下	11.3	1.7	23.5	47.8	15.70	100（115）	0.11
	初　中	14.9	0	24.3	39.2	21.60	100（74）	
	高中水平	8.3	0	12.5	50	29.20	100（24）	
	大专及以上	0	0	28.6	42.9	28.60	100（7）	
	合　计	11.8（26）	0.9（2）	22.7（50）	45.0（99）	19.5（43）	100（220）	
医疗费用支付方式	全部自付	11.6	1.6	17.8	46.5	22.5	100（129）	0.17
	可报销	9.5	0	31	42.9	16.7	100（84）	
	合　计	10.8（23）	0.9（2）	23.0（49）	45.1（96）	20.2（43）	100（213）	
医疗费用报销时间	当场报销	7.80	22.30	42.70	27.20	100.00	100（103）	0.2
	不当场报销	15.20	30.30	45.50	9.10	15.20	100（33）	
	合　计	9.6（13）	24.3（33）	43.4（59）	22.8（31）	100.0（136）	100（136）	

（四）收入水平对中国家庭医疗行为的影响

在对中低收入家庭医疗行为的分析中，由于中低收入群体在收入上差距较小，所以收入对于该群体医疗行为的影响并不十分明显。为了进一步分析收入水平对家庭中国医疗行为的影响，在这部分的分析中，我们使用了全部样本数据（2557份），并按照一定的收入标准将样本分为三组：低收入组、中等收入组和高收入组（见表3－10）。

表 3－10 **全部样本收入水平组** 单位：元

调查省市	低收入样本	中收入样本	高收入样本（相对）
	年人均收入	年人均收入	年人均收入
	城 市		
北京市石景山区	≤6000	≤12000，>6000	>12000
福建省厦门市	≤6000	≤12000，>6000	>12000
四川省成都市	≤4750	≤8500，>4250	>8500
河南省郑州市	≤3750	≤7500，>3750	>7500
吉林省吉林市	≤3500	≤7000，>3500	>7000
甘肃省兰州市	≤3000	≤6000，>3000	>6000
	农 村		
北京市密云县	≤2500	≤5000，>2500	>5000
河南省新郑市	≤1650	≤3300，>1650	>3300
云南省开远市	≤1000	≤2000，>1000	>2000
甘肃省榆中、会宁县	≤600	≤1200，>600	>1200

1. 收入水平与患病后诊疗倾向的相关分析

从表 3－11 可以看出，收入水平与中国家庭患病后诊疗行为倾向有显著的相关性。总的来说，收入水平越高的家庭，患病后越倾向于到医疗机构就诊；收入水平越低的家庭，患病后越倾向于进行自我诊断或者不采取任何措施。

表 3－11 **收入水平与患病后诊疗倾向的相关分析** 单位：%

	不采取任何措施	自我诊疗	到医疗机构看病	自我诊疗和看病	样本量	Cramer's V
低收入家庭	4.0	29.8	53.9	12.3	100（551）	0.12***
中收入家庭	1.5	25.2	52.1	21.3	100（1029）	
高收入家庭	2.8	19.9	65.1	12.3	100（870）	
合 计	2.5（61）	24.3（596）	57.1（1399）	16.1（394）	100（2450）	

2. 收入水平与过去一年主要使用的医疗机构的相关分析

从收入水平与平常主要使用的医疗机构的相关性来看，城市家庭的收入水平与主要使用的医疗机构之间存在显著的相关性。农村家庭的收入水平与医疗机构的选择之间几乎没有关系。

对于城市家庭来说，收入水平越高，去正规医疗机构的比例越高；收入水平越低，去非正规医疗机构的比例越低。

表 3 - 12　城市家庭收入水平与过去一年医疗机构使用的相关分析　单位：%

	城市基层医疗机构	药店	私人医疗机构	二三级医院	样本量	Cramer's V
低收入	17.3	51.4	12.7	18.5	100（346）	0.11***
中收入	18.6	56.2	9.7	15.5	100（639）	
高收入	26.2	43.1	6.3	24.3	100（378）	
合　计	20.4（278）	51.4（700）	9.5（130）	18.7（255）	100（1363）	

表 3 - 13　农村家庭收入水平与过去一年医疗机构使用的相关分析　单位：%

	农村基层医疗机构	药店	乡镇卫生院	县级医院	样本量	Cramer's V
低收入	48.8	11.4	25.2	14.6	100（123）	0.08
中收入	54.3	17.8	19.4	8.5	100（258）	
高收入	55.5	13.7	22.1	8.7	100（366）	
合　计	53.9（403）	14.7（110）	21.7（162）	9.6（72）	100（747）	

3. 收入水平与最近一次患病后医疗行为的相关分析

（1）患病后的就诊行为。

表 3 - 14 显示了家庭收入水平与最近一次患病诊疗行为的相关分析。可以看出，家庭收入水平与家庭患急性病后是否去医疗机构就诊有显著的相关性，且收入水平越高，去医疗机构就诊的比例越高。家庭收入水平与家庭患慢性病后是否去医疗机构就诊没有相关性。

表 3 - 14　家庭收入水平与最近一次患病后就诊行为的相关分析　单位：%

	患急性病后是否到医疗机构看病			Cramer's V	慢性病是否去医疗机构看病			Cramer's V
	是	否	样本量		是	否	样本量	
低收入	61.6	38.4	100（487）	0.10***	74.3	25.7	100（393）	0.02
中收入	71.3	28.7	100（949）		74.4	25.6	100（692）	
高收入	72.8	27.2	100（783）		75.9	24.1	100（627）	
合　计	69.7（1547）	30.3（672）	100.0（2219）		74.9（1283）	25.1（429）	100（1712）	

（2）患病后医疗机构的选择。

对于城市家庭来说，不论是急性病还是慢性病，收入水平都与其医疗的选择显著相关（见表3－15）。在患急性病后，家庭收入水平越高，去正规医疗机构的比例越高；家庭收入越低，越容易选择非正规的医疗机构。在患慢性病以后，家庭收入水平越高，去二三级大医院的比例越高。

表3－15　城市家庭收入水平与最近一次患病后医疗机构选择的相关分析

单位：%

	基层医疗机构	药店	私人医院	二三级医院	多种机构	样本量	Cramer's V
	急性病						
低收入	15.3	30.6	20.7	24.0	9.5	100（242）	0.16***
中收入	16.6	35.4	15.8	24.2	8.0	100（500）	
高收入	20.7	17.8	9.1	36.7	15.6	100（275）	
合　计	17.4（177）	29.5（300）	15.1（154）	27.5（280）	10.4（106）	100（1017）	
	慢性病						
低收入	11.0	14.2	11.0	50.7	13.2	100（219）	0.13***
中收入	14.3	22.7	7.7	43.9	11.5	100（392）	
高收入	12.3	11.5	4.6	61.2	10.4	100（260）	
合　计	12.9（112）	17.2（150）	7.6（66）	50.7（442）	11.6（101）	100（871）	

表3－16　农村家庭收入水平与最近一次患病后医疗机构选择的相关分析

单位：%

	村级卫生机构	药店	乡镇卫生院	县级及以上医院	多种医疗机构	样本量	Cramer's V
	急性病						
低收入	38.4	2.3	19.8	15.1	24.4	100（86）	0.13*
中收入	44.1	9.5	15.6	10.0	20.9	100（211）	
高收入	39.5	2.4	18.2	11.9	28.0	100（329）	
合　计	40.9（256）	4.8（30）	17.6（110）	11.7（73）	25.1（157）	100（626）	
	慢性病						
低收入	10.1	0.0	19.1	48.3	22.5	100（89）	0.11
中收入	12.9	1.5	25.0	42.4	18.2	100（132）	
高收入	15.4	1.2	23.2	33.2	27.0	100（241）	
合　计	13.6（63）	1.1（5）	22.9（106）	38.7（179）	23.6（109）	100（462）	

对于农村家庭来说，收入水平与急性病患病后的医疗机构选择存在一定程度的相关性，但与慢性病后医疗机构的选择无关。

四、回归分析

前面我们分析了影响中低收入群体家庭的相关因素。下面我们利用多元回归模型分析方法，对这些相关因素进行多变量回归分析，进一步认识各相关因素是如何影响人们的求医行为的。

（一）中低收入群体的一般医疗行为的 Multi－Logistic 回归分析

1. 分析原理

因变量“中低收入群体患病后的诊疗倾向”有 4 个水平的取值：y_1 = 自我诊疗，y_2 = 自我诊疗与去机构就诊结合，y_3 = 去医疗机构就诊，y_4 = 不采取任何措施。相应的概率为 p_1、p_2、p_3、p_4，对于 p 个自变量可拟合为 3 个模型（y_1 参照变量，$p_1 + p_2 + p_3 + p_4 = 1$）：

$$\mathrm{Logit}\left(\frac{p_2}{p_1}\right) = -\alpha_2 + \beta_{21}\chi_1 + \cdots + \beta_{2p}\chi_p$$

$$\mathrm{Logit}\left(\frac{p_3}{p_1}\right) = -\alpha_3 + \beta_{31}\chi_1 + \cdots + \beta_{3p}\chi_p$$

$$\mathrm{Logit}\left(\frac{p_4}{p_1}\right) = -\alpha_4 + \beta_{41}\chi_1 + \cdots + \beta_{4p}\chi_p$$

exp（B_i）表示，自变量每变化一个单位，y_i（i = 1，2，3）发生的概率与 y_1 发生的概率的比值相对于自变量没有变化前的倍数。

2. 实证分析

该模型将中低收入群体家庭患病后的诊疗行为倾向作为因变量（参照变量为“自我诊断”），将户籍、医疗资源的可及性、家庭人均收入、医疗保障制度、被访者文化水平、家庭疾病类型、家庭代际结构作为因变量，并采用逐步纳入回归的方法。在控制其他变量的情况下，最后纳入 Logistic 回归模型的自变量为家庭离最近的大医院的距离、家庭人均收入、医疗费用报销比例、医疗费用报销时间间隔、被访者文化水平、家庭疾病类型、家庭代际结构。

表 3 - 17　　影响中低收入家庭患病后诊疗行为倾向的 Multi - Logistic 回归模型（N = 673）

		自我诊疗和到医疗机构就诊结合/自我诊疗		到医疗机构就诊/自我诊疗		不采取任何措施/自我诊疗	
		B	Exp(B)	B	Exp(B)	B	Exp(B)
	Intercept	-1.355		0.176		0.439	
文化程度	初中/小学及以下	-0.161	0.851	0.491	1.634	0.695	2.004
	高中/小学及以下	-0.686	0.504	0.736	2.087 *	-0.479	0.620
	大专/小学及以下	-1.807	0.164 *	0.943	2.567 *	1.753	5.773 *
家庭主要疾病类型	急性病家庭/慢性病家庭	0.583	1.792	-0.012	0.988	-2.062	0.127 **
	急性病和慢性病家庭/慢性病家庭	1.000	2.719	-0.104	0.901	-1.363	0.256
	其他疾病家庭/慢性病家庭	0.943	2.568	-0.231	0.794	-1.987	0.137 *
家庭代际结构类型	有少无老/老少皆有	0.429	1.536	-0.183	0.833	1.196	3.306
	有老无少/老少皆有	0.638	1.893	0.249	1.283	1.907	6.730 *
	无老无少/老少皆有	0.428	1.534	0.595	1.813 *	0.266	1.304
报销时间	当场报销/不当场报销	1.422	4.147 ***	0.018	1.018	-2.211	0.110 **
离家最近的大医院距离		-0.020	0.980 *	0.000	1.000	0.001	1.001
全年医疗报销比例		-0.012	0.988 ***	0.003	1.003	-0.003	0.997
家庭人均收入		0.00005	1.000	-0.00004	1.000	-0.0005	1.000 ***

总体来看，文化程度越高的家庭，越倾向于去医疗机构看病；家庭主要疾病类型为急性病的家庭，越倾向于采取自我诊疗的方式；无老无少的家庭更倾向于去医疗机构看病；医疗费用能够当场报销的，更倾向于去医疗机构看病；距离医院越近，越倾向于去医疗机构看病；全年医疗报销的比例越高，越倾向于去医疗机构看病；家庭收入越低，越容易在患病后不采取任何措施。

将患病后去医疗机构看病与采取自我诊断措施比较，家庭代际结构和文化程度有统计意义，家庭结构为“无老无少”家庭去医疗机构看病与自我诊断的概率之比，较之“老少皆有”家庭的这一比值大 1.813 倍；文化程度为高中的去医疗机构看病与自我诊断的概率之比，较之小学及小学以下文化程度的这一比值大 2.087 倍，文化程度为大专及以上水平的去医疗机构看病与自我诊断的概率之比，较之小学及以下文化程度的这一比值大 2.567 倍。

（二）中低收入群体患病后是否去医疗机构就诊的二分类 Logistic 回归分析

1. 分析原理

在回归分析中，当因变量为二分类变量时，利用一般线性多元回归模型对被解释变量取值为 1 的概率 P 进行建模，被解释变量取值范围 0 ~ 1 之间，即：$p_{y=1} = \beta_0 + \beta_i \chi_i$

假设 $\Omega = \frac{p}{1-p}$，其中 p 为事件发生的概率，Ω 为事件发生率与事件未发生率之比，取值范围为 $0 \sim +\infty$。$\mathrm{Logit}(p) = \ln\Omega$，$(-\infty \sim +\infty)$以 Logit（p）为因变量，建立包含 p 个自变量的 logistic 回归模型如下：

$$\mathrm{Logit}(p) = \beta_0 + \beta_1\chi_1 + \cdots + \beta_p\chi_p$$

$$p = \frac{\exp(\beta_0 + \beta_1\chi_1 + \cdots + \beta_p\chi_p)}{1 + \exp(\beta_0 + \beta_1\chi_1 + \cdots + \beta_p\chi_p)}$$

在本分析模型中，去医疗机构看病的概率为 p，不去医疗机构看病的概率为 1 - p，$\exp(B_i)$ 表示自变量 x_i 变化一个单位，去医疗机构看病的概率与不去医疗机构看病的概率的比值相对于不变化前的倍数。

2. 实证分析

该模型将中低收入群体家庭患病后是否去医疗机构就诊作为因变量（参照变量为“不去就诊”），将户籍、医疗资源的可及性、家庭人均收入、医疗保障制度、被访者文化水平、家庭代际结构作为因变量，采用全部纳入的方式。

在控制其他变量的情况下，影响中低收入群体家庭患急性病后是否去医疗机构就诊能力的因素是医疗费用报销方式、医疗费用支付方式以及离家最近的大医院距离。医疗费用当场报销的家庭患急性病后去医疗机构就诊的概率是不能当场报销的家庭的 2.023 倍；医疗费用可报销的家庭患急性病后去医疗机构就诊的概率是全部自付家庭的 2.517 倍；离家最近的大医院距离每增加 1 里，去医疗机构就诊的概率就下降 1.2%。

影响中低收入群体家庭患慢性病后是否去医疗机构就诊能力的因素主要是离家最近的大医院距离。离家最近的大医院距离每增加 1 里，去医疗机构就诊的概率就下降 1.5%。

可见，医疗资源的可及性是影响中低收入家庭患病后是否就诊的一个重要因素。有关研究也发现，社区卫生服务中心的自身就诊距离弹性最大（－112），市级以上医院最小（－011），可及性是患者选择社区卫生服务中心就诊的决定性因素。当社区卫生服务中心的距离增加10%时，人们对市级以上医院的需求将增加9%，而放弃到医疗机构治疗的人群将增加11%。

表3－18　影响中低收入群体患病后是否去医疗机构就诊的二分类Logistic回归分析

		患急性后是否去医疗机构就诊是/否		患慢性后是否去医疗机构就诊是/否	
		S. E.	Exp（B）	S. E.	Exp（B）
	Constant	0.768	10.076	1.446	43.094
	家庭年人均收入	0.000	1.000	0.000	1.000
	离家最近的大医院距离	0.006	0.988*	0.007	0.985*
	离家最近的基层医疗机构距离	0.059	1.012	0.165	1.213
费用报销时间	当场报销/不当场报销	0.372	2.023*	0.542	0.714
费用支付方式	可报销/全部自付	0.382	2.517*	0.527	1.997
户籍	城市/农村	0.483	0.525	0.727	1.441
家庭代际结构	有老无少/有少无老	0.588	0.540	1.273	0.490
	无老无少/有少无老	0.600	0.550	1.239	0.310
	老少皆有/有少无老	0.601	0.414	1.290	0.163
文化程度	初中/小学及以下	0.536	1.998	0.687	1.296
	高中/小学及以下	0.481	0.574	0.678	0.601
	大专及以上/小学及以下	0.635	0.905	0.972	0.534

五、分析结论

1. 中低收入家庭在患病后的治疗措施倾向主要与家庭主要的疾病类型、家庭代际结构、文化程度、医疗费用报销时间、医疗资源的可及性、全年医疗报销比例、家庭人均收入有关

在中低收入家庭中，主要疾病类型为慢性病的更倾向于采取自我诊

断的措施，急性病则更倾向于去医疗机构看病；家庭代际结构类型为“老少均有型”家庭更倾向于采取自我诊断的措施，“无老无少型”家庭更倾向于去医疗机构看病，“有老无少型”家庭更倾向于采取自我诊疗和到机构看病相结合的方式；文化程度越低越倾向于采取自我诊断的措施，文化程度越高越倾向与采取到医疗机构看病的方式；医疗费用报销时间越短越倾向于到医疗机构看病；家庭人均收入越低，越容易在看病后不采取任何措施；全年医疗报销比例越高，越倾向于去医疗机构看病；医疗机构离家越近，越倾向于去医疗机构看病。

2. 中低收入家庭在患急性病后的医疗行为与户籍、家庭代际结构、文化程度、医疗费用支付方式、医疗费用报销时间相关

医疗费用报销比例越高、报销时间越短，患急性病以后去医疗机构看病的比例越高。在不同类型家庭中，家庭代际结构为“有少无老”型医疗机构最倾向于去医疗机构看病；文化程度越低，去医疗机构看病的比例越高。其中的原因值得分析。一种可能的解释是教育程度高的人可能更容易及早发现疾病，进行自我治疗，而不需要去医院。[①] 这可能是因为文化程度较高的家庭，有一定的医疗卫生知识，能够对家人的病情做出判断，不通过医疗机构的诊断就能知道服用何种药物等；而文化程度较低的人，可能没有相关的医疗常识，在家人生病以后，必须去医疗机构进行诊疗。

3. 中低收入家庭在患慢性病后的医疗行为与家庭代际结构、文化程度、医疗费用支付方式、离最近的医疗机构的距离相关

家庭代际结构为“有老无少”型家庭倾向于去医疗机构看病；文化程度越高越倾向于去医疗机构看病，文化程度越低越倾向于不去医疗机构看病；医疗费用支付比例越高、离医疗机构越近越倾向于去医疗机构看病。

4. 城乡之间由于不同的医疗保障制度，在医疗机构的选择上存在显著差异

与城市中低收入家庭过去一年医疗机构选择相关的因素主要有家庭主要疾病类型、文化程度、医疗费用报销时间。城市家庭主要疾病类型为急性病的倾向于去药店，慢性病倾向于去二三级医院；文化程度低的

---

① 封进、李珍珍：“中国农村医疗保障制度的补偿模式研究”，《经济研究》，2009（4）。

更倾向于去药店；医疗报销时间越短，越倾向于去药店（这可能与城市医疗报销制度相关，或者应该是药店可以当场报销，而正规的医疗机构报销时间长）。与农村中低收入家庭过去一年医疗机构选择相关的因素有家庭代际结构、医疗费用报销时间。“无老有少型”家庭更倾向于去农村基层医疗机构看病，“有老无少型”家庭更倾向于去县级医疗机构看病，这可能是因为前者患急性病较多、后者患慢性病较多；农村家庭医疗费用报销时间越短，去县级医院看病的比例越高。在现实中，农村由于医疗资源、医疗制度的限制，进行自主选择医疗机构的机会很少。

在最近一次急性病医疗机构的选择上，城市中低收入家庭患急性病时对医疗机构的选择与家庭代际结构、文化程度、医疗费用支付方式相关。“有少无老”型家庭更倾向于选择正规医疗机构，“无老无少”型家庭更倾向于选择非正规医疗机构；文化程度越高、医疗费用报销比例越高、报销时间越短的家庭越倾向于去正规的医疗机构。农村中低收入家体急性病对医疗机构的选择与文化程度、医疗报销时间相关，文化程度越高，选择大医院的比例越高；医疗报销时间越短，选择正规医院的比例越高。

在最近一次慢性病医疗机构的选择上，城市中低收入家庭的医疗机构选择与文化程度、医疗费用支付方式、报销时间相关。一般来说，文化程度越高、医疗费用报销比例越高的家庭，去大医院（二三级医院）的比例越高。而农村的医疗机构选择则与这些因素都没有明显的关系。一种解释认为，在农村地区，患者对公办卫生机构中的医疗设备和处方药存在明显的超额需求，对其他卫生医疗可及性变量则缺乏敏感性。①

5. 家庭收入水平低是阻碍中低收入家庭去医疗机构就诊的重要因素

相对于高收入家庭，首先在就诊意识上，中低收入家庭患病后去医疗机构看病的意愿就很低；其次在就诊行为上，中低收入家庭的就诊比例较低，且常去非正规的医疗机构就诊。

从就诊意识上来看，中低收入家庭的就诊意识主要受制于文化水平、家庭的疾病类型以及家庭代际结构特征。从就诊行为上来看，中低收入家庭的就诊行为主要与其收入水平、医疗保障制度相关。尤其是在农村，由于医疗资源的有限性和医疗制度的不完备性，给农村中低收入家庭的

① 王俊、昌忠泽、刘宏：“中国居民卫生医疗需求行为研究”，《经济研究》，2008（7）。

就诊和医疗机构的选择上带来了极大的不方便性。此外，急性病和慢性病的就诊行为也存在显著差异。家庭收入水平、文化程度、医疗保障制度等对于中低收入家庭患急性病就诊行为的影响明显高于慢性病。

六、对策建议

（一）完善城乡医疗保障制度，提高中低收入家庭医疗补偿的比例

中低收入人口的健康状况相对较差，需要更多的医疗服务，但由于受到收入的制约，需求难以满足。提高中低收入家庭的补偿比例，完善补偿模式，改革支付制度，将后付制变为预付制，将偏重于大病补偿的制度调整为门诊与大病补偿相结合，尤其是要加强对慢性病的门诊补偿，研究和探索按病种付费的方式。要减少补偿限制，提高补偿比例，进而提高受益面和受益额度；建议对起付线和封顶线进行调整，降低或取消报销门槛，提高补偿额度，争取城乡居民基本医疗保险的补偿比达到60%以上（基本药物制度下的药物全部报销）。[①]

（二）进一步调整医疗卫生事业财政投入结构，优化城乡医疗资源配置

政府对医疗卫生事业的投入不足，与国家财政收入的增长速度相比，现有的资金投入仍然水平较低，且城乡医疗资源分布不平等。政府投入的差别，直接导致了医疗资源配置的差别，体现出了城乡之间、不同地区之间的明显差别。因此，政府需要进一步加大对医疗卫生事业的投入，并调整投入结构，加大对农村地区和中西部地区的财政投入，尤其是要加强对这些地区的基层医疗机构的投入。在加强投入的同时，政府部门要加强收支管理和对财政投入的绩效评估，通过加强投入来提高人们的健康水平。

（三）重视慢性病的防治，加强健康教育和管理

健康教育是一种有效的医疗服务方式，尤其是对于慢性病的防治来

① 中国发展研究基金会：《构建全民共享的发展型社会福利体系》，中国发展出版社，2009年4月版。

说非常重要。有研究表明，在健康管理方面投入 1 元，相当于减少 3～6 元医疗费用，如果加上由此产生的劳动生产率提高的回报，实际效益是投入的 8 倍。① 健康管理是以人和人群的健康为中心的，偏重于疾病的预防干预，可以弥补人们疾病与健康知识的缺乏，帮助人们养成健康的生活方式，减少疾病风险，在疾病发生后，帮助人们正确应对疾病，尽快恢复健康。对于中低收入群体来说，给他们提供一定程度的免费体检和服务，可以有效地预防慢性病，控制慢性病风险。

（四）加强监督管理，提高服务质量，控制医疗费用

目前医疗保障制度和医疗服务领域还存在不少问题，需要加强对医疗保障制度运行与医疗服务的监督管理，提高医疗服务的质量和满意度，努力控制医疗费用的不合理上涨。加强监督管理，健全监督体系，解决目前监督分散、无序、无力现象。在监督内容上，健全对医疗保障制度的具体运行、药品的质量与价格、医德医风、医疗收费等全方位监督。在监督方式上，采取行政监督、舆论监督、法律监督、社会监督相结合的方式，在监督的过程中要注重民意，公开信息，建立城乡居民参与监督的渠道，更好发挥居民在监督中的作用。

① 魏炜、赵亮："现代健康管理模式浅析"，《卫生经济研究》，2006（5）。

第四篇　中低收入群体医疗服务需求存在的问题、原因与对策

一、引　　言

健康是人类生存和发展的基础，是人类永恒的追求。健康不仅影响个人的生产劳动，影响个人的生活质量和家庭幸福，而且，也影响着社会劳动生率的提高和经济社会的健康运行。健康的价值不仅表现为其作为人类发展首要目标之一的内在价值，也体现在其对人类发展的其他维度，特别是经济发展的重要促进作用。[①] 有研究表明，过去 40 年，世界经济增长中的 8% ~10% 是由于人们的健康状况得到改善。从 1970 年到 1995 年，墨西哥大约 1/3 的长期经济增长得益于公民健康状况的改善。相反，疾病造成沉重的经济损失。例如，加纳人均寿命过低，仅为 57 岁，疾病导致加纳大约 60 万残疾调整生命年的损失，相当于损失 1.8 亿美元。[②] 在我国，健康人力资本与经济增长之间有显著的正向关联，预期寿命每延长 1 岁，GDP 增长率相应提高 1.06% ~1.22%；而另一度量指

① 王曲、刘民权：“健康的价值及若干决定因素：文献综述”，《经济学（季刊）》，2005 年 10 月刊，第 1 页。

② 中国（海南）改革发展研究院：《中国人类发展报告 2007/2008》，第 26 页，中国对外翻译出版公司，2008 年版。残疾调整生命年又称健康生命损失年，是对人群健康总的测量指标。它考虑了疾病持续时间和残疾对健康寿命损失的影响。

标健康指数对经济增长的弹性约为0.08。[①]相反，据测算，2005年我国疾病经济负担占GDP的比重为12.9%。[②]

改革开放以来，我国经济社会快速发展，平均每年的经济增长速度达10%。2008年国内生产总值300670亿元，比上年增长9%；财政收入6.13万亿元，增长19.5%。农村贫困发生率从1978年的30.7%下降到1.6%，人类发展指数从1970年的0.53上升到2006年的0.783。但是，与其他发达国家相比，发展水平还存在很大的差距。中国2005年的人类发展指数比部分发达国家1975年的还要低；2005年的平均预期寿命也低于这些国家。[③] 人均国民总收入与发达国家差距较大[④]；而且，按2008年农村贫困标准1196元测算，年末农村贫困人口还有4007万人，[⑤] 加上城市的贫困人口，数量更大。根据世界银行的估计，如果用每天每人1美元贫困线，2005年中国农村的贫困人口在8000万左右，是官方公布的绝对贫困人口的4倍。如果用很多中等收入国家采用的每人每日2美元的贫困线，中国农村的贫困人口接近2亿人，城镇贫困人口也达到3000万。[⑥] 此外，还有大量的人群生活在贫困的边缘，随时都有可能陷入贫困的境地。

阿玛蒂亚·森认为，贫困可以用可行能力（Capability）的剥夺来合理识别；除低收入以外，还有其他因素也影响可行能力被剥夺，包含了老龄、疾病和残疾等健康相关因素。[⑦] 贫困与健康之间既存在内涵上紧密的逻辑关系，也存在经验数据上的事实联系。因此，贫困和不良健康之间的关联是双向的，被世界银行的资深经济学家Adam Wag staff归结为一

① 罗凯："健康人力资本与经济增长：中国分省数据证据"，《经济科学》，2006（4）：1。

② 参考中国卫生服务调查研究与医药卫生体制改革监测评价高层次研讨会材料。

③ 中国、美国、日本、加拿大、英国、法国2005年的平均预期寿命分别为71.8岁、77.7岁、82.1岁、80.2岁、78.9岁、80.2岁。资料来源：《世界人类发展报告（2007—2008）》。

④ 中国、美国、日本、加拿大、英国、法国2006年的人均国民总收入分别为2010美元、44970美元、38410美元、36170美元、40180美元、36550美元。资料来源：世界银行数据库，联合国数据库，联合国开发计划署《人文发展报告》2007年。

⑤ 见2008年国民经济和社会发展统计公报。

⑥ 见中国发展研究基金会2008年《中国发展报告》。

⑦ 参见阿马蒂亚·森：《以自由看待发展》（中国人民大学2002年版）、《贫困与饥荒》（商务印书馆2001年版）。

种恶性循环。[①] 贫困家庭成员有着较高的健康需要并且被满足的程度较低，其两周患病率和慢性病患病率均显著性地高于非贫困家庭成员，但患病者治疗的比例显著性地低于非贫困家庭成员。不良健康状态和贫困状态之间存在着某种程度上互为因果的关系，如果在干预措施缺乏，两种状态运动的结果极有可能形成一个恶性循环。[②] 近五年来，低收入人口无论是年度医疗卫生支出的数额还是其占消费性支出的比例以及次均就诊、住院费用均迅速上升；发生灾难性医疗支出的比例均高于全人群，在农村地区更为明显。中低收入群体，尤其是农村的中低收入群体医疗负担较重。

目前，城镇职工基本医疗保险、城镇居民基本医疗保险、新型农村合作医疗三大基本医疗保险制度框架已经建立，并且覆盖了相当一部会城乡居民；而且，国家还为城乡贫困人口建立了大病医疗救助制度。但是，我国基本医疗保障体系还不完善，基本医疗保险制度还存在诸多问题；中低收入群体的医疗服务需求仍然难以满足，不断加快的人口老龄化进程也对医疗服务提出了更高的要求，国家和社会在满足中低收入群体医疗服务需求的过程中还有大量的工作要做。

党的十七大提出，要建立基本医疗卫生制度，提高全民健康水平。在2009年3月《中共中央、国务院关于深化医药卫生体制改革的意见》中进一步提出，要建立健全覆盖城乡居民的基本医疗卫生制度，为群众提供安全、有效、方便、价廉的医疗卫生服务。到2020年，要基本建立覆盖城乡居民的基本医疗卫生制度，人人享有基本医疗卫生服务，基本适应人民群众多层次的医疗卫生需求，人民群众健康水平进一步提高。这为减轻城乡居民尤其是中低收入群体的医疗负担、提高城乡居民的健康水平提供了良好的机遇。1993年以来，中国先后开展了4次卫生服务需求调查，对城乡居民的卫生服务需求与供给体系进行了全面的调查研究，相关部门和学术机构也开展了一些专题性的调查研究。这些调查研究对了解居民医疗服务供需双方状况、完善医疗卫生尤其是医疗保险制

① Wagstaff A. Poverty and health sector inequalities. Bulletin of the World Health Organization, 2002, 80 (2): 97 ~ 105。

② 马敬东："中国西部农村贫困家庭健康风险模型与风险管理研究"，博士论文，第123页，2007年。

度和医疗救助制度的相关政策发挥了积极作用。但是，上述调查也存在一些不足，主要是关注居民整体或者最低收入群体状况，相对忽略了“中低收入群体”的医疗服务需求状况，没有对中低收入群体的医疗行为进行深入调查研究，也没有为出台针对性政策措施提出建议。因此，准确了解我国城乡中低收入群体的医疗服务需求现状与医疗消费行为，探讨影响中低收入群体医疗服务需求的各类因素，发现其中的问题和原因，为满足中低收入群体的医疗服务需求提出可行的对策与政策建议，具有重要的现实意义。

二、目前中低收入群体医疗服务需求存在的问题

从现实来看，由于各种因素的制约，尤其是经济条件的制约，中低收入群体的诸多医疗服务需求受到压抑，中低收入群体医疗服务需求的实际行为与其主观的需求意愿并不一致，中低收入群体的医疗负担过重；而且，中低收入群体对目前医疗服务的满意度评价不高。

（一）中低收入群体的诸多医疗服务需求难以实现

首先，中低收入群体的健康状况和患病情况决定了他们需要更多的医疗服务。城乡中低收入群体的健康状况不容乐观，患病情况以慢性病较为突出。过去一年内中低收入家庭成员患慢性病的比例前五位依次为高血压 21.2%、关节炎 14.1%、心脏病 12.2%、慢性疼痛 7.9%，糖尿病 7.4%，合计占了 62.8%。根据第四次国家卫生服务调查，2008 年患病率较高的五种病症分别是高血压、胃肠炎、糖尿病、类风湿性关节炎和脑血管病，占患病总数的 48.3%；而且，2008 年城乡低收入人口两周患病率为 21.8%，略高于全人群的 18.9%；2008 年低收入人口按人数和病例数计算慢性病患病率分别为 18.9% 和 24.3%，都高于全人群（分别为 15.7%、20.0%）。不同收入组人群的医疗需要是有差别的，低收入组人群的医疗需要高于其他人群，① 中低收入群体有着更多的医疗服务需要。

① 任苒、张琳：“中国农村地区合作医疗干预后不同收入人群的医疗服务需要与利用”，《中国卫生经济》，2004（2）：22－25。

从主观上来看，目前中低收入群体医疗服务需求的主观意愿也比较强。这主要表现在调查对象在患病时采取的措施、患病后是否看病、是否吃药、对体检的看法等方面。根据调查，人们一般都会到医疗机构看病，所占比例为59.4%（还有38%的选择为纯自我诊疗）；从患病后是否服用药品的情况来看，患病后服用药品的比率较高，其中急性病为96.8%，慢性病为96.2%；另外，从对体检的看法来看，有80%的人认为体检有必要。在个案访谈中，一些调查对象认为，“马上上医院，生病了不能耽搁，生命至上”。“不舒服了一定会想点办法，不能拖”、“去医院看，吃药”，等等。

未来中低收入群体的医疗服务需求的意愿更加明显。根据调查，在未来医疗服务的变化方面，会参加体检的占24.3%，居第一位。随着将来中低收入群体收入水平的逐步提高和各项医疗保障制度的逐步完善，其医疗服务需求会进一步增加，会更加重视健康体检和疾病预防与治疗（见图4－1）。在感兴趣的医疗服务提供方式方面，常规体检、慢性病防治、上门医疗三项所占的比例接近2/3，为65.5%，此外，健康教育和妇幼保健也较多（见图4－2）。

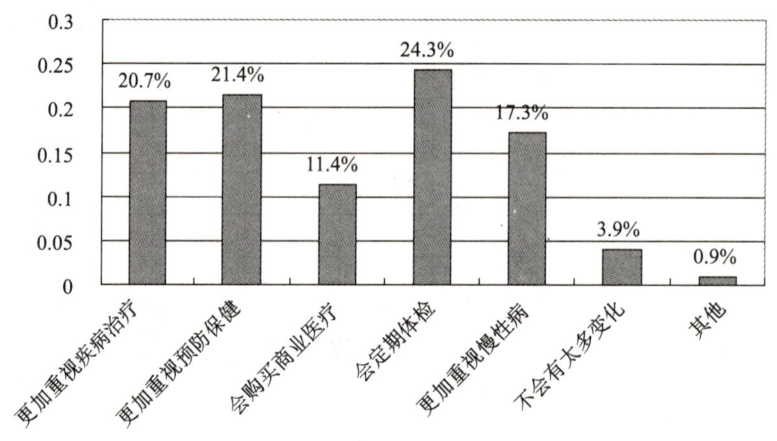

图4－1　未来医疗服务需求的变化

中低收入群体具有较强的医疗服务需求意愿，但是，他们的医疗需求行为与其主观需求意愿并不完全一致，其医疗需求难以得到满足。具

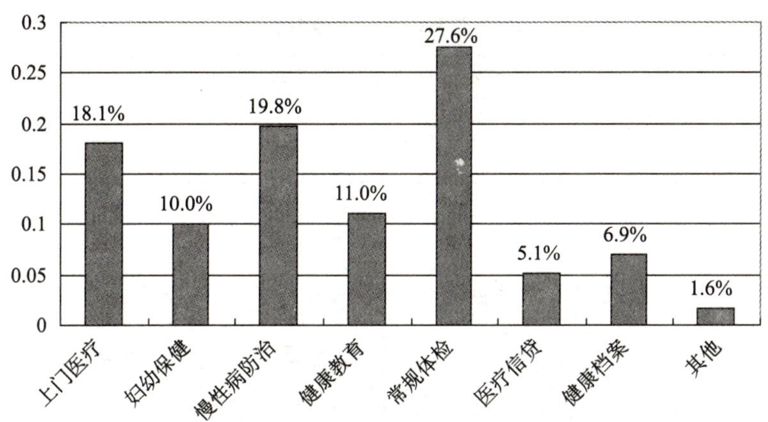

图 4－2　感兴趣的医疗服务提供方式

体来看，还有相当一部分的中低收入人群患病后选择自我诊疗（38%），少部分人不采取任何措施（1.7%）。从调查数据来看，虽然患病后服药的比例较高，但是，其中的自我诊疗服药具有较高的风险性，尤其是对于文化素质较低的中低收入群体来说，更是如此。相关研究发现，城镇居民自我药疗时，38.8%的居民经常随意使用抗生素，27.9%的居民随意增减用药疗程，25.5%的居民随意增减用药剂量，25.4%的居民同时使用多品种药物。[①] 另外，中低收入群体患病诊疗时倾向于选择低价药品，比如中成药或中草药，对进口西药难以承受。

根据第四次国家卫生服务调查，2008 年低收入人口两周患者中，未采取任何治疗措施的占 13.4%。其中城市为 8.8%，农村比例更高，为 15.3%。城市和农村低收入人口中两周患病未采取措施的比例均高于全人群（全人群分别为 6.4%和 12.4%）。从住院的情况来看，2008 年低收入人口应住院未住院比例为 35.5%。其中城市为 37.6%、农村为 34.6%（见表 4－1）；与全人群相比，城市和农村低收入人口应住院未住院比例分别高出全人群（城市和农村分别为 26.0%、24.7%）11.6%和 9.9%。

① 胡银环等："中国城镇居民自我药疗行为健康风险水平评估"，《中国公共卫生》，2009（11）：1328－1330。

表4-1 调查低收入人口2008年两周患病未治疗比例和应住院未住院比例

	城乡合计	城　市	农　村
两周未治疗比例	13.4%	8.8%	15.3%
应住院未住院比例	35.5%	37.6%	34.6%

数据来源：第四次国家卫生服务调查。

（二）目前中低收入群体的医疗负担过重，农村更加明显

一方面，中低收入群体的医疗服务需求难以得到满足；另一方面，中低收入群体在满足其医疗服务需求的过程中费用较高，医疗支出在家庭收支中的比重较大，医疗负担过重，这一问题在农村体现得更加突出。

根据调查结果，城乡中低收入群体的医疗费用支出较大，医疗负担较重。在过去一年的医疗支出中，数额较大，患病家庭的平均家庭门诊支出为977.1元（其中农村为899.5元，城市为1001.7元）、住院支出为6570.9元（其中农村为5314.6元，城市为7062.2元）。根据第四次国家卫生服务调查，低收入人口次均门诊费用不仅支出较大，而且较全人群高，总体高出24.3%，其中城市和农村分别高14.1%和31.3%（全人群为169元，其中城市和农村分别为312元和128元）（见表4-2）。

表4-2　　低收入人口两周就诊费用和次均住院费用　　单位：元

	城乡合计	城　市	农　村
两周就诊费用	210	356	168
次均住院费用	4726	8163	3506

数据来源：第四次国家卫生服务调查。

医疗费用支出总额在家庭总收入和总支出中的比重较大，农村中低收入家庭二项支出占家庭总收入和总支出中的比重均超过城市（见表4-3）。在访谈中，有家庭“去年因为两个人都住了院，收入几乎都花在看病上了，医疗支出在过去一年占家庭总支出的70%左右”。“医疗支出占我家总支出近一半”。而且，10.8%的中低收入家庭因病有过借债。由此可见，调查对象家庭的医疗支出较大，低收入家庭医疗负担更重。

表 4－3　　家庭年度医疗费用在总收支中的份额　　单位：%

	占总收入的份额		占总支出的份额	
	门诊比重	住院比重	门诊比重	住院比重
全　部	5.8	38.8	6.2	41.9
农　村	10.8	63.6	9.1	53.5
城　市	5.0	35.3	5.6	39.6

注：家庭总收入全国平均为 16945.48 元，农村为 8353.57 元，城市为 20031.68 元。全部调查对象家庭总支出为 15696.14 元，农村为 9937.85 元，城市为 17811.44 元。

（三）对目前医疗服务的满意度评价不高，“看病贵、看病难”问题突出

从目前的实际来看，中低收入群体不仅医疗服务需求得不到满足，医疗负担过重，而且他们对目前的医疗服务满意度评价不高。根据调查，从总体评价来看，中低收入群体对目前医疗服务满意的（包括很满意和比较满意）占 44.6%，认为一般的占 36.4%，还有 19% 的人对目前的医疗服务明确表示不满意（见表 4－4）。在第四次国家卫生服务调查中，全部患者对门诊服务不满意的比例为 41.2%（城市为 43.5%、农村为 40.5%），对住院服务不满意的比例为 44.2%（城市为 48.6%、农村为 42.6%）。

表 4－4　　对目前医疗服务的满意程度

选　　项	频　　数	有效百分比	累积百分比
很满意	108	6.7	6.7
比较满意	615	37.9	44.5
一般	591	36.4	81.0
不太满意	247	15.2	96.2
很不满意	62	3.8	100.0
合　　计	1623	100.0	

从对目前医疗服务不满意的具体方面来看，问题主要体现在：看病等候时间太长、医生的技术水平较低、医生的服务态度差、乱收费问题、药品价格太高、药品质量问题，等等（见图 4－3）。其中，最为突出的是医疗费用问题，占 42.8%。与第四次国家卫生服务调查的数据相比，不满意的原因基本一致（见表 4－5）。

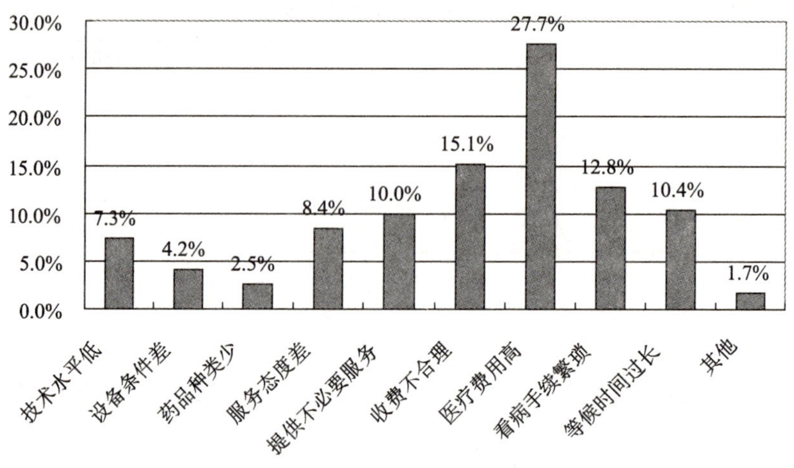

图 4－3　对目前医疗服务不满意的方面

表 4－5　　2008 年调查地区患者对医疗服务不满意方面的评价　　单位：%

不满意的方面	门　诊			住　院		
	全　部	城　市	农　村	全　部	城　市	农　村
医疗费用高	14.9	20.3	13.3	27.0	33.0	24.8
设备环境差	16.2	7.5	18.9	10.3	5.0	12.2
手续繁琐	4.1	5.2	3.7	7.5	6.8	7.8
服务态度差	2.4	3.4	2.0	4.4	4.9	4.2
技术水平低	5.4	4.1	5.7	3.9	3.6	4.0
不必要服务	1.4	3.0	0.9	3.5	6.7	2.3
等候时间长	3.8	9.1	2.2	3.5	5.4	2.9
药品种类少	7.8	5.0	8.6	3.0	1.5	3.5
其　他	3.3	3.6	3.2	4.0	4.4	3.9
合　计	59.3	61.2	58.5	67.1	71.3	65.6

数据来源：第四次国家卫生服务调查。

具体而言，在“硬件”方面，满意度相对较高，比如医院的数量、环境、医疗设备、药品种类等相对较好。但在“软件”方面，则满意度更低，具体表现在医生的技术水平差，对病情的解释程度差，服务态度差，药品质量差价格高，看病手续繁琐，收费不合理，等等。而且，对医生的职业道德问题反映较为突出。在访谈中，一些人反映“医院收费太高，药品太贵，医生服务态度不好，看病比较麻烦，挂个号都比较难，即使挂上了，也要等很长时间”。“在医院还没真正看病，检查费就要花好多，看病的手续也麻烦，等半天也等不到”。“医生有时候小病看成大病，就是想让你多付点钱，医院的管理太松了”。而且，与城市相比，农村在“硬件”和“软件”两方面都比较差。

可见，中低收入群体对目前医疗服务的总体满意度不高，“看病贵（医疗费用高、收费不合理）、看病难（看病手续麻烦、等候时间长）”的问题依然比较突出。

三、中低收入群体医疗服务需求满足存在问题的原因

导致中低收入群体的医疗服务需求难以得到满足的原因也是多方面的。其中，既有直接的原因，如中低收入群体的收入相对较低，医疗服务价格较高；也有间接的原因，比如基层医疗机构能力的欠缺，医疗保障制度的不完善；既有个人的原因，也有医院、企业的原因，更有政府责任的原因，等等。中低收入群体医疗服务需求存在诸多问题的原因主要包括：

（一）中低收入群体的收入较低，医疗服务需求的自我满足能力不足

收入较低、医疗服务需求的自我满足能力不足，是中低收入群体医疗服务需求得不到满足的最直接的原因。虽然，经过改革开放三十多年的发展，我国经济社会的发展取得了举世瞩目的成就，家庭收入不断增加，人民生活水平不断提高。但是，仍然还存在很多的绝对贫困人口和相对贫困人口，还有大量的人口处在贫困的边缘。按 2008 年农村贫困标准 1196 元测算，年末农村贫困人口为 4007 万人。有学者通过研究得出，我国城镇居民 2000～2004 年的贫困人口分别为 2295 万人、2883 万人、3766 万人、3912 万人、4071 万人。城镇贫困发生率分别为 5%、6%、7.5%、7.47%、7.5%；而且，低收入组居民也有“渗透”进入城镇贫困人口的趋势。[①] 还有研究表明，自 20 世纪 80 年代末期以来，中国的相对贫困水平，不管是城镇还是农村，都有较大幅度的上升，不到 20 年的时

① 骆祚炎：“我国城镇贫困人口再测算”，《财经科学》，2006（9）。

间，中国农村的相对贫困水平上升了近 20 个百分点，城镇则更为严重，上升超过了 50 个百分点。① 尽管不同的研究得出的贫困人口数量可能不太一致，但我国城乡居民的整体收入还比较低，还存在大量的绝对贫困人口和相对低收入人口是一个公认的事实。

由于中低收入人口的收入较低，在因患病而需要医疗服务时，一方面，他们会因为经济原因而小病拖、大病扛，不去医疗机构治疗。通过调查发现，中低收入群体患病后不去医疗机构看病的原因中，经济因素最为重要。根据调查，在急性病后不去医疗机构看病的原因方面，低收入家庭因为经济困难的比例（22.8%）高于高收入家庭（8.1%）；在慢性病后不去医疗机构看病的原因方面，低收入家庭因为经济困难的比例达 51.5%，而高收入家庭因为经济困难的比例仅为 14.5%。根据第四次国家卫生服务调查，在未采取任何治疗措施的低收入患者中，34.3% 是因为自感病轻，45.8% 是因为经济困难；83.9% 的低收入人口未住院是因为经济困难。其中城市、农村分别为 89.1% 和 81.5%。与全人群相比，城市和农村地区低收入人口因经济困难未住院的比例分别高出 21.6%、10.1%。在中国医疗保险研究会 2007 年对城镇居民医疗保险的调查中，自感病轻和经济困难均是各地区患者患病后未选择医疗机构看病的主要和次要原因。欠发达地区患病后因经济困难未选择医疗机构看病的比例（34.59%）要高于发达地区（21.87%）。另一方面，他们会想办法治疗，但会因为治病而借债，会导致贫困和生活水平的降低。在调查中，具体表现为自己负担的医疗费用来源。城市家庭自付医疗费用来源于自己的收入的比例（69.9%）要高于农村家庭（66.6%）；农村家庭自付医疗费用来源于借债的比例（20.0%）要明显高于城市家庭（8.9%）。从不同收入家庭的自己负担的医疗费用来源看，高收入家庭来源于自己的收入的比例（69.9%）要高于低收入家庭（64.2%）；低收入家庭来源于借债的比例（18.6%）要明显高于高收入家庭（11.7%）。

由此可见，经济原因（收入较低）是中低收入群体医疗服务需求不

① 李永友、沈荣坤：“财政支出结构、相对贫困与经济增长”，《管理世界》，2007（11）：14－26。在该研究中，作者用 40% 最高收入者组的加权收入水平与 60% 以下收入组经加权的平均收入水平之间的比率来衡量社会相对贫困的程度，同时用位于社会平均收入水平 60% 的人口数量占整个人口数量的比率衡量社会相对贫困的发生率，最后用两者的乘积作为度量相对贫困的指数。

能得到满足的直接原因。由于我国存在大量的中低收入人口，其医疗服务需求的满足值得政府和社会的关注。

（二）医疗费用高、增长速度比较快，而且收费不合理

改革开放以来，我国卫生事业不断发展，医疗费用也不断增长。20世纪90年代以来我国医疗费用的快速上涨，不仅给企业、国家和个人带来了沉重的经济负担，而且带来了严重的经济社会后果。[①]。如前所述，中低收入群体医疗费用支出的绝对数较大，而且，对中低收入群体来说，快速增长的医疗费用更是难以承受。从1990年至2008年全国各级综合医院的门诊次均医药费和出院病人人均医药费来看，2008年的门诊次均医药费为146.5元，是1990年（10.9元）的13.4倍；2008年的住院人均医药费为5463.8元，是1990年（473.3元）的11.5倍（见表4－6）。

表4－6　1990～2008年全国各级综合医院门诊次均医药费和出院病人人均医药费

年份	门诊次均医药费（元）			占门诊医药费的百分比（%）		住院人均医药费（元）			占住院医药费的百分比（%）	
	合　计	药　费	诊疗费	药　费	诊疗费	合　计	药　费	诊疗费	药　费	诊疗费
1990	10.9	7.4	2.1	67.9	19.3	473.3	260.6	121.5	55.1	25.7
1995	39.9	25.6	9.1	64.2	22.8	1667.8	880.3	507.3	52.8	30.4
2000	85.8	50.3	16.8	58.6	19.6	3083.7	1421.9	978.5	46.1	31.7
2004	118.0	62.0	35.1	52.5	29.8	4284.8	1872.9	1566.3	43.7	36.6
2005	126.9	66.0	37.8	52.1	29.8	4661.5	2045.6	1678.1	43.9	36.0
2006	128.7	65.0	39.9	50.5	31.0	4668.9	1992.0	1691.3	42.7	36.2
2007	136.1	68.0	42.4	50.0	31.1	4973.8	2148.9	1734.6	43.2	34.9
2008	146.5	74.0	45.3	50.5	30.9	5463.8	2400.4	1887.0	43.9	34.5

数据来源：《中国卫生统计年鉴（2009）》。

不仅医疗费用高，增长速度快，而且，收费不合理，这也是中低收入群体对目前医疗服务不满意的重要原因之一。收费不合理，主要体现在医药费用中的药品费用所占比重较高，药品的价格较高。从表4－6可

① 陈佳贵、王延中：《中国社会保障发展报告（2007）》，社会科学文献出版社，2007年版。

以看出，门诊次均医药费中药品费用占了50%以上，住院的药品费用也在40%以上。从2007年城乡基层医疗机构的药品收入情况来看，药品收入在总收入中占有较高的比重，尤其是社区卫生服务站和村卫生室（见表4－7）。医疗费用高，而且收费不合理，与近些年来医疗卫生体制改革的过度市场化有关，以致一些医疗机构不得不靠收取较高的医疗费用来维持自身的运营与发展。

表4－7　　2007年城乡基层医疗机构药品收入情况

	社区卫生服务中心	乡镇卫生院	社区卫生服务站	村卫生室
总收入（万元）	722.3	259.3	59.16	9.73
药品收入①（万元）	382.6	117.1	50.93	9.32
药品收入占总收入的比例	46.5%	41.1	85.2%	86.2%
药品毛利率	16.5%	17.5%	—	—

①社区卫生服务站是指医疗、药品收入。

数据来源：第四次国家卫生服务调查专题研究数据。

（三）医疗服务体系不完善难以为中低收入群体提供质优价廉的医疗服务

中低收入群体医疗服务需求难以得到较好的满足，一个非常重要的原因就是目前医疗服务提供体系存在诸多问题。这可以从医疗机构、医护人员和药品三个方面来体现。

1. 基层医疗机构的服务能力较弱

近些年来，之所以出现“看病难”的问题，其中一个很重要的原因就是因为人们过度倾向于去一些大医院治疗。从最近一次患慢性病后患者选择的医疗机构来看，在城市，选择三级医院和二级医院的比例分别为35.5%、11.4%，合计为46.9%，也就是说接近一半的城市中低收入家庭患慢性病后选择大医院治疗。在农村，选择县级医院的比例也达40.7%。在一些发达地区表现得更加明显。中低收入家庭在未来经济条件改善时，农村有57.5%的家庭优先选择到县级医院，14.0%的家庭选择县外医院。城市有69.7%的家庭选择三级医院。可见，城乡居民患病后有过度选择大医院的倾向。

之所以出现这种现象，实际上是病人对目前基层医疗机构不信任的表现。这也说明了目前基层医疗机构还存在诸多问题。在调研中发现，一些调查对象对基层医疗机构很不放心。有人认为“如果附近的医院医生技术好，素质高，我哪还会去某某医院某某科室找那个有名的大夫呀”。“我们这儿的社区医院根本不叫社区医院，顶多算‘拿药诊所’，跟那卖药的一个样；挂号、取药、注射全是一个人干了”。第四次国家卫生服务调查专题研究也证实了基层卫生服务机构服务能力较差的特点。针对保障居民最基本健康需求的一级项目，乡镇卫生院和社区卫生服务中心的项目开展比例均不足70%，二级项目开展比例只有50%左右，村卫生室和社区卫生服务站的情况就更差了（见表4-8）。

表4-8　　基层卫生机构2007年功能项目等级开展项目数[①]

项目等级	总项目数	乡镇卫生院	社区卫生服务中心	总项目数	村卫生室	社区卫生服务站
一级项目	63	42.1（66.8%）	44.1（70.0%）	21	13.0（62.0%）	16.1（76.6%）
二级项目	53	21.9（41.4%）	27.2（51.3%）	8	2.9（36.3%）	4.3（54.0%）
三级项目	26	7.4（28.5%）	11.5（44.4%）	—	—	—
合　计	142	71.4（50.3%）	82.8（58.3%）	29	15.9（54.9%）	20.4（70.4%）

资料来源：第四次国家卫生服务调查专题研究数据。

目前，基层医疗机构人力、物力、财力的欠缺影响到其基本医疗服务的开展，不利于满足城乡居民的医疗服务需求。在财力方面，政府补助占社区卫生服务中心和乡镇卫生院总收入及总支出的比例分别为18.1%、17.3%，在社区卫生服务站和村卫生室只占1.74%和1.67%。这充分反映了政府对基层医疗机构的投入不足（见表4-9）。[②] 由于投入不足，一些基层医疗机构存在设备设施不足的情况，27.34%的社区卫生服务中心存在业务用房租赁现象。其中完全需要租赁的机构所占比例为20.31%。

---

① 三个等级的项目都是基本医疗卫生服务项目。其中一级为最应优先开展和保证的项目；二级是其次需要优先保证和开展的项目；三级是目前在条件比较成熟的地区和机构需要开展的项目。

② 卫生部统计信息中心：《第四次国家卫生服务调查专题研究报告（一）》，中国协和医科大学出版社，2009年版。

表 4 - 9　基层医疗卫生机构投入情况表　单位：万元

	社区卫生服务中心及乡镇卫生院			社区卫生服务站及村卫生室		
	合　计	城　市	农　村	合　计	城　市	农　村
支出	263.7	758.6	131.2	8.62	52.13	3.28
收入	275.7	828.7	198.0	8.98	54.29	3.57
其中：补助	47.8	94.5	38.9	0.15	4.29	0.08
占支出的比例	18.1%	12.5%	29.6%	1.74%	8.23%	2.44%
占收入的比例	17.3%	11.4%	19.6%	1.67%	7.90%	2.24%

数据来源：第四次国家卫生服务调查。

2. 医护人员的业务能力和服务意识较差

医护人员在满足中低收入群体医疗服务的过程中发挥着最直接的作用，医护人员的业务能力和服务意识，也是基层医疗机构服务能力的表现。从目前来看，情况不太理想。在我们的调查中，认为医护人员技术水平比较低和很低的占10.2%，认为一般的占53.7%；在对医生对病情的解释程度方面，认为比较差和很差的占15%，认为一般的占47.1%；认为医护人员服务态度比较差和很差的占10.3%，认为一般的占38.2%，可见，对医护人员的评价不高（见表4-10）。

表 4 - 10　对医护人员的评价

评价等级		①	②	③	④	⑤	合　计
技术水平	评　价	很　高	比较高	一　般	比较低	很　低	
	频　数	75	503	861	131	32	1602
	百分比	4.7%	31.4%	53.7%	8.2%	2.0%	100.0%
对病情的解释程度	评　价	很　好	比较好	一　般	比较差	很　差	
	频　数	86	521	753	194	46	1600
	百分比	5.4%	32.6%	47.1%	12.1%	2.9%	100.0%
服务态度	评　价	很　好	比较好	一　般	比较差	很　差	
	频　数	141	686	614	135	31	1607
	百分比	8.8%	42.7%	38.2%	8.4%	1.9%	100.0%

医护人员业务能力和服务意识较差，在其文化程度上有所体现，从全国来看，2005年全部卫生技术人员学历在中专及以下的占53.6%；全部医院的卫生技术人员在中专及以下的占45.9%。乡镇卫生院和社区卫

生服务中心的卫生技术人员学历更低，见表 4－11。从基层卫生机构的人力资源能力来看，在农村，2005 年中专学历者仍占卫生技术人员的大部分，乡镇卫生院的中专、中技水平人员占在岗人员总数的 58.7%；2007 年农村卫生室在岗人员中专以下的占 89.7%，其中初中及以下的还占 16.7%。在城市，2005 年社区卫生服务中心卫生技术人员大专及以上者占 42.7%，中专及以下学历的占 57.3%；2007 年社区卫生服务站在岗人员大专及以上的占 48.4%，中专及以下的占 51.7%。其中城乡基层医疗机构人员受过正规医学教育的更少。[①]

表 4－11　　2005 年卫生技术人员学历构成[②]

学　历	全　部	医　院	乡镇卫生院	社区卫生服务中心
博　士	0.3%	0.5%	0.0%	0.0%
硕　士	1.3%	1.9%	0.0%	0.1%
本　科	15.5%	20.3%	2.2%	12.0%
专　科	29.2%	31.4%	20.3%	30.6%
中　专	43.3%	38.3%	58.7%	45.9%
高　中	6.3%	4.9%	10.3%	5.8%
初中及以下	4.0%	2.7%	8.4%	5.5%
合　计	100.0%	100.0%	100.0%	100.0%

数据来源：《中国卫生统计年鉴（2009）》。

根据第四次国家卫生服务调查的专题研究，农村基层卫生机构医生知识测试的平均分和及格率较低。其中，乡镇卫生院和村卫生室的平均分为 65.7、60.0，及格率分别为 72.6%、53.6%。城市社区卫生服务中心和服务站的平均分为 64.8、65.7，及格率分别为 68.4%、69.4%。通过对腹泻、肺结核、甲肝等疾病管理技能的测试，无论是乡镇卫生院和社区卫生机构的医生和防保人员，还是乡村医生，对传染病报告相关知识的掌握情况都不理想，尤其是对一些传染病的报告时限没有准确了解。

① 卫生部统计信息中心：《第四次国家卫生服务调查专题研究报告（一）》，中国协和医科大学出版社，2009 年版。

② 这里的卫生技术人员包括执业医师、助理医师、注册护士、药剂人员、检验人员和其他卫生技术人员。

3. 药品价格较高是引起医疗费用上涨的重要因素

“以药养医”是近些年来我国医疗卫生领域的突出问题。药品价格较高，是这次调查过程中反映较为突出的问题之一。调查对象一致认为药品价格较高。在问卷调查中，78.1%的人认为药品价格高（见图4－4）。有访谈对象认为，“药品的价格比较高，有时候是换个名称但一样的药，就涨价了，恨不得涨几十倍”。有学者对医院门诊药房和零售药店同类品种的零售价格水平进行了比较研究，发现二者在价格上具有较大的差异性。从总体上看，医院门诊药房的实际零售价高于零售药店，按算术平均价计算比零售药店高19.79%，按加权平均价计算比零售药店高16.89%。[①] 其中进口西药的价格最为昂贵，因而中低收入家庭在患病后选择进口西药的比例相对更少，而是倾向于选择更便宜的药。

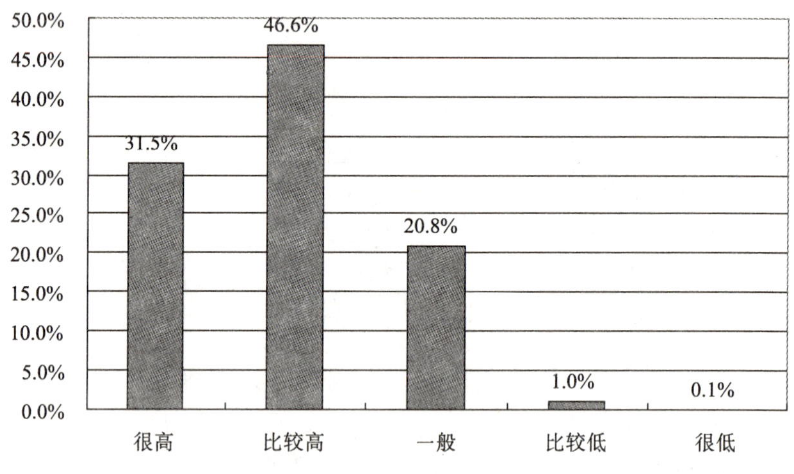

图4－4 对药品价格的评价

（四）目前我国医疗保障制度的不健全难以减轻中低收入群体的医疗负担

经过近些年的发展，我国基本医疗保障制度的框架已经形成，各项医疗保障制度已覆盖绝大部分城乡居民，对保障城乡居民的健康发挥了重要作用。但是，目前的医疗保障制度还不健全、不完善，还存在诸多

① 于德志：“医院门诊药房与零售药店药品品种及价格的比较”，《中华医院管理杂志》，2005（12）。

问题，在减轻中低收入群体的医疗负担方面发挥的作用不理想。

1. 部分中低收入群体还没有被纳入医疗保障的范围

医疗保障制度对城乡居民医疗服务利用的影响比较明显。2008 年城镇职工基本医疗保险覆盖人口两周患病治疗和住院的比例（14.5%）要高于2003 年（13.4%）；未就诊比例明显下降，从53.5%下降到33.4%；住院率从5.9%提高到9.2%（见表4－12）。农业人口参合前后两周患病就诊的比例也有所提高，未就诊的比例明显下降，从44.7%下降到37.7%；住院率从3.4%上升到6.5%（见表4－13）。

表4－12　城镇职工基本医疗保险覆盖人口两周患病治疗情况与住院情况

时　间	两周患病治疗情况		住院情况	
	两周就诊率	未就诊比例	住院病例数	住院率
2008 年	14.5%	33.4%	1591	9.2%
2003 年	13.4%	53.5%	832	5.9%

数据来源：第四次国家卫生服务调查。

表4－13　农业人口参合前后两周患病治疗情况与住院情况

时　间	两周患病治疗情况		住院情况	
	两周就诊率	未就诊比例	住院病例数	住院率
2008 年	14.6%	37.7%	5347	6.5%
2003 年	14.1%	44.7%	3717	3.4%

数据来源：第四次国家卫生服务调查。

但是，目前还有大量的低收入人口没有任何医疗保险。从低收入人口社会医疗保险的参加率来看，根据第四次国家卫生服务调查，2008 年城市低收入人口中参加职工医疗保险和城镇居民医疗保险的分别为24.7%、22.0%，未参加医疗保险者占39.8%；农村低收入人口中参加新型农村合作医疗者占90.1%，未参加任何医疗保险者占9.0%。与全人群相比，城市低收入人口未参加任何医疗保险的比例明显高于全人群的28.1%。[①] 总体上看，收入越低，社会医疗保险的参加率越低（见表4－14）。在2008 年中国医疗保险研究会对城镇居民基本医疗保险制度的

① 卫生部统计信息中心：《2008 年中国卫生服务调查研究第四次家庭健康询问调查分析报告》，107 页。

试点评估调查中，被调查人群中无任何医疗保险人群占城镇人口的比例为22.5%。另外，从医疗救助来看，针对的主要是收入极低的人口，帮助他们解决基本生活问题，减轻其大病医疗负担，而对位于极端贫困人口之上的大量边缘贫困人口和相对贫困人口，则几乎没有纳入社会救助的范围。由此可见，中低收入人口中还有大量的人没有被纳入到医疗保障中来。

表4－14　不同收入组2008年社会医疗保险参加率

收入组	城乡合计	城市合计	农村合计
最低收入	83.1%	53.8%	92.9%
较低收入	84.3%	63.2%	91.9%
中收入	87.6%	73.8%	92.7%
较高收入	89.9%	82.7%	92.4%
最高收入	91.0%	86.3%	92.7%
低保/贫困人口	81.5%	55.1%	93.4%

数据来源：第四次国家卫生服务调查。

2. 目前医疗保障制度的公平性不足

医疗保障制度，与其他社会保障制度一样，应该发挥扶危济困、互助共济的作用，帮助人们克服各类社会风险，使其度过难关。由于制度设计的不完善，即使有了医疗保障，也难以达到保障效果，对中低收入群体而言，难以减轻其医疗负担。但是，目前的医疗保障制度公平性不足，在帮助中低收入群体减轻医疗负担方面作用不明显。

医疗保障制度的公平性不足体现在：（1）全覆盖问题。之所以出现部分中低收入群体没有被纳入到医疗保障的范围中来，也是目前医疗保障制度公平性缺失的重要表现。目前的医疗保障制度已经将具有缴费能力的人群基本纳入进来，而且也对收入最低的低保人群也采取了相应的措施，但是对处于贫困边缘的人群，没有任何特殊帮助。而这些人虽然基本生活不成问题，但是由于其收入较低，难以参加各类医疗保险，而他们又随时有可能陷入贫困的境地。未来要建立覆盖全民的基本医疗保障制度，这不能不说是一大缺陷。（2）个人账户问题。我国的基本医疗保险制度，大部分实行的是社会统筹与个人账户相结合的模式。个人账户支付门诊费用、统筹基金支付住院费用。其初衷是为了体现制度的公平与效率，控制医疗费用。但是这种模式在实践中出现了诸多问题，影响到了医疗保障制度的公平性，也缺乏效率。比如，中低收入群体由于缴费能力的不足，个人账户积累不足，难以发挥作用；而相对高收入人群积累较多，出现一些过度使用个人账户和恶意浪费的现象；个人账户的设置影响了医疗保障制度的互助共济功能；此外，个人账户的积累也造成了一定的管理难题。（3）特殊人群问题。社会保障制度理应关注特殊群体，尤其是弱势群体。但是目前的医疗保障制度在制度设计和实践运行中未能关注特殊人群。比如，流动人口尤其是农民工的医疗保障问题一直未能得到较好地解决，在流入地和流出地均不能享受医疗保障的权益，而农民工大部分属于中低收入群体。残疾人、老年人、学生的医疗保障问题也未能得到较好地解决。（4）制度分割问题。目前我国医疗保障制度的分割问题十分明显，表现在具体制度分割、地区分割、城乡分割、人群分割等方面。各种人为的分割，严重影响到了制度的公平性。此外，补偿模式和补偿机制设计的不合理，也是医疗保障制度公平性不足的重要表现。

3. 补偿模式与补偿机制设计不合理

补偿模式与补偿机制是医疗保障制度的核心内容之一，直接关系到医疗保障制度的受益程度。目前医疗保障制度补偿模式与补偿机制不合理，不利于中低收入群体医疗服务需求的满足。目前的医疗保障制度主要是保大病，对门诊报销较少，而且，只负责疾病治疗的报销，对预防保健报销基本没有。这种补偿模式对高收入群体来说可以接受，对于中低收入群体来说，则是一大缺陷；尤其是当其患慢性病需要经常性的门诊服务时，面临的医疗负担仍然较大，却又不能得到报销，或者报销的比例极低。仅仅补偿住院费用对减轻医疗负担和灾难性医疗支出的作用十分有限。①

具体来看，主要包括：（1）补偿方式不合理。根据时间先后，补偿方式分为预付制和后付制，目前的补偿方式主要是后付制，即先由患者垫付医疗费用，然后再去医疗保险经办机构报销。对于中低收入群体来说，垫付医疗费用成为了一个难题，尤其是在患大病住院而需要巨额的

① 封进、李珍珍：“中国农村医疗保障制度的补偿模式研究”，《经济研究》，2009（4）：第103－115页。

医疗费用时难以筹集。(2)受益面窄。根据调查，最近一次急性病的医疗费用部分报销的只占有20%，全部报销的仅占7%；最近一次慢性病部分报销的占30%，全部报销的占5%。受益面窄尤其体现在门诊医疗服务中。2008年城镇居民基本医疗保险覆盖人口两周内就诊费用只有34.6%的人有报销，参合农业人口两周就诊病例门诊费用全部由自己支付的占66.6%。根据2008年城镇居民基本医疗保险制度试点评估调查，调查人群门诊受益率为42.61%，住院受益率为74.44%。其中城镇居民基本医疗保险参保人群的门诊受益率不到20%，住院受益率为68.5%。(3)补偿比例过低。即便在一些有报销的参保人群中，报销比例也比较低。在调查中，认为报销额度低的达45.7%，此外还有40.8%的人认为一般。根据调查，中低收入患者医疗费用自付比例均较高。其中城市在门诊、住院和药品自付比例分别为84.18%、58.64%、82.12%；而农村分别为92.20%、60.28%、86.91%。从最近一次患病后报销的平均情况来看，最近一次患急性病报销的比例平均为52.01%；最近一次患慢性病报销的比例平均为56.66%。在第四次国家卫生服务调查中，低收入人口次均自付住院费用占总费用的比例城乡合计为65.8%，城市为55.7%，农村为73.1%；2008年城市和农村参加医疗保险的低收入人口的次均住院自付医疗费用分别为4927元和2537元，高于全人群次均住院费用2600元。(4)补偿限制过多。医疗保险制度从控制费用的角度出发，设置了一些限制。一方面，设立了起付线，而且有的起付线较高，提高了报销的门槛；另一方面，规定了封顶线，较低的封顶线使得一些患大病的人在报销之外仍然要负担大量的医疗费用。根据中国社会科学院课题组2006年对新型农村合作医疗制度的试点评估调查，绝大多数试点县均设置了起付线和封顶线，尤其是在住院方面。[①](5)报销手续麻烦。在访谈中，有人认为“报销还要去指定医疗机构、地点，有时候跑好几趟才能报”。从调查结果看，在对报销方便程度的评价方面，还有26.9%的人认为报销不方便，21.7%的人认为一般。尤其是对一些异地就医的人来说，要么得不到报销，要么报销手续非常麻烦。(6)报销药品的目录范围比较窄。根据调查，中低收入调查对象认为报销药品的目录范围窄的

① 陈佳贵、王延中：《中国社会保障发展报告(2007)》，社会科学文献出版社，2007年版，第87页。

达 53.7%，还有 36.3% 的人认为一般；认为比较宽的仅占 10%。尤其是对一些疗效较好的进口西药，几乎没有纳入医疗保障的范围，要么得不到报销，要么报销比例极低。

（五）政府在满足中低收入群体医疗服务需求中未能充分发挥作用

帮助中低收入群体满足基本医疗服务需求，是各级政府应尽的职责。目前中低收入群体医疗服务难以满足，与政府的作用发挥不充分有很大的关系。政府的作用未能充分发挥主要体现在：

（1）对医疗卫生事业的投入不足。政府对医疗卫生事业的投入不足，是导致近些年来“看病贵”的重要原因之一。改革开放以来，政府预算卫生支出在卫生总费用中的比重总体呈下降趋势，个人现金卫生支出总体呈现上升趋势，尽管 2003 年以来有所变化，但仍然没有改变个人现金支出在卫生总费用中比重较大这一事实。1978 年，我国卫生总费用为 110.21 亿元，其中政府预算卫生支出占卫生总费用的比重为 32.2%，个人现金卫生支出占 20.4%，政府预算支出所占比重大于个人现金支出。但是，到 1988 年，政府预算卫生支出占卫生总费用的支出比重（29.8%）首次低于个人现金卫生支出（31.3%）。此后政府支出与个人支出的差距越来越大。在 2001 年，个人现金支出比重最高，达 60%。尽管在 2003 年政府加大了对医疗卫生事业的投入，但目前仍然没有改变个人支付为主的局面（见表 4－15、图 4－5）。

表 4－15　　1978～2007 年我国卫生总费用构成

年　份	政府预算支出	社会支出	个人现金支出	合　计
1978	32.2%	47.4%	20.4%	100.0%
1983	37.4%	31.1%	31.5%	100.0%
1988	29.8%	38.9%	31.3%	100.0%
1993	19.7%	38.1%	42.2%	100.0%
1998	16.0%	29.1%	54.8%	100.0%
2001	15.9%	24.1%	60.0%	100.0%
2003	17.0%	27.2%	55.9%	100.0%
2005	17.9%	29.9%	52.2%	100.0%
2007	20.4%	34.5%	45.2%	100.0%

数据来源：《中国卫生统计年鉴（2000 年）》。

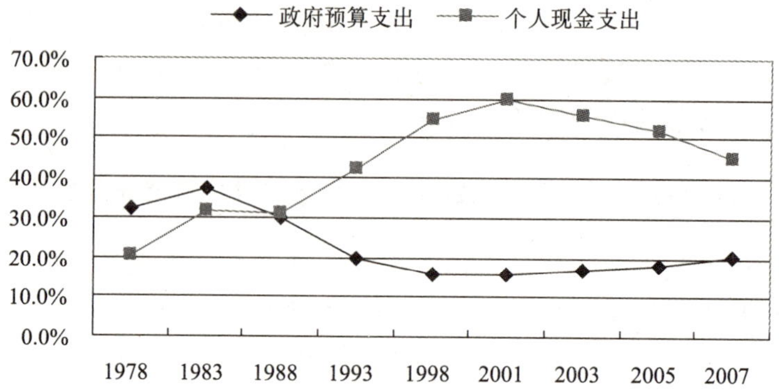

图 4－5　政府预算卫生支出与个人现金卫生支出的变化情况（1978～2007 年）

数据来源：《国家卫生统计年鉴（2009）》。

（2）对中低收入群体尤其是边缘贫困人口有所忽视。政府的医疗卫生投入和医疗保障制度建设基本上是从整个城乡居民的医疗服务需求出发的，这样虽然也能在一定程度上满足中低收入群体的医疗服务需求，但是，由于缺乏灵活性和针对性，效果不太理想。尤其是在当前我国经济发展水平不高、城乡居民整体收入偏低、中低收入人口较多的国情下，政府的现行做法既不利于医疗保障制度的长远发展，也不利于中低收入群体医疗服务需求的满足。

（3）缺乏对医疗服务领域的有力监督。政府在缺乏对医疗卫生事业投入的同时，也缺乏对医疗服务领域的有力监督，这也是导致“看病贵、看病难”的重要原因之一。目前，医疗卫生领域缺乏进行监督的法制依据和监督体制。对医疗领域的监督不力，导致了医院的过度逐利行为，收取高额的医疗费用；药品价格过高、“以药养医”的现象严重；医院管理混乱、医护人员服务意识下降、医患关系紧张；等等。

（4）在医疗卫生体制改革中思路不够清晰，定位不够明确。最突出的表现就是没有正确处理好政府自身与市场的关系，这也是导致前些年医疗卫生体制改革诸多问题的重要原因。政府在发展医疗卫生事业的过程中，既想利用市场的力量，发挥市场竞争的优势来为城乡居民提供优质的医疗服务，又没有充分发挥自身的主导作用，定位不明确，导致了公共卫生体系的衰退和市场竞争的混乱，其结果就是医疗费用的快速上涨，导致“看病贵、看病难”。

（六）目前的医疗服务模式难以适应中低收入群体的医疗服务需求

医疗服务模式是指医疗服务提供者、医疗服务接受者和医疗服务管理者三方之间的制度化互动关系。其核心是影响医疗服务质量、价格和服务方式的权力关系。[①] 除去这些，医疗服务模式还可以加入服务内容和政府作用的因素。

医疗服务模式中各主体之间制度化的互动关系，是长期以来不断博弈的结果。影响各主体权力大小的因素包括政治环境、经济地位、专业知识、社会地位等方面。目前，中低收入群体在这些方面均处于劣势地位，政治地位和社会地位不高、经济低位较低、专业知识缺乏是目前我国中低收入群体的现实处境。加上政府作用的缺位，目前在我国很难形成以服务接受者为中心的医疗服务模式。相反，是以服务提供者为主导的追求医院效益和医生利益的服务模式。这种服务模式，很难真正做到以人为本，也很难降低医疗费用、提高服务质量，更不会从长远的角度来考虑城乡居民的健康水平。

具体来看，目前我国的医疗服务模式是以治病为中心的服务模式。从医院和医生的角度来讲，就是希望人们多患病、多治疗，这样才能产生效益和收入。在这样一种服务理念的指导下，很难真正为患者提供质优价廉的医疗服务；与中低收入群体希望少患病、少治疗、降低医疗费用的愿望相违背。目前的医疗服务不仅费用高、质量差，而且难以为城乡居民提供疾病预防、健康教育与健康管理等服务，真正提高中低收入群体甚至整个城乡居民的健康水平。真正形成以人为本的、有利于提高城乡居民健康水平的、平等互利共赢的医疗服务模式，需要在政府的主导下，居民、企业、医院、社会等多主体的参与和努力。加强医疗服务模式的完善与创新，也是目前满足中低收入群体医疗服务需求的重要课题。

四、满足中低收入群体医疗服务需求的对策建议

满足中低收入群体医疗服务需求，需要个人、家庭、社区、企业、

① 周业勤："医疗服务模式的理论界定与实践类型"，《中国医院管理》，2007（3）。

医院、社会、政府等多主体的参与和努力。这里，提出一些满足中低收入群体医疗服务需求的具体建议。

（一）政府在满足中低收入群体的医疗服务需求中责任极其重大

中低收入群体比其他收入群体有着更多的医疗服务需求，但是由于其收入较低，医疗服务需求的自我满足能力不足，这就更加需要充分发挥政府的作用，从人力、物力、财力、制度、管理等方面进行投入。

1. 进一步加大对医疗卫生事业的财政投入，并调整投入结构

自从2003年以来，国家加大了对医疗卫生事业的投入，在全国卫生总费用中，政府预算支出的比重逐年上升，个人现金支出的比重逐年下降。但是，同改革开放初期相比，相差较大，1978年政府预算卫生支出占卫生总费用的比重为32.2%，而2007年只有20.4%。与国家财政收入的增长速度相比，现有的资金投入仍然水平较低，1999~2005年的财政收入增长速度平均为17%，而政府卫生支出的增长速度较慢，甚至负增长。近些年来，政府卫生支出占GDP的比重不到1%。根据世界卫生组织的报告，中国政府卫生支出占GDP的比重在196个国家中居156位，比许多低收入国家的比例还低。① 政府的财政投入不足，难以适应目前我国医疗卫生事业的发展，更难以满足中低收入群体的医疗服务需求。除了投入不足外，投入结构也存在问题，存在重城市轻农村的现象。有研究表明，只占全国30%的城镇人口（2002年）分享了60%的政府卫生投入，而占全国人口近70%的农村人口却只分享政府卫生投入的40%。2000年城镇居民人均财政卫生支出为73.7元，而农村居民人均为13.8元。政府投入的差别，直接导致了医疗资源配置的差别，体现出了城乡之间、不同地区之间的明显差别。

因此，政府需要进一步加大对医疗卫生事业的投入，以便更好地满足城乡居民的医疗服务需求。同时，调整投入结构，加大对农村地区和中西部地区的财政投入，尤其是要加强对这些地区的基层医疗机构的投入。在加强投入的同时，政府要加强收支管理和对财政投入的绩效评估，通过加强投入来提高人们的健康水平。

---

① 中国（海南）改革发展研究院：《中国人类发展报告2007/2008》，中国对外翻译出版公司，2008年版。

2. 完善医疗服务体系，更好地满足中低收入群体的医疗服务需求

（1）加强基层医疗机构的能力建设。加强基层医疗机构的能力建设是当前完善医疗服务体系的一项重要任务。基层医院机构主要包括农村的村卫生室、乡镇卫生院和城市的社区卫生服务中心和社区卫生服务站。加强基层医疗机构的能力建设，首先，要加强基层医疗机构的布局和规划，保证有足够数量的合格医疗机构；在农村，要保证村村都有卫生室或者合格的私人诊所；在城市，每个社区都应该设立社区卫生服务站，并且根据人口数量在一定范围内设立足够数量的社区卫生服务中心。其次，要加强对基层医疗机构的投入，配备好满足就诊需要的适当数量的医疗设备，并改善就医环境，对基层医疗机构的业务用房租赁应该给予适当地补助。第三，要规范基层医疗机构的行医行为。卫生部门要经常性地加强监督指导，对基层医疗机构的用药、处方和收费进行检查，对一些非法行医行为要予以坚决打击，以免由于其不合格的行医行为而影响基层医疗机构的声誉。第四，卫生部门要组织基层医疗机构的医护人员进行培训，而且，要与综合医院或大医院建立合作关系，并建立基层医疗机构人才引进的激励机制，不断提高基层医疗机构医护人员的技术水平。第五，要完善首诊制和双向转诊制，培养全科医生，使基层医疗机构真正发挥其“守门人”的作用，合理利用医疗资源，要形成小病进社区、大病进医院（农村是小病不出村、大病不出县）的效果。此外，还要完善基层医疗机构的公共卫生职能、健康教育职能和预防保健职能。

（2）提高医护人员的技术水平和职业道德。这里的医生，不仅仅指基层医疗机构的医护人员，也包括其他医疗机构的医护人员。近些年来，医疗事故的频繁出现，是部分医生的技术水平和职业道德较低的表现。近年来，一些地方医疗纠纷频发，医患矛盾升级的事件屡屡出现。[①] 提高医护人员的技术水平和职业道德，是当前完善医疗服务体系、建立和谐医患关系的重要任务。提高医生的技术水平，可以通过多种途径：第一，

① 湖北省咸宁市通城县84岁高龄的赵荣彬老人，由于右腿摔伤骨折住院，医生在手术时竟在其左腿动手术，并植入一块钛合金钢板。此外，还有“北大医院”事件，南京“婴儿死亡”事件，成都“血浆种花”事件等。见中国新闻网：http：//www. chinanews. com. cn/jk/jk－ysbb/news/2009/11－29/1989625. shtml。

加强不同层次的医学教育，培养大量合格的医学专业人才。第二，要严格医护人员的资格准入制度，而且成立资格审查专家委员会，对医护人员的资格进行定期审查。审查可以每年进行一次或者两至三年进行一次，也可以实行每年进行抽样审查，每五年进行全部审查；审查应该理论与实践相结合，以实践为主。这样，可以督促医护人员加强学习，不断提高技术水平。第三，可以加强不同层级医院之间的交流与合作，提高医生的整体技术水平，尤其是可以提高农村和基层医疗机构医生的技术水平。第四，经常组织理论研讨会和专题培训班。此外，还可以通过利益导向机制（薪酬与技术水平挂钩）和奖惩机制等手段来促进医生主动提高技术水平。提高医护人员的职业道德，首先要加强其人本教育，树立以人为本、病人优先的服务理念，尊重患者的知情权和选择权，科学、全面、热情地解释病情，帮助患者积极面对疾病带来的生理、心理和经济压力。对于患者的不理解，需要耐心做好解释工作，积极沟通，并给予包容和理解。医院需要加强对医生的职业道德考评，建立考评结果与医生薪酬挂钩的机制，并做好患者对医疗服务的评价和满意度调查，建立医德奖惩机制。①

（3）尽快完善并推广基本药物制度。建立、完善基本药物制度是为城乡居民提供质优价廉的药品和控制医疗费用不合理上涨的重要途径。当然，建立基本药物制度的主要目的不单是为了降低药品价格，而是按照“防治必需、安全有效、价格合理、使用方便、中西药并重、基本保障、临床首选”的原则确定基本药物品种（剂型）和数量。② 建立基本药物制度的核心就是要建立和完善基本药品目录，通过实行基本药物制度，基本药物实行集中采购、统一配送、减少中间环节，避免因为药品的重复批发造成价格上涨从而增加患者用药负担的问题。基层医疗基本药物实行零差率销售，群众购买基本药物的实际价格会有明显降低。目前，国家已经在探索建立并试行基本药物制度。其实践效果还有待观察，需要逐步完善并尽快在全国推广。在建立和完善基本药物制度的过程中，需要完善相关的配套措施，要改革医院的运行机制，完善补偿机制，加大政府的财政投入；选择好药品配送企业，完善药品流通体制；加强监

① 参考龙玉其提供的石景山区中低收入群体医疗服务需求调研报告。

② 见卫生部等部委关于印发《关于建立国家基本药物制度的实施意见》的通知。

督，预防腐败行为的发生和制度扭曲；将完善基本医疗保障制度与基本药物制度相结合。

3. 健全完善医疗保障制度，切实减轻中低收入群体的医疗负担

虽然我国的基本医疗保障制度已经形成，并覆盖了大多数人口，但由于制度建立和运行的时间还不长，还存在诸多问题，需要在实践中逐步加以完善，使其真正发挥医疗保障制度的作用，切实减轻中低收入群体的医疗负担。

（1）关注中低收入人口，增强医疗保障制度的公平性。

中低收入人口的健康状况相对较差，需要更多的医疗服务，但由于受到收入的制约，需求难以满足。在完善医疗保障制度的过程中，需要重点关注中低收入人口，这也是增强医疗保障制度公平性的必然要求。目前的医疗保障制度只有一些对极端贫困人口（低保人群）的医疗救助，而对处于极端贫困之上和中等收入以下的这部分中低收入人口几乎没有给予任何帮助，而是与其他相对高收入人口一视同仁地对待，“平等”地参与各项基本医疗保险制度，实际上是一种不公平的体现。因而在完善医疗保障制度的过程中需要予以重点考虑。具体来说，首先要加强对中低收入人群的识别，在社区居委会或村民委员会的协助下，由医疗保险经办机构根据地区、家庭规模、家庭负担、职业、经济来源、家庭收入、健康状况等方面予以综合考虑，建立中低收入群体的家庭档案资料。在其发生大额门诊费用或住院费用时，在首次报销的基础上，根据医疗基金的节余情况给予二次补偿。可以考虑对部分药品诊疗项目给予免费，所需经费由医疗保险基金或政府补贴提供。城乡医疗救助制度也要逐步考虑中低收入人口的医疗需要。

（2）扩大医疗保障制度的覆盖面，真正实现全民覆盖。

扩大医疗保障制度的覆盖面是实现“病有所医”目标的重要途径。目前我国的基本医疗保障制度已经覆盖了绝大部分人口，尤其是新型农村合作医疗制度，覆盖率已经超90%，扩大覆盖面已进入攻坚阶段。未纳入医疗保障制度的绝大多数是中低收入人口，具体包括老年人、学生、失业人员、流动人口（尤其是农民工）等。今后在扩大医疗保障制度覆盖面的过程中，需要重点考虑这些人群，他们中的一些人既收入较低，又缺乏医疗保障，使得他们需要承受生活的贫困和疾病的痛苦。

这既不利于中低收入群体的基本生活和身体健康，也不利于社会的和谐。扩大覆盖面需要从制度设计、财政投入、监督管理、制度衔接等方面努力。

（3）完善制度设计，尤其是完善补偿模式与补偿机制。

在扩大医疗保障制度覆盖面的同时，需要对目前的制度进行完善，使更多的人受益，吸引更多的人加入。完善制度设计，首先，需要对当前的制度进行重新审视，尤其是对目前制度中存在的问题要有清晰的认识。完善制度设计，一个重要的前提就是要明确其公平互助的理念，并将这一理念贯穿于整个制度完善的过程中。其次，需要对目前的制度模式进行调整，针对目前制度模式中公平性不足等问题，建议进一步完善医疗保险的个人账户，扩大社会统筹基金的比重，以克服个人账户在实践中带来的诸多问题。第三，要完善补偿模式，改革支付制度，将后付制变为预付制，将偏重于大病补偿的制度调整为门诊与大病补偿相结合，尤其是要加强对慢性病的门诊补偿，研究和探索按病种付费的方式。第四，减少补偿限制，提高补偿比例，进而提高受益面和受益额度。建议对起付线和封顶线进行调整，降低或取消报销门槛，提高补偿额度，争取城乡居民基本医疗保险的补偿比达到60%以上（基本药物制度下的药物全部报销）。[①] 第五，要扩大报销药品的目录范围。目前的报销药品目录范围较窄，给报销带来较大的限制。因此，在完善医疗保障制度的过程中，需要研究和完善医疗保障制度的药品目录，将一些价格虽高但疗效较好的药品纳入报销范围。

（4）将医疗保障制度与社区卫生服务、慢性病防治相结合。

主要目的是为了控制医疗费用，加强对疾病尤其是慢性病的预防与控制，改变目前重治疗、轻预防、轻教育的局面。三者的结合，实际上是通过医疗保障制度（医疗保险基金）的投入，通过社区卫生服务的途径，来加强慢性病的预防与控制。也可以通过改变医疗保险费用支付方式，比如按人头付费，来支持社区卫生服务的发展。通过医疗保障支付方式的转变，引导人们利用基层医疗卫生服务。三者的适度结合，有利于医疗保障制度的完善，有利于社区卫生服务的发展和基层医疗机构的

① 中国发展研究基金会：《构建全民共享的发展型社会福利体系》，中国社会出版社，2009年版。

能力建设，也有利于对疾病的预防控制和医疗费用的控制。

（5）加强不同医保制度之间的整合与医保关系跨地区转移的衔接。

针对目前制度分割、地区分割的局面，需要对其进行整合与衔接，以整合资源，发挥制度的最大合力。加强制度的整合，目前来看，就是要加强城镇职工基本医疗保险、城镇居民基本医疗保险、新型农村合作医疗制度、城乡医疗救助制度的整合。制度的整合需要在长时间内分阶段分步骤进行，可以考虑先将新型农村合作医疗与城镇居民基本医疗保险制度整合成为居民基本医疗保险，将机关事业单位与城镇职工基本医疗保险整合成职工基本医疗保险，然后再将居民基本医疗保险与职工基本医疗保险进行整合，真正建成覆盖全民的、注重公平的医疗保障安全网。此外，还要加强医疗保障制度与养老保障制度等其他社会保障制度的结合。在地区之间的衔接上，随着未来城市化进程和人口流动速度的加快，这一问题显得尤为突出和紧迫。已经公布的城镇职工医保关系的转移办法，是解决这个问题的重要一步，如何更好地使医保关系的转移接续更顺利，还有许多工作要做。

4. 加强监督管理，提高服务质量，控制医疗费用

目前医疗保障制度和医疗服务领域之所以存在诸多问题，与政府的监督缺失或不力有关。因此，需要加强对医疗保障制度运行与医疗服务的监督管理，提高医疗服务的质量和满意度，同时，控制医疗费用的不合理上涨。

加强监督管理，首先要健全监督体系，明确“由谁来监督”和“监督什么”、“如何监督”的问题，也就是说要明确监督主体、监督内容和监督方式。另外，还要加强法制建设，解决监督的依据问题。具体来说，在监督主体上，需要建立健全严密的监督体系，加强监督机构的独立性，解决目前监督的分散、无序、无力现象。可以考虑成立从中央到地方垂直统一管理的医疗卫生监督委员会。监督委员会与卫生部门应该是并列的机构，互不隶属。未来在机构改革的时候，可以考虑将卫生部门的职能主要集中在行政管理、医疗卫生规划、公共卫生、预防保健等方面，具体的监督职能交由专门的医疗卫生监督委员会来执行。而且，目前具有一定的基础（药监局）。在监督的内容上，主要包括医疗保障制度的具体运行、药品的质量与价格、医德医风、医疗收费等方面。在监督的方

式上，采取行政监督、舆论监督、法律监督、社会监督相结合的方式，在监督的过程中要注重民意，公开信息，建立城乡居民参与监督的渠道，比如设立监督电话、监督信箱。

5. 提高中低收入群体的收入，增强其医疗服务需求的自我满足能力

我国由于还处于发展的过程中，与发达国家相比，经济实力还不强，再加上我国人口众多，尤其是中低收入人口较多，在满足城乡居民医疗服务需求的过程中，政府不可能承担无限责任，也不可能由政府提供免费的全部医疗服务，因此，需要在加强对医疗卫生领域财政投入的同时，想方设法提高中低收入群体的收入水平，增强其医疗服务需求的自我满足能力。

中低收入群体收入较低的重要原因是缺乏经济来源、缺乏劳动能力或就业竞争力、缺乏正式的职业。根据调查，中低收入人口中无业、下岗、失业的人员比较多。因此，政府在发展经济的过程中要想办法来提高这些人的收入。一方面，通过发展经济，创造更多的就业岗位；另一方面，要加强对中低收入群体的就业技能培训，增强其就业竞争力，对中低收入群体参与就业培训给予补贴；此外，还要创造良好的就业环境，完善就业促进政策体系，加强劳动力市场建设，建立和完善城乡一体化的劳动力市场。

（二）医疗卫生体制改革要重点关注中低收入群体

近些年来，我国一直在进行医药卫生体制改革，但因种种原因，改革存在诸多问题，其中一个重要的方面，就是对中低收入群体的关注不够。新的医药卫生体制改革方案已经出台，改革正在有序进行，今后的改革中，需要对中低收入人口予以重点关注，这也是关系到未来医疗卫生体制改革成败的重要因素。

新的医药卫生体制改革提出，要建设覆盖城乡居民的公共卫生服务体系、医疗服务体系、医疗保障体系、药品供应保障体系，形成四位一体的基本医疗卫生制度。今后这四大体系的改革完善，都需要重点考虑中低收入群体的能力和需要。在公共卫生服务方面，要重点加强中低收入群体的疾病预防控制、健康教育、妇幼保健等等，促进城乡居民逐步享有均等化的基本公共卫生服务。在医疗服务体系建设方面，要加强农

村的乡镇卫生院和村卫生室、城市的社区卫生服务站和社区卫生服务中心建设，提高城乡基层医疗机构的服务能力，同时，建立城乡之间和不同地区之间的帮扶机制，城市医院对口支援农村医医院、发达地区对口支援贫困地区。在医疗保障体系建设方面，要加快覆盖中低收入人口，尽快真正实现全民覆盖；保大病与保门诊相结合，提高受益面和报销额度。在完善药品供应体系方面，要尽快建立完善国家基本药物制度，为中低收入群体提供质优价廉的药品，并将其纳入基本医疗保障制度的报销范围。相信通过医药卫生体制改革在这些方面的完善，对中低收入群体医疗服务需求的满足会是一个很大的帮助和促进。

（三）加强政府、企业、社会的合作，创新医疗服务模式

目前我国医疗服务模式的落后，不利于城乡居民医疗服务需求的满足，更不利于中低收入群体医疗服务需求的满足。因此，急需探索和完善新的医疗服务模式。

加强政府的主导作用并不等于政府包办一切，加强医疗服务模式的创新，需要加强政府、企业、社会等多主体的合作，从多个方面入手。由于医疗卫生问题的复杂性，影响因素众多，任何单一的主体和某一方面的努力，都很难达到理想的效果。加强医疗服务模式的创新，最重要的是要确立科学合理的理念，从重治疗、轻预防转变为防治结合、重视预防保健；从供方占主导地位转变为以病人为中心、以人为本；从单一的服务转变为综合性的服务。加强医疗服务模式创新的重要目的就是要提高医疗服务质量和人们的健康水平，应该围绕中低收入群体的健康教育、健康管理、慢性病防治、药品供应、基层医疗机构建设等方面结合进行。创新医疗服务模式要适应疾病模式的转变，强化慢性病、常见病的早期干预，对贫困居民和没有医疗保障的老年慢性病患者提供一定规模的医疗免费服务。[①]

随着我国医药卫生体制改革的深入进行和国家对医疗卫生问题的更加重视，医疗服务模式创新也面临着良好的时机。当前需要在充分认识我国国情、政策现状及未来发展趋势的基础上，加强医疗服务模式创新

① 中国发展研究基金会：《构建全民共享的发展型社会福利体系》，中国社会出版社，2009 年 4 月版。

的理论研究，同时，通过具体的服务模式方案设计，在符合条件的地区开展试点探索，逐步完善并加以推广，切实解决中低收入群体的医疗服务需求问题。

（四）重视健康教育与健康管理，加强慢性病的预防与控制

健康教育是一种有效地医疗服务方式，尤其是对于慢性病的防治来说，十分必要且非常重要。有研究表明，健康教育可以有效地培养高血压病人的自我保护意识，使其充分认识高血压的危害及影响血压的危险因素，自觉采纳有利于健康的生活方式，把原来被动治疗变为主动配合治疗。从实验组与对照组的血压对比可以看出，病人经过健康教育后，血压控制率升高，也说明了进行健康教育是提高血压控制率的有效方法。①

目前健康教育的情况不太理想，一些地方的卫生部门和医疗机构忽视了健康教育的意义，要么没有任何健康教育，要么健康教育流于形式。我国居民具备五类健康问题的相关素养比例均比较低，由高到低分别是：科学的健康观为 29.97%、安全与急救素养为 18.70%、传染病预防素养为 15.86%、基本医疗素养为 9.43%、慢性病预防素养为 4.66%。②

针对这种情况，今后医疗卫生部门要进一步加强健康教育，要建立健全健康教育的长效机制，宣传健康教育的重要性，加强健康教育的经费、人员、设备、设施的投入，对健康教育的内容和形式进行规范，并且做好健康教育效果的评估，为完善健康教育提供参考。健康教育的内容应该包括健康教育的内涵与意义、生活方式教育、相关的疾病知识（主要疾病类型、成因、变化趋势等）、疾病预防知识、保健知识、常见病的诊断、慢性病的预防与治疗等等。健康教育应该将理论与实践相结合，通过讲座、有奖知识竞赛、公益广告、图片展览、海报、健康手册等形式，以通俗易懂的语言告诉人们如何加强疾病的预防与控制。健康教育的时间和地点要相对固定，主要依托社区卫生服务中心进行。

健康管理实际上是以人的健康为中心的全面、全过程管理，是健康

① 张力："健康教育对老年高血压的控制作用"，《中国慢性病预防与控制》，2009（6）：328。

② 数据来源于 2009 年 12 月 18 日卫生部《首次中国居民健康素养调查》新闻发布会，http://www.gov.cn/xwfb/2009-12/18/content-1490659.htm。

管理组织或人员对个人或人群的健康危险因素进行全面检测、分析、评估以及预测和预防的全过程。有研究表明，在健康管理方面投入 1 元，相当于减少 3～6 元医疗费用，如果加上由此产生的劳动生产率提高的回报，实际效益是投入的 8 倍。[①] 健康管理是以人和人群的健康为中心的，偏重于疾病的预防干预，可以弥补人们疾病与健康知识的缺乏，帮助人们养成健康的生活方式，减少疾病风险。在疾病发生后，帮助人们正确应对疾病，尽快恢复健康。健康管理在美国比较发达，在中国还处于起步阶段，人们对健康管理的理念、内涵和意义还不太了解。健康管理的作用不可否认，但要想在中国尽快发展，从现实来看可能还有一定的难度，不过，这可以作为未来的一个发展方向。这需要在政府的主导下，加强宣传和资金投入，引入市场竞争，使之真正服务于城乡居民的健康。

（五）促进中低收入群体养成健康文明的生活行为方式

良好的生活行为方式对于疾病预防尤其是慢性病预防控制十分重要。有研究表明，高脂血症、高血压、糖尿病三种慢性病的发病，都是多个因素共同作用的结果，除了遗传、年龄这些个体无法控制的因素外，肥胖、缺乏锻炼、饮食结构不合理、吸烟、饮酒、精神紧张等不良的生活行为方式是慢性病发病的重要危险因素。[②]

但是，从现实来看，人们的生活方式存在诸多问题，表现在暴饮暴食、作息不规律、吸烟、喝酒、不参加体育锻炼，等等。根据我们对部分慢性病患者的调查，有 36.2% 的人认为慢性病是因为饮食习惯有问题。第四次国家卫生服务调查显示，15 岁及以上人口吸烟率为 25.1%，其中城市为 22.5%，农村为 26%；开始吸烟的平均年龄为 21.6 岁；吸烟者最近一年平均每天的吸烟量为 17.9 支；8.6% 的人经常饮酒；在体育锻炼方面，只有 21.9% 的居民主动参加体育锻炼。

健康就是财富，健康有利于减少身心痛苦、提高生活质量。中低收入群体本人需要增强健康的自我保护意识，培养健康文明的生活方式，减少和预防疾病的发生。

---

① 魏炜、赵亮：“现代健康管理模式浅析”，《卫生经济研究》，2006（5）。

② 翟成凯、姜玲等：“中老年人三种慢性病的患病情况及其影响因素的研究”，《卫生研究》，2005（7）。

第五篇　中低收入群体医疗健康服务模式创新

中低收入群体的收入较低、目前医疗服务体系的不完善和医疗保障制度的不健全等原因，使其医疗服务需求难以得到满足，医疗负担过重，“看病难、看病贵”问题更加突出。虽然国家对医疗卫生健康投入大幅度增加，但依然难以满足不断增长的中低收入群体的需求。资源的有限，与需求的不断增加和动态变化，要求创新医疗健康服务模式。创新医疗健康服务模式，提高有限资源的配置效率近年开始为各国所重视。中低收入群体医疗服务模式创新，对于加强中低收入群体的疾病防治与健康管理，满足他们的医疗健康服务需求、提高健康水平具有十分重要的意义。特别在我国经济发展水平落后，对中低收入群体医疗健康投入可支配财力相对有限的条件下，更要重视模式创新的作用。

一、中低收入群体医疗健康服务模式创新的意义

（一）中低收入群体医疗健康服务模式创新的必要性

我国中低收入群体的疾患情况比较严重，如从住院情况看，过去一年中调查对象家庭有过住院情况的占27%。慢性病情况尤为突出，特别是高血压、关节炎、心脏病、慢性疼痛、糖尿病等。慢性病不仅在城市常见，在农村地区也呈现增加趋势。一方面是中低收入群体居民患病情

况比较严重，另一方面是看病难，这突出表现在两个方面。

1. 个人支付能力不足

看病的费用，包括药价、门诊、住院或者其他相关费用，总体来说，相对收入水平偏高。看不起病的情况，在低收入人群，特别是农村地区尤为突出。调查结果表明，最近一次患急性病后不看病的占 32%，患慢性病不看的占 25.6%。而患急性病不去医疗机构看病的原因，低收入家庭因为经济困难的比例高达 22.8%，远高于高收入家庭的 8.1%。患慢性病后不去医疗机构看病的原因，低收入家庭因为经济困难的比例达 51.5%，远高于高收入家庭的 14.5%。

2. 面向基层的医疗条件薄弱

我国卫生事业长期滞后于经济发展，是社会发展领域中的薄弱环节，医疗资源总体供给不足，而优质的医疗资源又常常集中于一些大城市，特别是发达地区的大城市，如北京、上海等地。面向广大中低收入群体的农村地区、城市基层医疗卫生机构薄弱。在农村乡镇卫生院及城市社区卫生服务中心，中专学历者仍占卫生技术人员的大部分。农村及社区基层服务机构人员素质及设备条件比较差，导致人们对其不信任，患病后更倾向于去高等级的大医院，需求对大医院的过度聚中，引发诸多问题，如等候时间长、医生服务质量下降等等。

我国幅员广阔，地域间差异及巨大的发展不平衡，大大加剧了中低收入群体医疗健康服务需求问题的差异性与复杂性。如云南等边远地区，山多，经济相对落后，患者外出看病交通不便，对低成本的远程医疗需求就更为强烈。而有些疾病类型，如某些寄生或传染性疾病，则在特定地区比较流行。即便在同一地区，我国二元经济结构下，许多地方也存在巨大的城乡差异。在如此复杂多样的情况下，不同地方中低收入群体未被满足需求可能不同，优先顺序也可能存在差异，模式要因地而异，也对健康服务模式创新提出迫切要求。

我国改革开放 30 多年经济取得巨大发展，政府有了更多的财力可以加大对医疗健康服务的投入。2009 年中共中央、国务院《关于深化医药卫生体制改革的意见》的出台，标志着中国开始了新一轮医药卫生体制改革，中低收入群体医疗健康服务环境发生巨大变化。

第一，政府投入增加，并向农村和基层倾斜。2009 年，新型农村合作医疗取得新突破，筹资水平达到人均 100 元，减轻了个人医药费用负担。截至 9 月底，参合人口达到 8.33 亿，参合率达 94%。中央和地方各级财政共落实补助资金 627 亿元，4.9 亿人次获得补偿，1560 万人得到健康体检。新的一年，政府提出在确保参合人数稳定 90% 以上的同时，提高筹资标准，各级政府的补助水平达到每人每年 120 元，并力争使政策性住院费用报销比例达到 60% 左右，较 2009 年再提高 5 个百分点。2009 年中央还下达专项资金 200 亿元，支持 986 个县级医院、3549 所中心卫生院、1154 所社区卫生服务中心建设。全国已有 25 个省份对乡村医生的公共卫生服务进行补助，部分地方提高补助标准。健全城乡基层医疗卫生服务体系，也是 2010 年全面推进医改的关键内容之一。

第二，建立基本药物制度，推进公立医院改革。2009 年国家出台“关于建立国家基本药物制度的实施意见”等文件，将基本药物全部纳入基本医疗保障药品报销目录，开始在全国 30% 政府举办的城市社区卫生服务机构和农村基层医疗卫生机构实施国家基本药物制度。2010 年，政府将继续巩固和扩大基本药物制度实施范围，在不少于 60% 的政府举办的基层医疗卫生机构实施基本药物制度，零差率销售基本药物，公立医院改革试点地区的二三级医院也要启动基本药物制度实施工作。同时，也将推行以省为单位的集中采购和统一配送工作，以加强基本药物制度建设。2009 年，完成了对公立医院试点改革的筹备工作，2010 年，颁布了公立医院改革试点的意见。试点地区将开展公立医院改革探索，国家还鼓励地方根据加强公益性的总要求，开展形式多样的自主试点。

此外，随着人民收入水平的提高和我国城市化进城的加快，即便按户籍人口计算，我国目前城镇的人口已近 50%。县域经济的发展，城市化推进，特别是县域经济的城镇化，是我国下一阶段城市化的重点。我国人均 GDP 已经突破 3000 美元，进入中等偏低收入国家行列。一些经济较发达的地区，如浙江等地，人均水平已超过 5000 美元。即便是中低收入群体，其收入水平也在不断增加，对医疗健康需求增加。

总之，在医疗卫生制度及经济社会变革的大背景下，更好地满足我国中低收入群体医疗健康服务需求，要求政府及医疗健康服务机构创新模式，并为其提供了很多机会与空间。

（二）中低收入群体医疗服务模式创新的重要意义

国家卫生改革与基本医疗保障制度建设只是关注基本医疗服务问题，目前国家财政资金实施医疗救助的对象主要限于享受低保待遇的最困难的家庭，一时还难以全面顾及到中低收入群体。因此，在基本卫生制度改革与建设过程中，动员社会力量参与，积极进行模式创新探索，解决中低收入群体的一些实际困难，很有必要，也符合人口老龄化发展趋势和慢性病日益严重的客观要求。

第一，有利于满足中低收入群体的医疗服务需求、提高其健康水平。目前，尽管中低收入群体健康状况不容乐观，需要更多的医疗服务，但多种原因使其需求难以得到满足。为中低收入群体提供质量优良、价格相对较低的药品和医疗服务，加强以慢性病防治为重点的健康教育和健康管理，帮助中低收入群体养成健康文明的生活方式、减少疾病风险，有利于提高中低收入群体的医疗服务需求，提高其健康水平。

第二，有助于推动落实医药卫生体制改革方案。2009 年中共中央、国务院“关于深化医药卫生体制改革的意见”提出，要建设覆盖城乡居民的公共卫生服务体系、医疗服务体系、医疗保障体系、药品供应保障体系，形成四位一体的基本医疗卫生制度。深化医药卫生体制改革，满足中低收入群体的医疗服务需求、解决城乡居民“看病贵、看病难”问题，是改革的一个重要目标。尽管医药卫生体制改革已经逐步开展，但是还任重道远，针对中低收入群体医疗服务开展服务模式创新，是配合落实医药卫生体制改革的重要探索和先导工程。

第三，是应对人口老龄化和统筹城乡经济社会发展的需要。我国人口众多，老龄化速度加快；中低收入群体中老年人口众多，患病情况突出，需要更多的医疗服务。解决老年人口的医疗问题，是国家当前和今后一个时期的重要任务。同时，我国经济社会发展不平衡、收入分配不平等问题突出，解决农村居民和中低收入群体的医疗问题，是统筹城乡经济社会发展的重要内容。

第四，是改善民生、促进社会和谐、落实科学发展观的需要。近些年来，党和政府提出了以人为本、和谐发展、科学发展，并提出了实现“病有所医”等具体的社会保障与和谐社会的目标。以人为本、和谐发展、科学发展，要重视关注中低收入群体，减轻他们的医疗负担，为中低收入群体提供优良的医疗服务，提高中低收入群体的健康水平和生活质量。

二、中低收入群体医疗健康服务模式创新重点领域

根据调研结果及前面的分析，我们认为下面五个领域，是当前中低收入群体医疗健康服务需要创新并大有可为的重点领域，每个领域又有各自的优先问题。

（一）提升城乡基层卫生医疗机构能力

城乡基层医疗卫生机构面向广大中低收入群体，承担着健康“守门人”的作用，负责转诊和分流病人，承担着公共卫生和医疗服务的多重任务。在应对和处置突发公共卫生事件上，基层医疗机构应积极有效配合。加强城乡基层医疗机构的能力，需要政府进一步加大投入，包括支持人才培养，造就一批既掌握临床医学又掌握预防医学知识和技能的复合型人才等。需要社会各界一起努力，提升基层医疗机构医生技术和工作人员水平，改善硬件条件，解决基层、特别是农村地区的医疗服务能力差、供给不足情况，促进竞争，增加中低收入群体的可选择性。

（二）促进医疗健康服务均等化

城乡基层卫生服务机构能力的提升，有助于增加面向中低收入人群的优质卫生资源，改善分布不均的情况。优质卫生资源总是相对稀缺的，如何提高它们的效率？也还需要利用现代信息技术等条件，激励医疗服务机构在更大范围内合理分工，提高已有相对稀缺优质资源的利用效率，使之能更好地为中低收入群体服务。

（三）提高可支付能力与方便性

看不起病，是我国的医疗健康服务体系的一个普遍问题，这在中低收入人群中更为突出。在加强医疗机构服务能力建设、提高水平、改善质量的同时，国家也要进一步完善医疗保障制度。中央和地方政府及社

会需要进一步增加对医疗保障的投入，在保持对中低收入人群高覆盖的同时，报销应覆盖更多的范围，包括对小病门诊的覆盖，提高报销比例。完善基本药物制度，使价格相对低、质量有保障的药品能真正得到广泛应用。利用现代信息技术手段，简化报销方式，提高报销的便捷性等。

（四）加强并提高对疾病的预防

预防为主、防治结合是提高医疗投入效果的重要经验。我国专业公共卫生机构和医疗机构长期采取分设的格局，将公共卫生和医疗服务体系进行了区分，分别赋予不同的功能定位，并制定相应政策。中低收入群体受收入限制，更应将防治融合于一体，并切实采取措施，增强人们的健康意识，养成健康生活的习惯，减少疾病的发生。

（五）强化对慢性病的管理

从病种来说，慢性病日益突出，这已成为我国中低收入群体患疾的基本趋势，高血压、关节炎和心脏病等尤其严重。必须加强对中低收入群体慢性病的管理，从预防到患病后的护理及用药等教育，减少患者数量，减轻其负担，提高慢性病患者的生活质量。

三、健康管理模式创新的实践经验与主要特点

对上述重点领域中的一些问题，国内外已有一些机构在进行积极的探索实践，提供了较好的经验。由于不同地方的特点及不同机构的关注点差异，对一些地方机构来说，可能侧重某一领域的问题，而另一些地方则可能同时侧重多方面的问题，进行较为综合性的创新。

（一）江苏宿迁医院产权制度改革——增加医疗资源供给①

宿迁作为欠发达地区，由于政府财力十分有限，致使卫生医疗事业发展严重滞后。1999 年年底，宿迁市人均卫生资产 96.12 元，千人拥有卫生技术人员 1.62 人，千人拥有医院病床位 1.03 张，总体医疗条件和水

① 宿迁市政府办、政策研究室：《公共管理在宿迁——欠发达地区政府管理创新的理性探索》，江苏人民出版社，2007 年版。

平处于江苏省末位，甚至低于全国平均水平。全市人口约500万，无三级医疗机构，许多重难病人不得不舍近求远，到外地求医。124家乡镇医院，2/3有危房，50%以上缺少心电图、B超等基本医疗设备，不仅不能满足居民看病就医需求，而且普遍陷入“运转难、服务差、收入少、运转更难”的恶性循环中，大多数医疗机构丧失自我发展的能力。

正是在这种特定的历史背景下，宿迁推出“社会办卫生——卫生产业化——产业民营化——民营规范化”的医改思路。即创新卫生产权制度，让民资、外资对乡镇卫生院中的共有资产进行彻底置换，并鼓励民资、外资兴办各类医疗机构，实现医疗体制多元化、投资主体社会化。通过对市、县、乡三级医疗单位实施产权制度为核心的改革，大力推进医疗事业的“管办分开”，把具有竞争性的事业单位改造为市场主体。如通过资产重组，与南京鼓楼医院等共同组建新的股份制医院，鼓楼医院通过派大批专家到宿迁坐诊，加大投入，大幅提高共建的宿迁市人民医院的医疗技术水平。由于投资多元化，宿迁全市医疗资产增长迅速，到2005年年底，宿迁市的卫生总资产已经达到17.78亿元，比改制前1999年的4.95亿元增加了12.83亿元（其中民营资产11.48亿元），增长259%，其中民间资产份额由1.2%上升到64.3%。民营医院发展迅速，三县二区和市直新增医院43家、门诊部19个、个体诊所346个、社区卫生服务中心（站）6个。

（二）陕西神木“全民免费医疗”——提高可支付性[①]

神木县位于陕西省北部，全县总人口42万。经过1年多的调研论证，该县于2009年3月面向所有具有神木籍户口并参加了城乡居民合作医疗和职工基本医疗保险的全县干部职工和城乡居民，开始推行“全民免费医疗”。它实际上是一种“基本医疗高标准的保障制度”。以县级定点医院住院病人为例，400元起付线以下部分由患者自付，超过部分按管理办法全免，每人每年报销封顶为30万元。县财政以每年约1.5亿元的投入，让城乡居民摆脱了“看病难、看病贵”的困扰。“免费医疗”实施以来，前来就诊的患者呈现三个特点：一是农村老年患者多，很多病

① 陕西神木县新闻网（http：//www.sxsm.com.cn）。

人之前从没住过院；二是慢性病患者多；三是一身多病的患者多，原来因经济上负担不起只看一种病的，现在一般都是综合治疗。另外，一些患白血病、癌症的病人也积极就诊，因为按政策每人每年的封顶报销额是30万元，足够治疗这些大病。

神木改革有深刻的历史背景。它地处东胜煤田腹地，全县仅煤炭的探明储量就高达500多亿吨，近年来煤炭及相关产业发展，使神木县经济迅速发展。2008年，全县地方财政收入17.19亿元，县域经济综合实力居陕西第1位，政府有充裕财力。但大多数群众的收入达不到平均数，少数人的“暴富”掩盖了多数人的贫穷，财政的增收幅度远远高于居民的增收幅度。煤炭资源的过度开采和煤化工等工业的快速发展，造成塌陷区67.7平方公里，人为诱发的地质灾害频发，矿区水资源遭受破坏，环境污染严重。现实的县情民情，要求政府必须考虑大多数人的利益、弱势群体的利益，让他们也能享受到改革发展的“阳光”。神木实施全民免费医疗，为在公共服务领域率先打破“二元”结构，实现城乡一体化均衡发展做出积极探索。

（三）美国亚利桑那州远程医疗项目——缓解资源分布不均①

在美国亚利桑那（Arizona）州，健康服务的提供者，特别是专家，主要集中于凤凰城等3个城市区域。位于这些区域外的患者很难得到全面的临床服务，这些专家也不愿为特定一些人，如监狱里的犯人提供医疗服务。互联网的发展，使大容量的电子影像存储与传输，在技术上已不再是问题。1996年，州立法当局出资建立了8个远程医疗点，开始形成覆盖亚利桑那州的远程医疗项目ATP（Arizona Telemedicine Program）。自那时起，ATP建立了一个虚拟组织，通过会员制的方式，连接乡村医院、州政府健康服务部门、公立学校、城市医院、大的私营健康服务系统及两个监狱医院等健康服务组织。ATP平台提供广泛的远程医疗服务，包括成人与儿童医学多学科咨询、技术评估、教育培训、研究等，在2003~2004财政年度，提供了超过9万次在心脏、皮肤、神经、病理、

① Barker（2005），Barker，Gail P，Elizabeth A Krupinski，Richard A McNeely，Michael J Holcomb，Ana Maria Lopez and Ronald S Weinstein，2005，“The Arizona Telemedicine Program business model”，Journal of Telemedicine and Telecare，No. 11. pp. 397 -402.

心理、放射、风湿及其他方面的远程咨询服务，其中超过95%为远程放射诊断。放射诊断取像本身技术含量并不是很高，但能利用取得的影像进行病情诊断，并提供治疗建议是有较高要求的，这方面的人才稀缺而且分布相当不均衡。

ATP作为一个独立的第三方实体，采用的是应用服务提供商模式。之所以采用该模式，是因为在大多数的远程医疗系统，一些功能或设备利用严重不足，这为共享服务提供了可能。在多个医疗组织间共享服务，能够增强可维持性。会员制，可以满足它们不同的需要。会员费设计也比较灵活，以适应多样的客户需求及各自可利用的资源情况。ATP的合同并不涵盖临床服务，临床服务由供需双方组织另签合同。会员制为项目提供了稳定的收入来源。在2003～2004财政年度，会员费收入占了总收入的30%。其他45%来自州政府、24%来自捐赠、1%来自亚利桑那大学。ATP促进竞争性组织间的合作，推动阿拉巴马州的医疗服务水平到了一个新的高度。通过会员制，ATP网络与其他网络互联，形成了一个以前所不存在、覆盖全州的服务健康的电信网络基础设施。而且建立它的成本是很低的，州政府只要投资完成最初的基础设施建设，新的网点只要和邻近的网点互联即可加入并扩大网络。所有会员都可以通过该网络获取所需或提供远程医疗健康服务。这使得稀缺的医疗资源分布更为均衡，可以为乡村提供服务。

（四）上海闽行区药品采购剥离改革①

上海闵行区面积371平方公里，辖3个街道、9个镇和1个工业区；常住人口191.29万，其中流动人口92.18万，户籍人口82.52万，人户分离人口18.51万，境外人士1.61万。公立医疗机构中，综合性医院3所，社区卫生服务中心12所，专科医院4所，中医医院1所，医疗预防保健辅助机构4所，中等医学教育学校1所。2004年医疗机构业务收入9.49亿元，其中药品收入4.69亿元，占49.41%；2004年医疗机构药品进销差价收入1.18亿元。2005年年初，闵行区4名药品采购管理负责人因收受药品回扣被司法机关批捕、判刑，在区内引起巨大震动。闵行区

① 许速："上海市闵行区药品管理改革介绍"，2009年7月（http://www.mhdw.gov.cn/Detail.aspx? Item ID）。

委、区政府痛下决心，在闵行区公立医疗机构推动药品管理改革。

2005 年 8 月，上海闵行区启动了公立医院药品集中招标采购改革，其核心是将医院药品自行采购转变为联合集中采购。闵行的药品集中招标采购实行“一品一规一厂一供应商”。即医院在上海市确定的中标药品目录范围内制定采购目录，一种药品只择优确定一个品种、一个规格、一个生产厂家和一个供应商，然后集中签约，统一支付费用。经过公开遴选、专家评审，采购工作小组根据评选系统提供的评分结果，并参考药品质量、生产企业信誉、供应商服务及专家选择意见等审核，“三选一”来确定“一品一规一厂一供应商”。首批集中签约的药品品种由改革前的 3000 多种减少到 1906 个，供应商由 43 家减少到 10 家。采购目录编制完成后，集中采购工作小组根据医院需求，通过第三方医药电子商务平台，对医院采购计划实施网上采购。“闵行模式”的核心特征，在于剥离医疗机构的药品采购职能，从源头上治理药品购销的商业贿赂，遏止高药价。

（五）瑞典 Kiwok 方案——远程心脏病监测预防[①]

人口老龄化导致越来越多的人产生心脏疾病。传统条件下，当患者怀疑心脏有问题时，他们会一次又一次去医院，24 小时或 48 小时背着笨重的心电图仪器，而可能什么问题也没有检查出来。Kiwok 公司成立于 2003 年 10 月，总部位于瑞典的 Kista 科学城，它提供了革命性的心脏病监测解决方案。依赖于瑞典一流的移动电话网络、远程传感器装置和它专有的软件，Kiwok 在 2006 年连接了第一个患者。Kiwok 的产品设备 BodyKom 由一个小的控制装置单元和一个智能手机组成。控制单元是个微型的双频道心电图监测器，只要更换电池就可以无限次使用。它有 5 个传感器，由传统电线相连，5 个传感器分别被放置于患者胸前的五个部位以感测心脏功能。它搜集心电图数据，并将数据通过蓝牙传输给智能手机上。手机分析数据，还可以确保安全的数据传输，但患者不能用它打电话。如果数据偏离了正常水平，它进一步将数据传输到一个服务器，即决策支持系统，接着数据被进一步传输到医疗服务提供商的系统，用

① Kiwok 公司官方网站（http：//www. kiwok. se）。

于分析。从医疗或技术角度看，患者被连接的方式和传统的心电图方法是一样的。

BodyKom 使医生和医护人员可通过移动网络远程接收心电图数据，在早期阶段诊断并治疗心脏病人。它使患者能够移动，并在其生活中相对不被打扰，同时又能被监护。管理数据的计算机安全性是高的，整个系统都在监控之下，并且拒绝未经授权的接入。系统有充分的富余能力，以保证常年的每天 24 小时可靠运营。系统内置于手机的 GRPS 定位功能，可帮助监测身体运动、加速、高度和姿势。当患者摔倒时，可以自动发出警报，定位功能可以帮助救护人员很容易找到他们，并及时自动通知亲属。BodyKom 还便于诊断那些年轻儿童的心脏问题，他们经常不能充分描述他们自身状况。BodyKom 主要目的并不是应用于生命危急的状态，它只是新的诊断数据搜集方法。它可以代替传统的 24 小时或 48 小时的心电图记录仪器，发现可能的模糊或不明显的发病征兆，并依据传统医疗原则评估诊断数据，发现早期病变，增加病人在院外护理期间的可移动性，通过实时监测增加病人和亲属的安全感。将该系统与传统医院监测方法进行比较的测试评估报告表明，该系统的准确程度和传统医院监测办法一样。总的来说，据估计，相比于传统医院的监测系统，Kiwok 的 BodyKom 系列智能移动健康监测系统节约了超过一半的成本。

（六）孟加拉国乡村银行贷款条件——建立良好社会习惯①

孟加拉国（Bangladesh）位于印度半岛上，人口 1 亿 3 千万，人均 GDP 为 300 多美元，在 15 岁以上人口中，识字率仅为 38%，是世界上最贫穷的国家之一。尤纳斯创立孟加拉乡村银行（Grameen Bank），目标客户是那些最贫困的人，特别是贫困妇女，她们所获得的贷款超过 95%。贫困妇女之所以是合适的客户群体，主要是因为她们没有其他资本来源选择，如传统银行贷款（在 1974 年，到 2004 年还是这样，商业银行中，妇女贷款客户不足 1%），或工资收入等，她们更可能遭遇借贷困难及在家庭决策中处于不平等的地位。尤纳斯相信穷人拥有未被利用或充分利用的能力，资本是穷人的朋友，穷人资本的积累可以帮助他们摆脱贫困，

① Yunus, Muhammad, 2008, Creating a World Without Poverty: Social Business and the Future of Capitalism, Public Affairs.

但传统的制度安排不能提供给他们发展所需的支持。

妇女们都明白，由于缺乏其他资金渠道，从孟加拉乡村银行获得贷款对改善她们的处境是重要的。借款者在借款时，需要遵循一系列对孟加拉乡村银行文化及成功来说至为关键的家长式的16项规定，这也是其成员引以为豪的地方。如在每个分支机构，借款者需要背诵这些规定，并发誓要遵守它。这些规定包括不要住在毁坏的房屋内，修复它，并努力工作尽早建新房屋；常年种植蔬菜并多吃；喝自来水或经过消毒的水；建造并使用厕所；保持儿童及环境干净等。这些规定也许不会对较为发达的社会适用，但对一个婴儿死亡率高、由于环境卫生条件差导致疾病传播快、自然灾害频繁及教育程度低的地方，它是有效的。它帮助中低收入群体建立了更好的社会习惯，预防并减少疾病的发生。

四、中低收入群体医疗健康服务模式创新的思路与建议

中低收入群体医疗健康服务模式创新，是指医疗健康服务机构，包括营利和非营利的，在一定的价值链或价值网络中创新性地向中低收入群体提供医疗健康产品和服务。即把新的医疗健康服务模式引入经济社会体系，并为中低收入群体及自身创造价值，通俗地说，就是指医疗健康服务组织以新的有效方式为中低收入群体提供医疗健康服务。它是融合了技术、需求条件、政府规制和管理等多方面因素的集成创新。

（一）中低收入群体医疗健康服务模式创新的技术路线

中低收入群体的医疗健康服务模式创新的技术路线大体如图5－1所示：

如图5－1所示，中低收入群体医疗健康服务模式创新活动，大体可以分为三个阶段。一是模式的初步探讨设计，包括识别中低收入群体未满足或未充分满足的需求及其优先级别，分析可能的产品或服务、渠道、收益方式和内部价值链、成本、竞争力及伙伴网络分析。二是实施前准备，包括合作伙伴寻找，与它们沟通并修订模式方案，做实施前计划准备等。三是实施，包括初步实施及实施评估和后期的推广或修正。下面我们再对其做进一步地补充说明。

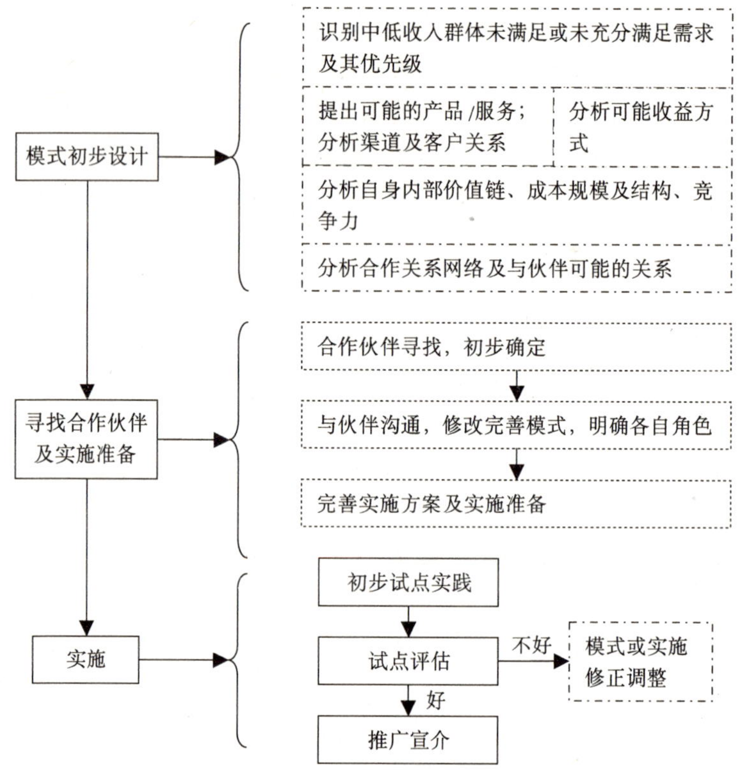

图 5－1　中低收入群体医疗健康服务模式创新技术路线图

识别中低收入群体未满足或未充分满足的需求及其优先级别，是整个服务模式创新设计的起点。根据初步发现的未满足优先需求，可能从其中一个问题突破，也可以是几个问题综合考虑，可从一个关键问题去展开。

明确中低收入群体需求，就可以考虑哪些具体的产品或服务可以满足它，并如何取得收益回报。中低收入群体医疗健康服务，产品或服务无非也就是关于预防、护理、用药等的知识教育，健康检查服务或有形的药品等等。从形态看，它既可能以产品为主，也可能以服务为主，或者解决方案。从特性看，它可以是高度标准化的，也可能是高度个性化，或者界于两者之间。从产品范围看，它可以有较为宽泛的产品线，也可以较窄。从产品线深度看，也可以是深、中等或较浅等。产品或服务，必须要通过某种渠道去提供，也伴随着某种客户关系。既可以通过自己所有销售网络直销，也可以间接销售。渠道可以是单一的，也可以是多种等。从客户关系类型看，既可以是直接，也可以是间接发生联系。如果营利是目的，还需要考虑收益来源，是直接来自于产品或服务。来源既可以是单一的，也可以是灵活、多渠道的。定价方式，既可以明码标价、一对一议价，也可以拍卖竞价。价格策略，可以是单个产品收取较高价格，也可以通过较低定价，以薄利多销获取利润等。

同时，还要考虑如何去生产创造满足中低收入群体需求的产品或服务，即在医疗健康服务机构内部，如何进行资源与经营活动组织的安排，需要企业资源的支持。哪些资源是已经有的，哪些需要借助合作伙伴提供。产品或服务的提供，需要投入，花费成本。成本也是要考虑的重要组成部分，规模大小，固定、流动成本构成的比例，经营杠杆程度的高低等。

第一阶段要初步明确模式要素的一些具体表现及相互关系，然后加以系统地考查。同时，还需要对参与主体的动力机制等进行初步分析。如中低收入群体需要的，是降低慢性病实际发生率，否则收入下降、支出上升、生活质量下降等，若干疾病实际发生，也要知道如何合理用药和保养等，以降低费用、更好地生活。居民健康、为民办实事也是政府的责任，提高中低收入群体居民健康水平，社会保障体系建设需要政府投入，如何避免负担过重也是政府关心的要点之一。对医疗健康机构来说，创收可能是主要动力，强化社会责任形象，提高知名度与美誉度也可能是它们想要的。各主体的目标间，有矛盾之处，也可能有一致性之处。要让各主体有充分动力，必需要让它们成本能小于收益。如何执行与实施，也是模式动力机制的重要部分。因此，此阶段也要初步考虑时间安排与如何实施等问题。此外，价值创造活动，总是在一定的价值链或价值网络中进行，医疗健康服务模式创新也不例外。因此，需要了解分析自身在价值链或价值网络中的定位。

完成了初步的模式设计，下一阶段，就是要找到潜在的合适合作伙伴，与它们沟通模式方案，修订完善模式，并明确各自角色、投入及收益。如果顺利，就进行实施前的准备，包括对实施对象的细致调研，这不仅是实施及最终方案确定所需要的，也是为下一阶段的评估做准备。由于中国医疗体制事业的定性、各地的巨大差异及竞争，地方政府无疑都将是重要的合作伙伴之一。特别是地级市或区县级的城市，更是要重点关注的对象。因为它们是下一阶段城市化重点，对农村有覆盖能力（大病去县医院），一些财力较好的地方更有条件支持卫生等社会事业的发展。

第三个阶段，即方案的实施阶段。具体又可以分为几个步骤，一是初步试点，二是实施的评估，三是根据评估结果，进行推广宣介，或者对模式进行修订。评估则要根据具体项目特点进行。

（二）中低收入群体医疗服务模式创新基本思路

中低收入群体的医疗健康服务模式创新的特点，在于它是面向中低收入群体的。中低收入群体，收入偏低、为其服务的又常是基层医疗机构等特征，加上我国特定的体制背景，决定其模式创新基本思路有自身的一些特点：

要以政府为主导，加强政府、企业、社会、个人的合作，通过政府适当财政投入并加强管理，医药企业让利并提供相关服务，社会大力支持与个人积极配合，以基层医疗机构（社区卫生服务中心和村卫生室）为主要实施机构，以疾病（特别是慢性病）防治服务包为服务载体，加强医疗保障制度、社区卫生服务和疾病防治的结合，建立科学的疾病防治与健康管理机制。

目标定位上，是要加强中低收入群体的健康教育，倡导健康管理的理念，宣传健康管理的重要性，增加中低收入群体的疾病（尤其是慢性病）防治知识，帮助其养成健康文明的生活方式，减少疾病的发生；为中低收入群体提供性能良好、价格适宜的优质药品（包括进口药品）和医疗服务，减轻中低收入群体的医疗负担；加强健康干预，提高中低收入群体的健康水平。

（三）中低收入群体医疗服务模式创新的若干要点

虽然，中低收入群体医疗健康服务不同模式具体内容要因地制宜，因细分人群、具体对象和目标而异，但我们认为，在中国的政治、社会经济条件下，成功进行中低收入群体医疗健康服务模式创新，应有一些共同的特点，或者说需要注意的要点。

第一，合适的主体，要有一定的财务预算和技术保障。作为创新主体的地方政府，要服务意识较强，管理水平较高，具有一定的财政支出能力；选择具有较强的社会责任感、知名度、美誉度，并且具较强的生产研发能力和市场潜力的医药或服务企业；在具体操作环节上，也需要管理比较规范、设施比较齐全、医护人员业务能力较强的基层医疗机构（社区卫生服务中心）作为基本工作力量。

第二，加强健康管理理念的宣传，加强“慢性病防治服务包”的设计。让城乡居民尤其是中低收入群体了解健康管理和慢性病防治的重要性，让中低收入群体积极支持和参与。加强“慢性病防治服务包”的设计，内容主要包括：提供免费健康咨询；提供价格相对较低的优质药品（组合）；开展个人健康测评和健康教育；组织低价的健康体检；建立健康档案；提供疾病预防指导和早期诊断；慢性病治疗期间的用药指导和监督；上门医疗服务。

第三，加强对中低收入群体的识别与管理，保障公平。为使模式实施具有针对性，集中有限资源于中低收入群体，首先需要加强对中低收入群体的识别，基层机构要从年龄、职业特点、居住特征、家庭负担、健康状况等因素来识别中低收入群体，建立中低收入群体的相关档案资料。应该注意项目实施过程中的公平性问题，在加强对中低收入群体医疗服务的过程中，适当照顾相对高收入群体的利益。同时，尤其需要注意处理好中低收入群体内部的公平性问题，防止实施过程中的不公平现象。

第四，地方政府要适当加强财政投入，应该将其作为一项长期的惠民工程。地方政府应该把它当作为民办事的重要工程来抓，适当加强财政投入，并提高管理水平，不应有短期行为。提高中低收入群体的健康水平、减轻其医疗负担，是一项长期而又复杂的工作，需要政府、企业、社会的长期合作与努力。如果将其看作一项短期的活动，则可能事与愿违，不仅不能解决中低收入群体的医疗服务需求问题，而且会带来一些负面的评价。

第五，加强与医疗保障制度的结合，与现有的医疗卫生政策和医疗卫生体制改革相衔接。应该结合目前医疗保障制度在覆盖面、保障程度、公平性等方面存在的具体问题进行完善，将医疗保障制度与慢性病防治、社区卫生服务和健康管理进行合理结合。创新实施，需要在当前我国经济社会改革的大背景下进行，需要与此相衔接，而不能与之脱节。

第六，加强实施的人才队伍和设施建设。需要选择好实施的基层医护人员，并加强培训，提高其服务水平和服务意识。同时加强基层医疗机构的设施建设，加强医疗服务的场地建设，配备相关的设备。

第七，做好实施的效果评估工作。应密切关注中低收入群体对试点项目的反馈意见，对实施过程中存在的问题进行不断完善，尤其是要加强对中低收入群体的访问调查，对实施的效果进行评估，为下一阶段的改进提出意见。实施最直接的作用对象就是中低收入群体，在实施的过程中需要及时了解他们的需要和反馈，便于及时地发现实施中存在的不足并进行改进。

第八，对创新实践中可能存在的不确定性因素要有所准备。实施可能存在诸多的不确定性，具体包括自然灾害、地方领导更换、经济形势的不确定性、人口流动、传染病的发生、实施中的技术问题等。这些都将影响到创新实施的成功与否。还要注意克服创新实践中可能存在的逆向选择与道德风险问题，建立一支素质较高、责任心强的工作队伍，对全过程进行监督和控制，提高工作地区参与人员的责任心，防范可能出现的问题等。

城市调研报告

第六篇　北京市石景山区中低收入群体医疗服务需求的调查研究

——基于石景山区237个中低收入家庭的调查[①]

一、引　　言

健康是人全面发展的基础，关系千家万户幸福。健康不仅影响个人的生产劳动，影响个人的生活质量和家庭幸福，而且，也影响着社会劳动生产率的提高和经济社会的健康运行。健康的价值不仅表现为其作为人类发展首要目标之一的内在价值，也体现在其对人类发展的其他维度，特别是经济发展的重要促进作用。[②] 在我国，健康人力资本与经济增长之间有显著的正向关联，预期寿命每延长1岁，GDP增长率相应提高1.06%～1.22%；而另一度量指标健康指数对经济增长的弹性约为0.08。[③]《中共中央、国务院关于深化医药卫生体制改革的意见》提出，

---

① 本文执笔：龙玉其，石景山区的调查由王延中负责联系调查点，并组织召开座谈会，由龙玉其负责具体的调查组织工作。参与调查的人员包括龙玉其、丁怡、魏霞、许素友、乔永乐、李凤想、葛银峰、邹惊涛、徐悦、王兰英，石景山区委党校徐淑兰、王俊霞等对调查工作提供的帮助。石景山区金顶街街道办事处，各调查点社区负责人和各调查家庭给予了积极配合，在此一并表示感谢！

② 王曲、刘民权："健康的价值及若干决定因素文献综述"，《经济学（季刊）》，2005（10）：1。

③ 罗凯："健康人力资本与经济增长：中国分省数据证据"，《经济科学》，2006（4）：1。

要建立健全覆盖城乡居民的基本医疗卫生制度，为群众提供安全、有效、方便、价廉的医疗卫生服务。到2020年，要基本建立覆盖城乡居民的基本医疗卫生制度。人人享有基本医疗卫生服务，基本适应人民群众多层次的医疗卫生需求，人民群众健康水平进一步提高。目前，基本医疗保险制度框架已经建立。但是，人民群众还有相当一部分基本医疗需求未能得到充分满足，中低收入群体尤为突出。我国基本医疗保障体系还不完善，基本医疗保险制度还存在诸多问题。为准确了解我国城镇中低收入群体医疗服务需求现状，为满足中低收入群体的医疗服务需求提出可行的对策，根据“中国中低收入群体医疗服务需求与服务模式创新研究”课题计划的安排，我们对北京市石景山区进行了问卷调查和个案访谈。这里主要结合调查对石景山区中低收入群体医疗服务需求现状进行分析，并提出一些思考和建议。

二、问卷调查与样本分布

（一）调查点基本情况

石景山区位于北京西郊，总占地面积84.38平方公里，常住人口54.6万人。[①] 2008年财政总收入完成26.7亿元，同比增长23.7%；居民人均可支配收入达到23800元，同比增长14.5%。[②] 辖区内有被列为二级甲等医院的北京市石景山医院、清华大学玉泉医院和三级综合医院——北京大学首钢医院等。社区卫生服务网络覆盖率达到100%。截至2007年底，区域内登记注册的医疗卫生机构177个，其中医疗机构171个，编制床位4064张，实有床位2951张，卫生人员5574人。其中卫生技术人员4239人、执业（助理）医师1709人、注册护士1604人。每千常住人口编制床位7.44张、实有床位5.4张；每千常住人口卫生人员10.21人、卫生技术人员7.76人、执业（助理）医师3.13人、注册护士2.93人。[③] 除去公费医疗、城镇职工基本医疗保险外，还建立了“一老一小”大病

① 见石景山信息网：http：//www.bjsjs.gov.cn。

② 见石景山区2008年政府工作报告。

③ 2009年石景山医学大会资料汇编。

医疗保险制度。[①] 石景山区作为老工业区，是全市第五个没有农民的区县，部分区域还保留有比较典型的城乡结合部的特征。石景山区的产业工人众多，受首钢整体搬迁影响，一些工人下岗或离职，中低收入人群较北京市其他区县更为集中，选取该区能更好地反映城区中低收入家庭的医疗消费行为。此外，首钢的搬迁对石景山区的医疗卫生事业将产生重要影响，调查和研究该区的中低收入群体医疗服务需求，具有重要的现实意义。

（二）样本的选择与分布

根据调研计划，课题组北京石景山区调研组于 2009 年 7 月至 8 月在北京市石景山区进行了住户问卷调查。本次调查具体选取了首钢庞村、八角北里、八角南里、模式口南里、模式口中里、模式口西里、铸造村、金五区等七个社区。这些社区大多数坐落在首都钢铁公司附近，是中低收入家庭比较集中的区域。

在调查对象的甄别和筛选方面，事先进行了初步甄别工作。在石景山区委党校、金顶街街道、相关居委会以及所在地亲友的大力协助和配合下，调研组大致掌握了调研地点中低收入家庭的范围和住址，剔除了其中的低保户，提高了符合调查方案确定的收入标准的调查对象的准确率。在入户调查过程中，相关工作人员亲自带队，整个调查工作比较顺利。在实际调查对象的选择上，我们严格按照中低收入的标准来选择调查对象。根据石景山区 2008 年的最低生活保障标准和年人均可支配收入情况，2008 年的城市居民最低生活保障标准为 390 元每月，合计 4680 元/每年，城镇人均可支配收入为 23800 元，我们选择家庭年人均收入在

---

① 根据《关于建立北京市城镇无医疗保障老年人和学生儿童大病医疗保险制度的实施意见》（京政发［2007］11 号），凡具有本市非农业户籍未纳入城镇职工基本医疗保险范围，且年满 60 周岁的居民，应当参加城镇无医疗保障老年人大病医疗保险。凡具有本市非农业户籍，且在本市行政区域内的各类学校就读的在册学生以及非在校少年儿童，应当参加学生儿童大病医疗保险。城镇无医疗保障老年人大病医疗保险筹资标准为每人每年 1400 元，其中个人缴纳 300 元、财政补助 1100 元。学生儿童大病医疗保险筹资标准为每人每年（按学年）100 元，其中个人缴纳 50 元、财政补助 50 元。参保人员的报销标准：城镇老年人大病医疗保险报销的起付标准为 1300 元，超过部分按 60% 的比例报销，在一个医疗保险年度内累计支付的最高限额为 7 万元。学生及婴幼儿大病医疗保险报销的起付标准为 650 元，超过部分按 70% 比例报销，在一个医疗保险年度内累计支付的最高限额为 17 万元。

4680～12000元之间的家庭为中低收入家庭调查对象。

调查员都是社会学专业、社会保障专业和经济学专业的博、硕士研究生，均有过参与问卷调查的实践经历，具备医疗卫生领域的基本理论素养，并掌握问卷调查和深度访谈的基本调研技术，调查前接受过深入细致地调查员培训。调研组共调查了242户家庭，根据审核，有效问卷235份，剔除的问卷主要是因为漏答选项较多或前后矛盾较多。我们在调查的过程中根据调查对象对家庭医疗需求的了解程度、健谈与否等因素选择了14位调查对象进行了深入访谈。

三、调查结果分析

（一）调查对象及其家庭基本情况

1. 调查对象的人口学特征

（1）年龄。调查对象的平均年龄为48.4岁，中位数为49岁，最小的为19岁，最大的79岁。调查对象的整体年龄有些偏高，主要是由调查的方便性引起的（年轻人大多外出），而且年龄偏高的人患病更多，更能准确了解调查对象及家庭的医疗服务需求。

（2）性别。女性166人，占70.6%，这也与调查对象的选择有关，一般而言，男性一般在外工作，女性主持家务，而且对家庭的医疗情况比男性相对熟悉。

（3）婚姻状况。已婚的调查对象占绝大多数，为82.6%。

（4）文化程度。文化程度在高中以下的占了80.4%。其中高中文化程度的比例最大，为39.6%。

（5）职业类型。职业类型体现出多样化的特点。由于调查的方便性，调查对象中离退休人员占的比例最大，为40%。

（6）户籍。从户籍来看，90.2%（212人）的调查对象为城市户籍人口。

2. 调查对象家庭的基本情况

（1）调查对象的家庭人口数。调查对象的家庭成员平均为3.26人，说明调查对象的家庭规模较小，趋近于核心家庭。

（2）不同年龄段的人数。调查对象家庭成员总数为773人。其中55岁以上的人口为218人，占总数的28.2%。可见，调查对象家庭中老年人口比较多。

（3）距离医院的距离。从被访者家庭离医院的距离来看，离三级医院的平均距离为4.5公里，中位数为3.5公里；距离社区卫生服务中心的距离平均为0.78公里，中位数为0.5公里。

（4）家庭收支情况。家庭年人均收入为10275.4元，在支出方面，家庭年平均总收入为31564元，家庭平均总支出为24984.4元。其中，家庭年平均医疗保健支出5574.3元，占总支出的21.8%（见表6-1）。

表6-1　全部调查对象2008年的家庭收支及医疗保健支出情况　单位：元

	总收入	年人均收入	总支出	医疗保健支出
均值	31564.00	10275.43	25286.41	5506.20
平均标准误	1283.533	410.006	1013.390	543.539
中位数	30000.00	9000.00	20000.00	3000.00
标准差	19676.186	6285.268	15402.195	8296.760

（二）患病情况

1. 慢性病患病情况

从过去一年家庭成员患慢性病情况来看，比较常见的慢性病为高血压（26.8%）、心脏病（15.4%）、糖尿病（10.1%）、关节炎（9.5%）、慢性疼痛（9.2%）、高血脂（8.4%）（见表6-2）。

表6-2　过去一年家庭成员患慢性病情况

疾病名称	频　数	百分比
老年痴呆症	6	1.7
关节炎	34	9.5
焦虑性障碍（儿童焦虑症）	1	0.3
哮喘	6	1.7
肿瘤	10	2.8
非关节炎引起的慢性疼痛	33	9.2
慢性障碍性肺病	4	1.1
抑郁症	4	1.1

续表

疾病名称	频　数	百分比
糖尿病	36	10.1
艾滋病	1	0.3
高血压	96	26.8
高血脂	30	8.4
心脏病	55	15.4
肝病	7	2.0
除焦虑以外的精神疾病	1	0.3
中风	4	1.1
其他慢性病	30	8.4
合　计	358	100.0

2. 急性病患病情况

急性病的患病以感冒和流感占大多数，二者相加共占 81.4%（见表 6－3）。

表 6－3　　过去一年家庭成员患急性病情况

疾病名称	频　数	百分比
感冒	176	65.4
流感	43	16.0
传染性疾病	1	0.4
呼吸道疾病	23	8.6
意外伤害	9	3.3
其他急性病	17	6.3
合　计	269	100.0

3. 住院情况

住院情况是医疗行为的一个重要方面。根据调查，有 22.1% 的调查对象家庭过去一年内有过住院的情况。从住院的病种来看，主要体现在慢性病、急性病和其他情况三个方面。在慢性病的住院方面，以高血压（30.3%）、心脏病（17.4%）、糖尿病（11.4%）、高血脂（9.5%）、慢性疼痛（10.7%）为主。这几种合计占了 79.3%。而急性病的住院情况极少，在所有的调查对象家庭中，只有11例急性病住院的情况。至于其他住院情况（9例）主要是分娩（6例）。

4. 其他需要医疗服务的情况

其他需要医疗服务的情况主要是常规体检、妇幼保健、分娩几种情况。其中常规体检最多，占46.9%（见表6－4）。

表6－4　　其他需要医疗服务的情况

疾病名称	频　数	百分比
产前护理	3	9.4
分娩	5	15.6
婴儿护理（妇幼保健）	4	12.5
常规检查	15	46.9
其他	5	15.6
合　计	32	100.0

（三）诊疗选择

1. 患病时采取的措施

从患病时采取的措施来看，60%的人患病时会到医疗机构看病，33.2%的人采取自我诊疗的办法，还有3.8%的人未采取任何办法。从自我诊疗的方式来看，15.2%的人是加强锻炼，自我恢复；2.5%的人进行免费咨询；75.9%的人自己买药吃；2.5%的人购买辅助仪器；1.3%的人购买保健品；2.5%的人使用偏方。也就是说虽然有1/3的人选择自我诊疗，但根据我们的调查，这只是在病情较轻的情况下，而且，自我诊疗的人大多数会买药吃。具体可通过最近一次患病后的就诊行为来体现。最近一次急性病患病后看病的占60.1%，最近一次患慢性病后去医疗机构看病的占82.0%。在是否服药方面，93.5%的人最近一次急性病后服用过药品，95.5%的人最近一次慢性病后服用过药品。可见，总体来看，人们对健康比较重视。

2. 医疗机构的选择

具体从急性病和慢性病就医时的医疗机构选择来看，最近一次急性病所去的医疗机构30.8%的回答是三级医院；其次是连锁药店，占19.9%；然后是二级医院，占15.8%，选择其他医疗机构的较少。在最近一次慢性病的医疗机构选择方面，首先是三级医院，占43.8%；其次是二级医院，占20.8%；然后是连锁药店，占8.4%；社区卫生服务站和社区卫生服务中心占14.1%。可见，家庭成员最近一次患急性病和慢性病后选择三级医院的比例最高，二级医院也比较多，人们倾向于去大的医疗机构看病，急性病去连锁药店的较多，去私人的医疗机构（包括私人诊所、私人医院、私人药店等）极少（见图6-1）。

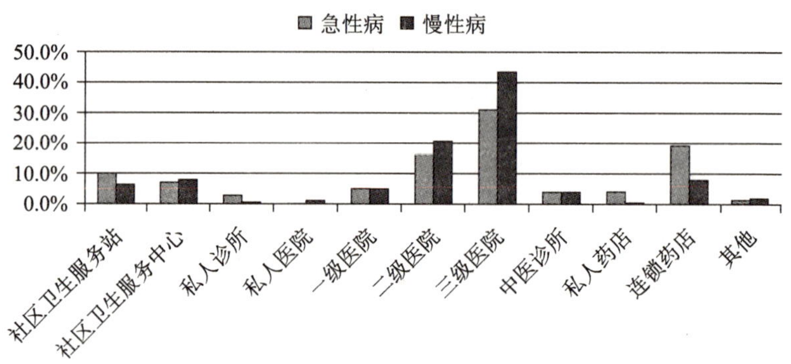

图6-1　最近一次患病后选择的医疗机构

3. 患病后药品的选择

首先，从过去一年全家服用的各类药品来看，次数多少依次为国产西药、中成药、中草药、进口西药（见表6-5）。具体而言，体现在最近一次急性病和慢性病的用药选择方面。首先，最近一次急性病后服用过的药品，以中成药（42.2%）和国产西药（41.6%）为主，进口西药和中草药较少。最近一次患慢性病后的用药情况，与急性病类似，以国产西药（47.4%）和中成药（31.5%）为主（见图6-2）。可见，人们在患病后倾向于选择国产西药和中成药。

表6-5　过去一年全家服用的药品次数

药　品	平均次数	药　品	平均次数
中草药	2.78	进口西药	1.48
中成药	5.92	国产西药	7.70

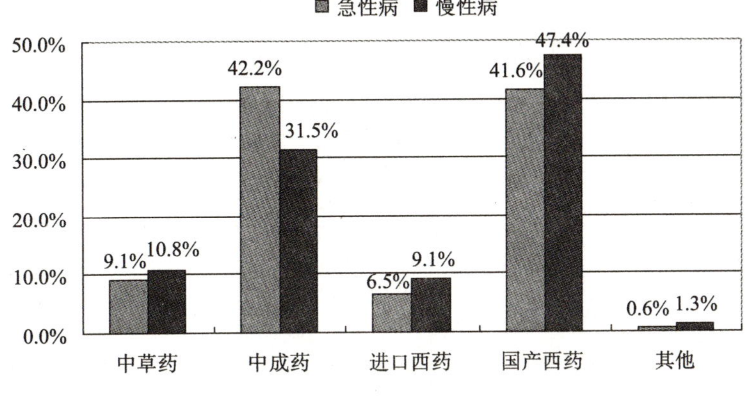

图 6－2　最近一次患病后服用的药品种类

（四）医疗费用支出情况

1. 过去一年的医疗费用支出情况

过去一年的医疗费用支出情况见表 6－6，全年的平均家庭门诊支出为 1484.1 元，住院支出为 7922.5 元，家庭药品支出为 3632.8 元。根据计算，最近一次患急性病服用过药品的家庭的平均药品支出为 276 元。最近一次慢性病服用过药品的家庭的平均药品支出为 1538 元。从各类药品支出情况来看，以国产西药支出最多，其次是进口西药和中成药。这里需要注意的是，虽然进口西药的使用次数较少，但支出却较高，可见进口西药的价格较高，这是中低收入群体患病后选择进口西药较少的一个重要原因。

表 6－6　过去一年的医疗费用支出情况　　单位：元

	门　诊	住　院	药　品	中草药	中成药	进口西药	国产西药
均值	1484.11	7922.50	3632.84	1118.21	1805.01	1994.79	2152.48
平均标准误	183.20	1383.98	350.39	257.47	265.60	523.13	247.82
中位数	1000	5500	1500	500	500	1000	1000
标准差	2228.78	8753.07	5016.83	1607.91	3120.11	2817.17	3192.96

注：门诊和住院包括药品支出。

2. 最近一次患病的药品支出情况

最近一次急性病和慢性病的药品支出情况见表 6－7，从单次药品支出数量来看，国产西药支出最多。与急性病相比，最近一次患慢性病后的药品支出要远远高于急性病。

表 6－7　最近一次患病后的药品支出情况　单位：元

	急性病	慢性病
中草药	168.82	793.4
中成药	124.81	912.2
进口西药	172.63	671.2
国产西药	234.73	969.7

3. 其他相关支出情况

其他相关支出情况包括体检支出和寻求医疗服务中的交通食宿支出。在体检支出方面，年均家庭体检支出为 81.1 元。在寻求医疗服务中的交通食宿支出方面，年均家庭支出为 399.1 元。此外，过去一年全家因病休工或休学的天数平均为 12.5 天，过去一年因病不能工作的损失平均为 430.9 元（见表 6－8）。

表 6－8　其他支出情况　单位：元

	因病不能工作的损失	寻求医疗服务中的交通食宿支出	体检支出
均值	430.85	399.05	81.11
平均标准误	113.524	77.383	15.694
中位数	0.00	50.00	0.00
标准差	1691.47	1173.57	240.59
方差	2861055.79	1377252.27	57882.32

（五）医疗费用来源与报销情况

1. 自己负担的医疗费用来源

这里的医疗费用来源主要指来源渠道，包括自己的收入、储蓄、借债、政府与单位补贴等途径。72.8% 人来源于自己的收入，11.2% 的人来源于储蓄，也就是说大部分来源于自己或家庭，但也还有 8.2% 的人有过因病借债的情况（见图 6－3）。

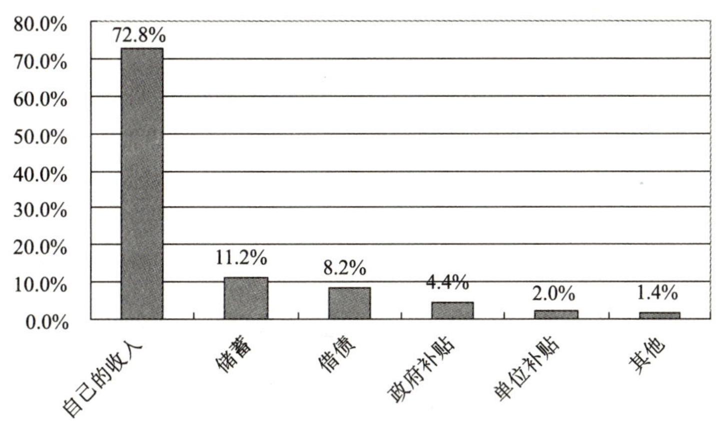

图 6－3　自己负担的医疗费用来源

2. 最近一次患病的医疗费用分担方式

就最近一次急性病后医疗费用支付方式而言，全部自付的较多，占 68.1%；全部报销的极少，仅占 2.8%；部分报销的为 29.1%。最近一次慢性病后医疗费用分担方式，全部自付的为 33.6%，相对急性病而言，慢性病全部自付的比例相对较少；全部报销的占 1.3%，也极少；部分报销的相对较多，占 65.1%（见图 6－4）。可见，最近一次慢性病部分报销的比例相对更高。

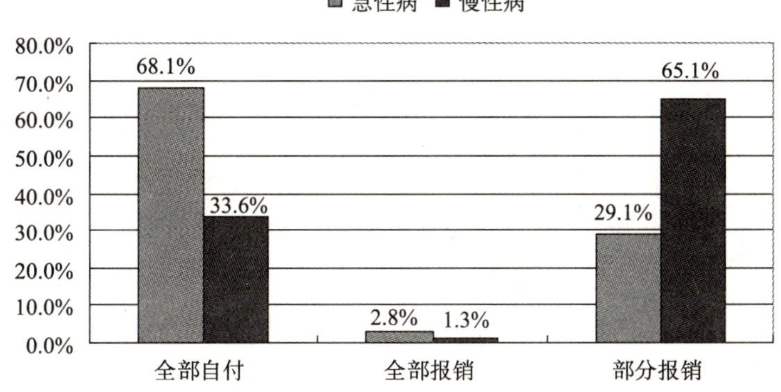

图 6－4　最近一次患病后的医疗费用分担方式

3. 医疗费用的报销来源途径

调查对象家庭医疗费用的报销途径主要是城镇职工基本医疗保险（44.1%）、城镇居民基本医疗保险（25.9%）和公费医疗（16.5%），合计占 86.5%（见表 6－9）。

表 6－9　　医疗费用报销途径

报销来源	频　数	百分比
公费医疗	28	16.5
城镇职工基本医疗保险	75	44.1
城镇居民基本医疗保险	44	25.9
新型农村合作医疗	3	1.8
商业医疗保险	1	0.6
医疗救助	5	2.9
其　他	14	8.2
合　计	170	100.0

4. 医疗费用的报销比例

报销比例是考察医疗保障制度健全程度与医疗负担轻重的重要指标，这里可以通过最近一次患病后的报销比例和过去一年各类医疗支出的报销比例来体现。从最近一次患病后医疗费用的报销比例来看，急性病部分报销的比例平均为 70.8%，慢性病部分报销的比例平均为 72.3%。最近一次慢性病报销的比例略高于急性病（见表 6－10）。但这里只是医疗费用分担方式中部分报销的那一部分的报销比例，除此之外，还有很多家庭是全部自付的。

表 6－10　　最近一次患病后的报销比例　　单位：%

	急 性 病	慢 性 病
均　值	70.76	72.34
平均标准误	2.91	1.94
中位数	80.00	80.00
标准差	16.73	18.50

另外，从过去一年各类医疗费用的平均自付比例来看，均比较高。其中住院的自付比例是最低的，为 43.82%（见表 6－11）。从各类药品的自付比例来看，进口西药的报销比例相对较低，这可能与进口西药大多数不在报销范围内而使用较少有关。

表 6－11　　过去一年的医疗费用自付比例　　单位：元

	门　诊	住　院	药　品	中草药	中成药	进口西药	国产西药
均　值	69.54	43.82	68.41	72.50	70.41	56.70	70.28
平均标准误	3.00	5.17	2.58	5.74	3.21	7.46	2.86
中位数	100	30	100	100	100	50	100
标准差	35.52	31.89	36.55	35.37	37.06	38.78	35.89

5. 医疗费用报销时间长短

医疗费用报销时间的长短是考察报销方便与否和医疗保障制度完善程度的重要因素。从医疗费的报销时间长短来看，以一个月以内（占42.4%）和1～6个月（占41.7%）为主，合计为84.1%，但也还有6.8%的选择报销时间在半年以上。这说明医疗保障制度在医疗费用报销方面还有改进的空间。

（六）对医疗服务现状的评价

1. 总体评价

首先，从总体满意程度来看（见图6－5），对目前医疗服务很满意和比较满意的较少，合计仅占25.5%，不太满意和很不满意的也占26.4%，48.1%的人认为一般，这说明调查对象对目前医疗服务的满意度不高，有待进一步改善。具体而言，不满意的地方主要包括：医疗费用高（21.8%）、等候时间过长（16.2%）、看病手续繁琐（15.7%）、收费不合理（13.0%）、提供不必要服务（9.2%）、技术水平低（9.5%）、服务态度差（7.9%）（见表6－12）。可见，医疗费用较高是中低收入群体对医疗服务不满意评价的一个重要方面。

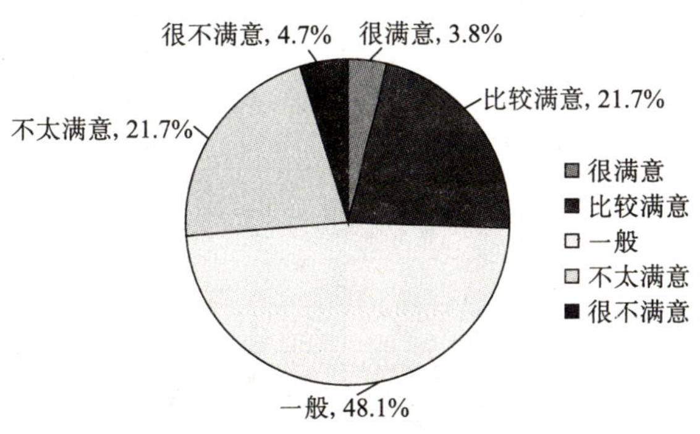

图6－5　对目前医疗服务的总体满意度

表 6-12　对医疗服务不满意的地方

	频　数	百　分　比
技术水平低	54	9.5
设备条件差	13	2.3
药品种类少	12	2.1
服务态度差	45	7.9
提供不必要服务	52	9.2
收费不合理	74	13.0
医疗费用高	124	21.8
看病手续繁琐	89	15.7
等候时间过长	92	16.2
其　他	13	2.3
合　计	568	100.0

2. 对医疗机构的评价

对医疗机构的评价包括医疗机构的数量、就医环境、就医的方便程度、医疗设备等方面。从调查结果来看，对医疗机构硬件的评价比较好。其中对方便程度的评价最高，认为很方便和比较方便的合计达 52.9%，此外，调查对象认为医疗机构的数量比较多，就医疗环境比较好，医疗设备比较好。当然，仍然有一部分的调查对象对医疗机构的评价不太满意，需要进一步改善（见表 6-13）。

表 6-13　对医疗机构的评价

评价等级		①	②	③	④	⑤	合　计
机构数量	评　价	很　多	比较多	一　般	比较少	很　少	
	频　数	18	73	103	27	6	227
	百分比	7.9	32.2	45.4	11.9	2.6	100.0
就医环境	评　价	很好	比较好	一　般	比较差	很　差	
	频　数	105	75	123	16	3	227
	百分比	4.4	33.0	54.2	7.0	1.3	100.0
方便程度	评　价	很方便	比较方便	一　般	不太方便	很不方便	
	频　数	36	84	59	37	11	227
	百分比	15.9	37.0	26.0	16.3	4.8	100.0
医疗设备	评　价	很　好	比较好	一　般	比较差	很差	
	频　数	16	96	105	9	1	227
	百分比	7.0	42.3	46.3	4.0	0.4	100.0

3. 对医护人员的评价

医护人员是医疗服务提供的重要主体，在满足人们的医疗服务需求上发挥着重要作用。对医护人员的评价包括医生的技术水平、对病情的解释程度、服务态度等方面。从调查结果来看，与对医疗机构的评价相比，对医护人员的评价相对较低。认为医生技术水平很高和比较高的仅占 18.7%，认为医生对病情的解释程度很好和比较好的仅占 31.3%，认为医护人员服务态度好的也仅占 41.8%（见表 6－14）。

表 6－14　　对医护人员的评价

评价等级		①	②	③	④	⑤	合　计
技术水平	评　价	很　高	比较高	一　般	比较低	很　低	
	频　数	4	39	154	25	8	230
	百分比	1.7	17.0	67.0	10.9	3.5	100.0
解释程度	评　价	很　好	比较好	一　般	比较差	很　差	
	频　数	7	65	102	47	9	230
	百分比	3.0	28.3	44.3	20.4	3.9	100.0
服务态度	评　价	很　好	比较好	一　般	比较差	很　差	
	频　数	19	77	111	18	5	230
	百分比	8.3	33.5	48.3	7.8	2.2	100.0

4. 对药品的评价

对药品的评价主要包括三个方面：种类、质量、价格。对药品的种类评价相对较高，认为药品的种类很多和比较多的占 59%，认为药品种类很少和极少的仅占 6.4%。但相比而言，对药品质量的评价相对较低，对价格的评价是最差的，81.7% 的人认为药品价格较高（见表 6－15）。

表 6－15　　对药品的评价

评价等级		①	②	③	④	⑤	合　计
种　　类	评　价	很　多	比较多	一　般	比较少	很　少	
	频　数	43	95	81	14	1	234
	百分比	18.4	40.6	34.6	6.0	0.4	100.0
质　　量	评　价	很　好	比较好	一　般	比较差	很　差	
	频　数	6	66	149	12	1	234
	百分比	2.6	28.2	63.7	5.1	0.4	100.0
价　　格	评　价	很　高	比较高	一　般	比较低	很　低	
	频　数	71	121	40	2	0	234
	百分比	30.3	51.7	17.1	0.9	0.0	100.0

5. 对医疗保障制度的评价

医疗保障制度在满足中低收入群体的医疗服务需求、减轻其医疗负担方面起着重要作用。对医疗保障制度的评价主要包括缴费水平、报销的方便程度、报销额度、报销药品的目录范围等方面。从调查结果来看，对医疗保障制度的评价比较低，认为缴费水平高的达 51.9%，认为报销额度低的达 44.9%，认为报销药品的目录范围窄的达 41.3%（见表 6－16）。

表 6－16　对医疗保障制度的评价

评价等级		①	②	③	④	⑤	合　计
缴费水平	很　高	比较高	一　般	比较低	很　低	很　高	
	频　数	24	72	69	17	3	185
	百分比	13.0	38.9	37.3	9.2	1.6	100.0
报销方便程　度	评　价	很方便	比较方便	一　般	不太方便	很不方便	
	频　数	18	59	56	33	18	184
	百分比	9.8	32.1	30.4	17.9	9.8	100.0
报销额度	评　价	很　高	比较高	一　般	比较低	很　低	
	频　数	4	16	85	58	21	184
	百分比	2.2	8.7	46.2	31.5	11.4	100.0
报销药品的目录范围	评　价	很　宽	比较宽	一　般	比较窄	很　窄	
	频　数	2	16	90	60	16	184
	百分比	1.1	8.7	48.9	32.6	8.7	100.0

通过上面对医疗服务现状评价的描述我们可以看出，无论是总体的评价还是对各方面的具体评价，调查对象对目前的医疗服务不太满意，目前的医疗服务提供离人们的医疗服务需求还有一段距离。这需要通过各种途径来改善医疗服务，满足中低收入群体的医疗服务需求。

（七）权衡与预测

1. 经济条件紧张时的医疗选择

经济条件紧张时的医疗选择主要体现在优先给谁看病和优先选择的药品两个方面。在目前经济条件紧张时优先给谁看病方面，44% 的人回答会优先给小孩看病，24.8% 的人回答会优先给老人看病，只有 2.1% 的人回答会优先给成年人看病，还有29.1%的人不确定（见图6-6）。可见，在经济条件紧张的情况下，优先的是小孩，其次是老人，最后才是成年人，对小孩的健康看得比较重要。

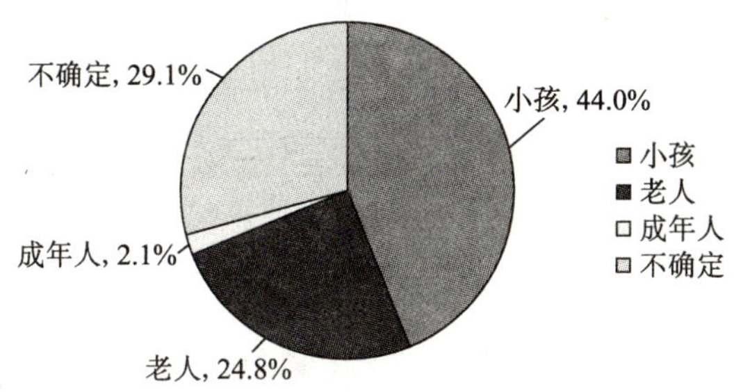

图6-6 经济条件紧张时优先给谁治病

在目前经济条件紧张时优先选择的药品方面，36.5%的人会优先选择中成药，30.6%的人会优先选择国产西药，10.2%的人优先选择中草药，只有2.1%的人优先选择进口西药，20.4%的人不确定。可见，经济条件紧张时以中成药和国产西药为主，这与前面服用药品的情况一致，优先选择进口西药的极少，只有2.1%（见图6-7）。

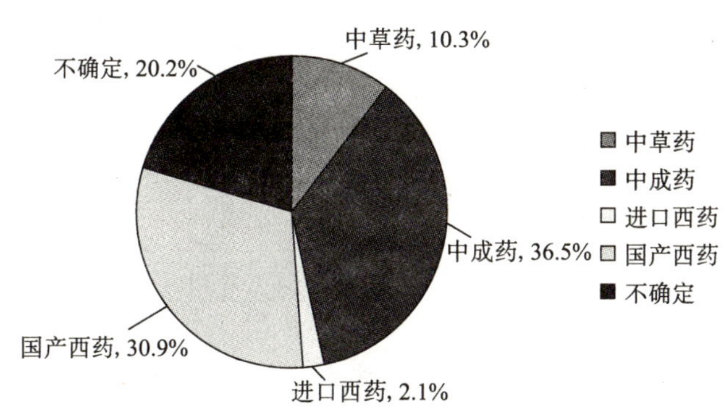

图6-7 经济条件紧张时优先选择的药品

2. 经济条件改善时的医疗服务需求

中低收入群体在未来经济条件改善时优先选择的医疗机构：67.5%的人会选择三级医院，9%的人会选择二级医院，二者合计占了3/4还多（见图6-8）。可见，如果经济条件改善了，大部分人会优先选择大医院看病。

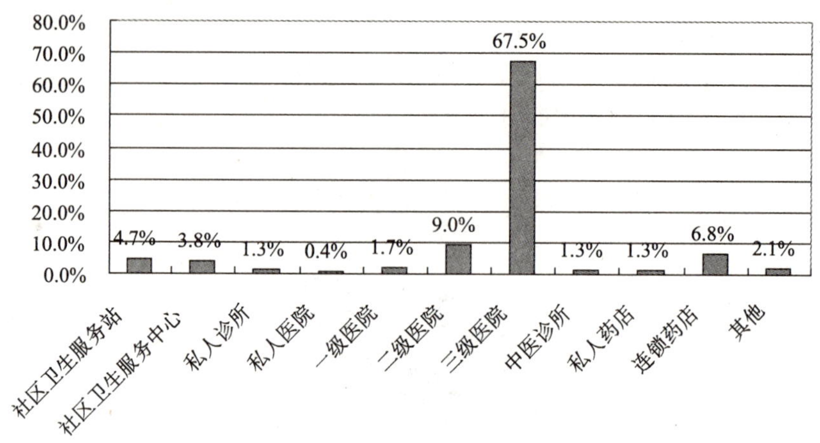

图 6－8　经济条件允许时优先选择的医疗机构

在未来医疗服务的具体变化方面，如果未来经济条件允许，26.1%的人会更加重视预防保健，23.8%的人会定期体检，21.6%的人会更加重视疾病治疗，15.3%的人会更加重视慢性病防治，这几项需求合计占了86.8%（见图6－9）。

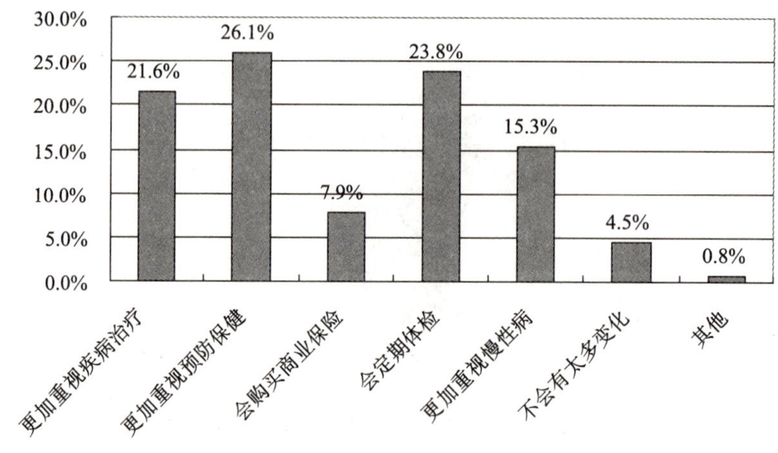

图 6－9　未来医疗服务需求的变化

3. 感兴趣的医疗服务提供方式

在感兴趣的医疗服务提供方式方面，第一是常规健康体检，占29.5%；第二是慢性病防治，占23.9%；第三是健康档案，占13.5%；

第四是健康教育，占 10.8%；合计占了 77.7%（见图 6－10）。

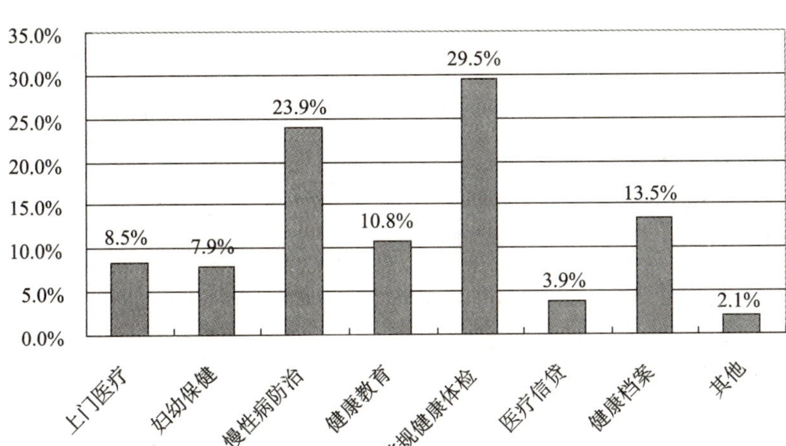

图 6－10　感兴趣的医疗服务提供方式

四、思考与建议

（一）存在的问题

1. 基层医疗机构的服务能力较差

调查对象家庭最近一次急性病所去的医疗机构三级医院占 30.8%；二级医院占 15.8%，二项合计占 46.6%；最近一次慢性病的医疗机构选择三级医院占 43.8%，其次是二级医院，占 20.8%，二项合计占 64.6%。其中，选择三级医院的比例最高。而去私人的医疗机构（包括私人诊所、私人医院、私人药店等）极少，选择社区卫生服务中心和社区卫生服务站的也比较少。之所以出现这种现象，其中的原因之一就是比较方便，石景山区的大医院数量较多，看病相对方便；另外一个重要的原因就是对其他医疗机构不信任，认为这些大医院的医生技术水平高，医疗设备好。在调研中发现，一些调查对象对这些私人医疗机构不放心，对社区卫生服务站和社区卫生服务中心也不放心。有人认为“如果附近的医院医生技术好，素质高，我哪还会去某某医院某某科室找那个有名的大夫呀”。“我们这的社区医院根本不叫社区医院，顶多算‘拿药诊所’，跟那卖药的一个样。挂号、取药、注射全是一个人干了”。因此，需要加强基层医疗机构建设，更好地满足城乡居民的医疗服务需求。

2. 药品价格尤其是进口西药的价格过高

药品价格较高，是这次调查过程中反映较为突出的问题之一，无论是问卷调查，还是个案访谈、座谈会，调查对象一致认为药品价格较高。从单次药品支出的数量可以体现出来，最近一次患急性病后的各类药品支出都在100元以上，其中国产西药支出最多。相比而言，最近一次患慢性病后的药品支出要远远高于急性病。最近一次患病后的药品支出中虽然没有反映出进口西药的支出价格是最高的，但是通过全年的各类药品使用次数和全年的各类药品支出来看，进口西药的使用次数最少，而全年的支出却最多，可见其价格的昂贵。在对药品的评价方面，也一致认为价格过高，其中有82%的人认为很高和比较高，认为比较低的仅2人，没有人认为很低。在个案访谈中，有访谈对象认为，“药品的价格比较高，有时候是换个名称但一样的药，就涨价了，恨不得涨几十倍”，“进口药价格太贵，用不起”，“进口药价格确实太高，因为贵也没吃过”，等等。

因此，今后如何降低药品价格，是政府在完善医疗服务体系过程中的一个重要任务。一些药品（尤其是进口西药）生产企业，如果要想在中低收入群体中占领市场，需要在价格上进行调整。

3. 医疗费用支出较大，中低收入家庭医疗负担更重

中低收入群体收入较低，经济紧张，医疗费用支出较大，医疗负担过重，这是在访谈中反映最突出的一个问题，同时，问卷调查也验证了这一点。

从总体的家庭收支情况来看，2008年家庭年平均总收入为31564元，总支出为24984.4元，平均医疗保健支出5574.3元，占总支出的21.8%。从不同收入家庭的收支情况来看，低收入家庭的医疗保健支出在总支出中的比重（26.8%）明显高于高收入家庭（20.7%）。在访谈中，有家庭“去年因为两个人都住了院，收入几乎都花在看病上了，医疗支出在过去一年占家庭总支出的70%左右”（个案6）。“医疗支出占我家总支出近一半”（个案9）。10.8%的中低收入家庭因病有过借债。在最近一次患急性病后未去看病最主要的原因中，经济困难的占15.8%；

而在最近这次慢性病患病后未去医疗机构看病最主要的原因中，38.5%的人是因为经济困难，比例更大。由此可见，调查对象家庭的医疗支出较大，低收入家庭医疗负担更重。

就对目前医疗服务最不满意的地方而言，选择医疗费用高的最多，占21.8%，此外，还有13.0%的人认为收费不合理。这一方面反映了医疗费用确实过高，另一方面也反映了中低收入群体收入较低的特点。无论如何，中低收入家庭医疗负担较重，如何帮助中低收入家庭减轻看病负担，实现“病有所医”的目标，是当前政府的一个重要任务。

4. 医疗保障制度不健全，在减轻中低收入群体医疗负担方面作用不理想

之所以出现了“看病贵、看病难”的问题，一个很重要的原因就在于医疗保障制度的不健全。具体来说，主要体现在对被调查者医疗保障制度不了解；报销不方便，手续繁琐；报销额度太低，报销限制太多；药品报销范围太窄，等等。

首先，表现在最近一次患病后医疗费用的分担方式上，最近一次急性病后医疗费用全部自付的较多，占68.1%，最近一次慢性病后医疗费用全部自付的也占33.6%。

报销比例是考察医疗保障制度健全程度与医疗负担轻重的重要指标，可以通过最近一次患病后的报销比例和过去一年各类医疗支出的报销比例来体现。从最近一次患病后医疗费用的报销比例来看，急性病部分报销的比例平均为70.8%，慢性病部分报销的比例平均为72.3%。即在最近一次患病后的医疗费用中，还有近30%需要自付。另外，从过去一年各类医疗费用的平均自付比例来看，均比较高，其中住院的自付比例是最低的，但也有43.8%。各类药品的自付比例比较高，均在70%左右。

从医疗费的报销时间长短来看，报销相对比较方便，但也还有6.8%的选择报销时间在半年以上，说明医疗保障制度在医疗费用报销方面还有改进的空间。

在访谈中，有人认为“报销还要去指定医疗机构、地点，有时候跑好几趟才能报，报销比例比较低，额度比较少”（个案10）。“应该降低起付线，提高封顶线，把更多的实惠给老百姓。报销药品的目录范围应该继续扩大，尤其是要杀一杀自费药”（个案7）。

从对医疗保障制度的主观评价来看，对医疗保障制度的评价比较低。

在缴费方面，认为缴费水平高的达51.9%，认为报销额度低的达44.9%，认为报销药品的目录范围窄的达41.3%。

5. 对医疗服务的满意度评价不高，看病贵、看病难问题仍然比较突出

调查对象对目前的医疗服务满意度不高，“看病贵、看病难”的问题依然比较突出。具体而言，在医疗服务体系方面，问题主要体现在：看病等候时间太长；医生的技术水平较低；医生的职业道德问题；乱收费问题；药品价格太高；药品质量问题；等等。具体而言，在“硬件”方面，满意度相对较高，比如医院的数量、环境、医疗设备、药品种类等相对较好。但在“软件”方面，则满意度不高，具体表现在医院的技术水平差，对病情的解释程度差，服务态度差，药品质量差，看病手续繁琐，收费不合理，等等。而且，对医生的职业道德问题反映较为突出。在访谈中，一些人反映“医院收费太高，药品太贵，医生服务态度不好，看病比较麻烦，挂个号都比较难，即使挂上了，也要等很长时间”。“在医院还没真正看到病，检查费就要花好多，看病的手续也麻烦，等半天也等不到”。

（二）相关建议

调查对象反映的问题多于肯定的评价。这也许是由于访谈对象对医疗服务体系和医疗保障制度的不了解。但目前医疗服务领域存在的问题的确值得引起注意，政府、市场和社会都有责任来改善中低收入群体的医疗服务。其中，政府在保障中低收入群体医疗服务需求的满足方面责任极其重大，具体来说，应该从以下几个方面着手：

1. 加强慢性病预防与健康教育，降低慢性病的患病率

通过调查得知，调查对象家庭的慢性病患病情况比较突出。其中，高血脂、高血压、糖尿病等慢性病患病较多。慢性病在中老年人中的发生率更高。患慢性病后，由于其病程时间长，治疗费用高，影响患者的生活能力和劳动能力，增加家庭的经济负担。因此，需要加强慢性病的预防，降低慢性病的发生率，从而减轻中低收入家庭的医疗负担。

有研究表明，高脂血症、高血压、糖尿病三种慢性病的发病，都是多个因素共同作用的结果，除了遗传、年龄这些个体无法控制的因素外，肥胖、缺乏锻炼、饮食结构不合理、吸烟、饮酒、精神紧张等不良的生活行

为方式是慢性病发病的重要危险因素，研究表明，这些因素与慢性病发生密切相关。[①] 因此，可以从这些方面着手，培养人们良好的生活饮食习惯，加强体育锻炼，正确处理生活中的压力，从而预防慢性病的发生。

加强健康教育，是预防慢性病和其他疾病的重要手段。社区居委会和基层医疗卫生机构应该通过各种形式，宣传普及各种慢性病的防治知识，使社区居民掌握一些常见的慢性病防治方法。可以在社区的活动中心建立健康俱乐部（主要由社区的中老年人组织和参加），通过开展有奖知识竞答、开展健身趣味运动、发放健康知识科普读物等，来宣传慢性病防治知识和培养健康的生活方式与行为。此外，卫生部门应该组织一些大医院或社区医院的医生在社区开展健康教育讲座和义诊活动。社区卫生服务中心应该设立专职或兼职的健康教育工作人员，组织和监督社区开展慢性病防治的各项工作。

2. 健全完善各类医疗保障制度，切实减轻中低收入群体的医疗负担

经过近些年来的改革与发展，我国各类医疗保障制度的基本框架已经形成，并且取得了一定的成就，为保障居民的健康、减轻城乡居民的医疗负担发挥了重要作用。但是，目前的这些医疗保障制度还处于改革之中，还存在诸多问题，需要在今后的实践中进一步完善，才能更好地满足中低收入群体的医疗服务需求。

目前，城市居民主要参加的是城镇职工基本医疗保险和城镇居民基本医疗保险，此外，少部分人的医疗费用由公费医疗负担或参加了商业医疗保险。目前的基本医疗保障制度在制度设计和运行机制方面都还不很成熟。比如学界对医疗保险“统账结合”模式中的“个人账户”质疑较大，认为没有发挥其相应的作用，建议取消医疗保险的个人账户。此外，在筹资机制方面，应该处理好各级政府之间、政府与个人之间的关系，既要考虑政府的财力，又要考虑中低收入群体的收入情况，还要考虑其医疗保障水平，确定合理的筹资标准。在运行机制上，需要完善制度设计的基础上加强各项医疗保障制度的宣传，缩短报销时间，减化报销手续，提高报销比例和报销额度，扩大报销药品的目录范围，改革起付线和封顶线制度，等等。此外，还需要探索与慢性病防治相结合的医

---

① 翟成凯、姜玲等：“中老年人三种慢性病的患病情况及其影响因素的研究”，《卫生研究》，2005（7）：472－474。

疗保险制度模式和机制。

鉴于中低收入群体的特殊性，需要在完善基本医疗保障体系的过程中处理好普遍与特殊的关系。比如，在费用支付方式上，是否可以考虑中低收入参保人群在患病后支付医疗费用时凭借相关信用证明，医保经办机构应该准予延期支付，并由医保经办机构暂时垫付，但时间不宜过长（一年内或半年内还清）。另外，目前的“一老一小”制度已经进行了实践，但还需要进一步完善，使更多的中低收入人口受益。当然，医疗救助制度也需要进一步完善。

3. 加强社区卫生服务体系建设，充分发挥其“守门人”的作用

调查对象家庭倾向于到大医院看病，一个很重要的原因就是对基层医疗卫生机构不信任。因此，需要加强社区卫生服务体系建设，推行和完善首诊制度，使其真正发挥“守门人”的作用。

目前我国社区卫生服务存在诸多问题，政府部门和城镇居民对社区卫生服务的重要性认识不够，社区卫生服务人员的文化程度低、技术水平较低、服务意识较差、资金来源困难。这些因素使得社区卫生服务机构身不由己，难以发挥相应的作用。

加强社区卫生服务体系建设，要“软硬兼施”。“硬”就是要抓好硬件建设，加强社区医疗机构的设施建设，配置好基本的医疗设备，配备好足够的合格医护人员。“软”就是要加强社区医疗卫生机构的管理，健全相关的规章制度，规范就诊行为，同时，要加强对社区卫生服务人员的培训，提升其技术水平、服务意识和职业道德，使其为社区患者提供优质的医疗服务。此外，要完善三级医院与社区卫生服务机构的对接机制，加强对社区卫生服务机构的指导和帮助，提高社区卫生服务机构的服务水平。

当然，社区卫生服务毕竟能力有限，只能针对一些小病、常见病、多发病，而不是包揽一切。在强调社区首诊的同时，要建立相应的转诊制度，实现不同层级医院之间的（双向）转诊制度，促进病人合理分流，形成小病进社区卫生服务机构，大病进医院，康复回社区的就医局面。①

① 顾海、李佳佳：“国外医疗服务体系对我国医疗卫生体制改革的启示与借鉴”，《世界经济与政治论坛》，2009（5）：102－107。

4. 加快建立和完善合理的基本药物制度，为城乡居民提供质优价廉的药品

一些医院“以药养医”，药品价格过高，是造成中低收入群体医疗负担的一个重要因素。建立和完善基本药物制度是降低药品价格、控制医疗费用快速上涨的重要手段。

建立基本药物制度的核心就是要建立和完善基本药品目录，按照“防治必需、安全有效、价格合理、使用方便、中西药并重、基本保障、临床首选”的原则确定基本药物品种（剂型）和数量。① 通过实行基本药物制度，基本药物实行集中采购、统一配送、减少中间环节，过去药品的重复批发造成价格上涨从而增加患者用药负担的现象将有望得到解决。基层医疗基本药物实行零差率销售，其他医疗机构也要逐步降低现行加价率水平，群众购买基本药物的实际价格会有明显降低。

当然，在建立和完善基本药物制度的过程中，需要完善相关的配套措施，要改革医院的运行机制，完善补偿机制，加强政府的财政投入；选择好药品配送企业，完善药品流通体制；加强监督，预防腐败行为的发生和制度扭曲。

要加快推行社区基本药物制度，在城市社区卫生服务机构首选使用。将完善基本医疗保障制度与基本药物制度相结合，将更多的药品纳入医疗保险的范围内，将更多的疗效较好的进口西药纳入基本药物制度的范围和报销目录范围。

5. 加强对医生的职业道德教育与管理，建立和谐的医患关系

医生职业道德的高低，是衡量医疗服务好坏的重要方面。但是，目前的实际情况并不理想，一些医生技术既不高，服务也不好，相当一部分人对医生感到不满。近年来，一些地方医疗纠纷频发，医患矛盾升级的事件屡屡出现。② 当前医患关系的不和谐，原因是多方面的，既有医生的问题，也有患者的问题；既有制度的问题，也有管理的问题；既有医生职业道德的下滑，也有利益的诱因。但笔者认为，无论如何，应该多

① 见卫生部等部委关于印发《关于建立国家基本药物制度的实施意见》的通知。

② 中国经济网，时空调查：九成人认为医生声望有所下降［EB/OL］（2005－09－28）http：//www.ce.cn/xwzx/gnsz/gdxw/200509/28/t20050928_4823919.shtml。2005 年 9 月，中央电视台联合新浪网在全国范围内进行了一项网络调查（17638 人参与），在所有的调查参与者中有近 94% 的人认为医生的声望比 10 年前有所下降。究其原因，有 41% 的人认为是医生过分追求经济利益所致，40% 的调查者认为是医生的职业道德水准下滑。

从医生自身找原因，进一步加强对医生的职业道德教育，提高其服务水平。

加强医生的职业道德教育，首先要加强对医生的人本教育，使其树立以人为本、病人优先的服务理念，尊重患者的知情权和选择权，科学全面地解释病情，帮助患者积极面对疾病带来的生理、心理和经济压力。对于患者的不理解，医务人员需要耐心做好解释工作，积极沟通，并给予包容和理解。医院需要加强对医生的职业道德考评，建立考评结果与医生薪酬挂钩的机制，并做好患者对医疗服务的评价和满意度调查，建立医德奖惩机制。

6. 健全监管体制，加强对医疗卫生服务领域的监督管理

政府的一个重要职能就是监督管理，医疗卫生领域之所以出现诸多的问题，这与政府监督职能的缺失或不力有关。今后，政府需要在加强投入、完善制度的同时，加强制度的执行和监督管理，尤其是要加强对医院、医生、医药生产与流通企业的监督管理，确保人们的健康权益。加强监管，也是克服市场失灵、信息不对称、外部性以及解决公平性问题的重要手段。

目前，我国医疗卫生服务领域的监督存在的问题包括：监督职能分散、模糊，监督的内容不明确，缺乏专门的医疗卫生监督法规，监管体制不健全，等等。目前的监督体制是多龙治水，容易出现相互扯皮的现象。针对这些问题，需要加强医疗卫生监督体系的独立性，监督内容的全面性，监督主体的多元性，充分发挥包括公众舆论、医疗卫生行业自律组织、消费者权利保护组织对医疗卫生服务领域的监督作用，形成以专业化监管机构为核心，多层次、多主体参与的完整的医疗卫生监管体系。① 由于医疗卫生问题事关人们的健康，事关家庭幸福和社会和谐，可以在进一步整合监督职能的基础上，考虑建立类似银监会、证监会性质的医监会，对各类医疗卫生机构进行监督管理。当然，在条件不成熟的时候，可以考虑建立跨部门的医疗卫生服务监督委员会，整合工商、卫生、药监、劳动保障、财政、发改等部门的医疗卫生监督职能，形成从中央到地方垂直统一的监督系统。在监督的内容上，应该重点包括药品

① 张安，“构建医疗卫生服务监管体制”，《宏观经济管理》，2005（12）：25－27。

生产与流通、医疗卫生服务的准入和退出机制、医疗服务质量与效果、医疗服务收费与药品价格监管、服务收益监管等方面。此外，还要完善医疗卫生的监督手段，建立和完善公开、透明、共享的医疗卫生服务监督信息系统，供公众和有关部门查阅。

7. 稳步推进医药卫生体制改革，真正解决“看病贵、看病难”的问题

2003 年的第三次全国卫生医疗调查结果显示：我国城乡居民应就诊而未就诊的比例由 1993 年的 36.4% 上升到 2003 年的 48.9%；患者应住院而没有住院的比例高达 29.6%；在住院患者中，主动提出提前出院的比例为 43.3%，其中六成以上是因为支付不起相关费用而提前出院的。[①] “看病贵”与“看病难”是医疗卫生服务领域的突出问题，也是一个极其复杂的问题，需要通过综合配套的医疗卫生体制改革来解决。新一轮的医疗卫生体制改革方案已经出台，改革已逐步展开，一些人对此次医疗卫生体制改革充满信心，寄予厚望，但也有一些人心存疑惑，信心不大。这就需要政府部门加强综合配套改革，稳步推进，确保改革成功。通过改革建立覆盖城乡居民的公共卫生服务体系、医疗服务体系、医疗保障体系、药品供应保障体系。加快建立国家基本药物制度，健全基层医疗卫生服务体系，推进公立医院改革，促进基本公共卫生服务逐步均等化。结合调查所了解的中低收入群体的医疗服务需求，除了需要完善基本医疗保障制度以外，改革还需要重点在这几个方面下功夫：提供免费体检，重视慢性病防治，提高医生的职业道德，建立居民健康档案，加强健康教育。

8. 鼓励多元参与，充分发挥企业和社会的作用，创新医疗服务模式

由于健康问题的重要性，人们越来越重视健康问题，注意预防和治疗疾病。目前，由于经济条件的限制和医疗服务体系及医疗保障制度的不完善，中低收入群体医疗服务需求受到压抑和限制。随着未来国家经济的发展和人们收入的增加，中低收入群体的医疗需求会得到逐步释放，医疗服务市场潜力巨大。满足中低收入群体的医疗服务需求，政府责任极其重大，但企业和其他社会组织也不应袖手旁观。政府应该鼓励多元参与，加强服务模式创新，发挥企业和社会力量在满足中低收入群体医

---

① 卫生部统计信息中心：《中国卫生服务调查研究——第三次国家卫生服务调查分析报告[M]》，中国协和医科大学出版社 2004 年版。

疗服务需求中的作用。

就企业而言，帮助中低收入群体满足医疗服务需求，既是企业履行社会责任的体现，也是促进企业发展的需要。企业不应该等到未来经济条件改善、各项制度完善了再采取行动，而应该根据目前中低收入群体的收入能力、经济状况和医疗服务需求意愿，在国家经济社会发展战略尤其是医疗卫生体制改革方案的原则指导下制定相应的长远规划和采取相应的过渡措施，来满足中低收入群体的医疗服务需求。具体而言，企业首先应该在法律法规的框架下有所作为，在法律法规的约束下开展生产经营活动。第二，药品生产企业在生产时应该进一步提高药品质量，确保企业的信誉和群众的健康。第三，企业需要加强自身的生产研发能力，适时开发出适应中低收入群体需要的产品。第四，加强市场研究，准确把握中低收入群体的医疗服务需求。第五，通过创新市场营销方式来满足中低收入群体的医疗服务需求。第六，适当降低药品价格来吸引中低收入群体。

此外，社会力量也不可忽视。中低收入群体的医疗服务需求需要社会力量的关注，社会力量在满足中低收入群体的医疗服务需求中有很多方面可以作为。比如，社会力量可以通过开展公益性的健康教育，来普及中低收入群体的疾病知识和预防保健知识，促进其健康水平的提高。他们可以向部分中低收入人群免费赠送相关的医疗器械，尤其是赠送一些慢性病防治的医疗器械；可以对部分患大病的中低收入人群予以直接的经济援助；还可以尝试开展医疗信贷，主要针对中低收入群体的大病医疗，帮助其渡过大病难关。

石景山区与北京市其他辖区的一个明显区别就在于其区内著名的首都钢铁公司正在搬迁。首钢的搬迁不仅对石景山区的经济和国民收入产生重要影响，也对石景山区的医疗卫生事业发展产生重要影响，同时，对石景山区的中低收入群体的医疗服务需求也将产生重要影响。其产生的具体影响及影响程度需要进一步通过其他调研来分析研究。

第七篇　福建省厦门市中低收入群体医疗服务需求的调查研究

一、问题的提出

医疗卫生事业关系到亿万人民的健康，关系到千家万户的幸福，是重大民生问题。深化医疗卫生体制改革，加快医疗卫生事业的发展，适应人民群众日益增长的医药卫生需求，不断提高人民群众的健康素质，是贯彻落实科学发展观，促进经济、社会全面协调可持续发展的必然要求，是维护社会公平正义、提高人民生活质量的重要举措，是构建社会主义和谐社会的一项重大任务。

然而，城市化、人口老龄化、疾病谱变化和生态环境变化等等，都给医疗卫生工作带来一系列新的严峻挑战。人口多、人均收入水平低、城乡区域差距大的基本国情，决定了深化医疗卫生体制改革是一项涉及面广、难度大的社会系统工程。目前，“看病贵、看病难”等社会问题比较普遍，中低收入群体、弱势群体尤其担忧遭遇生病风险。因而，充分听取中低收入群体的意见，了解中低收入群体的医疗需求是党和国家深化医疗卫生体制改革的有效途径。我们此次调查的目的就是为了了解我国中低收入群体的健康状况、医疗服务需求与供给情况，发现目前我国中低收入群体医疗服务存在的问题，在此基础上进行研究，提出一些有益的建议，为进一步改善中低收入群体的医疗服务和为国家制定相关政策提供参考。

二、抽样方法与样本特征

本次调查研究采用中国社会科学院“中国中低收入群体医疗服务需求与服务模式创新研究”课题组编制的问卷。该问卷主体部分共包括五个方面：被访者及家庭基本情况、患病与诊疗情况、医疗支出及报销情况、权衡与预测、现状评价与未来发展。本研究的对象为中低收入群体。由于政府经济适用房政策的出台主要是为满足中低收入群体的住房需求，具有较为严格的针对购房者资格的筛选程序，入住经济适用房社区的居民基本都是中低收入阶层。因此，本研究采取判断抽样和随机抽样相结合的方法。首先，在厦门市思明区抽取四个中低收入群体较为集中的廉租房和经济适用房社区。然后，在这四个社区随机抽取样本，进行入户调查。

研究方法以问卷调查为主，结构式访谈为辅，定量与定性研究方法相结合。所有数据均采用 SPSS13.0 软件包进行统计分析，主要运用了描述性统计、频数分析、相关分析等方法。

课题组在厦门市内抽取城市居民样本，本次调查共发放问卷 300 份，有效回收问卷 297 份，有效回收率为 99%。由于采取了当场发放与当场回收问卷的方法，问卷的回收率较高。样本情况如下：

性别：男 53.90%，女 46.1%；年龄：均值为 39.45；婚姻状况：未婚 18.2%，已婚 78.5%，离婚 1.0%，丧偶 2.0%；文化程度：小学及以下 12.5%，初中 30.3%，高中、职高、中专或技校 23.9%，大专 18.2%，本科 10.4%，硕士研究生及以上 4.7%；职业类型：机关、事业单位人员 8.8%，企业管理人员 5.7%，专业技术人员 7.7%，一般办事人员 5.7%，商业/服务业员工 12.5%，个体工商户 3.7%，私营企业主 4.4%，乡镇企业职工 1.0%，流动从业人员（农民工）2.7%，离退休人员 9.4%，在校学生 6.7%，自由职业者 17.5%，失业或待业人员 11.8%，其他 2.3%。从样本的整体情况来看，中低收入群体的文化程度和职业声望普遍偏低。在文化程度上，小学、初中及高中文化程度的比例累计为 66.7%；从职业类型上看，从事自由职业和服务业的人较多，此外还有相当部分的人处于失业或待业状态。

在调研过程中，选取有代表性的样本可以有效减少误差。从本次收集到的数据可以看出，样本的选取与我们的具体要求是一致的。男女比例较为均衡，调查对象基本上是在厦门市从事社会底层工作及失业、待业的低收入人员，调查对象的收入基本上都在厦门市低保线之上、家庭人均年收入12000元以下之间，绝大多数调查对象都是厦门市的市民。

关于定性调查，本研究主要是在问卷调查的基础上，选择5个有代表性的个案，针对医疗卫生服务的供需方面，进行半结构式访谈。

三、结果与分析

本次调查旨在了解中低收入群体的健康状况、医疗服务需求与供给情况以及目前我国中低收入群体医疗服务存在的问题等等。下面将从患病与诊疗情况、医疗支出及报销情况、权衡与预测、现状评价与未来发展等四个方面对我国现行医疗服务模式进行多角度地剖析。

（一）患病与诊疗情况

在过去的一年内，厦门市中低收入群体住院的情况显示，有住院需求的个案占总样本的30.51%。在需要医疗服务的疾病类型方面，慢性病方面大多数是因为关节炎而需要医疗服务，占患病总人次的39.9%；急性病则表现为感冒，占患病总人次的96.7%。

在医疗服务方面，被访者认为社区卫生服务站和社区卫生服务中心发挥了重要作用。37.5%的调查对象在需要治疗服务时有社区卫生服务站可供选择，还有21.3%的调查对象表示有社区卫生服务中心可以选择。

个案4 访谈地点：厦门大学学生公寓附近；访谈时间：2009年10月5日

问：您患病之后是否会及时治疗？治疗的话您主要考虑的是什么？

答：患病当然会及时治疗。主要考虑是，如果病无大碍的话，当然不用急着去医疗机构。自己抓点药就可以了，如果是比较重、比较急性的病，当然会去医疗机构。医疗机构考虑最重要的就是离家远近啊，或者是来回方便不方便。

可见，路程远近、交通方便程度等因素是影响医疗服务选择的重要因素。这表明，社区医疗卫生机构在医疗服务中的作用越来越凸显。政府应该大力推行社区首诊制度试点，出台相应的政策，让社区卫生服务机构充分发挥作用，方便群众就医。

在使用可供选择的医疗服务的次数方面，三级医院与连锁药店所占的比例较大（如图 7－1）。①

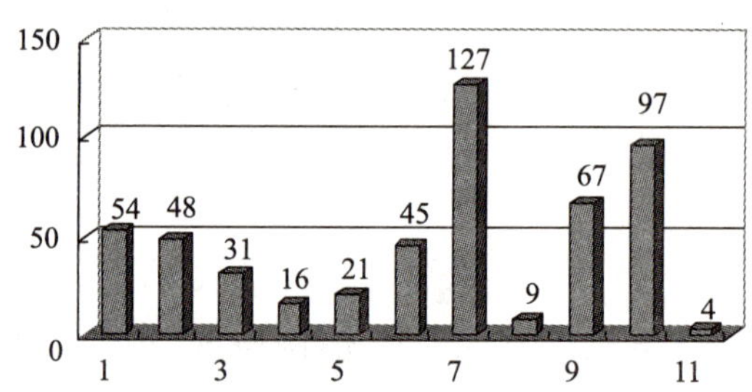

图 7－1 过去一年您和家人选择下列医疗服务机构的次数

图 7－1 显示，调查对象在选择医疗机构时更倾向于三级医院与连锁药店，其使用的次数分别为 127 人次与 92 人次。而中医诊所与私人医院则是较少被选择的机构。调查其原因，很多人未去中医诊所的原因是自认病轻，没有必要（62.0%）；认为不方便的也占很大比例（17.2%）。不难看出，作为中国最古老的行业之一，拥有数千年历史的中医在中国的普及程度令人担忧。调查对象选择不去私人医院的原因则是对医院不信任（32.7%）。因为私立医院大多以营利为目的，服务和药品的选择方面可能存在种种问题，我国目前医疗服务市场管理混乱也进一步加剧了这些问题；此外，由于缺乏体制即正式制度的支持，私立医院在综合实力方面较之公立医疗机构也更为薄弱。这些因素共同降低了人们对私立医院的信任。随着生活水平的提高，人们对医疗服务的需求层次也在不断提高。因此，如何规范和加强医疗管理，有效提供高质量医疗卫生服务将成为目前我国医疗卫生体制改革面临的重大课题。

而在可供选择的药品方面，国产西药和中成药则占据了绝对优势（如图 7－2）。②

① 图 7－1 中的 1－11 代表的医疗机构如下：

1 是社区卫生服务站；2 是社区卫生服务中心；3 是私人诊所；4 是私人医院；5 是一级医院；6 是二级医院；7 是三级医院；8 是中医诊所；9 是私人药店；10 是连锁药店；11 是其他（请注明）。

② 图 7－2 中的 1－4 代表的药品名称如下：

1 是中草药；2 是中成药；3 是进口西药；4 是国产西药。

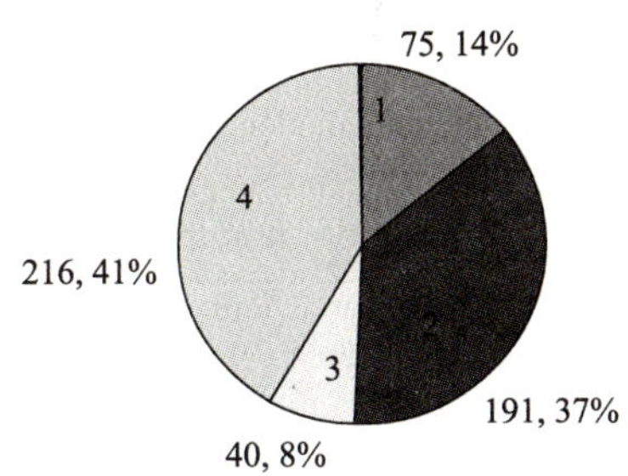

图 7－2　过去一年您和家人使用下列药品次数

图 7－2 中显示，在可供选择的医疗药品方面，国产西药与中成药比重较大，分别占到 41% 和 37%。访谈资料也表明，居民对于国产药品的信赖度比较强。

个案 1 访谈地点：厦门市思明区万景公寓；访谈时间：2009 年 8 月 24 日

问：你觉得中草药、中成药、国产西药、进口西药哪种药比较好？你是怎么评价的？

答：我们一般都用中成药和国产西药，哪有用进口西药的！

问：那这是什么原因呢？

答：进口药比较贵，中成药和国产西药比较便宜。

问：除此之外你们会不会考虑到西药的副作用大的问题？

答：对呀！进口的西药是根据外国人的体质研制的，我们中成药和国产西药是根据我们中国人的体质研制的。

问：那中药会不会有见效慢的问题？

答：不会呀，能治好病就好！

可见，在中低收入群体中，国产药在价格及疗效方面具有比较明显的优势。

（二）医疗支出及报销情况

在门诊支出中，调查对象的平均支出费用为 548.07 元，标准差 867.004；而住院的实际平均支出费用为 3707.14 元，标准差 3624.331；关于药品支出，调查显示其平均支付费用为 1225.74 元。表 7－1 中，门诊支出费用中 100～500 元所占的比例为 41.9%，均值为 548.07 元。表

7－2 中，住院支出费用 1000～5000 元占 57.1%。其中大多数人位于 2000～3000 元之间。

表 7－1　　过去一年内门诊支出情况

支出费用	100 元以下	100～500 元	501～1000 元	1001～1500 元	1500 元以上
门诊（百分比）	34	41.9	12.8	2.8	8.5

表 7－2　　过去一年内住院支出情况

支出费用	1000 元以下	1000～5000 元	5001～10000 元	10001～15000 元	15000 元以上
住院（百分比）	25	57.1	12.5	3.6	1.8

表 7－3　　过去一年内药品支出情况

支出费用	1000 元以下	1000～2000 元	2000 元以上
药品（百分比）	77.3	11.6	11.1

上述数字只能从直观上反映出调查对象在实际医疗服务支出上的各项费用，如果不考虑人均收入及自付比例问题，这些数字并不能反映出目前医疗卫生事业存在的问题。调查发现，厦门市中低收入群体家庭年收入为 36122.46 元，人均年收入为 9731.98 元，而家庭年支出为 28121.01 元，其中医疗保健平均支出为 3285.76 元。此外，在寻求医疗服务过程中所发生的其他支出，比如交通、食宿等费用，平均支出也达到 444.44 元。医疗保健及其相关花销分别占年收入的 10.33% 与年支出的 11.35%。在自己负担的医疗费用来源中，64.5% 的调查对象表示费用主要来源于自己的收入。需要借债以付医疗支出费用的调查对象占到总数的 4.7%，而借款对象主要是自己的直系亲属，占到了被借款亲戚朋友总数的 68.2%。

对于中低收入群体而言，由于收入相对较低，且各种医疗保障的覆盖面和报销比例有限，医疗开支占其家庭收入中的比重还是比较大的。一些大病及慢性病很容易使中低收入家庭陷入贫困。在我国医疗救助机制不健全的情况下，从私人“社会关系网络”内部寻求经济上的帮助成为他们的必然选择。

个案 2 访谈地点：厦门市思明区下沃社区；访谈时间：2009 年 9 月 27 日。

问：那请问您一下，比如说平时生病啊，会不会导致您家里经济困难啊，钱不够用啊这样的情况。

答：会啊。

问：那具体是什么样的？

答：啊，怎么说呢。比如说小病倒没有，但是你说一些大病啊要动手术之类的话，很难治的病啊，那影响就很大了。

问：那您和您家人曾经有过这样的情况，比如说做手术之类的？

答：有过。我母亲就曾经因为生病动过一次大手术。因为那时候没有现在这种医疗保障报销，来分担一些负担，都是自己付的。当时很困难，得借债了。

个案3 访谈地点：厦门市思明区万景公寓；访谈时间：2009年8月30日

问：你们赞成“吃药贵、看病难”这种说法或者这种现象吗？

答：小病倒是不觉得贵，但是只要有个什么大病的话，像我们这栋楼的一楼的那个老头子，家里没钱，年龄又大，就是快死了的，家人就没去医院看病，即使看病，也活不了几年，现在自己就这样拖着，看不起医生的，只能等死了。

在报销比例方面，与国际上大部分国家相比，我国自费的比重严重偏高，而完全依赖自费方式获得医疗服务的人口比重同样偏高（如表7-4）。调查中我们发现，门诊自付比例高于药品自付比例及住院自付比例。门诊支出中有73.98%的费用需要患者自己支付；在购买药品时，67.41%的费用需要患者自己支付；而住院自付比例是医疗支出中自付比例最低的，但也高达61.48%。事实上，我国目前的医保制度在药品报销方面要求相对苛刻，医疗保险的报销是按比例进行的，一般在70%左右浮动。其报销的比例和费用跟患者的检查和用药情况、医疗机构的等级等因素挂钩。同时，医疗保险制度也对药品本身及自付比例做出了区分。A类药品可以享受全报，C类就需要全部自负费用，而B类[①]报销80%。

① A类药就是可以按全额按比例报销的，一般是指用于普通治疗的药品，如感冒类、呼吸系统类药等。B类药又称辅助性药品，如妇科类、抗生素类药等。C类一般是指特效药或者营养药，是全部自费的医药。各省各地的城镇居民医疗保险药品报销目录中的A、B、C三类药品目录不完全一样。

在医疗费用的报销时间方面，69.7%的调查对象看完病后当场可以报销，15.7%的调查对象则会在看完病后一个月之内得以报销。可见，在医疗费用的报销时间方面，多数调查对象能够及时报销。

表7-4　　过去一年内医疗支出自付比例

	最小值	最大值	均　值	标准差
门诊自付比例	5	100	73.98	31.041
住院自付比例	0	100	61.48	29.424
药品自付比例	0	100	67.41	30.175

另外，目前医保推广和普及过程中存在严重的信息不对称问题。很多居民对于医疗保险的缴费状况、报销范围以及报销比例缺乏明确的认知，被保对象的权利意识没有真正树立起来。

个案3 访谈地点：厦门市思明区万景公寓；访谈时间：2009年8月30日

问：您认为医保的缴费水平高不高？报销方便不？报销范围大不？报销的额度，就是报销的钱多不多？

答：这个根本不了解，医院说能报就报，不能就不能，吃药又是他们开的，哪些能报、哪些不能报根本不清楚。生病了，医院说啥就是啥，我们没有发言权。

个案2 访谈地点：厦门市思明区下沃社区；访谈时间：2009年9月27日

问：您了解我国现在的医保制度吗？比如它有什么类型之类的？

答：不太了解，说实话。

问：不太了解？

答：对。你说刚开始办医保的时候吧，说了很多，但是后来你真正报销啊，什么手续，和这个报销的范围还有其他的一些时间啊方面，都跟开始想象的不一样。到底是这个制度有问题呢，还是说机关人员办事的效率有问题，说不清楚。这个医保，平常也没什么大病没去大医院，没什么接触，没什么用，所以也不是很清楚。

可见，城镇居民基本医疗保险和城镇职工基本医疗保险的推广依然任重道远。参保对象权益意识的淡漠无形中增加了医保运行的制度风险。

因此，为了医保制度的确立和完善，政府必须加强医疗保险知识的普及工作，增强参保对象参与和监管的积极性，改变其信息弱势地位。

自费所占比例越高，获得医疗服务对收入依赖程度越高，低收入、高风险人群获得医疗服务就会越困难。同时，医疗费用报销来源主要是城镇职工基本医疗保险和城镇居民基本医疗保险（表7－5）。其缴费水平不高、医疗费用分担过重、就医手续复杂、报销方便程度一般，并且很多药品不能报销，可以报销的药品目录范围也只是一些常见药，或者是廉价药品，保健类药品等不在此范围之内。而报销比例较高的公费医疗更多的是被公务员、事业单位人员等中高收入群体所享有。中低收入群体被排除在更有利的社会保障体系之外。这是城市中低收入人群看病难、看病贵、看不起病的深层次原因。

表7－5　　过去一年内您和您的家人医疗费用报销的来源

	频　数	百分比	累计百分比
公费医疗	17	6.2	6.2
城镇职工基本医疗保险	97	35.1	41.3
城镇居民基本医疗保险	106	38.4	79.7
新型农村合作医疗	27	9.8	89.5
商业医疗保险	11	4.0	93.5
医疗救助	3	1.1	94.6
其　他	15	5.4	100.0

（三）权衡与预测

在患病时采取的措施方面，63.9%的调查对象选择了到医疗机构看病，29.7%的调查对象选择了纯自我诊疗。其中，自我诊疗的方式主要是自己买药吃和加强锻炼以自我恢复。另外，大多数调查对象对于医疗保健的重要性越来越重视。调查中，50.7%的人认为定期体检很有必要，并且67.9%的人定期做过体检。在家庭资源分配方面，如果家庭经济拮据，家里又有两个以上的人同时患病，在这种情况下，36.0%的调查对象选择优先给孩子治病；在选择药品方面，他们更倾向于国产西药（33.0%），在实际可供选择的药品方面，国产西药所占比重也最大。如果需要住院，他们优先考虑的医疗机构是三级医院，这与上面的统计结果相一致（过去一年选择使用三级医院的次数最多）。

了解大众对医疗服务的需求变化可以为医改政策的进一步完善提供重要参考。通过了解被访者对未来五年医疗服务的需求发现，65.1%的人注重定期体检，54.9%的人更加重视预防保健。可以看出，随着经济社会的不断发展，人们的观念也发生了深刻的变化。大众不再像以往那样，只是单纯地重视疾病治疗，而是转而关注从源头上预防疾病。这种健康观念的变化使医疗服务体系也必须随着新形势做出调整，即：调整医疗服务结构，增加相关预防保健服务的供给。

关于最感兴趣的医疗服务提供方式，39.9%的调查对象关注慢性病的防治，分别有30.8%和30.1%的调查对象关注上门医疗与妇幼保健。对于医改在未来提供新的医疗服务的预期，调查对象的看法与医疗服务需求变化基本一致。69.8%的人认为免费体检对自己和家人最有利，48.8%的人认为医生的职业道德更高对自己和家人最有利。38.8%的人则倾向于认为看病更方便是最有利的。

中低收入群体如何看待我国正在进行的医疗卫生体制改革是本次调查所要了解的一个重要问题。结果显示（表7－6），40.8%的调查对象对改革充满信心，认为改革会解决很多问题，但是，还有一定数量的调查对象对医疗改革缺乏信心。

表7－6　　您对我国正在进行的医疗体制改革的看法

	频　数	百分比	累计百分比
我对改革充满信心，改革会解决很多问题	119	40.8	40.8
改革效果如何存在很大的不确定性，有待于实践检验	80	27.4	68.2
我对改革信心不大，不会起到太大的作用	51	17.5	85.6
不好说	42	14.4	100.0

（四）现状评价与未来发展

调查组主要通过对医疗服务的满意程度、对医疗机构的评价、对医护人员的评价、对药品的评价等方面，了解中低收入群体对目前我国医疗卫生服务体系的评价。

45.3%的调查对象认为，目前我国医疗服务水平一般，虽然医疗服务机构的数量比较多，但是就医环境比较一般。44.1%的调查对象认为目前我国医疗机构的就医方便程度较好，但是机构的医疗设备状况较为一般，设备陈旧、难以与国际接轨。47.7%的调查对象认为医生的技术水平一般，对病情的解释、病理分析的能力有待进一步提高。同时，医护人员的服务态度仍有不少需要改善的地方。

另外，74.1%的调查对象认为目前我国药品的种类很多或比较多，但是75.0%的调查对象认为我国药品的价格很高或比较高。可见，高昂的药品价格已给中低收入群体带来较大的经济压力。

总体而言，调查对象认为虽然目前我国医保的缴费水平尚可接受，报销的程序比较方便，但报销的额度较低，且报销药品的目录范围较窄，对目前医疗保障制度的总体评价不高。

对于目前的医疗卫生服务体系，调查对象存在着一些不满意的地方。61.2%的人认为目前医疗费用过高，尤其是对于中低收入群体，过高的医疗费用甚至超出了其承受能力。另有36.8%的人则认为看病的手续十分繁琐，等候时间过长（表7－7）。对今后医疗保障制度报销比例的看法方面，调查对象的意见高度集中，76.0%的人认为应提高报销比例。部分调查对象认为应取消封顶线。

表7－7　　对目前医疗服务最不满意的地方

	频　数	百分比	累计百分比
技术水平低	61	8.0	21.0
设备条件差	17	2.2	5.8
药品种类少	10	1.3	3.4
服务态度差	93	12.2	32.0
提供不必要检查	58	7.6	19.9
收费不合理	102	13.4	35.1
医疗费用高	178	23.4	61.2
看病手续繁琐	107	14.0	36.8
等候时间过长	123	16.1	42.3

在未来的医疗服务提供方面，调查对象对医院、医生、药品分别有着不同的期待。对医院期待方面，64.4%的人希望医院挂号更容易一些；

对医生的期待方面，79.6%的调查对象希望医生职业道德更高一点；对药品的期待方面，81.4%的人希望药品价格更低一点。

个案2 访谈地点：厦门市思明区下沃社区；访谈时间：2009年9月27日

问：您现在对医疗服务卫生体系有什么评价？比如说现在对医院啊，医生啊，您觉得他们的服务怎么样？

答：现在医院啊？

问：就是说，您和您家人现在对医院啊，医生啊，评价怎么样？

答：医院医生？现在医院是不错，环境啊各方面都不错，我主要是指这些大医院。不过那些医生啊，看情况。有些医生很好，有些医生不好，不过整体上感觉不是很好。主要是现在的医生太利益化了。

问：太利益化了？

答：对对，然后你说现在这个社会到处在抱怨医生什么乱收费啊之类的，乱开药啊，对吧。这些情况当然是经常遇到的。所以说这个医生也不好说，不过有些医生还是很好的，服务态度也好，然后医术也都很好。

问：是是，那您觉得和过去相比，现在是不是有些改善呢？

答：医生啊？这个不一定啊，我们现在这个年代怎么和过去相比。

个案4 访谈地点：厦门大学学生公寓附近；访谈时间：2009年10月5日

问：您对目前国家的医疗服务体系，医疗机构还有医生怎么评价？与过去相比，它有什么优点？

问：现在的医疗机构，技术有提高，设备比较先进，但医生普遍服务态度较差，但技术要比以前好得多，因为好多都是不像以前的赤脚医生，专业的医生比较多。而且他们的学历比以前都有大幅的提高。

问：那你认为导致上述你所说情况的原因是什么？以及如何改进？

问：主要是人们的生活水平提高了，生活不断追求质量，当然对医疗的水平会不断地提高，而医疗机构的改革，还有医生自身体系的完善根本就跟不上人们需求的提高，它们之间存在落差。

可见，随着经济社会的发展，普通群众对医疗卫生服务体系的认识越来越理性化。他们对于医院管理水平、医疗服务质量、医师职业水准及职业操守的期待也越来越高。然而，由于种种原因，医生和医疗机构在医疗服务的供给过程中还是存在一些问题。由此引发的医患纠纷，也在无形中增强了社会大众对于医疗体系的不信任感。因而，在肯定成绩的同时，医疗卫生服务体系的改革依然任重道远。

四、对策建议

医疗卫生事业是关系到国计民生的大事，关系到整个社会的和谐与稳定。建立覆盖城乡居民的基本医疗卫生制度是一项长期任务，要坚持远近结合，从基础和基层起步，近期应重点抓好基本医疗卫生服务体系的建立和完善工作。

（一）加强政策宣传，完善医疗保障制度

城市居民的医疗保险在实施过程中还存在着诸如参保对象的信息不对称、费用自付比例过高等问题。政府应切实加强医疗保险知识的宣传与普及工作，提高群众的监督参与意识。同时，在实现医保全覆盖的基础上，增加财政转移支付，逐步提高医疗保险的报销比例，降低医保封顶线。另外，中低收入人群的“因病致贫”的潜在风险也是不容忽视的问题，政府有必要完善专项医疗救助制度，实施有针对性的救助。

（二）增加社区医疗服务供给

社区医疗卫生机构在医疗服务供给中占据重要地位。转变基层医疗卫生机构运行机制和服务模式，逐步建立分级诊疗和双向诊疗制度，为群众提供便捷、低成本的基本医疗卫生服务，促进基层医疗卫生服务体系、基本公共卫生服务均等化，增强中低收入群体对医疗服务的可及性将是现阶段医疗改革的重中之重。另外，调查显示，城乡居民预防保健需求日益增强。因此，国家应该制定基本公共卫生服务项目，由政府提供疾病预防控制、妇幼保健、健康教育等基本公共卫生服务。

（三）建立健全药品供应保障体系

当前，政府必须加快建立以国家基本药物制度为基础的药品供应保

障体系，保障人民群众用药安全。根据中央政府统一制定和发布的国家基本药物目录，结合厦门居民实际用药特点，参照国际标准，合理确定品种和数量。规范药品生产流通，严格市场准入和药品注册审批，大力规范和整顿生产流通秩序，推动药物企业提高自主创新能力和药物产业结构升级，为群众提供安全、有效、实惠的医药服务。

（四）加强医药卫生人才队伍建设

加强公共卫生、城市社区卫生专业技术人员和护理人员的培养、培训是提高基层医疗卫生机构服务水平和质量的关键环节。因此，目前医疗卫生体系的构建应充分重视加强基层医疗卫生人才队伍建设，优化医务人员执业环境和条件，保护医务人员的合法权益，调动医务人员改善服务和提高效率的积极性，完善医疗执业保险，发展医疗社会工作，增进医患沟通。

第八篇　四川省成都市中低收入群体医疗服务需求的调查研究

一、概　　述

（一）成都市社会经济发展基本情况

成都市位于四川省中部，四川盆地西部，全市东西最大横距 192 公里，南北最大纵距 166 公里，总面积 12390 平方公里，2005 年市区建成区面积 395.5 平方公里。东北与德阳市、东南与资阳市毗邻，南面与眉山市相连，西南与雅安市、西北与阿坝藏族羌族自治州接壤。距东海 1600 公里，南海 1090 公里，属内陆地带。成都市从西到东，地形分为山地、平原、丘陵三个部分。

成都市包括 10 区（锦江、青羊、金牛、武侯、成华、龙泉驿、青白江、新都、温江、高新）、6 县（金堂、双流、郫县、大邑、蒲江、新津）、4 市（都江堰、彭州、邛崃、崇州），共有 84 个乡、251 个镇、88 个街道办事处、560 个社区居委会、267 个居民委员会、4566 个村民委员会。

成都市 2008 年末全市户籍人口 1125.0 万人，比上年末增加 12.7 万人。常住人口 1270.6 万人，增加 12.7 万人。人口自然增长率为 2.1‰。成都市社会经济发展的主要指标见表 8－1。

表8－1　　成都市社会经济发展主要指标

指　　标	1998年	2003年	2008年
国内生产总值（亿元）	1103	1870.8	3901
人均国内生产总值（元）	11103	18051	30855
城镇居民人均可支配收入（元）	6446	9641	16943
城镇居民人均消费型支出（元）	5482	7058	12850
农村居民人均纯收入（元）	2631	3655	6481
农村居民人均生活消费支出（元）	2078	2721	–

资料来源：成都市统计年鉴。

成都市2008年末有卫生机构3960个，其中医院、卫生院559个，疾控预防控制中心22个，妇幼保健站21个。各类卫生机构床位数5.5万张，其中医院、卫生院床位数5.0万张。医院、卫生技术人员5.3万人，其中执业（助理）医师2.0万人，注册护师、护士1.9万人；全年总诊疗5726万人次。居民无偿献血21.0万人次。

成都市2008年末参加城镇基本养老保险人数262.7万人，其中参保职工188.9万人；参加城镇基本医疗保险人数296.1万人，其中参保职工203.9万人。征地农民参加养老医疗保险人数55.3万人，其中新征地农民参保24.0万人。农民工参加综合社会保险人数84.7万人，比上年增加24.1万人。

成都市2008年城乡居民最低生活保障人数26.7万人，其中接受最低生活保障救济的农村居民16.2万人；保障资金投入3.0亿元，比上年增长49.9%，其中投入农村1.0亿元，增长58.9%。全市有各类社会福利机构243个，拥有床位2.7万张，年在院总人天数753.7万人/天。全市年末共有各种社区服务设施1825处，社区服务中心97个。

（二）调查情况

1. 调查样本、地点选择

样本人群的选择：这次调查样本的来源是成都市的中低收入人群，根据成都市2008年的人均可支配收入，我们定义被调查家庭的年人均收入不超过8500元。

调查地点的选择：根据中国社会科学院2008年所做的有关中低收入群体的相关调查所提供的地址，我们确定了成都市的六个区作为调查地点，分别是武侯区、锦江区、高新区、成华区、青羊区、金牛区。

抽样方法：根据中国医疗保险研究会2008年所做的有关中低收入群体的相关调查所提供的地址进行随访，当随访例数不足的情况下就近在该小区偶遇抽样。

2. 预调查

调查员分为三个组在武侯区的林荫街旅游村不同的小区内同时进行。在完成预调查后，通过对调查过程中问题的回顾和对调查资料的初步分析，对调查表进行了修改和完善，对调查员访问的技巧做了归纳，对调查对象比较难回答的问题做了归纳，提示在调查的过程中注意这些细节。重新评估了调查的工作量，确定了调查人员的数量。

3. 质量控制

首先明确责任，树立“全员质控”的观念。要求小组的所有调查人员通过学习和讨论，充分认识质量控制的重要意义，熟悉质量控制的内容，掌握质量控制的方法，明确每个人在质量控制体系中的具体责任。务求调查过程中各个阶段、各个环节相应的质量控制措施得以落实。在正式调查中，小组组长兼任质控员，对每天收回的问卷进行质量控制工作。

调查人员组成与培训：调查人员由公共卫生相关专业的人员组成，多数调查员具有现场调查的经验。另外，对所有参与调查工作的人员进行统一培训。培训内容包括：（1）调查员的态度培训：向调查员介绍调查时所应具有的态度，即应该遵守客观公正、保持中立、尊重被调查者、严格保守秘密原则。（2）调查员的技术培训：通过培训使调查员明确自己的职责，了解调查的目的和意义、调查表的内容、各项指标的概念及含义、提问方式和顺序、填写方法等。

调查中质量控制：（1）调查表资料按各调查表要求规定执行，应采取询问调查方式收集的资料，不允许采用被调查者自填方式代替。调查员在调查现场询问并记录完毕每一份调查表后，应当场对所填写的内容进行全面检查，如有疑问应重新询问核实，如有错误应及时改正，如存在遗漏项目应当场及时填补。（2）半结构访谈的质量控制，选择访谈经验丰富、会议操控能力强的调查员（一般由调查小组长担任）主持访谈。事先准备访谈提纲并发给被访人准备，以免开始时跑题和浪费时间。在访谈过程中，除现场录音外，还由专人负责笔录要点，以免因听不清录音影响访谈内容的分析总结。

调查后质量控制：调查员应在每一天的调查结束之后，对当日所完成的调查表进行自查，如发现问题（漏项、错项、逻辑错误等）及时更正。

数据录入质量控制：收集的数据经 SPSS 录入并进行逻辑查错和数据整理；另一方面，访谈资料记录后与录音仔细对比，互补遗漏，以保证资料的全面性。

4. 问卷入户调查和个人深入访谈总体情况

有效问卷构成情况如下：

表 8－2　　成都市调查有效问卷分布情况

调查地点	调查户数	构成比（%）
武侯区	38	12.54
锦江区	66	21.78
高新区	85	28.05
成华区	51	16.83
青羊区	36	11.88
金牛区	27	8.91
合　计	303	100

成都市总有效问卷数 303 份，其中高新区问卷数最多，为 85 份，所占比例为 28.05%，锦江区、成华区居中，武侯区、青羊区、金牛区较少。个人深入访谈总共访谈人数 10 人，分布在各个区。

二、调查结果描述

（一）被调查人口的基本情况

1. 被调查人口的人口学特征

（1）被调查人口规模及性别特征构成：本次调查总户数为 303 户，直接受访者 303 人。在所调查的人口（此处指家庭成员中接受问卷调查的对象）中，男性 54 人，占 17.8%，女性 249 人，占 82.2%。

（2）被调查人口的年龄及户籍构成：从年龄结构来看，被调查人口中 15～44 岁人口为 41 人，占 13.6%；45～64 岁人口为 170 人，占 56.5%；65 岁以上人口为 90 人，占 29.9%。各年龄组具体构成见表 8－3。从户籍构成来看，被调查人口中城市户籍占 85.4%，农村户籍占 14.6%。

（3）被调查人口的婚姻状况：被调查人口的婚姻状况构成见表 8－3。

从表 8－3 可见，被调查人口中未婚人口为 1 人，占 0.3%；已婚人口为 246 人，占 81.5%；离婚人口为 4 人，占 1.3%；丧偶人口为 51 人，占 16.9%。

表 8－3　　　　　　调查对象的基本人口学特征

	特　征	人　数	构成（%）
性　别	男	54	17.8
	女	249	82.2
年　龄	15～	4	1.3
	25～	6	2
	35～	31	10.3
	45～	65	21.6
	55～	105	34.9
	65～	90	29.9
婚姻状况	未婚	1	0.3
	已婚	246	81.5
	离婚	4	1.3
	丧偶	51	16.9
文化程度	小学及以下	162	53.5
	初中	101	33.3
	高中（职高、中专、技校）	33	10.9
	大专	4	1.3
	本科	3	1
职业类型	机关、事业单位人员	1	0.3
	一般办事人员	4	1.3
	商业服务业员工	2	0.7
	个体工商户	6	2
	流动从业人员	6	2
	农业从业人员	16	5.3
	离退休	78	25.7
	自由职业者	34	11.2
	失业或待业人员	61	20.1
户　籍	其他	95	31.4
	农村	44	14.6
	城市	257	85.4

（4）被调查人口的文化程度：被调查人口的文化程度构成见表 8－3。从表 8－3 可见，被调查人口的文化程度普遍偏低，主要集中在小学及以

下和初中文化水平，分别占到 53.5% 和 33.3%，具有高中及以上文化程度的仅占 13.2%。

教育水平影响着人们健康生活的能力及生活方式，诸如自我保健能力的提高，良好的生活习惯，正确的求医行为等都与教育水平有着密切的关系。①

（5）被调查人口的职业状况：被调查人口的职业构成见表 8－3。被调查人群中，离退休人员和失业或待业人员和其他职业者占了 77.2%，自由职业者占 11.2%，其他职业比例很低。失业或待业人员、自由职业者和其他职业者所占比例较高，主要是因为调查对象中有大部分是失地“农转非”居民，这部分对象由于土地被占，失去生产资源，年龄又偏大，文化水平低，很难再找到合适的工作。

（6）被调查家庭的人口学特征：本次调查总户数为 303 户，总人数 1002 人，家庭平均人口数为 3 人，最少 1 人，最多 7 人。从年龄结构来看，被调查人口中，0～14 岁人口为 98 人，占 9.78%；15～64 岁的人口为 726 人，占 72.45%；65 岁以上人口为 178 人，占 17.77%（见表 8－4）。从表 8－4 可看出 15～64 岁的人口占家庭总人口的比例为 72.45%。

表 8－4　　被调查家庭人口的年龄构成（%）

	人　数	构成（%）		人　数	构成（%）
0～4	29	2.89	35～44	139	13.87
5～14	69	6.89	45～54	138	13.77
15～24	112	11.18	55～64	211	21.06
25～34	126	12.57	65 以上	178	17.77

2. 被调查家庭就医可及性特征

被调查家庭离最近医疗机构的距离构成反映了居民去第一级和第三级医疗卫生机构的方便程度，即满足居民最基本医疗卫生需求和高水平医疗服务在空间上的难易程度（见表 8－5）。

（二）患病与诊疗情况

1. 急、慢性病等患病的基本情况

（1）患病总体情况。

① 李鲁：《社会医学》，人民卫生出版社 2000 年版。

表 8-5　　被调查家庭最近医疗机构的距离构成（%）

最近医疗机构类型	调查户数	不足 1km	1km	2km	3km	4km	5km 及以上
社区卫生服务中心	301	46.5	32.2	10	11.3	0	0
三级医院	301	8	27.2	10.7	39.9	11.6	2.6

这里定义的疾病包括三个方面，急性病、慢性病和其他情况。急性病包括感冒、流感、传染性疾病、呼吸道疾病、意外伤害和其他急性病。慢性病包括老年痴呆症、关节炎、焦虑性障碍（儿童焦虑症）、哮喘、肿瘤、非关节炎引起的慢性疼痛、慢性障碍性肺病、抑郁症、糖尿病、艾滋病、高血压、高血脂、心脏病、肝炎、除焦虑以外的精神疾病、癫痫病、中风以及其他慢性病等。其他情况严格来说不是疾病，是广义上的疾病，主要指产前护理、分娩、婴儿护理、常规体检和其他。

所调查的 303 户家庭中有 225 户家庭在过去一年中有人患有慢性病，占总户数的 74.26%。所调查群体患慢性病的比例偏大，这说明所调查群体在慢性病负担方面可能会比较重；急性病患病家庭数 283 个，占总家庭数的 93.40%，过去一年几乎所有的家庭都有患急性病的经历，说明急性病是每个家庭的主要疾病类型；其他情况需要医疗服务的家庭 93 个，占总家庭数的 30.69%（见表 8-6）。

表 8-6　　过去一年被访家庭患病总体情况

疾病类型	患病家庭数	无病家庭数	患病家庭所占比例（%）
慢性病	225	78	74.26
急性病	283	20	93.4
其他情况	93	210	30.69

（2）急性病患病情况。

急性病患病是指过去一年内被调查的家庭成员中患感冒、流感、传染性疾病、呼吸道疾病、意外伤害和其他急性病的情况。根据每个急性病被选择的次数将患病家庭数的数据整理如表 8-7。

表 8-7　　过去一年被访家庭患急性病情况

疾病名称	患病家庭数	患病家庭所占比例（%）
感　　冒	263	86.8
流　　感	5	1.65
意外伤害	13	4.29
其　　他	31	10.23

根据统计结果可知，感冒被选择的次数为263次，即有263个家庭的一个或一个以上的成员患过感冒，占所有家庭数的86.80%，这也说明了感冒是日常生活中的常见病，多发病，与疾病常识也是吻合的。其他急性病占总家庭数的10.23%，根据调查的情况其他急性病主要有急性胃肠炎、胃溃疡、阑尾炎、口腔溃疡等。另外，传染性疾病和呼吸道疾病由于选择的人数很少，在表中没有单列出来。

(3) 慢性病患病情况。

根据每个慢性病被选择的次数将患病家庭数的数据整理如表8-8。根据统计结果可知，其他慢性病被选择的次数最多，占被调查家庭数的42.24%。根据调查的情况其他慢性病有椎间盘突出、经常性头痛、腰腿不明原因疼痛、风湿、类风湿、皮肤病（银屑病）等。由于老年痴呆症、哮喘、肿瘤、慢性障碍性肺病、抑郁症、艾滋病等慢性病被选择的次数很少或者没有，也一并归入其他慢性病。此外，高血压、糖尿病、关节炎、心脏病患病的家庭数较多，分别占调查家庭数的26.73%、10.89%、10.56%、8.91%。这些疾病为家庭成员患慢性病的主要类型。

表8-8　　过去一年被访家庭患慢性病情况

疾病名称	患病家庭数	患病家庭所占比例（%）
关节炎	32	10.56
糖尿病	33	10.89
高血压	81	26.73
高血脂	20	6.6
心脏病	27	8.91
其　他	128	42.24

(4) 其他情况。

根据每种医疗服务被选择的次数将数据整理如表8-9。从表8-9可以看出，过去一年在其他医疗服务使用中家庭成员有常规体检的家庭数85个，占家庭总数的28.05%，即有28.05%的家庭在过去一年进行了常规体检。产前护理、分娩、婴儿护理使用情况比较少，分别为2、3、2个，这与该项医疗服务本身的特殊性有关（见表8-9）。

表 8－9　　过去一年被访家庭使用其他医疗服务情况

医疗服务名称	使用家庭数	使用家庭所占比例（%）
产前护理	2	0.66
分　　娩	3	0.99
婴儿护理	2	0.66
常规体检	85	28.05

（5）疾病住院情况。

住院是中低收入群体非常担心的问题，只要住院就意味着医疗费用增高，家庭的疾病负担加重，从调查过程中可知被调查对象都极不情愿住院，只有病情严重到必须住院的时候才会考虑住院。有的家庭既有因为慢性病住院也有因为急性病住院，在总的住院家庭数中只计数一次。

在被调查的 303 个家庭中，过去一年有住院情况的家庭数 64 个，调查家庭占总数的 21.12%。其中因为慢性病住院的家庭有 38 个，因为急性病住院的家庭数有 31 个，因为其他情况住院的家庭有 2 个。

2. 急、慢性病等诊疗的基本情况

（1）患病后医疗服务机构的选择与使用情况。

当家庭成员需要医疗服务时，城市中可供选择的医疗服务机构有社区卫生服务站、社区卫生服务中心、私人诊所、私人医院、一级医院、二级医院、三级医院、中医诊所、私人药店、连锁药店和其他医疗机构等。这里的可供选择的医疗机构是指被访者知道的自己周围可以选择的医疗机构，并不一定要确切地使用该医疗机构。（见表 8－10）。

表 8－10　　过去一年医疗服务机构选择与使用情况分析

机构名称	选择家庭数	选择但未去家庭数	未去家庭比例%	年使用人次数
社区卫生服务站	5	3	—	17
社区卫生服务中心	289	117	40.48	678
私人诊所	246	112	45.53	808
私人医院	126	83	65.87	72
一级医院	19	15	78.95	13
二级医院	141	83	58.87	1168
三级医院	282	139	49.29	570
中医诊所	137	80	58.39	207
私人药店	142	76	53.52	408
连锁药店	285	14	4.91	3322
其他医疗机构	6	0	—	11

从图 8－1 中可以直观地看出，在可供选择的医疗服务机构中被选择次数较多的是社区卫生服务中心、连锁药店、三级医院和私人诊所，分别为 289 次、285 次、282 次、246 次，可知这些医疗服务机构是人们最为熟悉的医疗机构，患者可能会选择这些医疗服务机构。被选择次数较少的是私人医院、二级医院、中医诊所和私人药店，可知人们对这些医疗服务机构不是很熟悉或者他们距离该种医疗机构较远。被选择次数最少的是社区卫生服务站、一级医院和其他医疗机构。

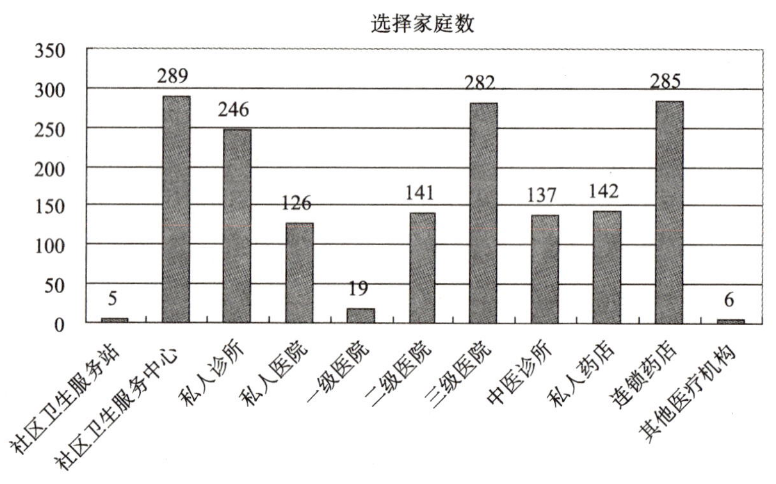

图 8－1　患病家庭需要医疗服务时可选择医疗机构的情况

从图 8－2 可知，患病后去连锁药店看病买药的人数最多，为 3322 人次。去社区卫生服务中心、私人诊所和三级医院看病的人次数较少，分别为 678、808、570 人次。在医疗机构年使用人次数中二级医院高出了社区卫生服务中心、三级医院和私人诊所，为 1168 人次。二级医院虽然被选择的次数少，但是实际上去二级医院看病的人数却比较多。

有些医疗机构被选择但是在过去一年未被使用，这种情况在一级医院、二级医院、中医诊所、私人医院、私人药店、三级医院和社区卫生服务中心比较普遍，未去的比例在 40% ~80% 之间；选择连锁药店而过去一年未去连锁药店的家庭数有 14 个，占选择连锁药店总数的 4.91%，即只有极少数的家庭没有使用。

（2）未去可供选择的医疗机构的原因分析。

对于调查家庭附近的可供选择的医疗服务机构，将被选择且在过去

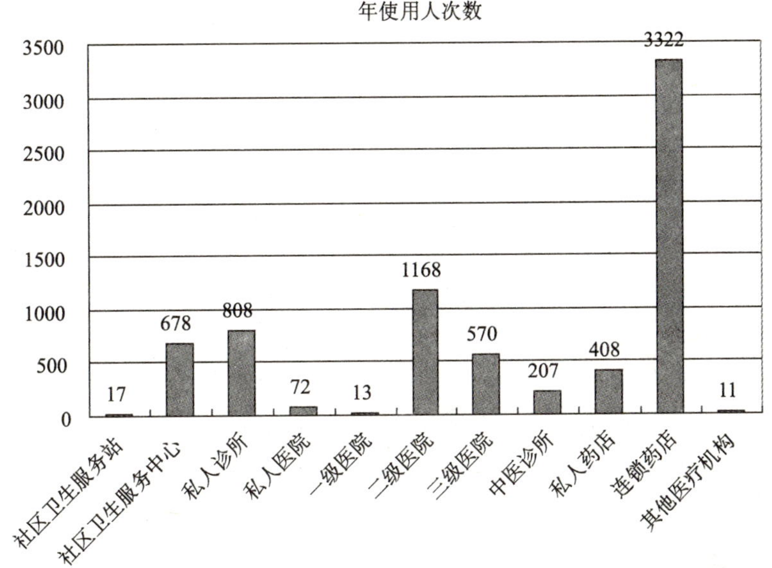

图 8－2　医疗服务机构年使用人次数分析

一年未使用该医疗服务机构原因的数据整理如下（见表 8－11）。

表 8－11　　　　未去可供选择的医疗服务机构的原因分析

医疗机构	N	经济困难	自感病轻	自感无望	不方便	对医院不信任	其　他
社区卫生服务站	3	0	0	0	1	2	0
社区卫生服务中心	117	15（12.82）	35（29.91）	0	27（23.08）	20（17.09）	20（17.09）
私人诊所	112	10（8.93）	20（17.86）	0	8（7.14）	63（56.25）	11（9.82）
私人医院	83	16（19.28）	20（24.10）	0	13（15.66）	27（32.53）	7（8.43）
一级医院	15	3	3	0	5	3	1
二级医院	83	17（20.48）	33（39.76）	0	22（26.51）	6（7.23）	5（6.02）
三级医院	139	38（27.34）	64（46.04）	0	25（17.99）	3（2.16）	9（6.47）
中医诊所	80	14（17.50）	28（35.00）	0	16（20.00）	11（13.75）	11（13.75）
私人药店	76	16（21.05）	18（23.68）	0	13（17.11）	20（26.32）	9（11.84）
连锁药店	14	2	2	0	5	1	4

从图 8－3 中可知，在选择但未去各自医疗机构的原因分析中，未去原因多数集中在经济困难、自感病轻没必要、不方便和对医院不信任。

其中未去三级医院的原因有46.04%是因为自感病轻没必要，27.34%是因为经济困难，2.16%是因为对医院不信任。未去私人诊所的原因有56.25%是因为对其不信任。

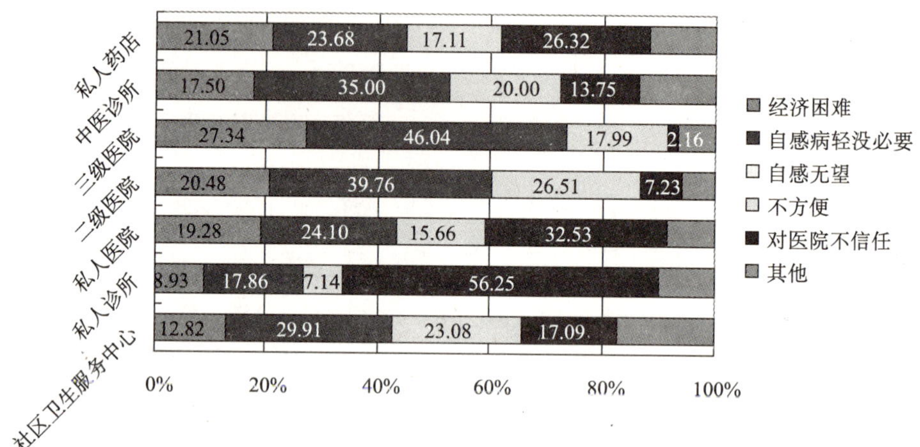

图8-3　选择但未去可供选择的医疗机构的原因构成比（%）

（3）患病后药品选择与使用情况。

患病后可供选择的药物包括中草药、中成药、进口西药、国产西药和其他药。按药品种类不同将有关数据整理如下。有95.38%和84.49%的家庭表示患病后会选择国产西药和中成药；有45.54%的家庭表示会选择中草药；而表示会选择进口西药的家庭最少仅为7.26%。在调查的303户家庭中，除去漏答和不清楚的情况后，过去一年实际使用国产西药和中成药的家庭最多，分别为279和240户，在使用过国产西药的家庭中，国产西药的年平均使用次数为16.85次；实际使用进口西药的家庭最少，仅有23个家庭使用过，见表8-12。

表8-12　　过去一年患病家庭药物使用情况分析

药品种类	被选择次数	所占比例（%）	使用家庭数	年使用次数	年平均使用次数
中草药	138（n=303）	45.54	122（n=300）	1275	10.45
中成药	256（n=303）	84.49	240（n=298）	3128	13.03
进口西药	23（n=303）	7.26	23（n=300）	308	13.39
国产西药	289（n=303）	95.38	279（n=298）	4702	16.85

（4）处方使用情况。

在调查的303个家庭中，有295个家庭对购买西药是否需要医生的处方作出了回答，有8个家庭没有回答或者是回答不清楚。在这295个家庭中回答需要医生处方的家庭有251个，占85.08%；回答不需要医生处方的44个，占14.92%。

最近一年被调查对象及其家庭成员有过需要西药的处方（即最近一年生病的次数）有4418次，平均每个家庭需要14.98次处方；实际用处方购买西药的次数为2449次，平均每个家庭凭处方购买西药8.3次；有处方但没有购买的次数为151次，平均每个家庭0.51次。

表8－13　　过去一年患病家庭处方使用情况

处方情况（N＝295）	次　数	平均数（次）
有过需要处方次数	4418	14.98
凭处方购买西药次数	2449	8.3
有处方但没有购买次数	151	0.51

3. 急性病、慢性病诊疗情况分析

（1）最近一次患病情况。

①最近一次患急性病情况。统计结果显示，有89.05%的家庭，其家庭成员最近一次患的急性病是感冒，可见感冒是急性病的主要类型；最近一次家庭成员患流感、呼吸道疾病、意外伤害的情况都比较少；家庭成员患其他急性病的情况占7.42%，主要是急性胃肠炎，阑尾炎等；没有家庭成员患传染性疾病，见表8－14。

表8－14　　最近一次家庭成员患急性病情况（N＝283）

急性病名称	家庭数	构成比（%）
感　冒	252	89.05
流　感	3	1.06
呼吸道疾病	2	0.71
意外伤害	5	1.77
其他急性病	21	7.42
总　计	283	100

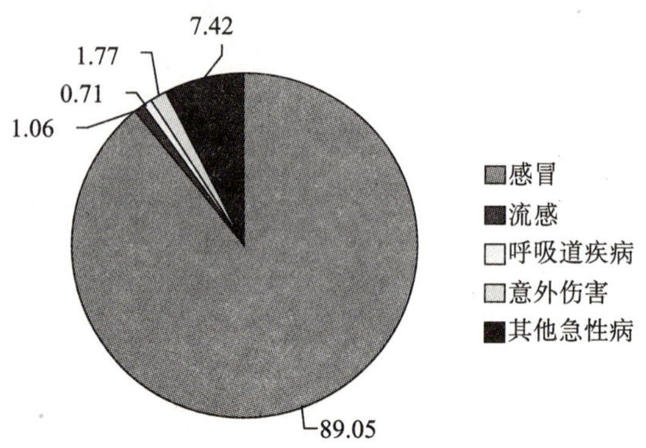

图 8-4　最近一次家庭成员患急性病构成比（%）

②最近一次患慢性病情况。统计结果显示，最近一次家庭成员患慢性病情况的家庭数为 218 个（有两种及两种以上慢性病的家庭只计数一次，所以分类统计的患慢性病家庭数 224 个大于这里的 218 个）。可知，最近一次家庭成员因为高血压、糖尿病、关节炎生病的家庭数较多，占总数的 10% 以上，其中高血压 28.44%；家庭成员因为高血脂，心脏病生病的家庭数较少，分别占 3.21%，5.96%；有些慢性病，如老年痴呆症、抑郁症、艾滋病等没有家庭成员或很少有家庭成员患有此病。

表 8-15　　最近一次家庭成员患慢性病情况（N=218）

慢性病名称	患病家庭数	百分比
关节炎	22	10.09
糖尿病	24	11.01
高血压	62	28.44
高血脂	7	3.21
心脏病	13	5.96
其　他	96	44.04
总　计	224	—

（2）最近一次患病后诊疗情况。

①急、慢性病患病后就诊情况。最近一次患有急性病情况的 283 个家庭中，有 271 个家庭去医疗服务机构就诊，占 95.76%；最近一次患有慢性病情况的家庭有 217 个，有 201 个去医疗服务机构就诊，占 92.63%，见表 8-16。

表 8 - 16　　　　最近一次急、慢性病患病后就诊情况

疾病类型	N	就诊家庭数	不就诊家庭数	就诊家庭所占比例（%）
急性病	283	271	12	95.76
慢性病	217	201	16	92.63

统计结果显示，在 12 个患有急性病情况而没有去医疗机构就诊的家庭中，有 9 个家庭对没有去就诊的原因给出了解释。其中 8 个认为此次病情较轻，没有必要去医疗机构就诊，1 个觉得就诊不方便。在 16 个患有慢性病情况而没有去医疗机构就诊的家庭中，有 14 个家庭对没有去就诊的原因作出了解释。其中 2 个家庭因为经济困难，10 个家庭觉得病情较轻没有必要去医疗机构，还有 2 个是因为其他原因没有去就诊。

②急、慢性病患病后选择医疗机构情况。统计结果显示，最近一次患有急性病去医疗机构就诊的家庭中，去连锁药店就诊买药的家庭最多，占总数的 46.49%；去社区卫生服务中心、私人诊所、三级医院的家庭较多；去社区卫生服务站、私人医院、中医诊所和私人药店的家庭较少，都在 3% 以下（见表 8 - 17）。

表 8 - 17　　　　急性病患病后选择医疗机构情况分析

医疗机构类型	家庭数	构成比（%）
社区卫生服务站	3	1.11
社区卫生服务中心	30	11.07
私人诊所	45	16.61
私人医院	2	0.74
一级医院	1	0.37
二级医院	14	5.17
三级医院	38	14.02
中医诊所	3	1.11
私人药店	8	2.95
连锁药店	126	46.49
总　　计	271	100.00

最近一次患有慢性病情况去医疗机构就诊的家庭中，去连锁药店就诊买药的家庭最多，占总数的 36.82%；去社区卫生服务中心、三

级医院的家庭较多，分别占总数的 17.91%、20.90%；去社区卫生服务站、私人医院、中医诊所和私人药店的家庭较少，都在 2% 以下（见表 8－18）。

表 8－18 慢性病患病后选择医疗机构情况分析

医疗机构类型	家庭数	构成比（%）
社区卫生服务站	1	0.50
社区卫生服务中心	36	17.91
私人诊所	15	7.46
私人医院	4	1.99
一级医院	0	0.00
二级医院	21	10.45
三级医院	42	20.90
中医诊所	3	1.49
私人药店	4	1.99
连锁药店	74	36.82
总　计	201	100.00

③急、慢性病患病后选择医疗机构的原因分析。对最近一次患急性病后选择医疗机构的原因分析中，选择社区卫生服务中心的原因主要是方便和便宜，各占 48.28% 和 34.48%；选择私人诊所的主要原因是方便和便宜，各占 45.24% 和 35.71%；选择连锁药店的主要原因跟选择社区卫生服务中心和私人诊所一样，也是方便和便宜，各占 51.39% 和 40.74%，不同的是所占比重比社区卫生服务中心和私人诊所高一些；选择三级医院的主要原因是医生技术水平高、方便和医疗设备好，各占 43.08%、23.08% 和 9.23%（见表 8－19、图 8－5）。

表 8－19 急、慢性病患病后选择医疗机构的原因分析（%）

原　因	连锁药店 N＝126	私人诊所 N＝45	三级医院 N＝38	社区卫生服务中心 N＝30
医疗设备好	0.00	0.00	9.23	0.00
服务好	0.93	4.76	3.08	6.90
可选择药物多	1.39	0.00	0.00	0.00

续表

原　　因	连锁药店 N = 126	私人诊所 N = 45	三级医院 N = 38	社区卫生服务 中心 N = 30
方　　便	51. 39	45. 24	23. 08	48. 28
医生技术水平高	0. 46	4. 76	43. 08	0. 00
有熟人	0. 46	7. 14	1. 54	3. 45
便　　宜	40. 74	35. 71	9. 23	34. 48
有出名的医生	0. 00	1. 19	7. 69	0. 00
定点医疗机构	4. 63	1. 19	3. 08	6. 90
合　　计	100	100	100	100

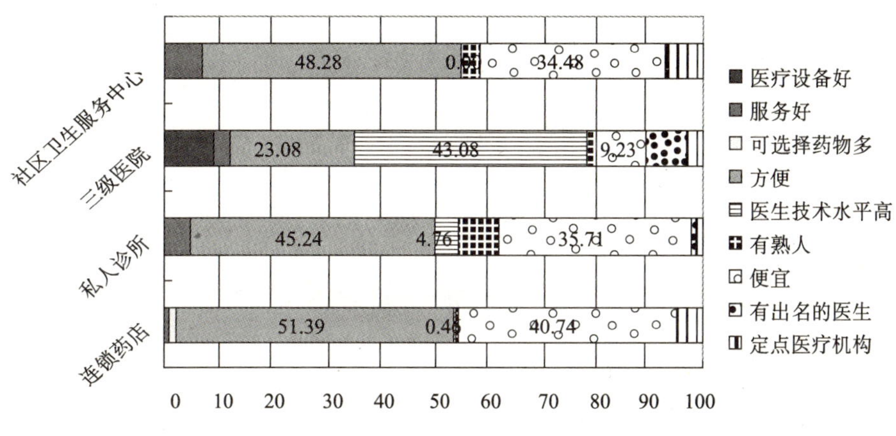

图 8 -5　最近一次患急性病选择医疗机构的原因分析（%）

对最近一次患慢性病后选择医疗机构的原因分析中，选择社区卫生服务中心的原因主要是方便、便宜和服务好，各占 42. 86%、28. 57% 和 11. 43%；选择私人诊所的主要原因是方便、便宜和有熟人，各占 42. 31%、38. 46% 和 15. 38%；选择连锁药店的主要原因是方便和便宜，各占 49. 14% 和 38. 79%；选择三级医院的主要原因是医生技术水平高和医疗设备好，各占 35. 06% 和 16. 88%，其次是方便和有出名的医生，各占 15. 58% 和 10. 39%（见表 8 -20、图 8 -6）。

（3）急、慢性病患病后药品服用情况。

统计结果显示，271 个被访家庭（除去 1 个缺失值）其家庭成员患急性病后都服用过药品，不存在没有使用药品的情况；家庭成员患有慢性

表 8-20　　慢性病患病后选择医疗机构的原因分析（%）

原　因	连锁药店 N=74	私人诊所 N=15	三级医院 N=42	社区卫生服务中心 N=36
医疗设备好	0.86	0.00	16.88	1.43
服务好	1.72	0.00	9.09	11.43
可选择药物多	2.59	0.00	2.60	1.43
方　便	49.14	42.31	15.58	42.86
医生技术水平高	1.72	3.85	35.06	0.00
有熟人	0.86	15.38	3.90	2.86
便　宜	38.79	38.46	5.19	28.57
有出名的医生	0.86	0.00	10.39	4.29
定点医疗机构	3.45	0.00	1.30	7.14
合　计	100	100	100	100

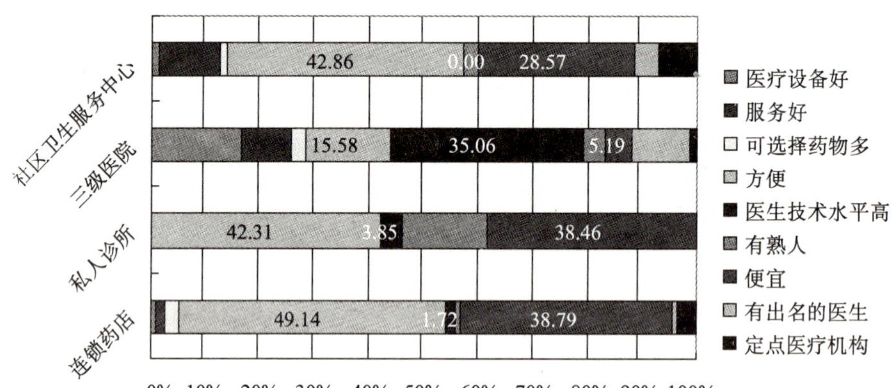

图 8-6　最近一次患慢性病选择医疗机构的原因分析（%）

病情况的 201 个家庭中，有 196 个家庭服用过药品，占 97.51%，只有 5 个没有服用药品，占 2.49%。

在最近一次家庭成员患急性病服用过药品的家庭中，使用国产西药和中成药的频率较高，分别占总数（N=270）的 85.56% 和 58.52%；中草药使用的频率较低，占总数的 6.67%；进口西药使用的频率最低，仅 5 个家庭使用过，占总数的 1.85%，见表 8-21。

表 8－21　最近一次家庭成员患急性病后服用药品情况（N＝270）

药品类别	使用家庭数	百分比
中草药	18	6.67
中成药	158	58.52
进口西药	5	1.85
国产西药	231	85.56

在最近一次家庭成员患慢性病服用过药品的家庭中，使用国产西药的频率最高，占总数（N＝199）的 87.82%；中成药和中草药使用的频率较低，占总数的 36.04% 和 13.20%；使用进口西药的频率最低，仅 10 个家庭使用过，占总数的 5.08%（见表 8－22）。

表 8－22　最近一次家庭成员患慢性病后服用药品情况（N＝199）

药品类别	使用家庭数	百分比
中草药	26	13.20
中成药	71	36.04
进口西药	10	5.08
国产西药	173	87.82

最近一次患急性病时，将“谁决定调查对象及其家人选择药品”的相关数据整理如下。从图 8－8 中可直观地看出，在最近的这一次急性病当中，有 50.76% 的家庭是自己决定使用何种药品，45.42% 的家庭是由医院医生或保健医生决定使用何种药品，只有 3.82% 的家庭是由药店药师决定使用何种药品。

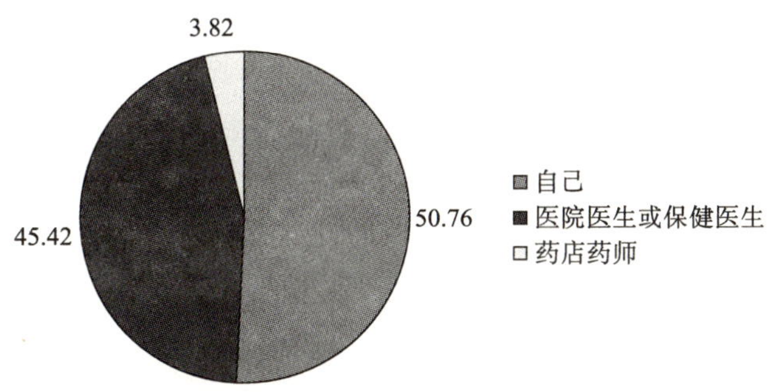

图 8－7　最近一次患急性病选择药品的方式构成比（%）

（4）急、慢性病服用西药的来源情况。

统计结果显示，最近一次家庭成员患急性病服用的西药来自连锁药店的最多，占50.39%；来自私人诊所、三级医院和社区卫生服务中心的较少，分别占15.5%、13.95%和10.08%，见表8－23。

表8－23　　最近一次患急性病服用西药来源构成情况

医疗机构	频　数	构成比（%）
社区卫生服务站	2	0.78
社区卫生服务中心	26	10.08
私人诊所	40	15.50
私人医院	2	0.78
一级医院	1	0.39
二级医院	13	5.04
三级医院	36	13.95
中医诊所	2	0.78
私人药店	6	2.33
连锁药店	130	50.39
其　他	0	0.00
合　计	258	100

最近一次家庭成员患慢性病服用的西药也是来自连锁药店的最多，占38.1%；来自三级医院、社区卫生服务中心和二级医院较少，分别占19.05%、15.87%和12.17%，见表8－24。

表8－24　　最近一次患慢性病服用西药来源构成情况

医疗机构	频　数	构成比（%）
社区卫生服务站	1	0.53
社区卫生服务中心	30	15.87
私人诊所	18	9.52
私人医院	3	1.59
一级医院	0	0.00
二级医院	23	12.17
三级医院	36	19.05
中医诊所	3	1.59

续表

医疗机构	频　数	构成比（%）
私人药店	1	0.53
连锁药店	72	38.10
其　他	2	1.06
合　计	189	100

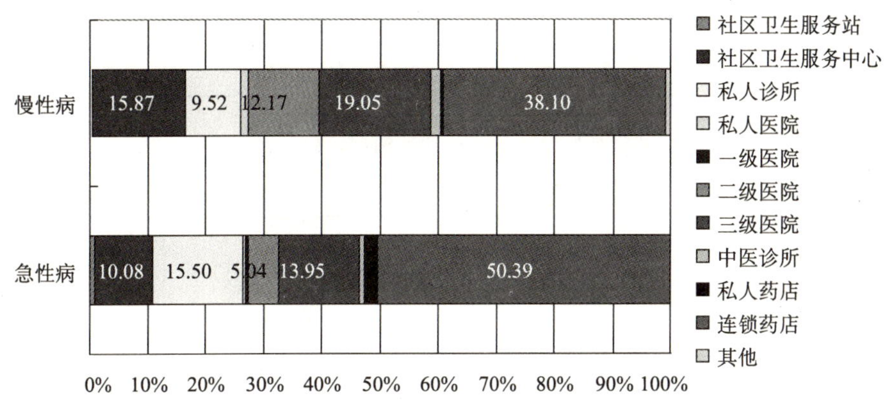

图 8-8　最近一次患急、慢性病服用西药来源构成情况（%）

急、慢性病患病后的治疗疗程：数据统计结果显示，在最近一次家庭成员患急性病且服用过西药的家庭中，有 266 个家庭作答，平均每个家庭服用西药的疗程是 4.31 天；在最近一次家庭成员患慢性病且服用过西药的家庭中，有 196 个家庭作答，平均每个家庭服用西药的疗程是 20.65 天。

（5）最近一次急、慢性病药品费用情况。

①急、慢性病药品费用及费用支付方式。最近一次家庭成员患急性病时选择服用国产西药和中成药最多。由于各种药品费用资料呈偏态分布，故在列出了均数的同时也列出了中位数，最近一次患急性病时平均每个家庭药品费用为 240.42 元，中位数 30 元，均数和中位数相差悬殊，根据调查时发现急性病费用还包括阑尾炎等手术费用，故极大值的影响导致均数较大，实际上一次急性病的药品费用在中位数 30 元左右。

最近一次家庭成员患慢性病时选择服用的药品最多的也是国产西药和中成药，服用药品总费用中位数为 100 元。在服用过国产西药的家庭中，其费用中位数为 60 元。

表 8－25　　最近一次急性病药品花费情况分析（元）

药品种类	N	总费用	均　数	中位数
中草药	24	1894	78.92	30
中成药	149	5582	37.46	10
进口西药	6	498	83.00	16.5
国产西药	230	56459	245.47	20
药品总费用	268	64433	240.42	30

表 8－26　　最近一次慢性病药品花费情况分析（元）

药品种类	N	总费用	均　数	中位数
中草药	28	4184	149.43	65
中成药	62	11814	190.55	50
进口西药	11	5180	470.91	100
国产西药	176	60161	341.82	60
药品总费用	201	81339	404.67	100

②急、慢性病医疗费用支付方式。在最近一次家庭成员患有急性病的家庭中，有 64.91% 的家庭的医疗费用支付方式为全部自付；24.91% 的家庭为全部报销；10.18% 的家庭为部分报销，且部分报销家庭的平均报销比例是 61.09%。

在最近一次家庭成员患有慢性病的家庭中，有 60.30% 的家庭的医疗费用支付方式为全部自付；22.61% 的家庭为全部报销；17.09% 的家庭为部分报销，且部分报销家庭的平均报销比例是 53.36%。

表 8－27　　急性病医疗费用支付方式情况分析

支付方式	频数（个）	百分比（%）
全部自付	172	64.91
全部报销	66	24.91
部分报销	27	10.18
合　　计	265	100

表 8－28　　慢性病医疗费用支付方式情况分析

支付方式	频数（个）	百分比
全部自付	120	60.30
全部报销	45	22.61
部分报销	34	17.09
合　　计	199	100

（三）慢性病相关问题

1. 家庭成员患慢性病原因分析

调查显示，在患有慢性病的235户调查住户中，有25.46%的慢性病患者是因饮食习惯有问题而患病的，9.72%的患者是先天遗传的，5.09%的患者是由其他疾病引起的，0.46%的患者是由意外伤害引起的，37.04%的患者是由于过度劳累等其他原因造成的，还有31.02%的患者不太清楚患病原因（见表8－29）。

表 8－29　　患慢性病的原因

原　　因	人　　数	百分比
先天遗传的	21	9.72
饮食习惯有问题	55	25.46
意外伤害引起的	1	0.46
其他疾病引起的	11	5.09
其他原因	80	37.04
不知道	67	31.02

2. 治疗慢性病的药品疗效

调查显示，有近半数（47.22%）的患者认为国产西药治疗慢性病的效果最好，16.67%的患者认为中成药的效果最好，8.80%的患者认为中草药的效果最好，6.94%的患者认为进口西药的效果最好，2.31%的患者认为保健药品等其他药品的效果最好，还有18.06%的患者表示不太清楚，要根据具体情况而定（见表8－30）。

表 8－30　　　　治疗慢性病时哪种药物的效果最好

药品种类	人　数	百分比
中草药	19	8.80
中成药	36	16.67
进口西药	15	6.94
国产西药	102	47.22
其　他	5	2.31
不知道	39	18.06
合　计	216	100

3. 治疗慢性病的药品价格

对于中草药，由于食用起来比较麻烦，经常购买的人很少，所以有一半（50.76%）的居民都不太清楚它的价格。在了解中草药行情的 97 户调查住户中，有 53.61% 的人认为价格适中，38.14% 的人认为价格过高，还有 8.25% 的人认为无所谓。

对于中成药，也有近半数（47.45%）的人表示不清楚。在了解中成药行情的 103 户调查住户中，有 46.6% 的人认为价格适中，43.69% 的人认为价格过高，还有 9.71% 的人认为无所谓。

对于进口西药，由于使用的人较少，有超过半数（61.17%）的人都不太清楚它的价格。在了解进口西药的 73 户调查住户中，超 80%（81.82%）的人都认为价格过高，仅有 2.66% 的人认为价格适中，还有 4.79% 的人认为无所谓。

对于国产西药，不清楚价格的居民就少了许多，仅有 28.99%。在了解国产西药行情的 147 户调查住户中，43.54% 的人认为价格适中，55.1% 的人认为价格过高，还有 1.36% 的人认为无所谓（见表 8－31）。

表 8－31　　　　治疗慢性病的药品价格是否适合

价　格	中草药		中成药		进口西药		国产西药	
	人数	百分比	人数	百分比	人数	百分比	人数	百分比
适　合	52	26.4	48	24.49	5	2.66	64	30.92
过　高	37	18.78	45	22.96	59	31.38	81	39.13
无所谓	8	4.06	10	5.1	9	4.79	2	0.97
不清楚	100	50.76	93	47.45	115	61.17	60	28.99

4. 治疗慢性病的自付比重

调查显示，在过去一年里，调查住户一家人治疗慢性病的自付比重平均为76.49%，有一半的人都是全部自费。

5. 慢性病的报销比例

调查显示，在曾经报销过的73户慢性病住户中，有近半数（43.84%）的患者表示当前慢性病的报销比例低，35.62%的患者表示一般，仅余下20.55%的患者表示报销比例高（见表8－32）。

表8－32　慢性病的报销比例

报销比例	人　数	百分比
很　高	2	2.74
比较高	13	17.81
一　般	26	35.62
比较低	22	30.14
很　低	10	13.70
合　计	73	100.00

6. 慢性病防范措施

调查显示，居民认为当地有关部门针对慢性病应该采取的防范措施主要有提供免费体检（79.09%）、免费提供部分药品（62.27%）、定期测量血压（44.55%）、慢性病防治宣传（40.91%）、慢性病知识普及（40.45%），除此之外，人们还希望可以提供免费咨询、上门服务、建立健康档案等措施（见表8－33）。

表8－33　针对慢性病采取的措施

措　施	人　数	百分比
免费体检	174	79.09
提供免费咨询	86	39.09
免费提供部分药品	137	62.27
建立健康档案	42	19.09
上门服务	52	23.64
慢性病知识普及	89	40.45
慢性病防治宣传	90	40.91
定期测量血压	98	44.55
其　他	3	1.36
无任何防治措施	3	1.36

7. 当地有关部门对慢性病防治的重视程度

调查显示，有近半数（46.82%）的人都表示当地部门对慢性病的防治较为重视，26.82%的人认为一般，还有26.36%的人认为不重视（见表8-34）。

表8-34　　当地有关部门对慢性病防治的重视程度

重视程度	人　数	百分比
很重视	8	3.64
比较重视	95	43.18
一　般	59	26.82
不太重视	47	21.36
很不重视	11	5.00
合　计	220	100.00

（四）医疗支出与报销情况

1. 被调查住户的家庭收入、消费支出及医疗保健支出情况

被调查住户的家庭总收入为22169.83元，家庭人均年收入为6799.09元，家庭总支出为18095.25元，医疗保健支出为3563.62元。从2008年成都市统计年鉴可知，2008年成都市城镇居民人均可支配收入为16943元，可知，被调查住户家庭人均年收入水平较低。

表8-35　调查住户的家庭收入、消费支出及医疗保健支出情况

	调查户数	均数（元）	中位数（元）
总收入	303	22169.83	20000
家庭人均年收入	303	6803.06	6720
总支出	303	18095.25	18000
家庭人均支出	303	6026.74	5000
医疗保健支出	300	3563.62	2000
家庭医疗保健人均支出	300	1351.21	600

2. 医疗支出及报销情况

（1）被调查住户的卫生费用分析。

由于门诊医疗费用、住院医疗费用、门诊自付比例和住院自付比例

的分布呈偏态分布，对算术均数有较大的影响，为更合理地反映本次调查平均门诊医疗费用、平均住院医疗费用、平均门诊自付比例和平均住院自付比例情况，我们计算了门诊医疗费用、住院医疗费用、门诊自付比例和住院自付比例的中位数（见表 8－36、表 8－37）。

表 8－36　门诊及住院家庭医疗支出情况

支出项目	户　　数	总支出均数	总支出中位数
门　　诊	258	1165.58	500
住　　院	71	7645.77	5000

表 8－37　门诊及住院家庭医疗支出自付比例情况

支出项目	户　　数	自付比例均数	自付比例中位数
门　　诊	254	79.31	100
住　　院	69	65.1	50

被调查 258 户家庭的年门诊费用的算术平均值为 1165.58 元，年门诊费用的中位数为 500 元；其中，254 户家庭的年门诊费用自付比例的算术平均值为 79.31%，年门诊费用自付比例的中位数为 100%。

被调查 71 户家庭的年住院费用的算术平均值为 7645.77 元，年住院费用的中位数为 5000 元；其中，69 户家庭的年住院费用自付比例的算术平均值为 65.1%，年住院费用自付比例的中位数为 50%。

（2）被调查住户的药品支出分析。

由于药品支出的分布呈偏态分布，对算术均数有较大的影响，为更合理地反映本次调查平均药品费用，我们计算了药品支出的中位数。

被调查 275 户家庭的年药品支出的算术平均值为 2380.62 元，年药品支出的中位数为 1000 元；其中，256 户家庭的药品支出自付比例的算术平均值为 72.36%，年药品支出自付比例的中位数为 73.25%。

从药品使用情况来看，调查住户使用最多的是国产西药，有 101 户家庭使用过。101 户家庭的年国产西药支出的算术平均值为 1543.78 元，年国产西药支出的中位数为 750 元，其中，74 户年国产西药支出自付比例的算术平均值为 89.16%，年国产西药支出自付比例的中位数为 94%。进口药使用次数最少，仅有 4 户家庭使用过。药品支出种类的差异可以反映出居民就医的一些趋势，一般选择中成药和国产西药主要考虑价格因素较多。

表 8-38　　过去一年被调查家庭药品支出情况

	户　数	总支出均数	总支出中位数
药品支出	275	2380.62	1000
中草药	28	714.82	200
中成药	65	620.82	200
进口西药	4	825	350
国产西药	101	1543.78	750

表 8-39　　过去一年被调查家庭药品支出自付比例情况

	人　数	自付比例均数	自付比例中位数
药品支出	256	72.36	73.25
中草药	19	81.42	100
中成药	50	72.09	100
进口西药	2	85	85
国产西药	74	89.16	94

3. 被调查住户的医疗费用报销情况

（1）被调查住户的医疗费用报销来源。

被调查住户中，有 191 户在过去一年曾有过医疗费用报销行为，占调查总户数的 63.04%。从表中可见，调查住户医疗费用报销的主要来源为城镇职工基本医疗保险和城镇居民基本医疗保险。城镇职工基本医疗保险报销的家庭占 191 户的 52.4%，城镇居民基本医疗保险报销家庭占 191 户的 38.7%。其他种类保险占的比重都很低。

表 8-40　　被调查家庭医疗费用报销来源情况

	公费医疗	城镇职工基本医疗保险	城镇居民基本医疗保险	新型农村合作医疗	商业医疗保险	医疗救助	其　他
人数	3	100	74	10	7	1	26
%	1.6	52.4	38.7	5.2	3.7	0.5	8.4

（2）被调查住户的医疗费用报销来源的比例。

从报销来源和报销实际比例来看，城镇职工基本医疗保险和城镇居民基本医疗保险人数最多，分别有 93 人和 57 人，报销比例均数分别为 58.28% 和 43.21%，报销比例中位数分别为 53% 和 33.3%。

表 8－41　　被调查住户的医疗费用报销来源的比例（%）

	人　数	报销比例均数	报销比例中位数
公费医疗	3	80	90
城镇职工基本医疗保险	93	58.28	53
城镇居民基本医疗保险	57	43.21	33.3
新型农村合作医疗	4	46.25	33.3
商业医疗保险	3	43	43
医疗救助	0	0	0
其　他	13	58.79	50

（3）被调查住户的医疗费用报销时间。

被调查住户中，153 人了解医疗费用报销时间，有 145 人是看病后当场报销，占 94.8%。

表 8－42　　被调查住户的医疗费用报销时间构成比（%）

	看病后当场报销	一个星期	一个月以上	1～6 个月	7～12 个月	12 个月以上
人数	145	0	2	4	2	0
%	94.8	0	1.3	2.6	1.3	0

4. 被调查住户医疗费用的间接经济负担

（1）因病休工休学天数。

被调查家庭中，有 26 户家庭的成员有休工、休学情况。休工、休学天数的均数是 30.31 天，中位数为 7.5 天。303 户家庭因病休工、休学的平均天数是 2.6 天。

（2）因病不能工作损失。

被调查家庭中，有 15 户家庭的成员有因病不能工作的损失，损失的均数是 1003.87 元，中位数为 210 元。303 户家庭因病不能工作的平均损失为 49.7 元。

（3）寻求医疗服务的支出。

被调查家庭中，有 74 户家庭的成员有寻求医疗服务的支出，均数是

253.95 元，中位数是 100 元。在 303 户家庭因病寻求医疗服务的平均支出为 62 元。

表 8－43　　被调查住户间接经济负担情况

	样本量	均　数	中位数
休工、休学天数	26	30.31	7.5
因病不能工作损失（元）	15	1003.87	210
寻求医疗服务支出（元）	74	253.95	100

（4）被调查住户医疗费用的来源情况。

调查住户中有 301 人应答，从表中可知，被调查住户的医疗费用主要来源于自己的收入，301 人中有 283 人用自己的收入支付，占 94%；其次政府补贴的有 32 人，占 10.6%。医疗费用来源通过其他途径的有 58 人，其中 50 人来源于直系亲属，占 86.2%，来源于其他亲戚朋友的有 9 人，占 15.5%。

表 8－44　　被调查住户医疗费用来源情况（1）

	自己的收入	储　蓄	借　债	政府补贴	单位补贴	其　他
样本量	283	8	18	32	4	26
%	94	2.7	6	10.6	1.3	8.6

表 8－45　　被调查住户医疗费用来源情况（2）

	直系亲戚	旁系亲戚	好友	普通朋友	其　他
样本量	50	9	4	1	0
%	86.2	15.5	6.9	1.7	0

5. 被调查住户的体检情况

被调查的 303 人中，有 44.2% 的人有过体检，55.8% 的人没有过体检。其中 131 户家庭有人在过去一年接受过体检，体检花费的均数是 178.34 元，中位数为 0 元，可知超过一半的人体检是免费的，可能途径有通过社区进行免费的体检和单位组织年度体检。在调查的 303 人中，有 229 人认为体检很有必要或是有必要，占到 75.6%；认为无所谓的有 7.3%；有 52 人，占 17.2% 的人认为没必要。

表 8－46　　被调查家庭关于体检必要性的认识

体　检	很有必要	有必要	无所谓	没必要	非常没必要
样本量	44	185	22	52	0
%	14.5	61.1	7.3	17.2	0

(五) 权衡与预测

1. 医疗服务需求的权衡

(1) 患病后一般采取的措施。

调查中显示，有 90.07% 的人在患病后，选择纯自我诊疗，84.77% 的人会到医疗机构看病，没有人选择不采取行动（见表 8－47）。

表 8－47　　患病采取何种措施

患病采取措施	人　数	百分比
没有采取措施	0	0.00
纯自我诊疗	272	90.07
到医疗机构看病	256	84.77
其　他	1	0.33

在选择纯自我诊疗的居民中，有 97.46% 的人选择自己买药吃，28.99% 的人会加强锻炼，自我恢复，15.22% 的人会进行免费咨询，11.96% 的人会考虑购买保健品，6.88% 的人会使用偏方，还有 5.07% 的会考虑购买辅助仪器（见表 8－48）。

表 8－48　　自我诊疗方式

自我诊疗方式	人　数	百分比
加强锻炼自我恢复	80	28.99
免费咨询	42	15.22
自己买药吃	269	97.46
购买辅助仪器	14	5.07
购买保健品	33	11.96
使用偏方	19	6.88
其　他	2	0.72

（2）经济条件紧张的情况下对医疗服务的权衡。

调查显示，人们在经济条件紧张的情况下，大多会优先选择给家中的小孩和老人治病。其中，优先选择给小孩治病的有32.33%，优先选择给老人治病的有15.33%，优先选择给成年人治病的很少，只有3.33%，还有近一半（49%）的人表示不会区别对待，不论家中何人身体不适，都会积极进行治疗（见表8－49）。

表8－49　　优先治病的对象

	人　　数	百分比
小　孩	97	32.33
老　人	46	15.33
成年人	10	3.33
不确定	147	49.00
合　　计	300	100.00

药品方面，调查显示，有近半数（42.80%）的人会在经济条件紧张的情况下，优先购买国产西药，主要是因为国产西药见效快，价格也较进口药便宜；22.40%的人会优先购买中成药，主要是因为中成药的价格适中，见效也较快；12.70%的人会优先购买中草药，主要是因为中草药的价格便宜；还有1.00%的人选择了进口西药；余下21.2%的人表示会依病情的严重程度等具体情况而定（见表8－50）。

表8－50　　优先选择的药品

药品类型	人　　数	百分比
中草药	38	12.70
中成药	67	22.40
进口西药	3	1.00
国产西药	128	42.80
不确定	63	21.10
合　　计	299	100.00

2. 对医疗服务需求的预测

（1）经济条件允许的情况下，对医疗机构的选择。

调查显示，在经济条件允许的情况下，大多数居民都渴望到更大更先进的医院就医。其中，有78.93%的人表示会优先选择三级医院这样的大型医院，仅有4.01%的人会优先考虑到社区卫生服务中心和社区卫生服务站等基层医疗机构就医。除此之外，有4.68%的人会优先选择到私人医疗机构就医，1.00%的人会优先选择到中医诊所就医，还有3.68%的人会优先选择到连锁药店买药（见表8－51）。

表8－51　　　　优先选择的医疗机构（城市）

医疗机构类型	人　　数	百分比
社区卫生服务站	1	0.33
社区卫生服务中心	11	3.68
私人诊所	11	3.68
私人医院	3	1.00
二级医院	3	1.00
三级医院	236	78.93
中医诊所	3	1.00
连锁药店	11	3.68
其　　他	20	6.69
合　　计	299	100.00

（2）未来五年的医疗服务需求。

调查显示，如果经济条件允许，近半数（49.67%）的人会做定期体检，43.05%的人会更加重视预防保健，36.42%的人会更加重视疾病治疗，35.43%的人会更加重视慢性病防治，19.54%的人会考虑购买商业保险，还有14.90%的人表示不会有太多变化（见表8－52）。

表8－52　　　　未来五年医疗需求变化

医疗需求	人　　数	百分比
更加重视疾病治疗	110	36.42
更加重视预防保健	130	43.05
会购买商业保险	59	19.54
会定期体检	150	49.67
更加重视慢性病防治	107	35.43
不会有太多变化	45	14.90
其　　他	4	1.32

(3) 居民最感兴趣的医疗服务提供方式。

调查显示，居民最感兴趣的医疗服务提供方式是常规健康体检，选择人数达到了59.87%。除此之外，还有47.49%的人选择了慢性病防治，39.80%的人选择了上门医疗，28.09%的人选择了健康教育，17.06%选择了妇幼保健，10.03%的人选择了健康档案，4.35%的人选择了医疗信贷（见表8-53）。

表8-53　　最感兴趣的医疗提供方式

医疗提供方式	人　数	百分比
上门医疗	119	39.80
妇幼保健	51	17.06
慢性病防治	142	47.49
健康教育	84	28.09
常规健康体检	179	59.87
医疗信贷	13	4.35
健康档案	30	10.03
其　他	9	3.01

(4) 居民认为对其最有利的五项医疗服务。

由表8-54可见，居民认为对其最有利的五项医疗服务依次为免费体检（76.92%）、提高医保制度的报销比例（60.87%）、降低西药的价格（55.52%）、重视慢性病防治（50.50%）和改善医生的服务态度（26.42%）。除此之外，人们还希望医生能够在职业道德等方面有所提高，看病更加便捷，提供各种免费服务等。

表8-54　　如何看待我国正在进行的医疗卫生体制改革

	人　数	百分比
充满信心	218	71.95
存在很大不确定性	32	10.56
信心不大	20	6.60
不好说	33	10.89
合　计	303	100.00

（5）居民对当前进行的医疗卫生体制改革的信任程度。

调查显示，71.95%的人表示对改革充满信心，相信通过改革可以解决当前存在的很多问题；10.56%的人认为改革存在很大的不确定性，有待于实践检验；还有6.60%的人对改革信心不大，认为改革不会起到太大的作用（见表8－54）。

（六）现状评价与未来发展

1. 医疗服务满意度调查

医疗服务的满意度是评价医疗服务质量的重要指标，也是医患关系和谐程度的考核指标之一。随着我国经济的发展，医疗服务水平有了较大提高的同时，就诊者的要求也越来越高。为了了解我国当前提供的医疗服务是否能达到就诊者的要求，我们做了以下调查。

（1）医疗服务总满意度。

从表8－55中可见，被调查的303户居民对当前医疗服务的总体满意度较高，一半以上（62.05%）的人表示满意，27.39%的人表示一般，余下不到10%的人表示不满意。

表8－55　对医疗服务的满意程度

满意程度	人　数	百分比
很满意	25	8.25
比较满意	163	53.80
一　般	83	27.39
不太满意	29	9.57
很不满意	3	0.99
合　计	303	100.00

（2）对医疗机构的评价。

对于医疗机构的数量，有13.20%的人认为当前医疗机构数量庞大，66.67%的人认为比较多，15.51%的人认为一般，还有4%的人认为医疗机构数量不足。

对于就医环境，70.96%的人表示满意，26.07%的人认为一般，仅有2.97%的人认为比较差。

对于就医方便程度，调查住户普遍反映良好，84.16%的人认为当前就医方便，9.57%的人认为一般，仅有6%的人认为不方便。

对于医疗设备，有75.91%的人认为当前的医疗设备好，22.44%的人认为一般，仅有不到2%（1.65%）的人认为比较差（见表8－56）。

表8－56　　对医疗机构的评价

		人　数	百分比
医疗机构的数量	很　多	40	13.20
	比较多	202	66.67
	一　般	47	15.51
	比较少	12	3.96
	很　少	2	0.66
就医环境	很　好	11	3.63
	比较好	204	67.33
	一　般	79	26.07
	比较差	9	2.97
就医方便程度	很方便	28	9.24
	比较方便	227	74.92
	一　般	29	9.57
	不太方便	18	5.94
	很不方便	1	0.33
医疗设备	很　好	11	3.63
	比较好	219	72.28
	一　般	68	22.44
	比较差	5	1.65

（3）对医护人员的评价。

对于医生的技术水平，有52.32%的人认为当前医生的技术水平高，44.37%的人认为一般，3.31%的人认为比较低。

对于医生对病情的解释程度，有51.33%的人认为医生解释得清楚，40.73%的人认为一般，余下7.94%的人认为医生在这方面表现不好。

对于医护人员的服务态度，调查住户普遍反映较好，有65.35%的人都表示满意，29.70%的人表示一般，还有不到5%（4.95%）的人反映医护人员的服务态度差（见表8－57）。

表 8－57　　对医护人员的评价

	评　价	人　数	百分比
医生技术水平	很　高	10	3.31
	比较高	148	49.01
	一　般	134	44.37
	比较低	10	3.31
医生对病情的解释程度	很　好	6	1.99
	比较好	149	49.34
	一　般	123	40.73
	比较差	21	6.95
	很　差	3	0.99
医护人员服务态度	很　好	14	4.62
	比较好	184	60.73
	一　般	90	29.70
	比较差	14	4.62
	很　差	1	0.33

（4）对药品的评价。

对于药品种类，有 31.02% 的人认为当前药品的种类很多，57.10% 的人认为比较多，9.24% 的人认为一般，2.64% 的人认为比较少。

对于药品质量，有一半（50.16%）的住户表示满意，还有 42.24% 的人表示一般，余下 7.59% 的人表示当前的药品质量差。

对于药品价格，住户普遍反映较高，其中有 19.47% 的人认为很高，58.75% 的人认为比较高，20.79% 的人认为一般，仅有 0.99% 的人认为比较低（见表 8－58）。

（5）对医疗保障制度的评价。

对于缴费水平，183 名缴费者中，有 16.39% 的人表示当前的缴费水平过高，30.05% 的人表示比较高，39.34% 的人表示一般，仅有 14.21% 的人表示比较低。

对于报销方便程度，曾经报销过的 122 名调查者普遍反映良好，有 77.05% 的人认为报销方便，8.20% 的人认为一般，余下 14.75% 的人认为不太方便。

表 8 - 58　　对药品的评价

		人　数	百分比
药品种类	很　多	94	31.02
	比较多	173	57.10
	一　般	28	9.24
	比较少	8	2.64
药品质量	很　好	2	0.66
	比较好	150	49.50
	一 般	128	42.24
	比较差	22	7.26
	很　差	1	0.33
药品价格	很　高	59	19.47
	比较高	178	58.75
	一　般	63	20.79
	比较低	3	0.99

对于报销额度，调查住户普遍反映不高。其中，有 32.85% 的人认为比较低，2.92% 的人认为很低，仅有 23.36% 的人认为当前的报销额度高，余下 40.88% 的人认为一般。

对于报销药品的目录范围，有 11.03% 的人认为比较宽，50.74% 的人认为一般，36.03% 的人认为比较窄，2.21% 的人认为很窄（见表 8 - 59）。

表 8 - 59　　对目前医疗保障制度的评价

		人　数	百分比
缴费水平	很　高	30	16.39
	比较高	55	30.05
	一　般	72	39.34
	比较低	26	14.21
报销方便程度	很方便	20	16.39
	比较方便	74	60.66
	一　般	10	8.20
	不太方便	18	14.75

续表

		人　数	百分比
报销额度	很　高	1	0.73
	比较高	31	22.63
	一　般	56	40.88
	比较低	45	32.85
	很　低	4	2.92
报销药品的目录范围	比较宽	15	11.03
	一　般	69	50.74
	比较窄	49	36.03
	很　窄	3	2.21

（6）对当前医疗服务最不满意的方面。

由表8－60可见，调查住户对当前医疗服务最不满意的方面是医疗费用过高，有77.05%的人反映，其次是收费不合理、看病手续繁琐、等候时间过长、提供不必要服务，分别有28.28%、26.64%、22.95%和19.26%的人反映，除此之外，人们反映当前医疗服务体系中，还存在技术水平低、设备条件差、药品种类少、服务态度差等问题（见表8－60）。

表8－60　　　　对目前医疗服务最不满意的方面

医疗服务	人　数	百分比
技术水平低	12	4.92
设备条件差	4	1.64
药品种类少	4	1.64
服务态度差	19	7.79
提供不必要服务	47	19.26
收费不合理	69	28.28
医疗费用高	188	77.05
看病手续繁琐	65	26.64
等候时间过长	56	22.95
其　他	14	5.74

2. 对医疗服务的期待

（1）对医疗服务提供方面的期待。

对于医院，有50.38%的人希望挂号更容易一点，47.35%的人希望医院管理更严格一点，40.15%的人希望医院离家更近一点，33.71%的人希望医院环境更舒适一点，29.55%的人希望医院设备更全一点，还有25.00%的人希望医院床位更多一点。

对于医生，有86.20%的人希望医生技术水平更高一点，75.42%的人希望医生职业道德更高一点，59.93%的人希望医生服务态度更好一点，还有43.43%的人希望医生文化程度更高一点。

对于药品，有87.42%的人希望药品价格更低一点，60.26%的人希望药品质量更高一点，47.68%的人希望将更多的药品纳入报销范围，13.25%的人希望药品种类更多一点，12.58%的人希望中药更多一点，还有7.95%的人希望西药更多一点（见表8-61）。

表8-61　　对未来医疗服务提供方面的期待

	期　待	人　数	百分比
对医院的期待	希望医院离家更近一点	106	40.15
	希望医院管理更严格一点	125	47.35
	希望医院床位更多一点	66	25.00
	希望医院环境更舒适一点	89	33.71
	希望医院设备更全一点	78	29.55
	希望挂号更容易一点	133	50.38
	其　他	48	18.18
对医生的期待	希望医生文化程度更高一点	129	43.43
	希望医生服务态度更好一点	178	59.93
	希望医生技术水平更高一点	256	86.20
	希望医生职业道德更高一点	224	75.42
对药品的期待	希望药品种类更多一点	40	13.25
	希望药品质量更高一点	182	60.26
	希望中药更多一点	38	12.58
	希望西药更多一点	24	7.95
	希望将更多的药品纳入报销范围	144	47.68
	希望药品价格更低一点	264	87.42
	其　他	3	0.99

（2）对医疗保障制度的期待。

调查显示，调查对象对医疗保障制度最为期待的是提高报销比例（84.07%），还有52.54%的人希望取消起付线，24.75%的人希望取消封顶线，14.58%的人希望降低起付线，7.12%的人希望提高封顶线（见表8-62）。

表8-62　　对今后医保的报销比例的期望

报销比例	人　　数	百分比
应该取消起付线	155	52.54
应该降低起付线	43	14.58
提高报销比例	248	84.07
应该提高封顶线	21	7.12
应该取消封顶线	73	24.75
其　　他	16	5.42

三、主要发现和政策建议

（一）调查主要发现和存在的问题

1. 慢性病情况

（1）所调查家庭慢性病以高血压、糖尿病、关节炎、心脏病等为主。

过去一年被访家庭患急性病、慢性病情况较多，一年内患有急性病的家庭占93.4%，患有慢性病的家庭占74.26%。急性病以感冒为主，慢性病主要是高血压（26.73%）、糖尿病（10.89%）、关节炎（10.56%）、心脏病（8.91%）等。第三次国家卫生服务调查结果表明，城乡居民慢性病患病率前十位依次为高血压、慢性胃肠炎、类风湿性关节炎、慢性阻塞性肺炎、脑血管病、胆结石胆囊炎、糖尿病、椎间盘疾病、缺血性心脏病。本次调查以家庭为单位来统计各慢性病的患病情况，与国家卫生服务调查以个人为单位统计有所不同。家庭成员患慢性病情况与第三次国家卫生服务调查结果相似，高血压、糖尿病、关节炎、心脏病等为主要慢性病。

（2）所调查家庭自觉体检行为较少，进行体检的方式多为社区免费体检和单位组织体检。

被调查的303户家庭中，家庭成员过去一年有体检行为的家庭131个，占44.2%，体检花费的均数是178.34元，中位数为0元，说明超过一半以上的体检是免费的。从调查中也了解到其体检方式为社区免费体检和单位组织年度体检。有自觉体检行为的人很少，有体检花费的家庭49个，占总数的16.17%。

在调查的303人中，有75.6%的调查对象认为体检很有必要或是有必要，有17.2%的认为没必要体检，原因大多是因为自己年轻或是没有疾病，感觉自身健康状况较好，还有部分调查对象认为体检需要花钱，所以没必要。

（3）患慢性病的主要原因是不良生活行为与生活方式，包括不良饮食习惯、吸烟饮酒相关行为、缺乏体力活动、过度劳累等。

调查结果显示，饮食习惯和吸烟饮酒相关行为、缺乏体力活动、过度劳累等是导致居民患慢性病的主要因素。这些因素占全部原因的62.5%。在当今影响人类健康的4大危险因素中，不良生活行为与生活方式约占60%。即吸烟、酗酒、缺乏体育锻炼、不良饮食习惯和膳食结构不合理等不良行为与生活方式是慢性病的主要诱因，行为与生活方式不仅与心脑血管系统疾病有关，而且也是某些肿瘤的诱发因素。

（4）调查对象认为针对慢性病的防治措施主要有免费体检、免费提供部分药品、定期测量血压、慢性病防治宣传与普及等。

在患有慢性病的家庭中，调查对象认为针对慢性病应该采取的防治措施主要有免费体检（79.09%）、免费提供部分药品（62.27%）、定期测量血压（44.55%）、慢性病防治宣传（40.91%）、慢性病知识普及（40.45%）。由于调查对象的经济收入偏低，所以他们要求有关部门提供免费体检和部分免费药品也是合情合理的，要是能够全部免费提供肯定是最好的。但是我们国家的经济实力还没有能力负担这些费用，只能尽可能地给低收入群体优惠，减少他们的经济负担。此外，由于中低收入群体文化程度、职业、经济条件等因素的影响，导致该群体的慢性病防治知识比较匮乏，大多数人都希望有关部门能够加大范围宣传和普及慢性病防治知识。

（5）调查对象对未来最关注的是疾病的防治和健康体检，并希望有关部门能够更加重视慢性病的防治和提供免费的健康体检。

调查结果显示，当问到“在经济情况允许的情况下，未来五年您家的医疗服务需求会怎样变化”时，有49.67%的调查对象选择会定期体检，43.05%的调查对象选择会更加重视预防保健，36.42%的调查对象选择会更加重视疾病治疗，35.43%的调查对象选择会更加重视慢性病防治，疾病的治疗、疾病的预防保健和慢性病的防治同属于疾病的防治。此外，还有59.87%的调查对象对常规健康体检这种医疗服务提供方式感兴趣，47.49%的调查对象对慢性病的防治感兴趣。这些数据表明调查对象未来最关心的就是疾病的防治和健康体检。

我国的医疗卫生体制改革在未来可能会提供更多的医疗服务，调查对象希望提供的是“更加重视慢性病防治”（50.50%）和免费体检（76.92%），由于所调查家庭的收入都不高，每年常规体检的费用对他们来说还是一项比较大的医疗支出，再加上自我感觉良好，一般情况下他们是不会自己出钱去做常规体检的。所以中低收入群体迫切希望有关部门能够提供免费的常规体检。另外，在患有慢性病的家庭中，有26.82%的调查对象认为当地部门对慢性病防治的重视程度一般，还有26.36%的调查对象认为当地部门对此根本不重视。这表明当地有关部门在慢性病防治方面确实存在做得不够的地方，还需要有关部门的共同努力，所以中低收入群体也希望有关部门能够更加重视慢性病的防治。

2. 医疗服务机构利用情况

（1）调查对象对自己附近的社区卫生服务中心、私人诊所、三级医院和连锁药店最为熟悉，对连锁药店利用最高。

在问到“您和您的家人需要医疗服务时有哪些医疗服务机构可供选择”时，被调查对象选择最多的就是社区卫生服务中心、私人诊所、三级医院和连锁药店。这说明调查对象对这些医疗服务机构是比较熟悉的。对私人医院、二级医院、私人药店、中医诊所选择较少。选择最少的是一级医院和社区卫生服务站。由于人们对社区卫生服务站与社区卫生服务中心分不清楚，一般都称为社区卫生服务中心，所以导致社区卫生服务站被选择的次数很少，而城市中的社区卫生服务中心也就是一级医院，所以一级医院被选择的次数也比较少。

在较为熟悉的四类机构中，社区卫生服务中心、三级医院和私人诊所的年使用次数都远远低于连锁药店。大多数居民都认为在病情较轻的情况下，没有必要到医疗机构去看病。除此之外，调查还显示，有90.07%的人在患病后，选择自我诊疗。自我诊疗的主要方式就是自己买药吃，这与连锁药店的高使用次数相对应；另一方面也表明了中低收入家庭对医疗机构的利用不高。

（2）所调查家庭需要医疗服务时选择医疗机构大多数考虑经济因素和便利程度。

在最近一次家庭成员患急、慢性病情况下，选择到连锁药店、社区卫生服务中心、私人诊所和三级医院就诊的家庭数较多。分析其原因，除了三级医院，患病家庭选择其他医疗服务机构多数是因为方便和便宜。这些医疗机构都是较低级别的医疗服务机构，即中低收入群体选择较低级别医疗机构多数考虑便利程度和经济因素。所以增加较低级别的医疗机构的报销比例，能够使更多的中低收入患者受益，缓解中低收入人群的经济压力。选择三级医院大多数是因为三级医院的医生技术水平高、医疗设备先进和有出名的医生。三级医院是治疗疑难杂症的地方，医疗费用相应地也比较高。一般情况下中低收入家庭不会选择到三级医院看病，只有当病情严重时才会考虑，他们看重的也是三级医院的技术力量，设备条件。

（3）社区卫生服务中心距离上的可及性较高，但居民对其信任程度较低。

卫生服务距离上的可及性，是指到达医疗卫生机构的方便程度，通常用离医疗机构的距离或到达医疗机构所需要的时间表示。由调查数据可知，有46.5%的居民离社区卫生服务中心的距离都不超过1km，可见，社区卫生服务中心距离上的可及性较高。但居民对社区卫生服务中心的信任程度却不高，有近20%的居民表示对社区卫生服务中心不信任。

（4）所调查家庭需要医疗服务时一般选择连锁药店，自购药行为普遍。

从调查结果可知，过去一年患病家庭需要医疗服务时，有95.09%的家庭去过连锁药店。连锁药店年使用次数3322次，平均每个家庭使用12.26次。在最近一次患病家庭因为急、慢性病需要医疗服务时大多数也是去连锁药店买药，自购药行为普遍，连锁药店成了患病家庭经常光顾的场所。许多研究表明城乡居民自我医疗比例增加。自购药行为有一定的危害，主要表现在：①药品选择是否合适。中低收入群体整体的受教育水平偏低，对病情和药品的适应症和禁忌症未必能很好地了解，可能导致药品选择的不合适；药店配有的药师毕竟不是医疗机构的医生，不会深入地去了解病人的病情，不会详细地记录病史，可能会出现药不对症的情况。②自购药不正确会延误病情。自购药行为可能会导致病情恶化，延误诊治不利于居民的身体健康，因此在中低收入群体中要积极引导居民及时就诊。

3. 医疗费用情况

（1）调查家庭居民收入水平较低，直接医疗费用负担重。

调查家庭人均收入水平处于成都市中低水平，所调查 303 户家庭人均年收入的均数是 6803.06 元，家庭人均支出的均数是 6026.74 元。其中 300 户家庭医疗保健人均支出的均数为 1351.21 元，占家庭人均年收入的 19.86%，占家庭人均年支出的 22.42%。2008 年成都市城市居民可支配收入 16943 元，人均消费性支出 12850 元，医疗保健支出 847 元。医疗保健支出占可支配收入的 5.0%，占消费性支出 6.59%。从对比数据可看出，调查家庭人均收入只相当于成都市人均水平的 40.15%，医疗支出却比成都市居民医疗保健支出平均水平高 59.53%。医疗支出占收入和支出的比例非常高，比成都市平均水平分别高出了 14.86% 和 15.83%。

（2）直接非医疗费用和间接医疗费用对中低收入人群经济影响较小。

调查家庭在直接用于购买卫生服务的费用同时，也存在为获得卫生服务机会所产生的费用，即直接非医疗费用。从调查的 303 户家庭看，有 74 户家庭的成员有寻求医疗服务的支出，占总体的 24.42%。74 户家庭寻求医疗服务支出的均数是 253.95 元，中位数是 100 元。303 户家庭因病寻求医疗服务的平均支出为 62 元。这部分费用与调查家庭居住地点距最近医疗机构的距离关系较大。从基本情况可看出，调查家庭离社区卫生服务中心的距离全部在 3km 以内。其中 46.5% 的家庭离最近社区卫生服务中心的距离不足 1km，有 97.4% 的调查户离三级医院的距离在 4km 以内，仅 2.6% 的调查户离最近三级医院的距离大于 5km。医疗机构距离的远近程度一方面决定居民就医的方便程度，另一方面也会减轻居民就医的非医疗费用，减轻居民就医的负担。从调查结果可看出，调查居民离最近医疗机构距离普遍较近，就医较为方便，非医疗花费较少，这有助于减少居民就医负担。

疾病的间接经济负担意味着劳动力因病损失的社会劳动时间。劳动时间减少将给社会和家庭造成一定的经济损失。从此次调查的结果可看出，调查家庭中有休工、休学家庭数较少，仅 26 户，平均每个家庭一年内休工、休学 2.6 天，与第四次卫生服务调查全国水平的 2.34 天较接近。仅 15 户家庭有因病不能工作产生的损失，303 户家庭因病不能工作损失的均值是 49.69 元。

4. 医疗保障情况

（1）医疗保险各险种实际报销水平较低。

本次调查未涉及家庭成员具体参保情况，但从家庭医疗费用报销来源可看出，居民医疗费用报销的主要来源是城镇职工基本医疗保险和城镇居民基本医疗保险两类，可推测这两种保险参保人数也是最多的。从成都市城镇居民实际参保实际情况看，这两类社会保险也是参保人数最多，覆盖范围最广的险种。

从各险种的实际报销比例来看，城镇职工基本医疗保险报销人数最多，实际报销比例为 58.28%。其次是城镇居民基本医疗保险，报销人数 57 人，实际报销比例为 43.21%。享受公费医疗的人数最少，但是实际报销比例最高，达到 80%。从国家第四次卫生服务调查发现，全国城镇职工医疗保险覆盖的居民中，有 72.6% 门急诊患者的医疗费用全部或部分得到了报销，或从医保卡中直接进行了支付；94.8% 的住院患者的医疗费用得到了报销，报销费用占其住院费用的 66.2%。享有城镇居民基本医疗保险制度的人群中，有 1/3 门急诊患者的医疗费用获得了报销；79.3% 的住院患者医疗费用得到报销，报销费用占其住院总费用的 49.2%。与全国实际报销比例相比，调查家庭的报销比例低于全国平均水平。

（2）调查家庭医疗费用自付比例较高。

从家庭情况看，大部分家庭有利用门诊医疗服务的行为。258 户家庭门诊年支出均数是 1165.58 元，其中自付比例较高，达 79.31%，报销比例仅 20.69%；71 户家庭在过去一年有利用住院医疗服务，71 户家庭年住院支出均数 7645.77 元，自付比例 65.1%，报销比例 34.9%。

调查显示，家庭年药品支出费用较高。275 户家庭的年药品支出平均费用为 2380.62 元，报销比例为 27.74%。药品的报销主要是由门诊、住院、自购药这三部分组成。而门诊和自购药的报销主要通过个人账户的形式支付，而个人账户费用有限。另外有一部分特殊疾病可以通过特殊门诊得到一定比例的报销，而住院药费中药品的报销首先要扣除起伏线的数额，超出起伏线的部分，再按照可报销的药物目录及药物报销比例予以报销。从调查情况看，调查居民药品费用的实际报销比例是偏低的，为 27.64%。由于此次调查采用回顾性调查，居民对具体每种类别的药品的实际花费和自付情况记忆不清晰，很难回忆出具体每类药品的花费和实际报销费用，所以本次调查很难得出每种药品的具体报销情况。

5. 药品情况

（1）药品的价格、质量和报销范围是调查对象普遍关注的问题。

在问到"在未来的医疗服务方面，您对药品有何期待"时，调查对象普遍关注药品的价格、质量和报销范围。其中对价格降低的呼声最高。有 87.42% 的调查对象希望药品的价格更低一些，60.26% 的调查对象希望药品的质量更高一点，47.68% 的调查对象希望能有更多的药品纳入报销范围。另外，调查对象认为中药和西药的种类已经能够满足他们的需求，无需增加更多的中药和西药。

从过去一年药品支出情况看，275 户家庭在药品上的平均支出达到 2380.62 元，占到家庭医疗保健支出的 66.8%，可以看出药品支出在家庭医疗保健支出占的比例较重。家庭药品支出的多少是影响家庭医疗保健支出的重要因素，而药品的价格直接影响到药品支出的多少。本次调查发现中低收入家庭的自购药行为非常普遍，所以该群体迫切希望药品的价格更低一些，以减轻家庭的经济负担。

（2）所调查家庭使用药物时一般选择国产西药，其次是中成药，使用进口西药最少。

当问到调查对象"您和您的家人患病时有哪些药品可供选择"时，统计结果显示有 95.38% 和 84.49% 的调查对象选择国产西药和中成药；当问到"过去一年分别使用多少次"时，患病家庭实际使用国产西药的次数最多，使用过进口西药的家庭寥寥无几。在最近一次患急、慢性病服用药物的统计分析中，结果也显示使用国产西药和中成药的家庭最多。通过访谈我们也了解到调查对象选择使用国产西药最主要的原因就是其较低的价格。他们还表示在病情较轻的情况下更情愿选择副作用较小的中成药。另外，在经济情况紧张的情况下，有 42.8% 和 22.4% 的调查对象表示会优先购买国产西药和中成药。从调查家庭对各类型药品的使用情况可看出，国产西药和中成药使用家庭最多，进口西药使用家庭最少。101 户家庭在国产西药的平均年支出为 1543.78 元；仅有 4 户家庭使用过进口西药，家庭平均年支出为 825 元。

综上所述，中低收入家庭对国产西药和中成药的需求较大，对进口西药的需求相对较低。

（3）家庭经济状况和价格因素是影响中低收入家庭使用进口西药的主要因素。

通过访谈了解到调查对象认为进口西药、中成药和国产西药各有其优缺点。他们认为进口西药疗效好，见效快，最重要的是副作用小，往往是其他药物无法相比的，但是价格高昂让人望而却步；中成药价格便宜，副作用小，但是作用温和，药效慢，见效慢；国产西药价格较进口西药低，见效较中成药快，疗效较好，但是其副作用比较大。

进口西药很好但是由于其价格很高，影响了中低收入家庭对进口西药的需求。很多调查对象表示如果进口西药的价格降低到国产西药相近的水平，他们就会考虑优先使用进口西药。从调查和访谈中也了解到，家庭经济状况和药品价格是制约家庭用药情况的主要因素。

6. 调查对象对医疗服务的满意度较高

调查结果显示，大部分被调查者对医疗服务总体的满意度较高，只有少部分人不满意。

在对医疗机构的评价中，机构数量方面，有 79.87% 的人认为医疗机构的数量较多；就医环境方面，有 70% 多（70.96%）的人表示满意；就医方便程度，有 80% 多（84.16%）的人认为当前就医方便；医疗设备方面，调查住户也普遍反映良好，有 75.91% 的人认为当前的医疗设备较为先进。华西公共卫生学院苏维［朱俊生 5］等人于 2008 年年底所做的关于“成都市社区居民、住院病人和医务人员视角下医患关系的比较研究”的实证材料显示，39% 的居民认为就医方便程度一般，37% 认为比较方便，仅有7%的人认为很方便；57%的居民对就诊医院医疗设备评价一般，32%的人认为较好。根据四川省人民医院2008年所做的“关于成都地区不同年龄不同人群对社区卫生服务各不满意项关注程度分析调查”的实证材料显示，对医护人员的评价中，医疗技术水平是最受关注的问题。本次调查数据显示，有52.32%的人认为当前医生的技术水平高，44.37%的人认为一般；对于医生对病情解释的程度，有40.73%的人认为一般，余下49.34%的人认为医生在这方面表现较好；对于医护人员的服务态度，调查住户也普遍反映较好。苏维等人“关于成都市社区居民、住院病人和医务人员视角下医患关系的比较研究”显示，51.3%的调查住户认为医务人员对病情解释的清晰程度一般，28.5%认为较好。经过对比可以看出，本次调查对象对医疗机构和医护人员的评价是较高的。

在对当前医疗服务质量最不满意的方面调查中，较以往调查结果，最不满意的方面有所变化，四川省人民医院2008年的调查显示，社区居民满意度最低的是医疗技术差；其次是服务态度不好，等候时间久以及收费贵。此次调查中，最不满意的方面是医疗费用过高；其次是收费不合理、看病手续繁琐、等候时间过长、提供不必要服务。

（二）讨论和政策建议

1. 控制医疗费用，减轻中低收入群体的经济负担

近几年来医疗费用增长过快，“看病难、看病贵”的问题越发严重，而对于经济条件不佳的中低收入人群来说，更是难上加难。医疗费用的过快攀升，是由多方面因素造成的，如医用材料、药品价格上涨，乱收费，滥开检查名目等。解决这一问题的关键需要深化医疗卫生改革、加强社会保障方面的管理，同时也需要政府及各级部门的政策扶持。政府应强化提供基本医疗卫生服务的责任，为老百姓提供安全、有效、方便、价廉的医疗服务，保证群众基本用药，尽可能地减轻群众药物费用负担。

2. 加强医疗保障体系建设，着重解决中低收入群体中参保困难居民的医疗保障问题

经济是人们面对疾病风险产生医疗需求的基础。从此次调查可看出，调查群体收入偏低，医疗保健支出占家庭收入比重较大，同时医疗保障覆盖面也是较低的，很多居民得不到相应的医疗保障，需要进一步

解决这部分居民的医疗保障问题，体现医疗服务的可及性和公平性问题。

在解决中低收入群体的医疗保障问题上，应考虑这一群体的特征，根据实际情况分类解决，总的原则是从实际出发，由政府和相关部门积极配合，多方参与，探索筹资多元化，各方能接受，医疗保障制度能支付得起、医疗保险提供方能提供的适宜的医疗技术与药品的配套方法，逐步建立起能覆盖全体中低收入群体的、灵活的医疗保障体制，以解决中低收入人群的医疗保障问题。在加强医疗保障覆盖率的同时，应重点考虑支持家庭收入水平低、支付能力有限的人群获得基本医疗保障的途径，参照贫困人口医疗救助的方式，探索能解决中低收入群体的救助制度，满足其基本医疗需求问题，解决“因病致贫，因病返贫”的问题。

一般情况是实际医疗保障程度越高，居民医疗服务的利用情况也越高，医疗费用也越高。但是从此次调查的报销人数可看出，所调查居民的医疗保障水平不高，疾病负担重，均高于平均水平，而且支出占到了消费性支出的22.42%。疾病负担重将影响居民的生活质量，诱发“因病致贫，因病返贫”情况的发生。调查居民参保率较低，调查居民中有很大部分未参加任何医疗保险，这部分人中有失业者、失地农民“农转非”后无工作的，文化水平较低灵活就业工作不稳定者，这部分人收入水平低，无固定工作，医疗保险需要自付，经济承受能力较低，无力购买医疗保险，导致医疗费用全部自付，疾病负担重。从全民医保的角度，应着重先解决缴费困难的情况，可考虑从政府财政或纳入民政补助范畴，解决缴费困难问题，其次考虑收入水平低，抗大病风险能力弱，应考虑重大疾病在实际补偿后，实行二次补偿或者提高重大疾病补偿封顶线。

3. 鼓励探索将治疗效果好、有特殊治疗效果、价格较贵而居民实际需要量大的药品纳入基本药物报销范畴

家庭药品支出的多少是影响家庭医疗保健支出的重要因素，而药品的价格及使用数量则将决定其对药品支出。从调查家庭对各类型药品的使用情况可看出，国产西药和中成药使用家庭最多，进口西药使用家庭最少。101户家庭在国产西药的平均年支出为1543.78元，仅有4户家庭

使用过进口西药，家庭平均年支出为825元。从调查了解到，家庭经济状况和药品价格是制约家庭用药情况的主要因素。从家庭利用卫生服务的情况可看出，大部分家庭在患病时选择在药店自购药的情况较为普遍，药店作为药品出售的关键环节，居民在药店中购药的药品费用，一种是参保居民有个人账户的可以通过个人账户支付的形式，得到一定比例的支付。但是个人账户的保费较低，支付能力有限，只能解决群众很少部分的药品需求，还有部分居民无任何医疗保险，购药全部是自费。控制药品费用，合理用药，扩大药品报销种类，提高药品报销比例是解决药品费用负担重的关键。

4. 重视慢性病防治，对低收入者免费提供常规药品和常规体检

政府及有关部门应该更加重视对慢性病的防治，可以以社区为单位，积极探索包括街道办事处、社区卫生服务中心、社区卫生服务站、疾病预防控制中心、非政府组织（NGO）等在内的多部门协作机制，将慢性病防治工作开展下去。可以将社区卫生服务中心作为防治基地来展开各项工作，包括慢性病知识宣传、慢性病监测，慢性病病人管理、高危个体管理等。此外，可组织对慢性病防治人员进行相关培训，提高专业队伍能力，在各社区卫生服务中心设专职慢性病工作人员，通过培训，掌握有效的慢性病防治措施和关键技术，收集基础信息并进行科学性分析，了解慢病在不同社区对人群的危害程度和危险因素水平。通过以上这些措施将有关部门对慢性病的重视程度提高一个档次。

对低收入者可免费提供常规药品和常规体检，该项工作难在如何界定低收入者，可根据各区民政部门和周围住户的走访调查来确定谁是真正的低收入者，类似于医疗救助的形式，通知患有慢性病的低收入者到社区卫生服务中心领取免费药品，每年提供一次免费体检。各区也可以根据本区的经济实力，向更多的中低收入家庭提供免费的常规药品和免费体检，尽可能地减少中低收入家庭的经济负担。

5. 通过预防医学干预措施预防和降低慢性病患病情况

通过预防医学干预措施预防和降低慢性病患病情况主要应从社区入手。慢性病的发病是多种危险因素共同作用的结果，但慢性病的预防和降低是可以通过社区干预措施来实现的。导致慢性病患病率急剧升高的主要因素是流行病学方面的因素，人口年龄结构的老化位居其次。慢性

病的预防不仅仅是阻止疾病的发生，还包括疾病发生后阻止或缓解其发展，最大限度地减少疾病的危害。

在社区，应该对慢性病高危人群或患者实施三级预防：病因预防、临床前期和发病前期预防、临床期和发病期预防。三级预防的积极作用表现在：①一级预防的主要措施是：控烟限酒、合理营养、适度锻炼、心情舒畅。这些可以减少高危人群的发病，降低慢性病患病率；②二级预防能够防止疾病的进展，从而有效降低慢性病的危害，降低患者的疾病经济负担；③三级预防能够促进康复，减少并发症，争取患者病而不残，降低疾病对患者及家庭的负面影响。三级预防的实现需要加强对慢性病管理来实现，将慢性病高危人群和患者纳入到社区慢性病系统化管理中，建立慢性病档案，通过知识讲座、宣传等措施提高社区居民对慢性病的防范意识、增加居民对慢性病的认识，促进慢性病患者治疗的积极性，从而提高居民整体的健康水平。

6. 倡导健康的行为与生活方式

倡导健康的行为与生活方式对于预防慢性病、促进健康具有重要意义。可以从以下几个方面来努力：①在各社区开展慢性病预防健康教育活动，进行健康饮食、按时就餐相关知识宣传，提高人们对慢性消化系统疾病的认知水平。②加强慢性病的筛查工作，尤其是对高血压和糖尿病等简单易查慢性病的筛查，做到早诊早治，预防其并发症的发生。③通过心理——生理——社会三方面采取相应措施，改变患者的生活方式和相关行为。④通过医务人员进行必要的心理疏导，减轻工作、学习、生活等方面的心理压力，使慢性病得到控制，健康状况得到改善。

7. 加快对社区卫生服务中心的建设，提高居民的信任度

社区卫生服务中心作为最基层的医疗服务机构，在满足社区医疗服务需求方面起着非常重要的作用，还承担着慢性病防治、健康教育、健康促进，疾病知识宣传普及等任务。因此加快社区卫生服务中心的建设，提高居民信任度，有利于提高居民健康水平。可以从几方面开展工作：①充分发挥政府主导作用，以资金和政策等手段扶持社区卫生服务中心的发展。居民对社区卫生服务中心不信任，主要是因为社区卫生服务中心的设备条件和医资力量都远远低于大型医院，不能满足人们的需求。政府应发挥其主导作用，加大对社区卫生报务中心的投入，改善其就医

环境，并出台相关政策，吸引优秀医护人员到社区去服务。②加大宣传力度，获取居民信任。社区卫生服务中心可以通过开展健康教育讲座、成立“患者俱乐部”、建立“医患联系卡”等活动，积极地宣传自己、推销自己，通过为居民提供无微不至的服务，获取居民的信任。

第九篇　河南省郑州市中低收入群体医疗服务需求的调查研究

——以郑州市二七区为例

一、导　　言

医疗卫生服务是事关百姓健康的重大问题，是关系到我国改革和经济建设成败与否的重要问题之一。我国医疗卫生改革大大滞后于经济体制改革，现有的医疗机构提供的服务不能满足人民群众不同层次的需求，医疗资源短缺与浪费并存，医疗服务效率低、效益差，医疗服务的供给、需求、利用矛盾突出。看病难、看病贵已成为政府关心和百姓关注的社会焦点问题；同时，由于政府规制和财政投入的缺陷，导致了医疗机构的发展处于一种无序的竞争发展态势，进一步加剧了社会与居民的医疗费用负担。

国家统计局在发布的建国60周年系列报告中指出，按照世界银行的划分标准，2008年中国人均国民总收入为2770美元，已经由长期以来的低收入国家跃升至世界中等偏下收入国家行列①。因此，我国现阶段中低收入人群占了总人口数量的较大比例。如何运用现有有限的医疗服务资源满足我国庞大的中低收入人群不断增长的医疗服务需求，是摆在我国政府及专家学者面前的新问题。

---

① 国家统计局论述60年成就：人均国民收入2770美元，新华网，2009年9月8日。

近年来，医疗服务市场存在的问题已经引起了国内卫生部门宏观决策层、微观执行层及卫生管理学界的广泛关注。目前，国内就此问题从理论和实践两方面进行了许多研究和探讨。

2008 年，卫生部在全国范围内组织开展了第四次国家卫生服务调查。卫生服务研究通常用两周就诊率、年住院率、两周新发病例未就诊比例、应住院而未住院比例等指标来反映居民医疗卫生服务的需求和利用。调查结果显示，随着我国各种层次的医疗保险覆盖面的扩大，居民医疗服务的需求量也在不断加大。①

国内学者从不同的方面探讨了影响就医需求和就医行为的因素。李宁秀等②讨论了患者的不同特征（年龄、文化程度和医疗保险等）对医院级别选择的影响。刘国祥等③总结出医疗保险使人们的就医选择开始倾向于定点医院，人们收入越高，门诊利用也越多。曹宇环④采用单因素和多因素分析方法研究影响门诊服务利用的因素主要有年龄、婚姻、文化程度、人均收入和患病持续天数；影响住院选择的主要因素有年龄、人均收入和医疗保障，高年龄者、人均收入偏低或偏高者住院率相对较高，没有医疗保障者住院率相对较低。

中国社会科学院“中国中低收入群体医疗服务需求与创新模式研究”课题组选取郑州市作为该课题的调研地区之一，不仅具有理论意义，也具有现实意义。郑州市是河南省的省会，人口多、底子薄、人口老龄化现象严重，了解该市的中低收入人群的健康状况、医疗服务需求与供给情况，发现目前我国中低收入群体医疗服务方面存在的问题，并在此基础上进行研究，为进一步改善中低收入群体的医疗服务这一重要的民生工程具有十分重要的意义。

---

① 卫生部公布第四次国家卫生服务调查主要结果，卫生部网站，2009 年 3 月 3 日。

② 李宁秀、任晓辉、唐敏等：“患者就医意向与社区卫生服务”，《中国卫生事业管理》，2001 年第 2 期。

③ 刘国祥、郝艳华、高广颖：“城镇职工医疗保障制度改革对不同就业人群的卫生服务利用影响”，《中国卫生资源》，2002 年第 5 期。

④ 曹宇环：“包头市城区居民卫生服务需求利用与资源配置研究”，山西医科大学（硕士学位论文），2002。

二、调查情况介绍

此次问卷调查分为城市部分和农村部分。城市部分的调查问卷有300份，调查过程主要分为前期准备、样本选取、实地调查、资料分析与报告撰写五个阶段。通过郑州市二七区社区工作人员的配合，我们对中低收入人群进行了问卷调查，了解了他们的医疗服务需求状况。对于中低收入人群的调查多数是采取随机抽样调查的方式进行调查，同时，对于有代表性的被调查对象，我们还制作了录音访谈资料，以便整理。

除了问卷调查以外，本次调查还采用了结构访谈法、观察法等社会学研究方法来收集资料。在对调查对象进行问卷调查时，我们注意观察并了解被调查对象所处的社区在经济、资源、文化、环境等方面的状况以及被调查者的家庭生活情况，以便更深入地了解他们的医疗服务需求状况。在调查开始之前，调查组召开研讨会使大家明确了该课题的研究目的和研究内容；在调查过程中组织调查员进行小组讨论及时发现了调查过程中存在的问题，进行修改或调整，并组织调查员总结调查过程中的收获，为调查报告的撰写做铺垫。

调查小组的人员根据本次调查内容需要，搜集了大量的相关文献资料，并通过对这些资料的查阅、分析和整理，客观全面地了解河南省中低收入群体医疗服务发展的过程和现状，借鉴国内外优秀学者的重要思想，参考西方国家和国内在医疗服务创新模式上的研究，为这次调查的研究打下一个坚实的理论基础。

三、调查内容分析

（一）调查对象基本情况

1. 性别

在城市调查部分被访的300人中，男性人数为126人，占被访人总数的42%，女性人数为174人，占总数的58%。

2. 婚姻状况

访问对象的婚姻状况构成中，已婚的占79.70%，未婚的占11.30%，离婚和丧偶等婚姻状况合计占总数的 9.00%。

3. 年龄构成

本次调查问卷的访谈对象年龄范围在 17～86 岁，平均值为 49.38 岁。

4. 文化程度

在访问对象中，小学文化程度及以下的人数占 10.70%，初中文化程度占 25.30%，高中（职高、中专、技校）文化程度占 34.30%，大专文化程度的占 16.00%，本科文化程度的占 13.00%，研究生以上学历的占 7.00%。其中高中（职高、中专、技校）文化程度占的比例最大（见图 9－1）。

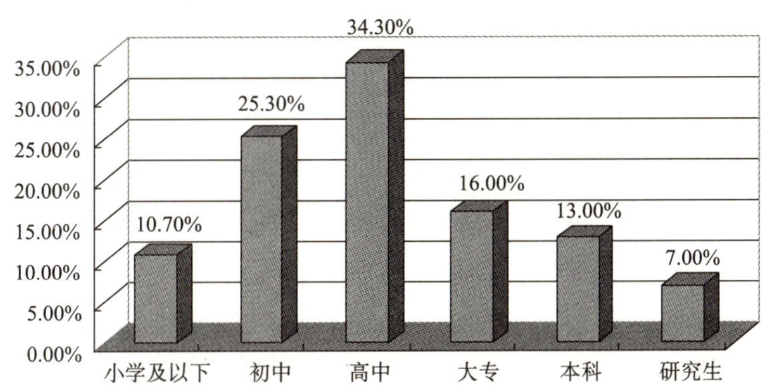

图 9－1　被调查对象文化程度结构

5. 职业类型

本次在郑州市二七区选取的调查对象，职业类型多样，使调查数据更具真实性。其中离退休人员居多，占调查对象总数的 29.70%；其次是机关、事业单位工作人员，占调查对象总数的 17.30%；而失业或待业人员也占此次调查对象人数的 12.00%（见图 9－2）。

6. 家庭结构

此次访问的 300 名被调查对象均为城市户口，家庭常住人数平均为 3.20 人。被调查的城市居民中的核心家庭共有 111 户，占调查对象人数的比重最大，为 37%；夫妇家庭所占比例位居第二，为 23.30%；而独居的人员也占了被调查对象总数的 5.70%。家庭结构的多样化使得现代生活方式多样化，也势必导致居民医疗卫生服务需求的多样化。

7. 经济状况

在填写家庭总收入状况时，有 3 份问卷选择了跳过或者不清楚，有

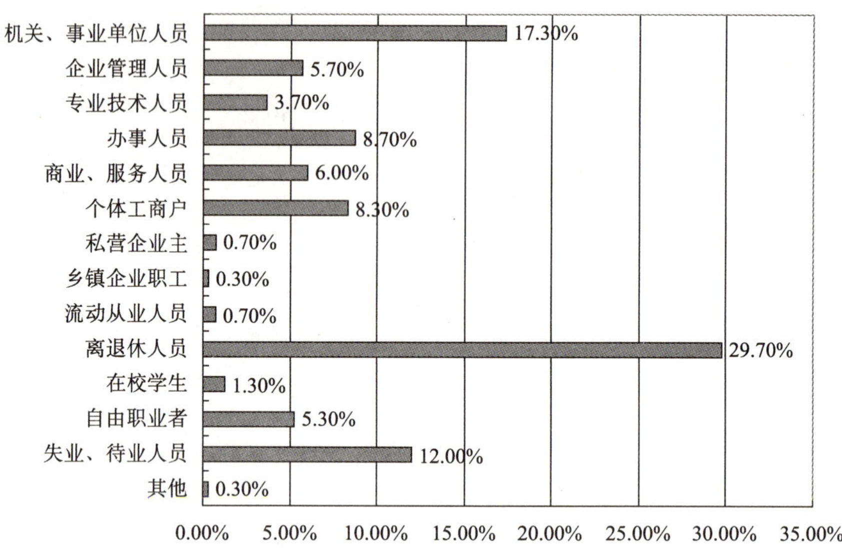

图 9-2 被调查对象职业类型情况表

效值为 297 份。由于本次课题是针对中低收入人群的医疗服务需求展开的调查，统计结果显示，这次调查对象的家庭总收入平均值为 31399.33 元，人均年收入为 10364.06 元。图 9-3 是调查对象家庭人均收入百分比图，纵轴为调查对象人均收入数额，横轴为该收入出现的频次。从图中可以看出，人均收入 10000 元的家庭有 56 户，占被调查对象总数的 18.70%；人均收入 15000 元的家庭有 21 户，占 7.00%；而人均收入在 3000 元以下的家庭也占了被调查对象总数的 5.00%。这说明即使在城市低收入人群当中，也存在着较大的收入差距。而这些收入差距也是每个家庭选择不同医疗服务的一个原因。

（二）对被调查对象患病就医情况的分析

1. 按被访者及其家庭成员患病的类型分析

根据问卷的内容，调查对象及其家庭成员患病的类型，可分为急性病、慢性病和其他疾病三种类型。

（1）急性病。

根据图 9-4 所示，有 61.33% 和 14.00% 的被调查对象因为患感冒和流感去医疗服务机构，有 8.60% 的人因为呼吸道疾病去医疗服务机构看病，有 5.30% 的被调查对象因为意外伤害或者其他急性病选择医疗服务

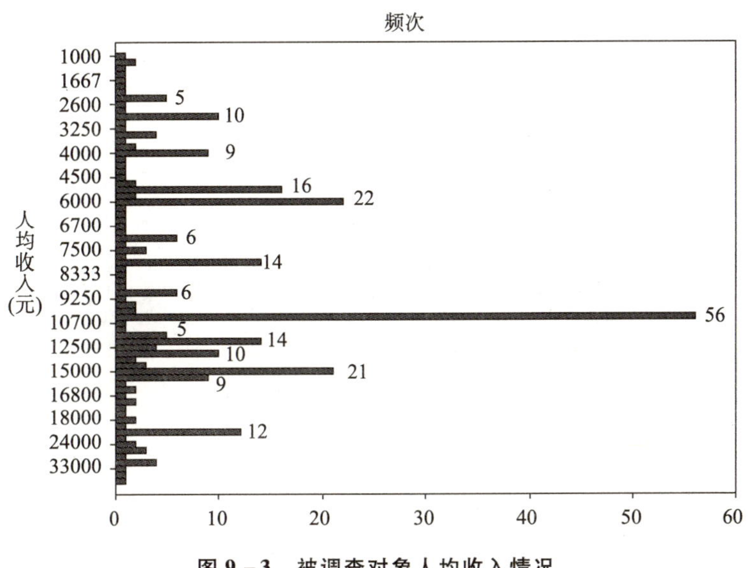

图9－3　被调查对象人均收入情况

机构，而因传染性疾病而去医疗机构的患者仅有0.30%。这个数据可以从某一方面说明传染性疾病已经得到有效控制，人民的身体健康有了一定的保证。

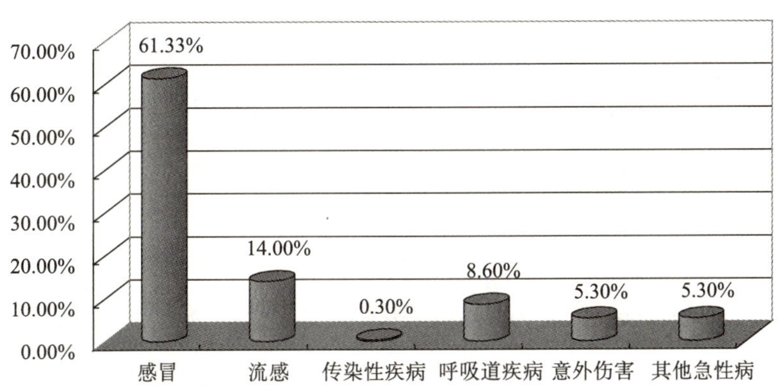

图9－4　最近一年内需要医疗服务的急性病类型

图9－5是对需要住院的急性病类型进行的分析，从图中可以看出，流感成为急性病中对居民身体健康威胁较大的一种疾病，占5.30%；因感冒住院的人数也占到了2.70%；同时，呼吸道疾病和意外伤害也占到了一定的比例，均为1.30%。

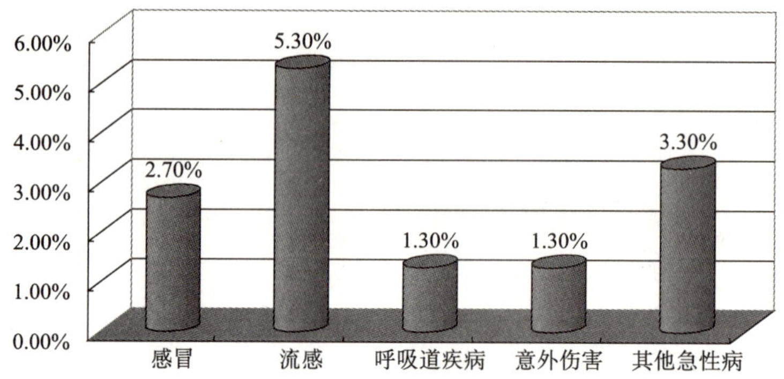

图 9-5 需要住院的急性病类型

图 9-6 是对被调查对象最近一次所患的急性病的种类进行的分析。可以看出，感冒和流感是急性病中的多发病种，分别占 55.70% 和 10.03%。对此次患病后是否到医疗机构看病的数据进行统计，该题目的有效值为 228，选择去看病的有 164 人，有效百分比为 71.90%；不去看病的有 64 人，有效百分比为 28.10%。从统计结果来看，大部分患者还是会在患急性病后去医疗机构看病，对疾病进行积极治疗。

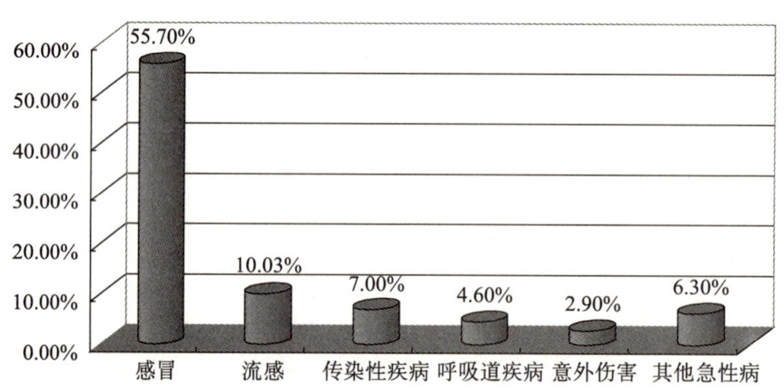

图 9-6 最近一次患急性病的类型

针对最近一次患急性病没有去医疗机构看病的原因进行分析，如图 9-7所示：有 87.00% 的人认为病轻没有必要去医疗机构看病，有 10.00% 的人是因为经济困难没有去医疗机构看病，而因为其他原因不去医疗机构看病的人占 3.00%。

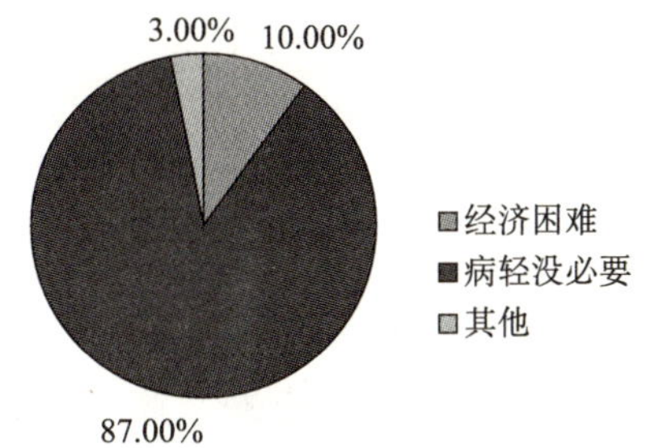

图 9 -7　患急性病不去医疗机构看病的原因

（2）慢性病。

此次调查中，有 16. 90% 的被调查对象或其亲属在最近一年内因高血压需要医疗服务；有 14. 70% 的被调查对象或其亲属因心脏病需要医疗服务；有 12. 00% 的被调查对象或其亲属因糖尿病需要医疗服务；有 11. 30% 的被调查对象或其亲属因关节炎需要医疗服务。另外，因高血脂、慢性疼痛、关节炎等慢性疾病需要医疗服务的人数也占了较大的比例。

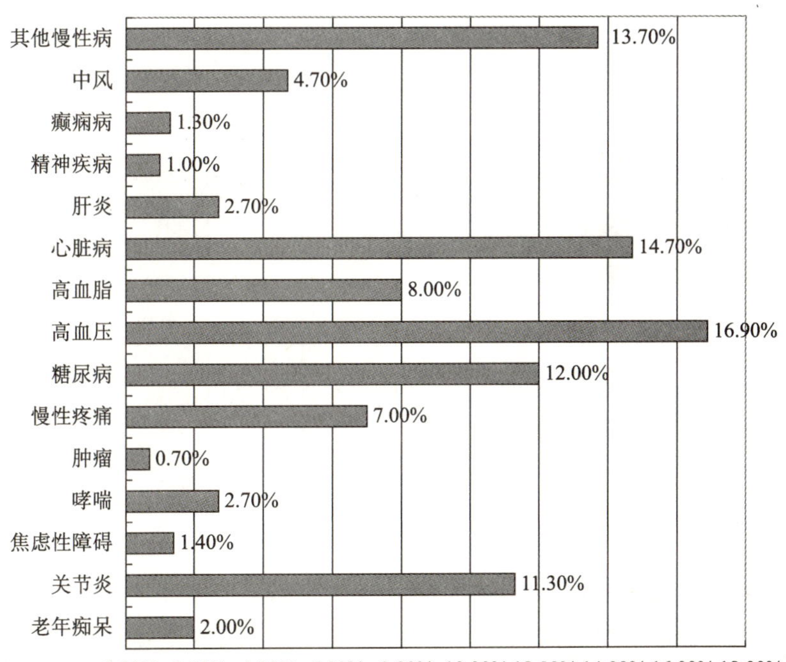

图 9 -8　最近一年内需要医疗服务的慢性病类型

图 9－9 是对需要住院的慢性病类型进行的统计，有 6. 30% 和 5. 70% 的被调查对象或其亲属因患高血压和高血脂住院治疗；有 4. 70% 和 3. 70% 的被调查对象或其亲属因患关节炎和中风入院治疗；因患糖尿病入院治疗的比例也占到了 1. 70% 。对比因患急性病需要医疗服务的疾病类型来说，慢性疾病的类型更多，循环系统疾病（如心脏病、高血压、高血脂等）成为影响人们身体健康的主要慢性疾病。

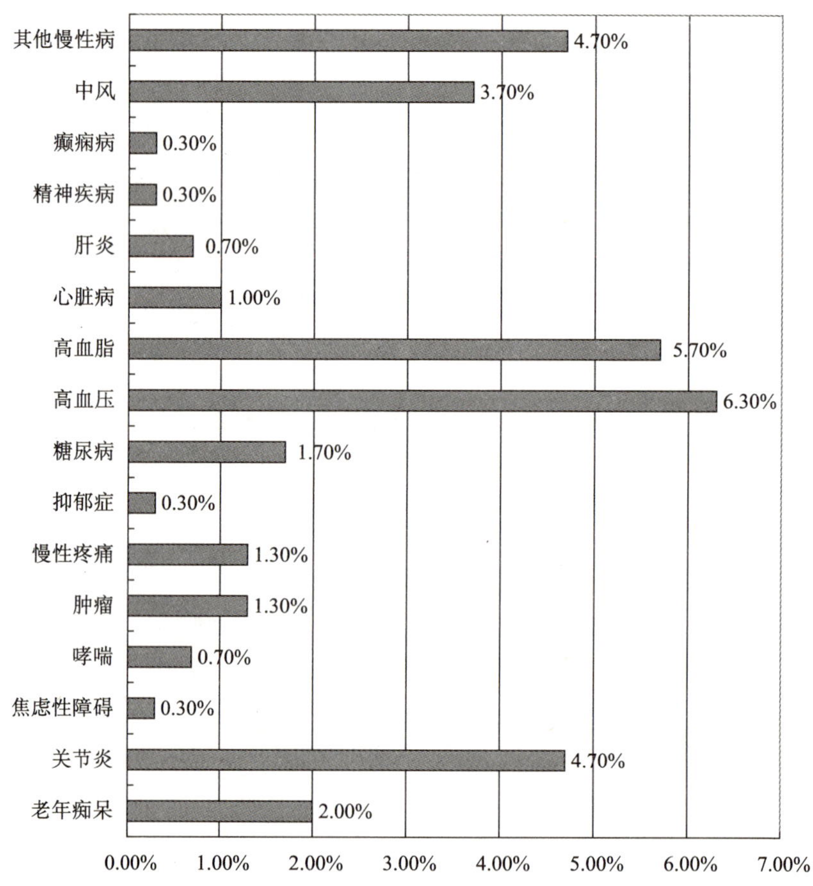

图 9－9　需要住院的慢性病类型

针对最近一次患慢性病后是否到医疗机构看病的比例进行分析，最近一次患病后去医疗机构看病的人数为 172，有效百分比是 81. 50% ；选择不去医疗机构看病的人数为 39 人，有效百分比为 18. 50% 。从这个分析结果看，同最近一次患急性病后是否到医疗机构看病的结果相似，大多数的人还是选择积极治疗的方法。

图 9－10 是此次患慢性病后不去医疗机构看病的原因分析结果，有 7.30% 的人认为病轻，没必要去医院看病；有 3.30% 的人由于经济困难而不去医疗机构看病；2.40% 的人是由于对医院不信任而不去医疗机构看病；另外有 0.30% 的人是由于自感无望而不去医疗机构看病。

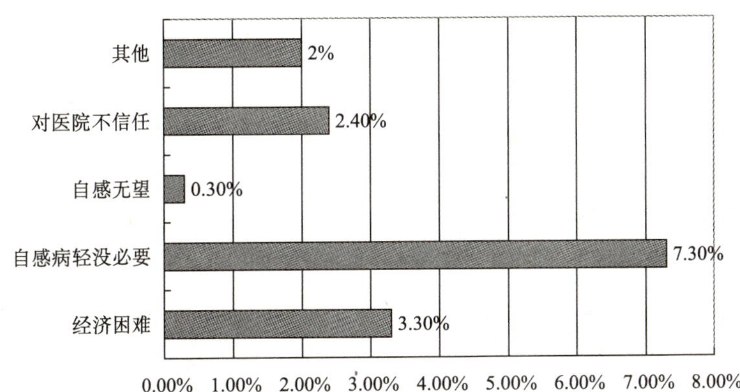

图 9－10　患慢性病不去医疗机构看病的原因

（3）需要医疗服务的其他疾病。

根据问卷的题目设计，图 9－11 是针对需要医疗服务的其他疾病类型进行的分析。可以看出，常规体检是需要医疗服务最多的一个项目，占 23.30%；分娩和妇幼保健分别占 2.00%；产前护理占 1.00%，其他项目占 0.3%。而需要住院治疗的医疗项目只有分娩和妇幼保健，分别占 6.70% 和 0.30%。根据统计结果分析，有 80.00% 的人在此类项目中选择去医疗机构看病。

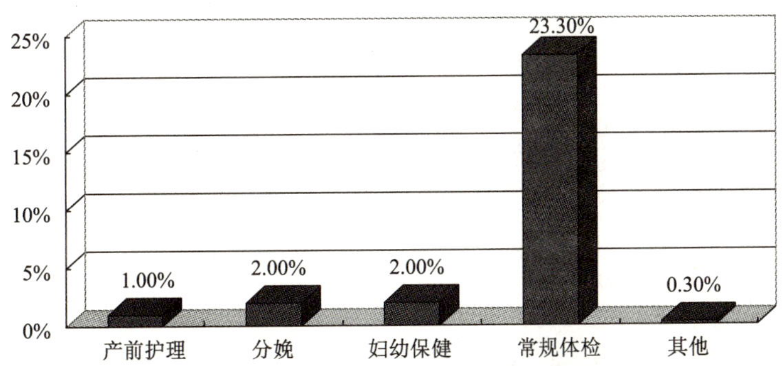

图 9－11　需要医疗服务的其他疾病类型

图 9－12 对城镇居民被调查对象中做体检的比例进行了统计，有 49.00% 的被调查对象或其亲属做过体检；高达 51.00% 的被调查对象或其亲属没有做过体检。通过问卷分析可知，有 41.30% 和 39.70% 的人认为做体检很有必要和有必要，认为无所谓的人占 9.30%，认为没有必要和非常没必要的人各占 9.30% 和 0.30%。由此可以看出，虽然没做过体检的人数比例相对较多，但是大多数的被调查对象都认识到了做体检的重要性。

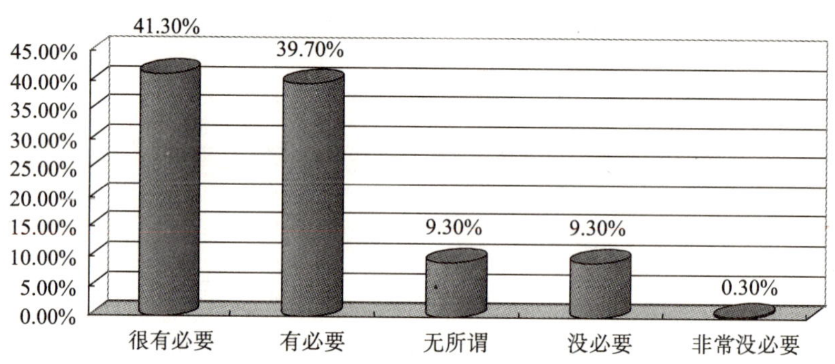

图 9－12　对体检的必要性的分析

2. 按被访者及家庭成员的医疗服务利用情况分析

被调查对象中有 80% 的人会在患病之后选择到医疗机构看病；有 36.30% 的被调查对象选择纯自我治疗的方式治疗疾病；有 4.00% 的被调查对象在患病后不采取任何措施（见图 9－13）。

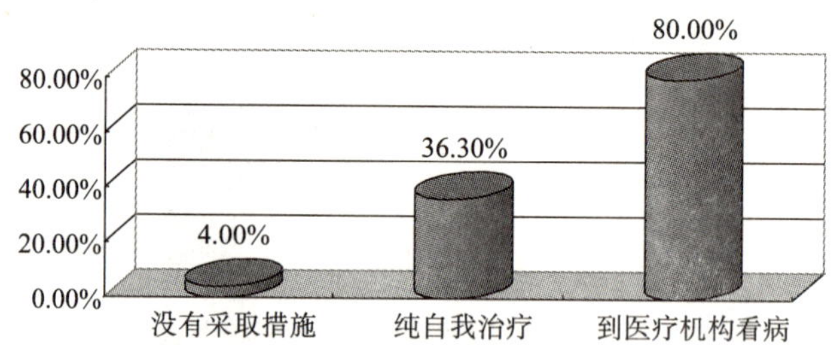

图 9－13　患病后采取的措施

在患病后采取纯自我治疗方法的被调查对象中，有 43.00% 的人是自己买药吃来治疗疾病；24.00% 的人采取加强锻炼，自我恢复的方法；9.00% 的人会购买辅助仪器来治疗疾病（见图 9－14）。

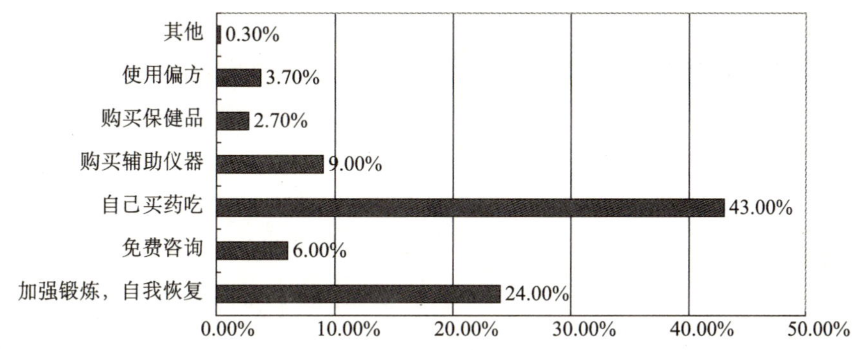

图 9－14　自我治疗的方式

图 9－15 是对需要医疗服务时可选择的医疗机构进行的分析，可以看出，选择比较多的医疗机构有：三级医院、连锁药店、社区卫生服务站、社区卫生服务中心和私人诊所，百分率分别为 80.00%、63.30%、55.00%、45.30%和 40.30%。

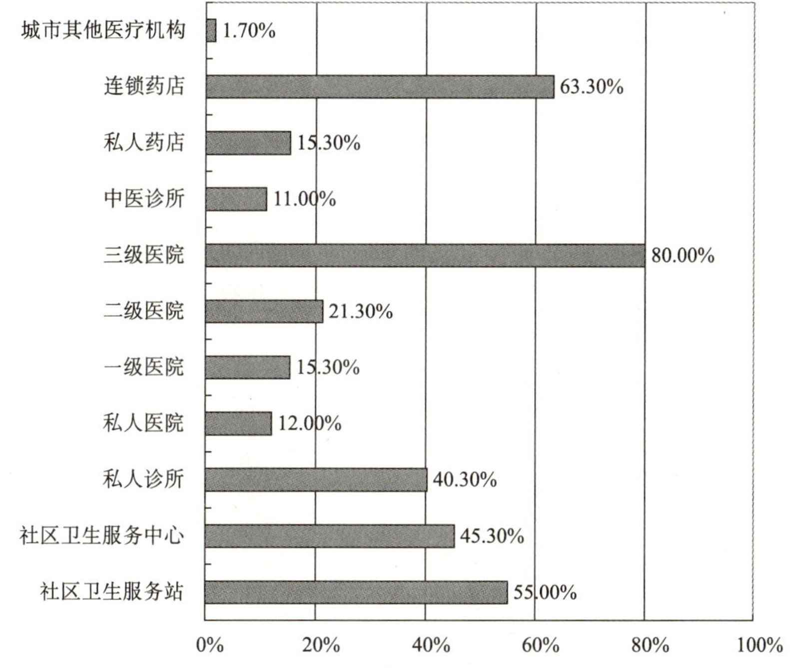

图 9－15　需要医疗服务时可选择的医疗机构

从被调查对象近一年来使用医疗机构的次数均值来看，连锁药店平均每人每年使用 3.65 次，为最多；三级医院的平均使用次数为 1.55 次；

而社区卫生服务站的平均使用次数为 1. 90 次（见图 9－16）。这些数字从一个侧面说明现存的不同类型的医疗服务机构满足了不同人群的医疗需求，连锁药店已经成为人们日常保健的一个不可或缺的医疗机构。

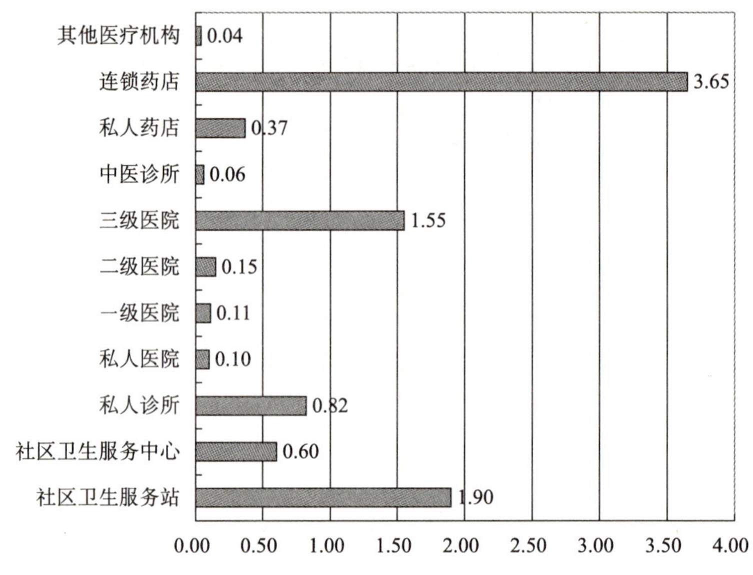

图 9－16　使用医疗服务的平均次数

在对患病时可以选择的医药类型分析时可以看出，国产西药和中成药是选择较多的药品类型，分别占 83. 00% 和 67. 70%；中草药的比例也占到了 34. 00%；进口西药占 16. 70%；选择保健药品的有 1. 30%（见图 9－17）。

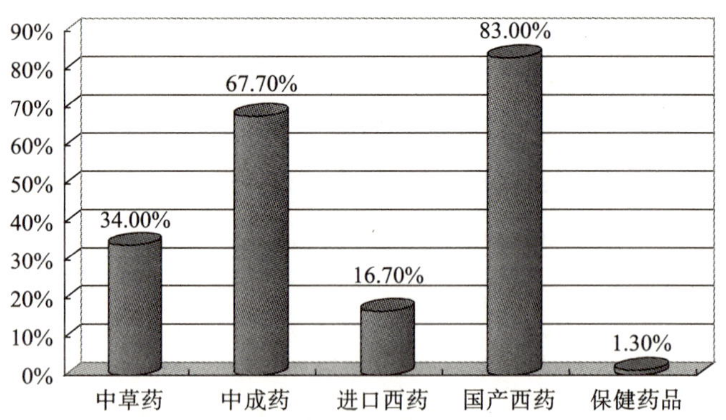

图 9－17　患病时可供选择的医药类型

图 9－18 是对被调查对象患急性病后常去的医疗机构的分析，选择去三级医院就诊的人数最多，占被调查对象人数的 19.70%；其次是社区卫生服务站，比例为 14.30%；选择去私人诊所看急性病的人数比例为 10.00%；去私人药店的比例为 9.00%。

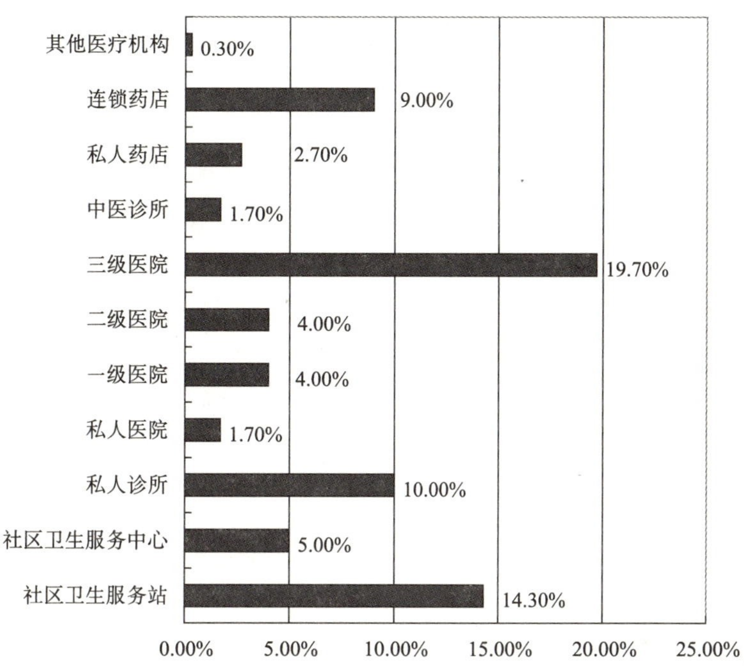

图 9－18　患急性病常去的医疗机构

对选择某种医疗机构的原因进行分析，可以看出，方便和便宜是选择这些医疗机构的主要原因，分别占 42.00% 和 19.70%；而医生技术水平高也是被调查对象选择这些医疗机构的一个重要原因，比例为 12.30%；医疗机构服务好和医疗设备好这两个原因也占了 9.70% 和 9.30% 的比例（见图 9－19）。

图 9－20 是对被调查对象患慢性病后常去的医疗机构进行的分析，三级医院成为治疗慢性病的首选医疗机构，选择三级医院的人数占被调查对象的 37.30%；选择连锁药店的比例为 9.30%；选择二级医院的人数比例为 8.30%；同时选择去社区卫生服务站和社区卫生服务中心治疗慢性病的人数比例也占到了 5.30% 和 6.30%。

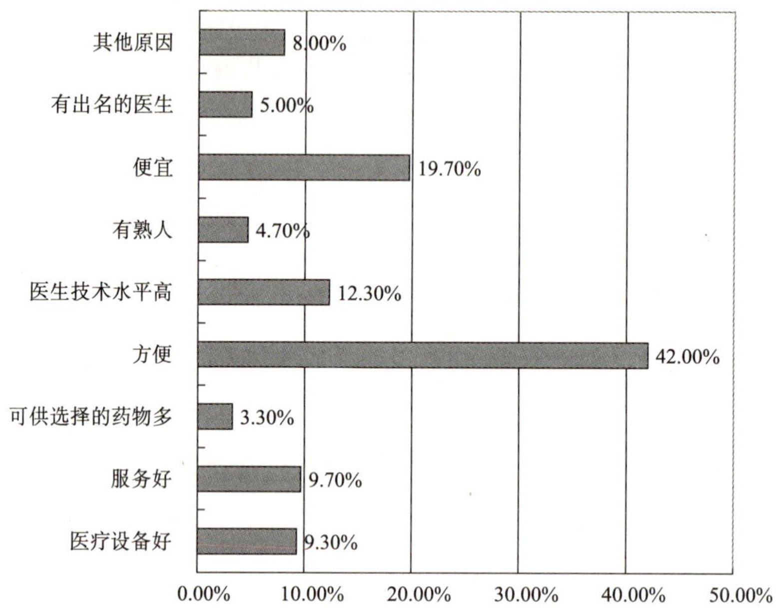

图 9－19　选择该医疗机构的主要原因

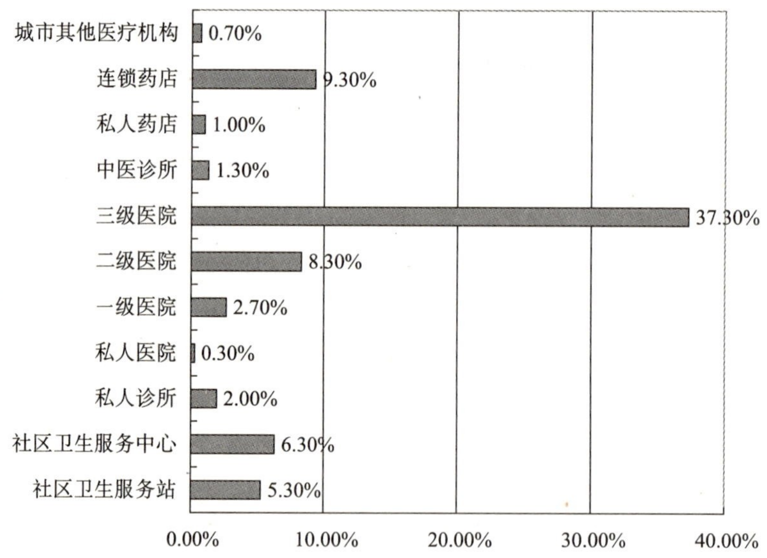

图 9－20　患慢性病常去的医疗机构

对选择这些医疗机构的原因进行分析，可以看出，方便和医生技术水平高成为了主要原因，分别占 28.70% 和 21.30%；医疗设备好也是医疗机构被选择的重要原因，占16.70%；同时，价格便宜这个原因也占15.00%的比例（见图9－21）。

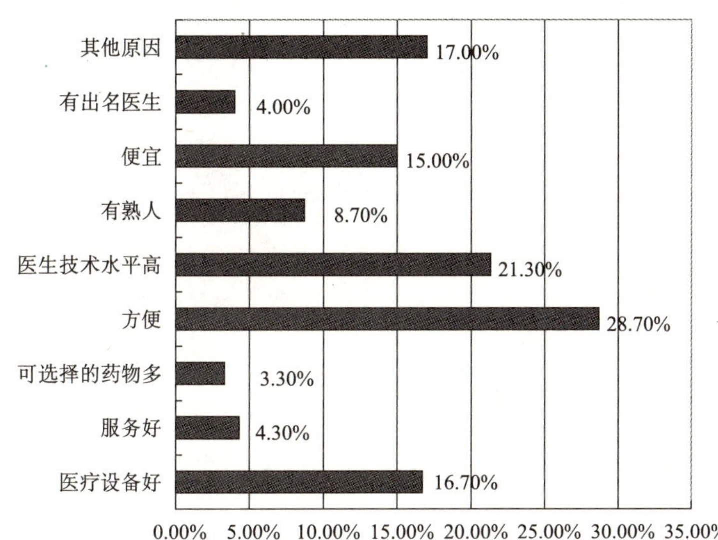

图9－21　选择该医疗机构的主要原因

（三）对医疗支出及医疗保险使用情况的分析

1. 对医疗支出分为治疗急性病和治疗慢性病的支出两方面

（1）治疗急性病的支出。

通过对问卷进行分析可以看出，最近一次患急性病后服用药品的被调查对象或其亲属有175人，占被调查对象人数的58.30%。为治疗急性病所服用的药品主要是国产西药和中成药，分别占49.30%和27.70%；服用中草药和进口西药比例分别为7.30%和2.00%；服用保健药品的比例为0.30%（见图9－22）。在对治疗急性病服用各类型的药品花费均值进行分析后可以看出，国产西药的花费最高，人均为321.35元；其次是中成药的花费，人均为137.87元；进口西药和中草药的人均花费分别为26.49元和21.19元。

对负担治疗急性病的医药费用途径进行分析，全部自付急性病医疗费用的有效百分比为81.60%；全部报销的有效百分比为5.70%；部分报销的有效百分比为12.60%（见图9－23）。

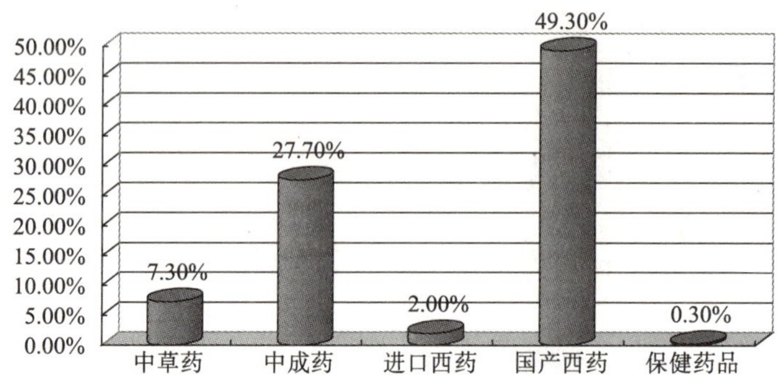

图 9－22　治疗急性病服用药品的种类

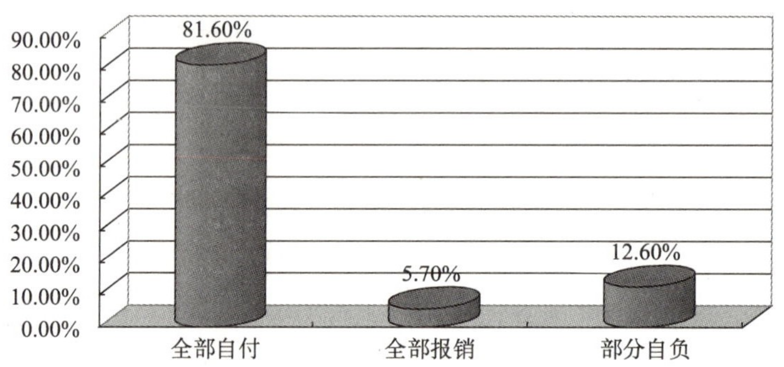

图 9－23　负担急性病医药费用的途径

图 9－24 为急性病看病花费报销比例的分析图，报销 50% 医药花费的人数最多，占被调查对象的 22. 20%；报销 90. 00% 和 70. 00% 医药花费的人数均占被调查对象的 16. 70%。

（2）治疗慢性病的支出。

最近一次患慢性病的被调查对象中，有 58% 的人服用了药品；有 1. 70% 的人没有服用药品。在选择服用药品治疗慢性病的人中，有 48. 70% 的人选择了国产西药；29. 00% 的人选择了中成药；选择中草药和进口西药的人数比例分别为 9. 70% 和 8. 70%；服用保健药品的人数比例为 0. 30%（见图 9－25）。对治疗慢性病服用各类型的药品花费均值进行分析，可以看出，服用国产西药的人均花费为 873. 20 元；服用进口西药的人均花费为 312. 66 元；服用中成药的人均花费为 304. 56 元；服用中草药的人均花费为 126. 55 元。

有 45. 10% 的人是全部自付治疗慢性病的医疗费用；有 5. 10% 的人是

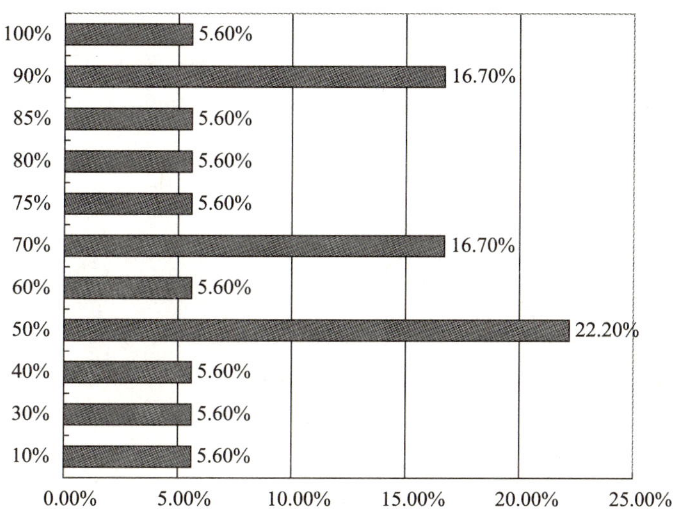

图 9－24　急性病看病花费报销比例图

（纵轴为报销比例，横轴为该报销比例出现的百分率）

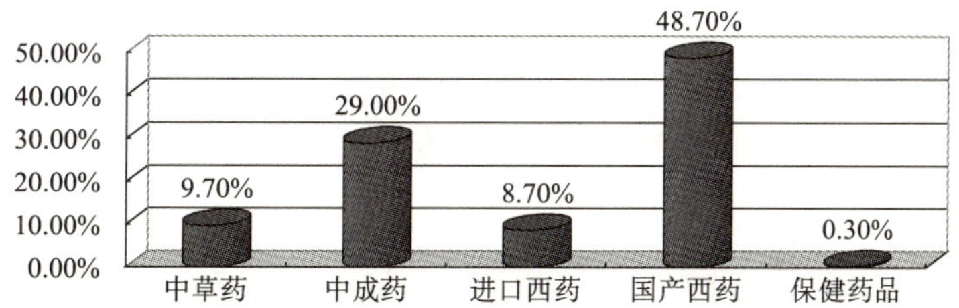

图 9－25　治疗慢性病服用药品的种类

全部报销治疗慢性病的医疗费用；有 29.00% 的人是部分报销治疗慢性病医疗费用（见图 9－26）。

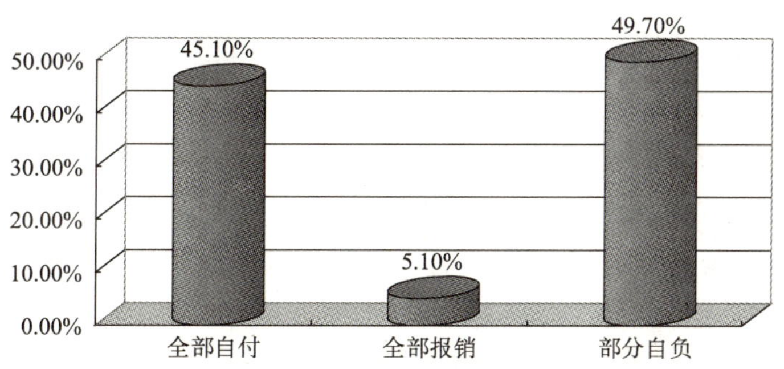

图 9－26　支付医疗费用的方式

在报销比例的分析中，报销 70.00% 医疗费用的人数占被调查对象人数的 23.20%；报销 80.00% 医药费用的人数占被调查对象人数的 17.10%；报销 50.00% 医疗费用的人数比例为 13.40%；报销 60.00% 医疗费用的人数比例为 11.00%（见图 9－27）。

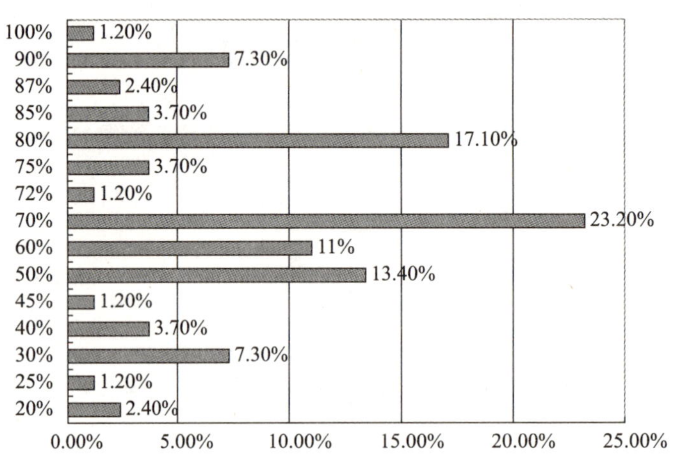

图 9－27　慢性病的报销比例

（纵轴为报销比例，横轴为该比例出现的百分率）

2. 使用医保情况分析

在被调查对象当中，因看各种疾病而花费的门诊总支出的均值为 551.46 元，门诊花费的自付比例为 75.39%。而因各种疾病需住院治疗的住院总支出均值为 5564.45 元，住院费用自付比例为 44.80%。其中，药品总支出的均值为 1981.01 元，自付比例为 71.69%。对医药费用报销的来源途径进行分析，可以看出：使用最多的是城镇职工医疗保险，比例达到 34.79%；其次是城镇居民医疗保险，使用比例为 14.00%；公费医疗的比例为 5.70%；使用商业医疗保险和医疗救助的比例分别为 1.70% 和 1.00%；使用其他的医疗费用报销途径比例占 4.00%（见图 9－28）。

通过分析自负医疗费用的来源途径可以看出，用自己的收入负担医疗费用的占 95.00%，使用储蓄负担医疗费用的人数占 20.70%，靠单位补贴和政府补贴支付医疗费用的分别占 7.30% 和 5.30%，以借债支付医疗费用的占 6.00%（见图 9－29）。将城市家庭总支出的均值和医疗保健支出的均值进行对比，家庭总支出的均值是 23953.42 元，医疗保健支出

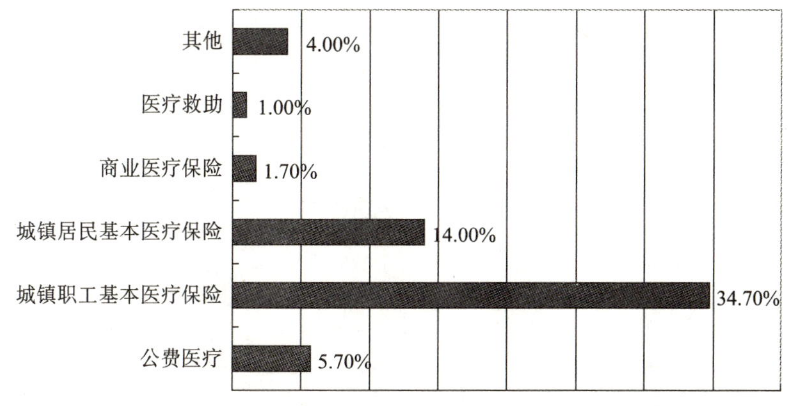

图 9－28　医疗费用报销的来源

的均值是 5801.80 元，医疗支出均值占家庭总支出均值的比例为 24.22%。

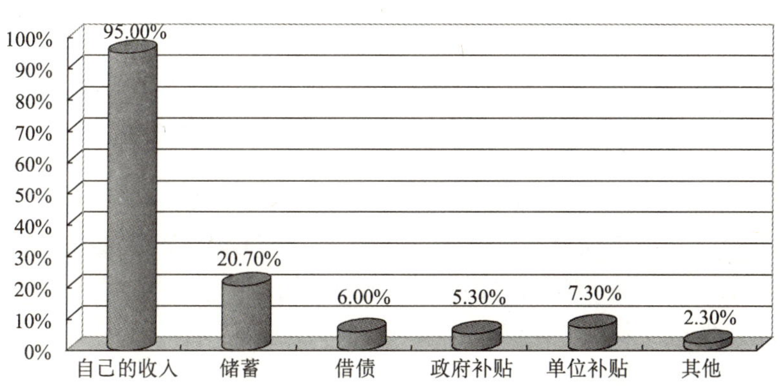

图 9－29　负担医疗费用的来源途径、医疗费用的来源

（四）对医疗服务满意度分析

对医疗服务的满意度分析分为对医疗机构提供的服务的分析、对药品及报销比例的评价和对被调查对象的医疗服务需求期望的分析三部分。

1. 对医疗机构提供服务的分析

通过分析问卷可以看出，有 26.70% 的被调查者对医疗服务不太满意，有 6.70% 的人对医疗服务很不满意；有 20.70% 的被调查者对医疗服务比较满意，4.30% 的被调查者很满意现在的医疗服务；但是大多数的人都认为现行的医疗服务一般，占41.70%（见图9－30）。

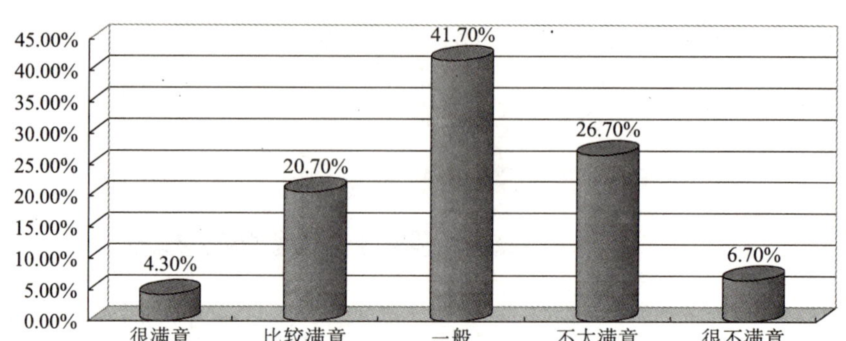

图9－30　对医疗服务的满意程度

从图9－31可以看出，医疗费用高是被调查对象最不满意医疗服务的地方，占66.30%；其次是医疗机构提供不必要的医疗服务和收费不合理，分别占45.00%和40.70%；看病手续繁琐和服务态度差分别占31.00%和28.00%；认为等候时间过长的比例为23.00%。

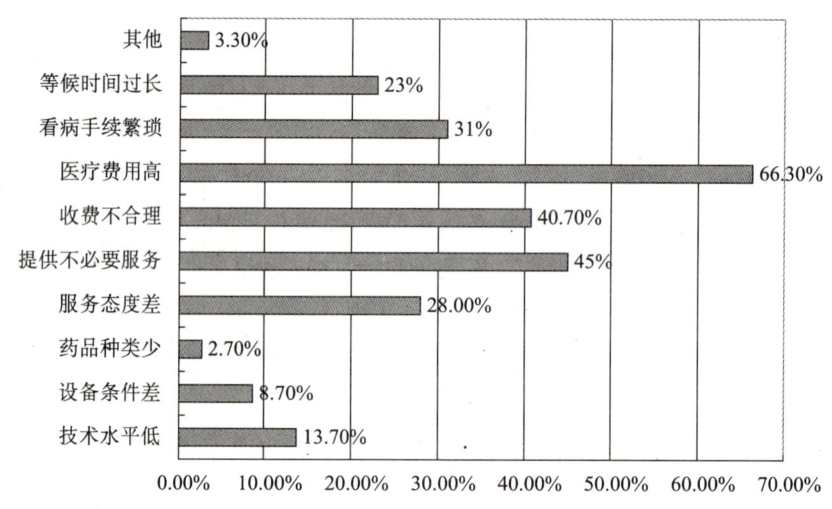

图9－31　对医疗服务最不满意的地方

图9－32是对医疗机构数量的评价，总体来看，被调查对象均认为医疗机构数量充足，认为医疗机构很多和比较多的百分比为62.60%，认为很少和比较少的百分比为8.70%。

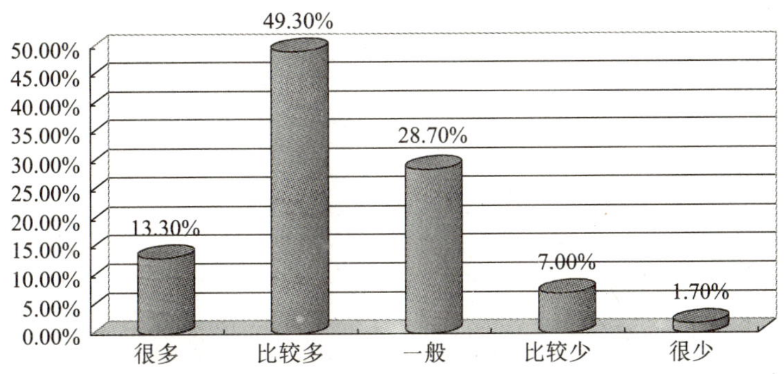

图 9－32　对医疗机构数量的评价

从对就医环境的评价来看，有 42.00% 的人认为目前的就医环境很好或者比较好，有 10.70% 的人认为就医环境比较差或很差，但 47.30% 的人都认为就医环境一般（见图 9－33）。

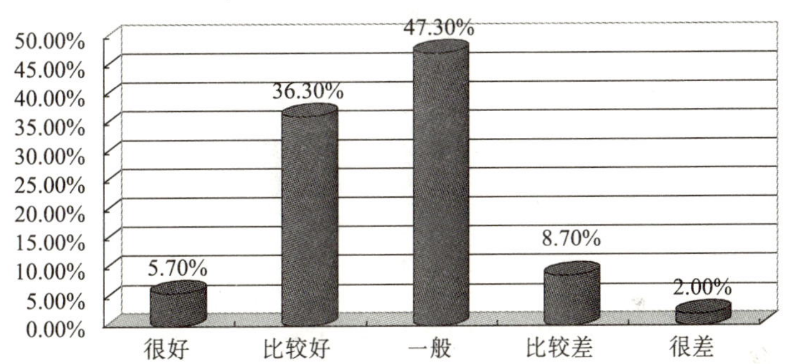

图 9－33　对就医环境的评价

从对就医方便程度的评价来看，有 43.30% 和 11.30% 的被调查对象认为就医比较方便或者很方便，28.30% 的被调查对象认为一般，有 13.00% 和 4.00% 的被调查对象认为看病不太方便或者很不方便（见图 9－34）。

图 9－35 是对医疗设备的评价，有 49.00% 和 7.70% 的被调查对象认为目前的医疗设备比较好或者很好，37.70% 的被调查者认为一般，有 4.00% 的被调查者认为医疗设备比较差。

图 9－36 是对医生技术水平的评价，58.30% 的被调查者认为医生的技术水平一般，28.00% 和 4.00% 的被访者认为医生的技术水平比较高或者很高，有 8.00% 的被访者认为医生的技术水平比较低，1.30% 的被访者认为医生的技术水平很低。

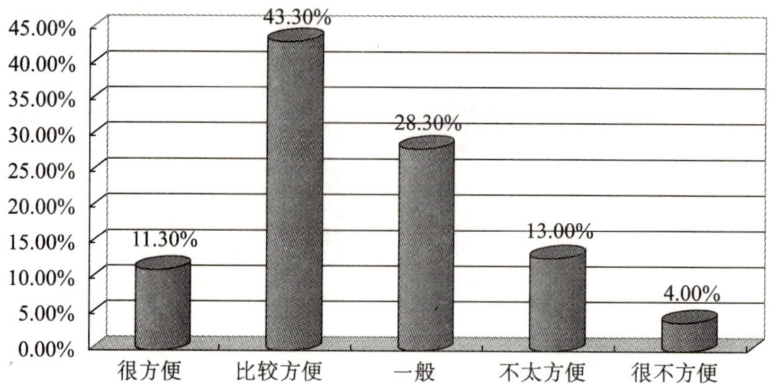

图 9－34　对就医方便程度的评价

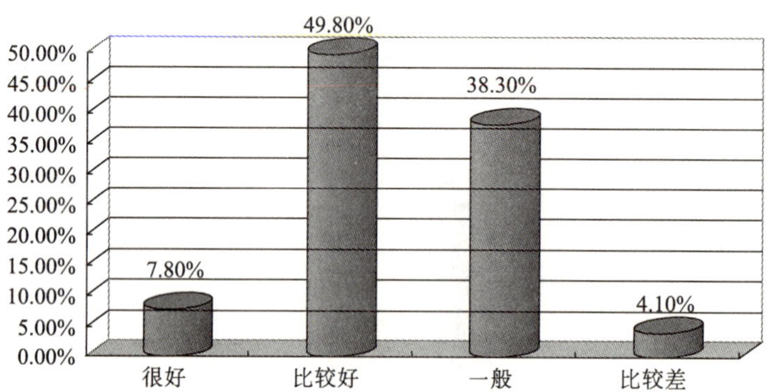

图 9－35　对医疗设备的评价

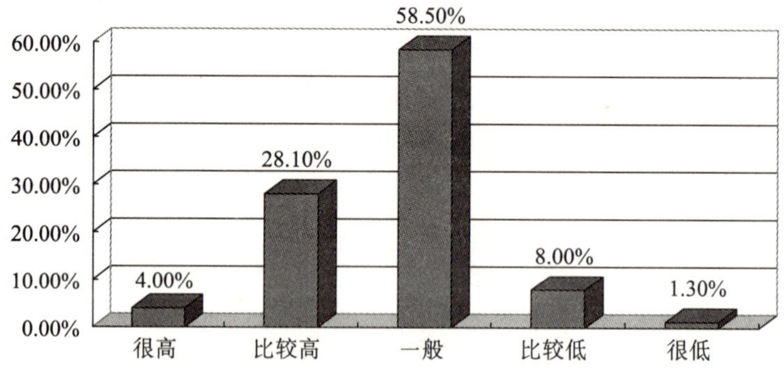

图 9－36　对医生技术水平的评价

从医生对病情解释程度的评价来看，50.30%的被访者认为一般，有27.00%和3.30%的被访者认为比较好或者很好，15.00%的被调查对象认为医生对病情的解释程度较差，4.30%的被访者认为医生对病情的解释程度很差（见图9－37）。

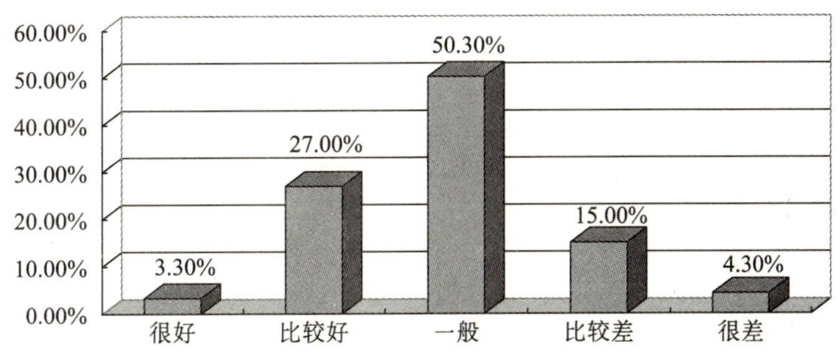

图9－37　医生对病情解释程度的评价

通过调查发现，有42.30%的被调查对象认为医护人员的服务态度一般，31.70%和4.30%的被调查对象认为医护人员的服务态度比较好或者很好，17.00%的被访者认为医护人员的服务态度较差，4.70%的被访者认为医护人员的服务态度很差（见图9－38）。

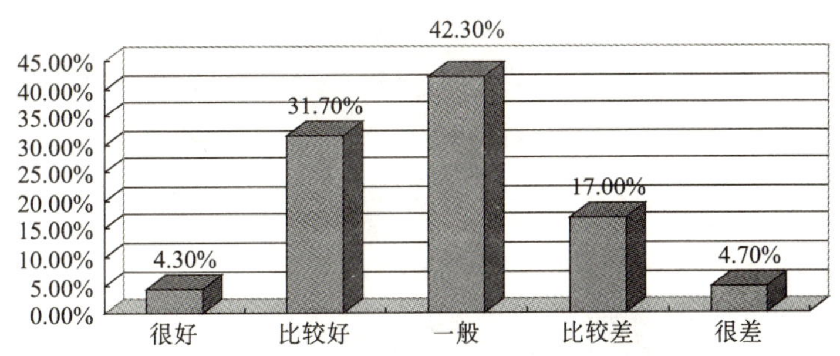

图9－38　对医护人员服务态度的评价

2. 对药品及报销比例的评价

图9－39是对药品种类的评价，认为种类比较多的被调查对象人数比例为59.70%，认为药品种类很多的占25.70%，认为一般的占12.70%，认为药品种类比较少和很少的分别占1.30%和0.30%。

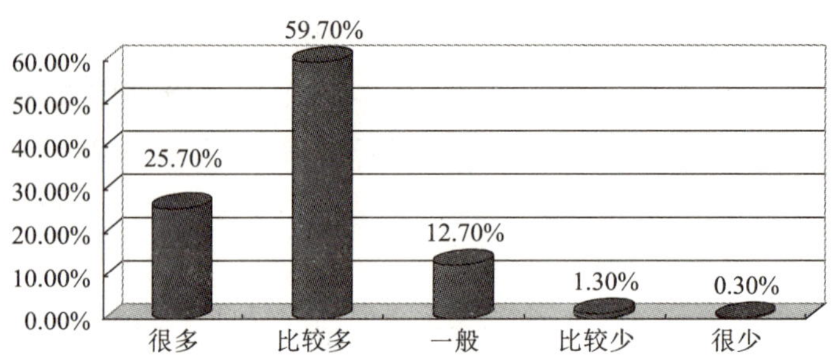

图 9－39　对药品种类的评价

从对药品质量的评价来看，55.00%的被调查对象认为药品质量一般，33.00%的被访者认为药品质量比较好，4.00%的被调查对象认为药品质量很好，7.30%和0.30%的被访者认为药品质量比较差或是很差（见图9－40）。

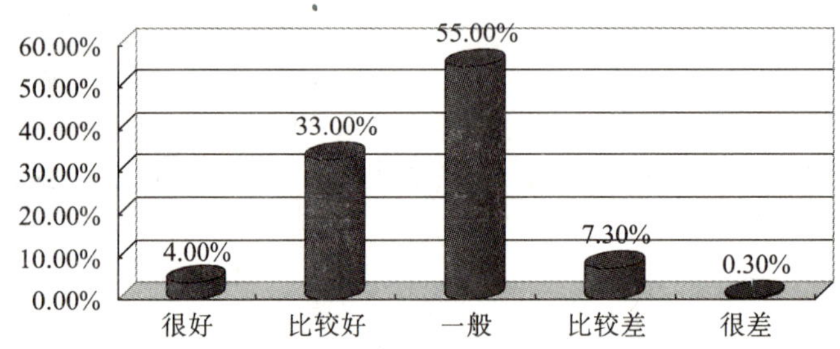

图 9－40　对药品质量的评价

图9－41是被调查对象对药品价格的评价，从图中可以看出，有44.70%的被访者认为药价很高，45.00%的被访者认为药价比较高，有10.00%的被访者认为药价一般，仅有0.30%的被访者认为药价比较低。

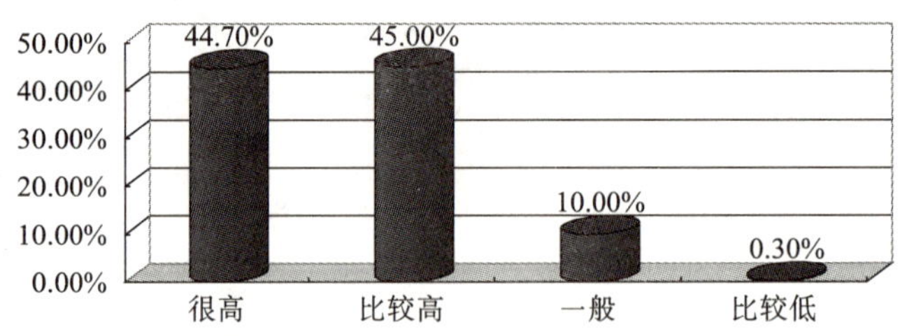

图 9－41　对药品价格的评价

对不同种类的药品进行价格调查，可以发现有37.66%的被调查者认为国产西药的价格比较高，26.33%的被调查者认为中成药的价格比较高，有25.70%的被访者认为进口西药的价格比较高，17.00%的被访者认为中草药价格比较高（见图9-42）。

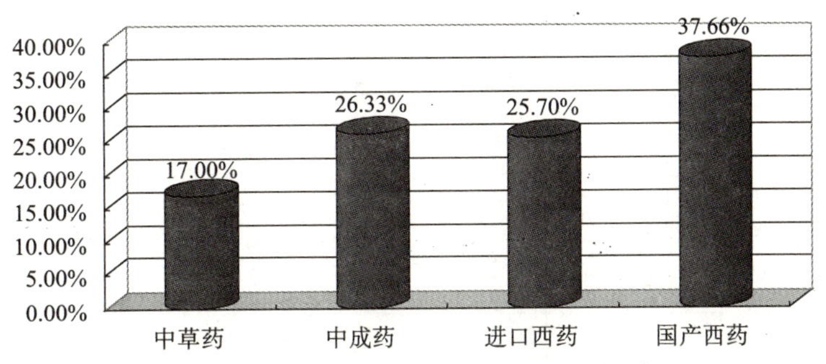

图9-42　哪种药品价格最高

图9-43是对医疗保险报销额度及医疗保险缴费水平的评价，从图中可以看出，32.30%的被调查者认为医保报销额度一般，有28.00%的被调查者认为报销额度比较低，10.00%的被调查者认为报销额度比较高，6.70%的被调查者认为报销额度很低，1.00%的被调查者认为报销额度很高；39.00%的被调查者认为医保的缴费水平一般，可以接受，有19.70%的被调查者认为缴费水平比较高，11.70%的被调查者认为医保缴费水平比较低，4.70%的被调查者认为缴费水平很高，2.00%的被调查者认为医保缴费水平很低。

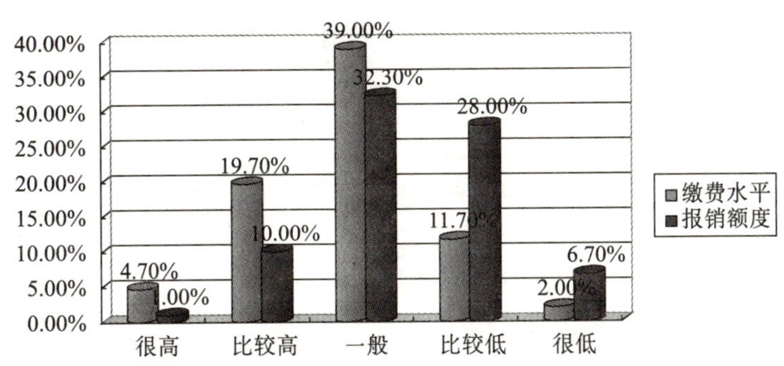

图9-43　对医保报销额度及缴费水平的评价

从使用医疗保险报销的方便程度来看，有28.00%的被调查者都认为报销比较方便，21.00%的被调查者认为一般，14.70%的被调查者认为不太方便，8.30%的被调查者认为医保报销很方便，有6.00%的人认为

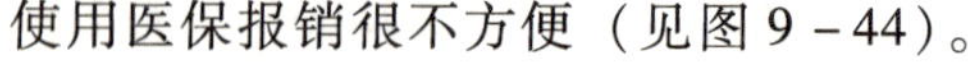
使用医保报销很不方便（见图 9－44）。

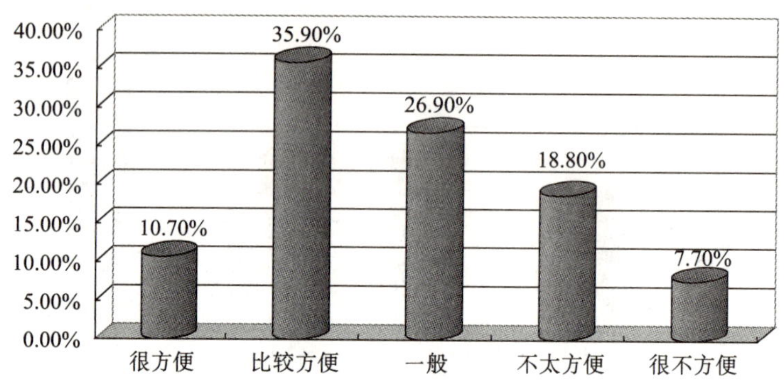

图 9－44　对医保报销方便程度的对比

图 9－45 是对药品报销目录的评价分析图，可以看出，36.70% 的被调查对象认为药品报销目录比较窄，28.30% 的被调查对象认为一般，认为报销目录很窄的被调查对象有 5.70%，有 6.00% 的人认为报销目录比较宽，1.00% 的被调查对象认为药品报销目录很宽。

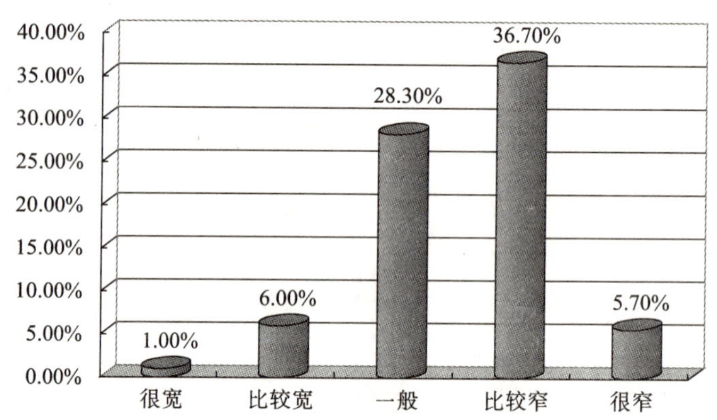

图 9－45　对药品报销目录的评价

3. 对医疗服务需求期望的分析

通过问卷调查发现，被访者最感兴趣的医疗服务方式是常规健康体检，选择该项服务的人数比例为 67.00%；其次是慢性病防治，占 48.30%；对上门医疗感兴趣的被访者有 31.30%；对进行健康教育和建立健康档案感兴趣的被访者比例分别为 23.70% 和 21.70%；对医疗信贷和妇幼保健感兴趣的被访者有 5.00% 和 14.70%（见图 9－46）。

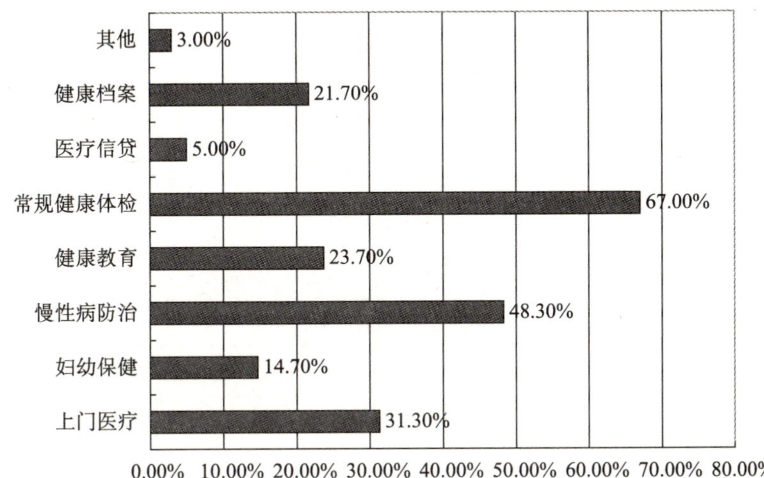

图 9－46　最感兴趣的医疗服务方式

城市中低收入居民选出的对自己最有利的五项医疗服务依次是：提供免费体检（65.00%）、西药的价格更低（56.70%）、医保报销比例更高（41.00%）、看病更方便（38.30%）和更加注重慢性病防治（38.30%）（见图 9－47）。

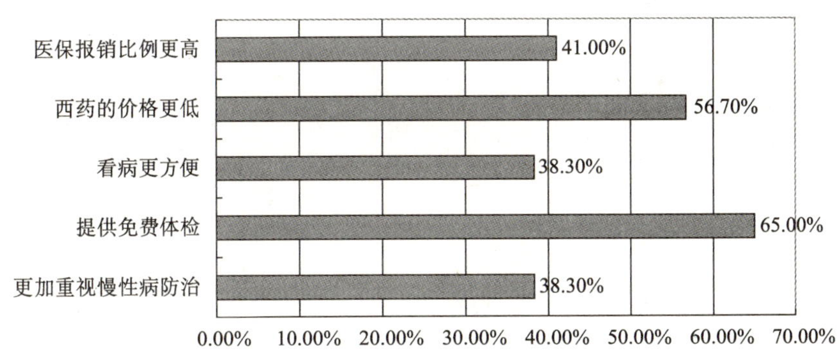

图 9－47　对自己最有利的五项医疗服务

图 9－48 是对未来五年被访者医疗需求变化的分析，可以看出，更加注重慢性病防治（48.70%）和定期体检（46.30%）成为多数被访者选择的医疗需求项目，更加注重预防保健（41.00%）和购买商业保险（36.70%）也成为医疗需求变化的内容，有 27.00% 的被调查者会更加重视疾病防治，同时，有 7.70% 的被调查者表示不会有太大变化。

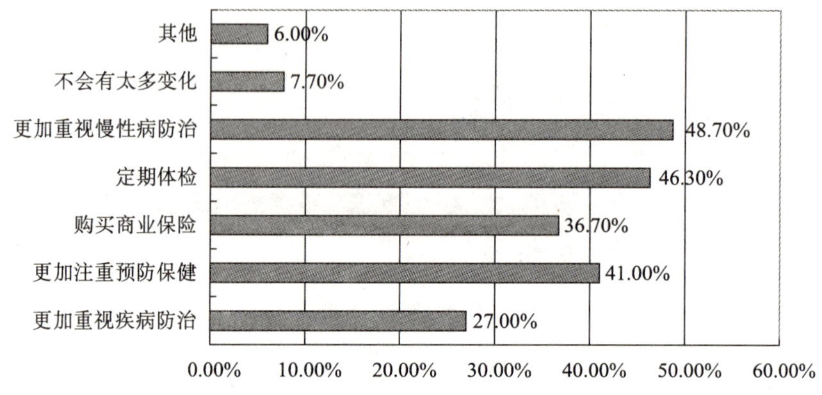

图 9－48　未来五年医疗需求的变化

图 9－49 是被访者对我国现阶段实行的医疗卫生体制改革所持态度的调查分析，可以发现，有 45.00% 的被访者对医疗卫生体制改革充满信心，认为改革可以解决很多问题；有 29.70% 的被访者认为新医改有待于实践的检验，改革结果尚不能确定；14.30% 的被访者对改革信心不大，认为解决不了什么问题；11.00% 的被访者认为不好说。

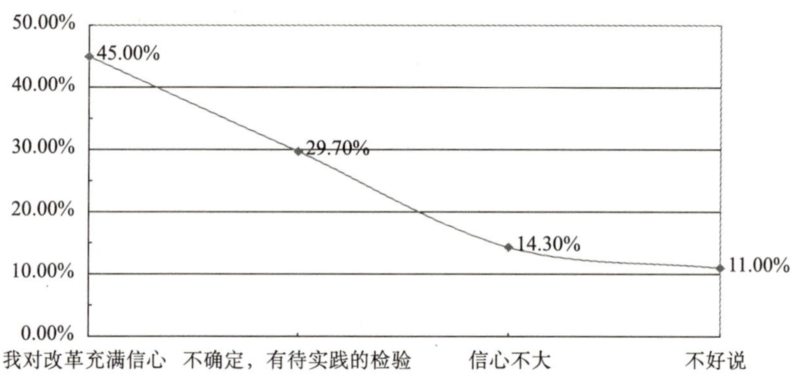

图 9－49　对我国目前医改的态度

四、存在的问题

（一）医疗服务收费偏高，缺乏相关法规约束

从问卷分析情况来看，被调查对象对医疗服务最不满意的地方是医

疗费用过高，选择该项的人数比例达到了66.30%。在最近一年中，郑州市城市居民次均门诊费用为551.46元，次均住院费用为5564.45元。根据卫生部2008年第四次国家卫生服务调查的结果，城市次均门诊费用为312元，次均住院费用为8958元[①]，郑州市城市居民的门诊次均费用比全国水平高出76%，次均住院费用比全国水平低37.80%。这些数字说明郑州市医疗费用控制也要着重于门诊费用的控制，而这部分费用的监管目前还存在很多不足之处。

在调查中我们了解到，有45%的被调查对象都认为医疗机构提供了过多的不必要的服务，比如在门诊费用支出中，各种繁杂的检查费用所占比重较大，医疗机构为追求利润最大化，增加各种检查、诊疗项目等，拉高了医疗消费支出整体水平。尽管目前医药市场上的药品种类繁多，仍有高达44.70%和45.00%的被调查对象认为药品价格很高或者过高。其中，37.66%的被调查对象认为国产西药的价格过高，所占的比例最大。

尽管政府及有关部门为整顿医疗市场秩序，在降低药品价格、制止医疗机构在提供医疗服务乱收费方面采取了一系列措施，做了大量艰苦细致的工作，但收效仍不明显，群众看病贵问题未真正得到解决。

（二）医疗服务人员的服务水平有待提高

尽管随着社会经济的进步发展，就医环境和医疗设备有了明显的改善，但在这次访问中有41.7%的被调查对象认为医疗机构提供的医疗服务一般，有31.40%的被调查对象表示对目前的医疗服务不太满意或者很不满意。其中，45%的被调查对象认为医疗机构总是提供一些不必要的服务，致使看病费用过高；有28%的被调查对象认为目前医疗服务人员的服务态度差。由此可见，医疗服务机构为了使其利益最大化，不仅偏离政府对其公益性的定位，更没有将病患的需要放在首位，这也是造成目前“看病难、看病贵”的一个重要原因。

在随后的调查中，有75.70%的被调查对象都希望医生的职业道德更高些，74.30%的被调查对象希望医生的专业技术水平更高点，56.3%的

① 卫生部公布第四次国家卫生服务调查主要结果，2009年3月3日。

被调查对象希望医疗机构的服务人员服务态度更好点。这些数据不仅从一个侧面反映了医疗机构的服务人员的服务水平还有待提高，更反映了群众对医疗卫生体制改革寄托的希望。

（三）医疗保险制度的总体满意度不高

医疗保险制度在一定程度上分散了患者的疾病风险，在一定层面上也减轻了患者及其家属的医疗负担，使更多患者获得了及时、高层次的诊疗服务。随着2007年《郑州市城镇居民基本医疗保险办法》的正式实施，郑州市实现了医疗保险全社会覆盖，并建立起了城镇居民医保、城镇职工医保和农村新型合作医疗为主体的多层次医疗保障体系，市民人人都能享受医保。

但通过调查可以发现，目前的医疗保险制度仍存在诸多不足之处，有28.00%和6.70%的被调查对象认为现行的医疗保险报销制度比较低或者很低，有36.70%和5.70%的被调查对象认为目前的药品报销目录比较窄或者很窄，有41%的被调查对象希望通过医改，提高医保报销的水平。这说明郑州市的医疗保险制度还需要进一步完善。比如纳入城市医保的药品目录及诊疗项目范围偏窄，药品目录的设置不够合理，医保范围内的药品及诊疗项目很大程度上不能满足患者治疗的全部需要，整个诊疗过程中自费药品和自费诊疗项目比例较大。大量自费药品和自费诊疗项目的使用，即使单方面提高医保的报销比例，个人实际负担仍然较重。

（四）医疗服务机构资源没有得到有效配置，基层医疗服务机构利用率低

通过调查发现，被调查对象中患急性病去三级医院就诊的比例最高，为16.70%；患慢性病去三级医院就诊的比例也是最高，为19.70%。虽然三级医院在医生技术水平和医疗设备上比其他医疗机构具有更大的优势，但是大多数人集中在高级别的医院，势必造成医疗资源的浪费和使用三级医院医疗资源的拥挤。从医疗机构的年均使用次数可以看出，三级医院的年均使用次数为1.55次，一级医院的年均使用次数为0.11次，二级医院为0.15次。

传统的就医理念和政府对三级医院的倾斜是基层医疗服务机构利用

率低的重要原因。政府的医疗公共卫生资源投入长期以来都向大城市的大医院倾斜，使得其他医疗机构的就医环境、医疗设备和医生的技术水平都不能充分满足居民对医疗服务的需求，所以市民从心理上对大医院也有所倾斜。

（五）社区卫生服务机构存在问题

新医改方案在健全基层医疗卫生服务体系部分提出，要在3年内新建、改造3700所城市社区卫生服务中心和1.1万个社区卫生服务站。[①]由于人们长久以来对大医院形成依赖心理，认为它更有权威，因而更愿意相信医院专家的诊疗；加之社区医护人员的技能学识、工作态度，医疗机构的就诊环境、医疗报销限制等均不能充分满足居民对社区医疗服务的要求，更进一步强化了人们这种意识。社区卫生服务正在起步阶段，由于投入不足，很多地区包括社区在内的基层服务机构主要依靠业务收入维持运行。由于自身组织业务收入的能力有限，医务人员待遇较低，社区招不到也留不住优秀人才，难以提供有质量的医疗服务，老百姓要么只能得到不合格的医疗服务，要么只能到高层级医疗机构就医，造成老百姓承担不必要的医疗费用。

五、政策建议

（一）合理控制相关医药产品价格，加大监督力度，提高医疗服务收费的透明度

医疗服务价格既是政府对公立医疗机构所付出的医疗服务补偿的体现，又是公立医疗机构必须承担社会责任的具体体现。但是当前相关医药产品价格相对偏高，影响到人们及时获取必要的医疗服务，加上医疗收费透明度不高，容易造成医患之间的误解，产生不必要的纠纷。因此，医疗机构应转变观念，根据国家新医改政策进行调整，提高医疗收费的透明度，积极接受病人的监督和质询。医疗机构也要改变激励医务人员

---

① 新华网快讯，2009年4月7日。

的机制，引导医生合理检查和用药。

医疗机构及相关部门要加强价格管理工作，建立健全自我约束机制，提高医疗服务的价格透明度。进一步完善医疗服务价格的明码标价办法，并在医疗服务场所的显著位置公布主要服务项目名称和价格。宣传和舆论监督部门要加大宣传力度，对一些典型的案件进行曝光，建立政府监督、行业监督和社会监督相结合的价格监督机制，同时充分发挥投诉举报电话的作用，严格控制公立医疗机构的收费标准。

（二）医疗机构应提升服务意识，提高服务水平

医务人员服务态度不好往往给病人造成工作不负责的印象，这也是引发医疗纠纷的一个重要原因。因此，应进一步强化医务人员的服务意识，不断提高医务人员的个人修养与职业道德，使其端正从医心态。医生要耐心倾听病人陈述病情，详细解释病况，经常与病人探讨病情和治疗进展，而且医务人员要尽量主动给病人和病人亲属以安慰和力所能及的帮助，同时在治疗中还必须尊重病人隐私，全面提高医疗服务的水平。同时要优化服务流程，简化看病手续，本着方便病人的原则来为病人服务。当然，这就要求政府保证适当数量的医务人员，增加卫生投入的力度。

同时，鼓励和强调各类医务人员与病人之间的交流与沟通，尽可能多地向病人说明病情、治疗方案等有关情况。无论是护士、医技人员，还是辅助人员都要就自身工作内容与病人沟通，促进相互了解，使医疗工作顺利进行。医疗机构可以根据患者需要，提供差异化服务。由于不同的人群对医疗服务的满意度不同，在可能的情况下，要关注不同患者的不同期望水平，要尽可能满足患者的合理要求。

（三）提高医疗保险的保障水平，确定合理的缴费标准，满足中低收入人群的医疗服务需求

除了继续完善多层次的医疗保障体系，让更多群众享受到医疗保险制度的优惠，政府还应该加大对中低收入人群的补贴力度，满足他们的医疗服务需求；同时完善城镇医疗救助体系，为低收入者解决看病难、看病贵的问题，防止因病致贫、因病返贫现象的发生。此次调查发现，有41%的被调查对象希望通过医改，提高医保报销的水平，拓宽基本药

物报销目录。我国自2009年9月21日起实施《国家基本药物目录》。该制度的建立对实现人人享有基本卫生医疗服务，维护人民健康，体现社会公平，减轻群众用药负担，推动卫生事业的发展，具有重要的作用和意义。

完善医疗保险制度，减轻公民个人的缴费负担，让尽可能多的人群享受优质廉价的基本医疗服务。目前郑州市不同职业人员的收入水平存在差异，但实践实行整齐划一的缴费额度、自付线和封顶线，不能体现基本医疗保险的共济性。作为政策制定部门，应该科学确定自付线和封顶线的起付标准，均衡不同参保人员跨越门槛的能力，对低收入者个人自付降低“门槛”，而高收入者可适当提高起付线，这样能较好地体现社会公平。

（四）继续加强基层卫生医疗服务的建设，加强社区急诊急救功能，提高基层医疗服务的利用率

基层医疗服务体系改革是新医改方案的重点，而资金短缺是制约基层医疗服务向纵深发展的一个重要方面，政府可以发挥其主导地位，逐步建立以政府投资为主体，多渠道，多方式补偿相结合的筹资机制，建立起良好的医疗服务网络，使大医院和社区医疗机构明确各自的职责重点，避免医疗资源浪费。

社区卫生医疗机构作为最贴近群众的医疗服务机构，可作为院前急救的一部分，将“120”急救模式引入社区医疗机构，加强社区急诊急救功能。比如长春市急救中心于2009年4月在该市某社区卫生服务中心建立了急救分站，是国内第一家社区急救站。该社区群众如果突发疾病，可在最短的时间内得到高效的急救服务。长春急救中心南站分站设立后，共配有15名急救人员，站内设有4台具有国内领先水平的急救车，车上配备心脏按压泵、便携式心电机、多参数监护仪器、除颤式起搏器、呼吸机等设备，使社区居民能够真正拥有“家门口的120”①。

类似这种“120”急救中心分站的成立，在全国还没有得到推广，只有很少一部分城市的一些社区建立了“120”急救中心分站。社区卫生服

① 长春在国内率先设立“社区120急救分站”，新华网，2009年4月15日。

务中心提高急救能力，不仅使医疗资源得到了有效配置，还能够使群众得到更多、更高效快捷的医疗服务。

（五）进一步完善社区卫生服务，继续推广“片医”负责制，建议设置医务社会工作者岗位，为群众提供更方便的医疗服务

“片医”是指负责某一区域内居民的卫生保健工作的社区卫生工作人员，他们就是要为居民提供“从孕育出生到生命终止过程中的全方位服务”。郑州市的“片医负责制”从2008年6月份开始试行，片医主要以社区家庭居民为服务对象，以妇女、儿童、老人、慢性病人、残疾人等为服务重点，以主动服务、上门服务为主，提供预防、医疗、保健、康复、健康教育、计划生育技术等服务项目。

2008年郑州市先在航海东路社区卫生服务中心和中原西路社区卫生服务中心等7所社区卫生服务中心开展服务，使57个社区、42万居民率先拥有自己的“家庭医生”。2009年郑州市计划新建、改建15个社会卫生服务中心、61个社区卫生服务站，同时新增20个社区卫生服务中心开展片医试点工作，使中心城区的覆盖人群数达到140万人。同时，提高政府购买社区卫生服务的补助标准，扩大片医负责制服务范围。[①]

片医负责为社区居民免费建立健康档案、针对居民主要健康问题及危险因素，制定社区健康促进计划，并进行行为干预。设立免费血压测量点，对社区35岁以上人群进行高血压病筛查；对社区残疾人情况进行调查和登记，定期对残疾人进行体检；指导老年人疾病预防和自我保健，指导老年人对常见伤害的预防、自救和他救；设有健康教育室和必要的宣传设备，通过健康咨询、讲座、入户宣传、个别访谈等方式开展健康教育；对社区居民的健康教育、常见病防治、妇幼保健等各项公共卫生服务严格实施免费制度。“片医”负责制的推广不仅使群众看病更方便，更有助于形成“小病在社区，大病去医院，康复回社区”的新型就医模式。

根据医疗服务的发展趋势和社会工作者队伍建设的发展，建议设置医务社会工作者岗位，将社会工作方法引入基层社区卫生服务工作中去。

① 郑州金水区40多万居民有了私人医生“片医终身服务”，《郑州晚报》，2009年6月11日。

首先，对患者进行心理辅导，调节患者和家属因疾病引起的惶恐、沮丧等负面情绪的影响，增进患者对疾病和医疗环境的适应。其次，促进医务人员与患者及家属的沟通，加深患者和家属对病情和医疗程序的理解，增进相互的配合与支持。第三，协调患者和家属与医疗系统的关系，为患者提供经济、福利、法律等相关医疗信息，协助患者家属了解医院的各项规定和制度及设备等社会资源的应用。第四，提供出院后续服务，为患者制定出院计划，指导家属照顾病人，协助家属与患者一起设计出院后检查方案，接受社区康复服务。①

医务社会工作在西方发达国家已有较长的历史并相当普及，已经成为现代医疗卫生服务体系中的重要组成部分。但这一工作在我国还处在起步阶段。随着我国社会经济的发展、新医改的实施以及群众对健康观念的转变，医务社会工作者的社会作用也逐步凸显出来。这不仅体现出我国医疗卫生服务人性化发展的方向，对于推进社会的和谐进步也有深远的意义。

① 唐文："医务社会工作者：医学人文关怀的使者"，《医学与哲学——人文社会医学版》，2006年第5期。

第十篇　吉林省吉林市中低收入群体医疗服务需求的调查研究

一、调查背景

（一）调查目的

2009年国务院通过了《关于深化医药卫生体制改革的意见》和《2009～2011年深化医药卫生体制改革实施方案》，并预计未来三年内政府新增投入8500亿元支持医疗改革。因此，卫生与医疗保障制度建设面临着巨大机遇。在这种背景下，中国社会科学院课题组在全国开展了中低收入群体医疗服务需求状况的调查，了解我国中低收入群体的健康状况、医疗服务需求及供给情况，发现中低收入群体医疗服务目前存在的问题，并在研究的基础上提出一些有益的建议，为进一步改善中低收入群体的医疗服务和为国家制定相关政策提供参考。

（二）调查对象

1. 确定“中低收入群体”

根据课题的设计要求，选取“中低收入群体”成为保证调查数据质量的关键。通过查询吉林市经济社会发展统计公报和吉林市民政局的有关资料，2008年吉林市城镇居民年人均可支配收入为14000元，以此可推算出吉林市城镇居民月人均可支配收入为1167元，进一步推算吉林市中等收入人群为月人均可支配收入在584元以下者。2008年11月前，吉林市城市低保标准为176元。因此，我们确定“中低收入群体”家庭月人均收入标准在176～584元之间者（见表10－1）。

表10－1　吉林市2008年城镇居民年人均收入＼城市低保标准[①]　　单位：元

年　份	城镇居民年人均可支配收入	城镇居民月人均可支配收入	城镇居民月人均可支配收入的50%	城市低保标准
2008	14000	1167	583.5	176（2008年11月前）

2. *确定追踪调查名单*

吉林市作为东北老工业基地的典型城市，其医改问题受到国家各相关部门的重视，也被选为医保改革的试点城市。因此，中国医疗保险研究会曾于2007年、2008年在吉林市开展过医改的相应调查。为了对比医疗需求的变化，本次调查对象是以国家医保中心2007年在吉林市入户调查的名单为样本框，选取了其中月人均收入在176～584元之间的家庭，总计315户。[②]

这315户遍及吉林市全部四个行政区，即船营区、龙潭区、昌邑区和丰满区，涉及大东街道、铁东街道、哈达街道、江南街道等19个街道办事处以及28个社区居委会。由于涵盖面广，此次调查所选取的调查对象基本能全面反映吉林市中低收入群体的医疗服务需求现状。

（三）调查实施

吉林市的调查工作在具体实施过程中，或由社区同志带领调查员直接进入调查对象家中调查，或由社区同志组织名单中的调查对象统一到社区办公室进行问卷填答。调查工作在各社区居委会的协助下开展得非常顺利。

调查组经过周密安排，为期5天（9月1、2、4、5、6日）的调查工作，共走访了28个社区居委会，发放问卷315份，回收315份，填答完整的有效样本304份。所有问卷均已经过调查员签字、审核员审核，并进行了问卷编号。

① 收入和低保标准的数据来源于当地经济社会发展统计公报和民政部门。

② 根据这315户名单发放问卷315份，去掉填答不完整的问卷，共回收有效问卷304份。

二、样本的基本情况

（一）年龄状况

本次调查对象从年龄上看，30 岁以下的有 11 人，31 ~ 40 岁的有 33 人，41 ~ 50 岁的有 75 人，51 ~ 60 岁的有 105 人，61 ~ 70 岁的有 44 人，70 岁以上的有 36 人。其中年龄最小的是 20 岁，年龄最大的 89 岁。从样本年龄分布的结构看，年龄偏大者居多，41 ~ 60 岁的比例达到 59.2%（见图 10 – 1）。

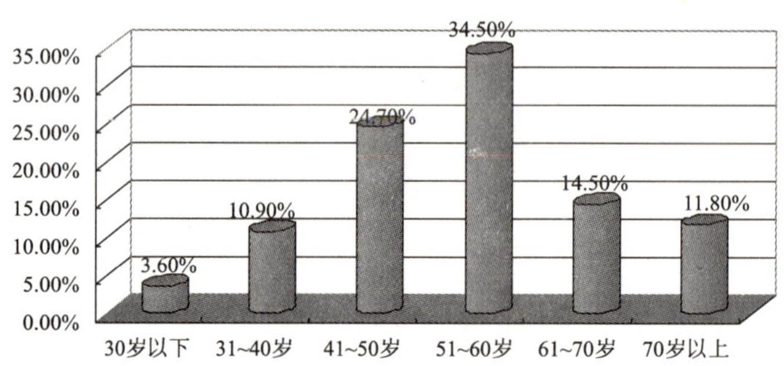

图 10 – 1　样本年龄构成情况

（二）性别状况

本次调查对象共有 304 人，其中男 79 人，占 26%；女 225 人，占 74%。样本女性偏多（见图 10 – 2）。

（三）婚姻状况

样本的婚姻状态“已婚”为主要形态，占调查总数的 83.4%。伴有少量的“丧偶”、“离婚”和“未婚”状态（见图 10 – 3）。

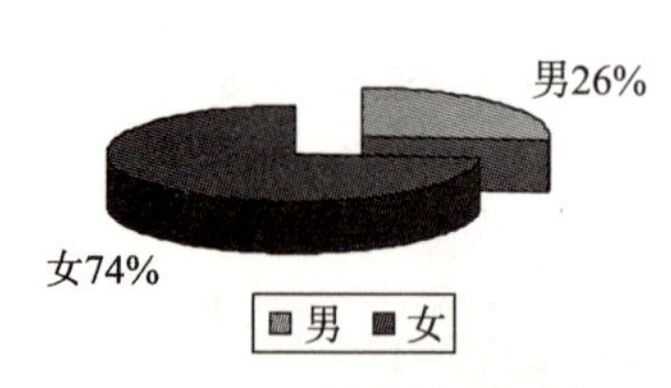

图 10 – 2　样本性别构成

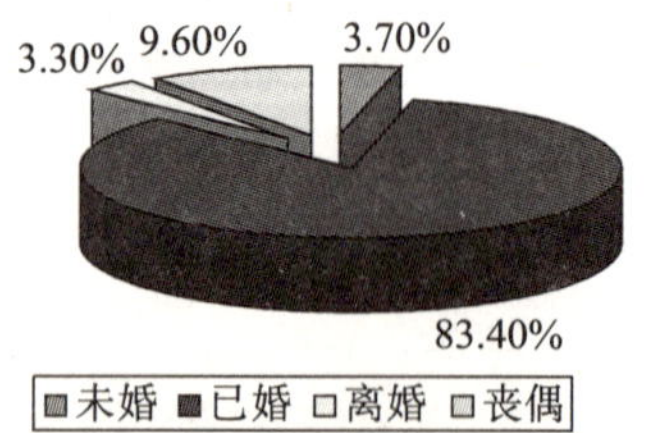

图 10 – 3　样本的婚姻状况

（四）文化程度

数据显示，调查对象中文化程度是小学及以下的有56人，初中的有94人，高中的有113人，大专的有20人，本科的有12人，研究生的有2人。可见，被调查者的学历层次不高，以初、高中学历为主，共占调查总数的68.7%；高学历的样本较少，只有0.7%的人有研究生学历。样本的文化程度分布特点和偏大的年龄结构有关（见图10－4）。

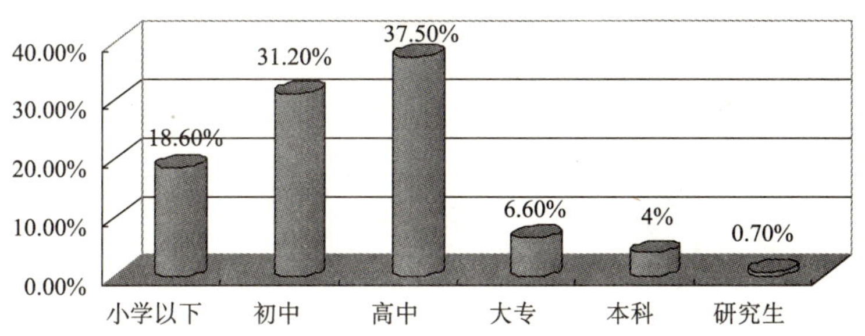

图10－4　样本的文化程度分布状况

（五）职业类型状况

调查数据显示，调查对象中有28人是机关、事业单位人员，有7人是企业管理人员，有4人是专业技术人员，有8人是一般办事人员，有14人是商业/服务业员工，有23人是个体工商户，有2人是私营企业主，有1人是乡镇企业职工，有2人是流动从业人员（农民工），有5人是农业从业人员（农民），有98人是离退休人员，有1人是在校学生，有38人是自由职业者，有55人是失业和待业人员，还有其他职业者12人。可见，样本的职业类型呈多样性的特点。其中离退休者居多，占调查总数的32.9%；其次是失业和待业人员，占调查总数的18.5%；再次是自由职业者少，占调查总数的12.8%；第四位的是机关事业单位人员，占调查总数的9.4%。样本的职业类型与其参与的医疗保险类型有密切关系。其中机关、事业单位人员、企业管理人员、专业技术人员和一般办事人员是参与城镇职工基本医疗保险的主体，占调查总数的13.7%，其他职业类型是参与城镇居民基本医疗保险的主体，所占份额较大（见图10－5）。

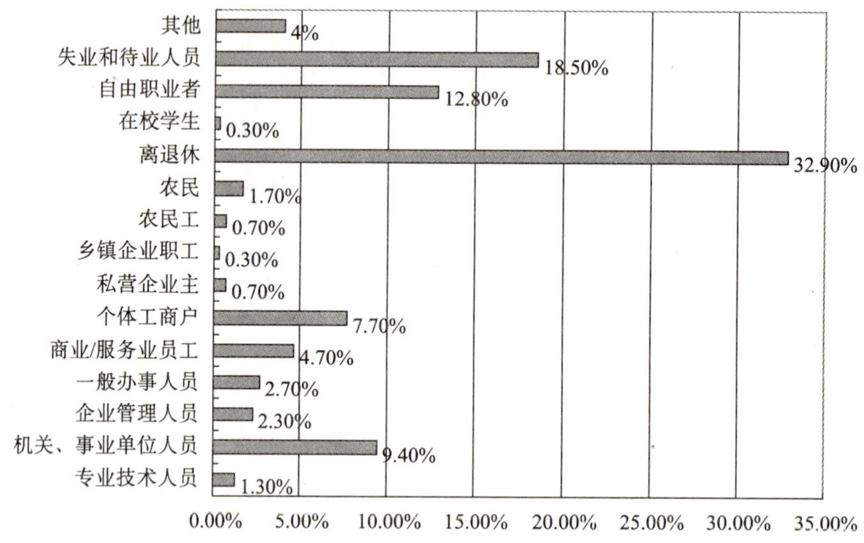

图 10－5　样本的职业分布情况

（六）家庭的规模与结构

家庭是社会的基本单位，是联系个人与社会的桥梁。家庭的规模与他们的医疗需求有直接关系。从图 10－6 的数据看出，现代城市家庭的核心化趋势明显，二口之家和三口之家居多，占 68%。87% 的家庭人口数在四口以下。夫妻关系和父母—子女关系是家庭的主要关系结构（见图 10－6）。

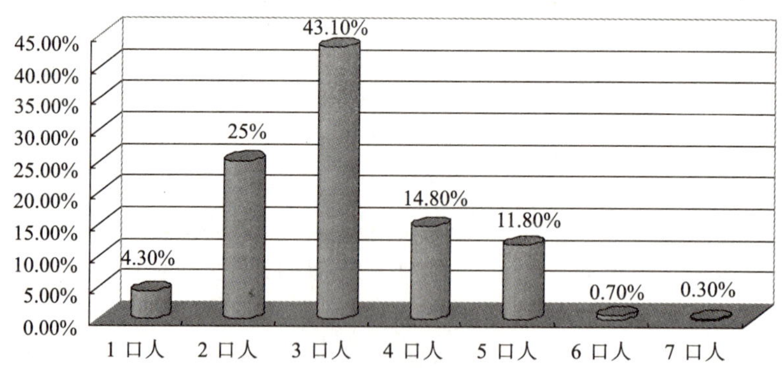

图 10－6　家庭的规模

（七）家庭的年人均收入状况

被调查家庭的年人均收入均值为 6089 元，最低的为 900 元，最高的为 30000 元，标准差为 3992 元。被调查者大多属于中低收入群体（吉林市中低收入群体为年人均收入 2112～7008 元），60.2% 的被调查者年人均收入在 2000～7000 元之间。这说明此次中低收入群体的医疗服务需求调查所选取的样本具有很强的代表性。样本中还有 31.6% 的家庭年均收入在 7000 元以上，这可能是由于医保中心在 2007 年确定的样本在两年后家庭收入有所提高导致的。样本中还有 8.2% 的人年均收入在 2000 元以下，在收入极低的情况下如何满足其医疗需求值得特别关注（见图 10－7）。

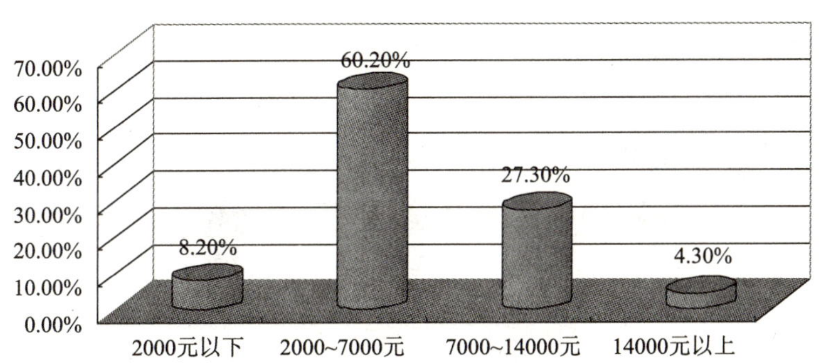

图 10－7　样本家庭年人均收入状况

（八）样本家庭与大医院、社区卫生服务中心的距离状况

调查数据显示，绝大多数样本家庭距大医院的距离较近，60.9% 的家庭距大医院在 3 里以内，其中距离在 1 里范围内的占 27.3%；距离最近为0.1 里，距离最远的为20 里（1 人）；家庭距大医院 12 里以上的有 7 人，占调查总体的 2.2%。可见，城市大医院布局较为合理，距离并不构成看病难的因素。同样，被调查者与社区卫生服务中心的距离更近，76.6% 的被调查者与社区卫生服务中心的距离在 1 里以内。这说明，我国近几年的医疗卫生改革初见成效，基础卫生服务体系的布局基本合理（见图 10－8 和图 10－9）。

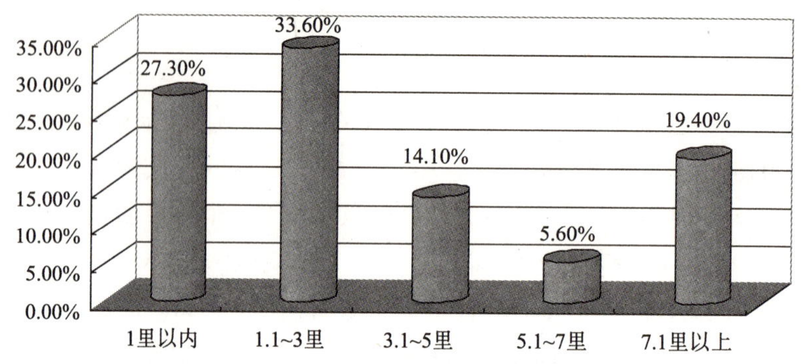

图 10－8　家庭与大医院的距离

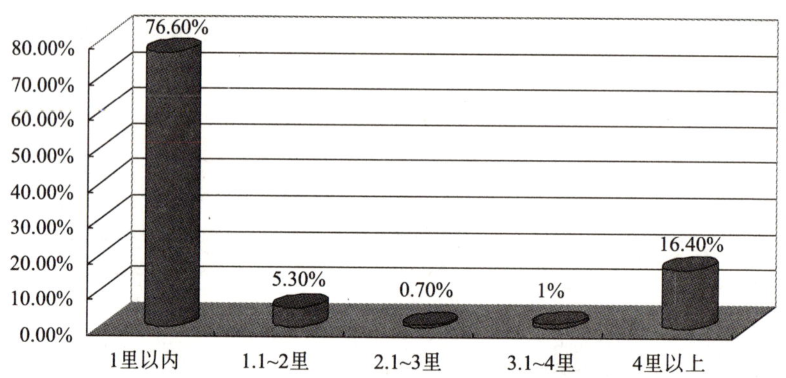

图 10－9　家庭与社区卫生服务中心的距离

三、被调查者的患病情况与诊疗选择

（一）患病情况

1. 慢性病

数据分析显示，有 49.8% 的被调查者或其家人在最近一年内因心脏病需要医疗服务；有 42.5% 的人因高血压需要过医疗服务；有 28.3% 的人因关节炎需要过医疗服务；此外，糖尿病、非关节炎引起的慢性疼痛、肿瘤也是较为多发的慢性病。心脏病、高血压、糖尿病之所以成为多发病，这可能和样本的年龄结构有很大关系。因为 59.2% 的被调查者年龄在 41～60 岁之间，老龄人口居多。其次，东北地区四季特征明显，尤其是冬季漫长、寒冷、风大，导致患关节炎的患者比例也较高（见图 10－10）。

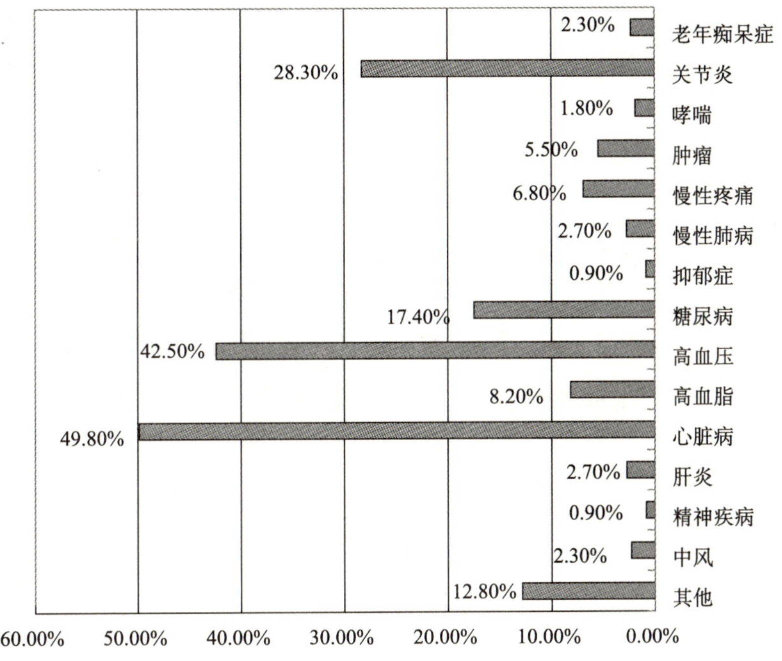

图 10－10 调查样本所患慢性病情况

患慢性病后 64.2% 的人去医疗机构看病，35.8% 的人没有去医疗机构看病。其中去看病的人中 20.7% 的人接受住院治疗，66.1% 的人没有住院治疗。

患慢性病后没有去医疗机构看病的主要原因，51.2% 的人因为“经济困难”；37.8% 的人因为“自感病轻，没必要”；2.4% 的人因为“自感无望”；2.4% 的人因为“对医院不信任”；6.1% 的人因为“其他原因”没有去医疗机构看病。和患急性病没有去医疗机构看病的原因进行对比分析后我们发现，因为“经济困难”没有去医疗机构看病的患慢性病的比例远远高于患急性病的比例（分别为 51.2% 和 25.7%）。这也从侧面反映了患慢性病更容易导致贫困现象的发生（见图 10－11）。

2. 急性病

问卷“过去一年中您和您的家人因患哪种急性病需要医疗服务?”有 79.3% 的人患过感冒，有 9.5% 的人患过流感。可见，急性病多以感冒、流感为主，这两项共占 88.8%。其他为少量的呼吸道疾病、意外伤害和传染性疾病。其中传染性疾病所占比例最少，仅为 1.7%，患急性病后

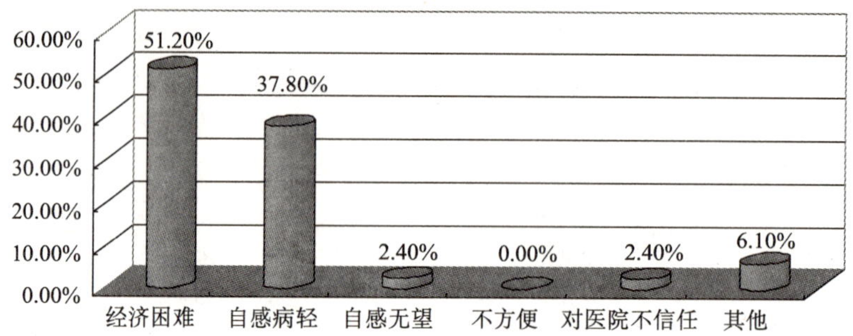

图 10－11　患慢性病后没去医疗机构看病的原因

45.8%的人去医疗机构看病了，54.2%的人没有去医疗机构看病。患病后没有去医疗机构看病的原因，65.4%的人因为“自感病轻、没必要”；25.7%的人因为“经济困难”；5.9%的人因为“不方便”；还有2.9%的人“对医院不信任”（见图10－13）。

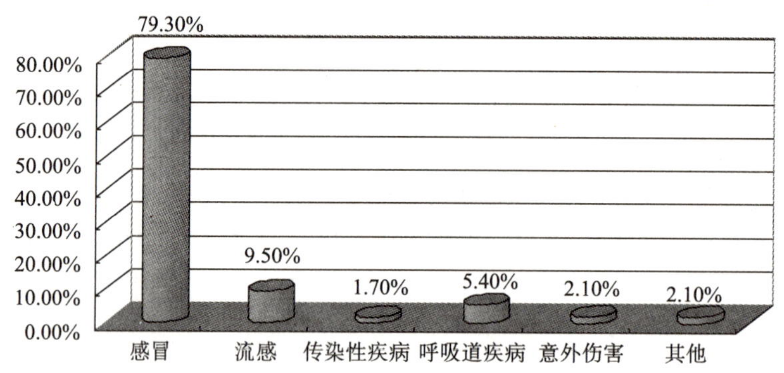

图 10－12　调查样本所患急性病情况

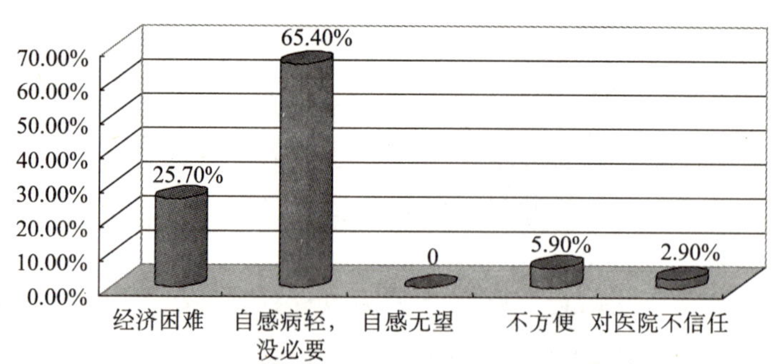

图 10－13　患急性病后没有去医疗机构看病的原因

3. 其他情况

调查显示，因其他情况，如产前护理、分娩、婴儿护理、常规体检需要医疗的情况较少，样本中只有33人，占调查总数的10.9%。而在33个有需求的样本中，71.8%的被调查者需要的是常规体检。

（二）诊疗选择

1. 患病时较常采取的措施

“您和您的家人患病时一般会采取什么措施?”，调查显示，47.9%的人会选择到医疗机构看病；46.9%的人会进行自我诊疗；3.2%的人没有采取任何措施；2.0%的人采取了其他措施。关于自我诊疗的方式，58.6%的人自己买药吃，19.9%的人加强锻炼，自我恢复，8.6%的人会去免费咨询，5.9%的人会使用偏方，4.6%的人会购买保健品。这说明，大多数自我诊疗的患者通过自己买药来先行自我诊疗。

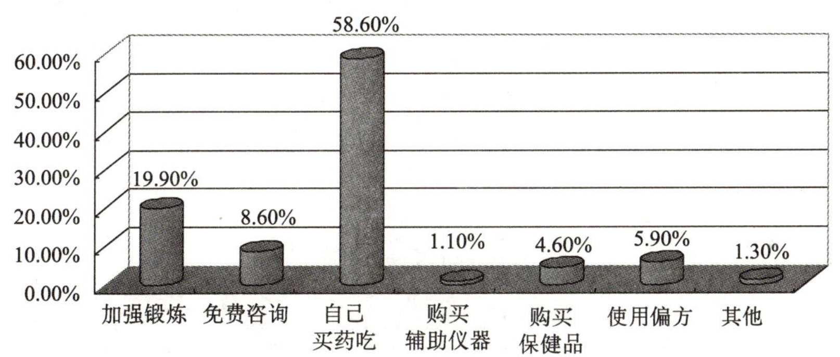

图10－14　被调查者自我诊疗的方式

2. 城镇家庭较常选择的医疗机构

图10－15数据表明，无论患慢性病还是急性病，“社区卫生服务机构”、“药店”、“三级医院”和“私人诊所”是被调查者患病时经常选择的医疗机构。其中患慢性病的被调查者最常去的医疗机构为“社区卫生服务机构”，占调查总数的58.9%；其次为“三级医院”，占调查总数的21.5%。患急性病的被调查者最常去的医疗机构为“药店”，占调查总数的33.2%；其次为“三级医院”，占调查总数的24.4%。所有选项中比例最低的为“中医诊所”，分别为0.3%和2.1%，这和我国浓厚的中医文化很不相称，从侧面反映出目前我国中医发展遇到的困境。

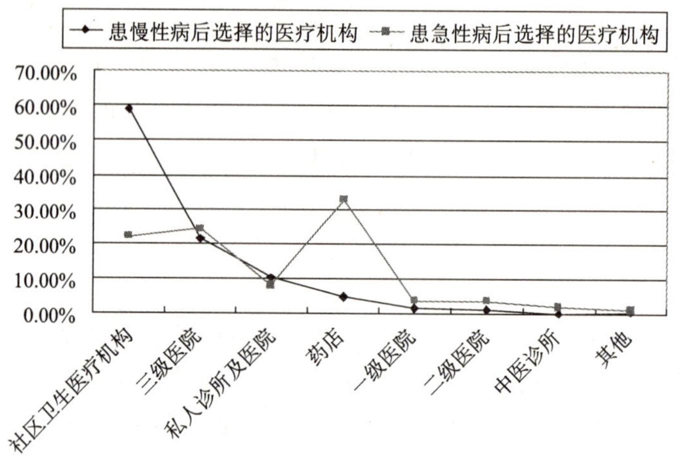

图 10-15 城镇家庭较常选择的医疗机构

3. 城镇家庭选择医疗机构的影响因素

图 10-16 数据显示，无论是患慢性病还是患急性病，其医疗机构选择的影响因素没有明显区别，基本趋同。就医方便是患者选择医疗机构影响最大的因素，尤其是患急性病的患者更看重“方便”因素。其次，医疗设备好、技术水平高、便宜、定点医疗机构也是影响医疗机构选择的重要因素。

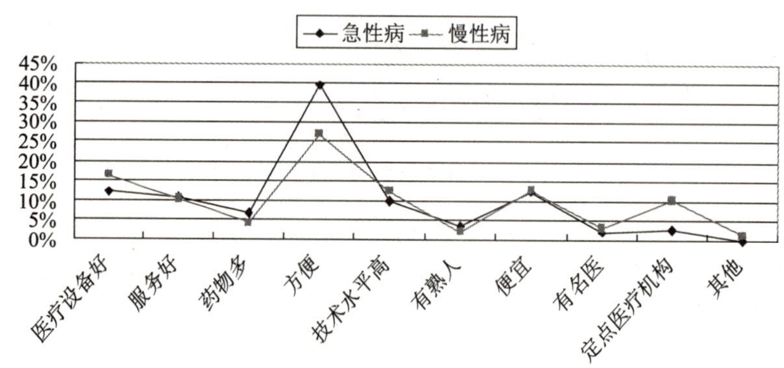

图 10-16 医疗机构选择的影响因素

4. 患病后没有选择去三级医院就诊的原因分析

图 10-17 的数据显示，42.7% 的被访者是因为“自感病轻，没必要”。37.3% 的人是因为“经济困难”。大医院的挂号费、检查费、药费等费用要高于社区的卫生服务机构，所以对于经济并不宽裕的中低收入

群体而言，患病不去大医院治疗是他们理性选择的结果。9.3%的被访者是因为“对医院不信任”而未去医院进行诊治。访谈中，“大医院人多，挂个号都费劲，得个头疼脑热的就没必要去了”，有这样想法的人很多。

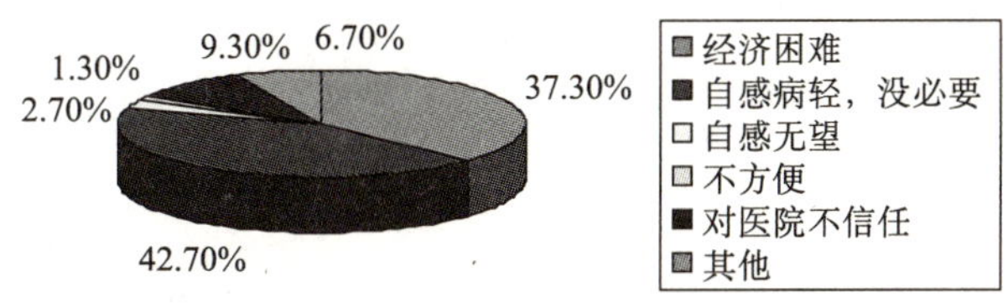

图 10－17 不去三级医院就诊的原因

5. 患病时可供选择的药品及其来源

“您和您的家人患病时下列哪些药品可供选择?”图 10－18 数据显示，46%的人会选择“国产西药”；28%的人会选择“中成药”；17%的人会选择“中草药”；9%的人会选择“进口西药”。上述数据表明，被调查者有使用“国产西药”的偏好。这是因为国产西药具有使用方便、见效快和价格相对低的特点，使得国产西药成为百姓的首选。但进口西药由于价格普遍较高或不被人们所了解而较少有人使用。因此，如果进口西药降低药价，加大宣传力度，还是有相当大的发展空间。此外，中医在中国有悠久的历史，尤其是民间特有的偏方对某些疾病有特效，也使得一部分人选择中药。

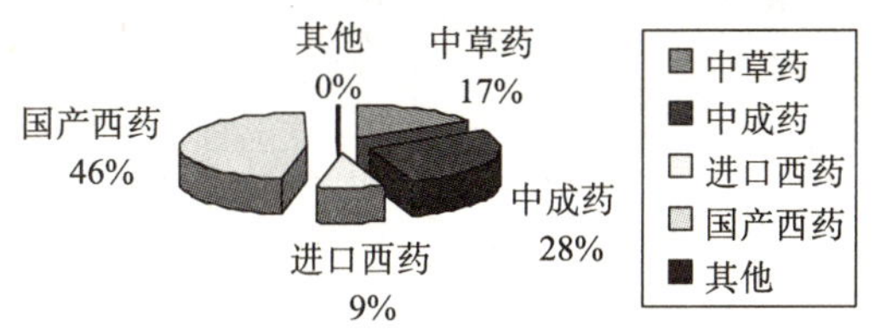

图 10－18 患病时可供选择的药品种类

“购买西药是否需要凭医生的处方?”调查中，只有 33.6%的被调查者凭医生的处方购买西药，60.9%的被调查者没有依据医生的处方来购买西药。小病自己根据以往经验买药，大病才到医院就诊的诊疗习惯，的确减轻了大医院的就医压力，但也容易导致患者病情延误，小病酿成大病。

6. 被调查者患急性病、慢性病治疗选择的对比分析

根据表 10－2 的调查数据，患慢性病和急性病的医疗需求的对比分

析如下：

表 10－2　　急性病、慢性病治疗选择的对比

<table>
<tr><td></td><td colspan="2"></td><td colspan="3">急性病</td><td colspan="3">慢性病</td></tr>
<tr><td rowspan="2">1</td><td colspan="2" rowspan="2">患病后是否去医疗机构看病</td><td>是</td><td colspan="2">否</td><td>是</td><td colspan="2">否</td></tr>
<tr><td>45.8%</td><td colspan="2">54.2%</td><td>64.2%</td><td colspan="2">35.8%</td></tr>
<tr><td rowspan="2">2</td><td colspan="2" rowspan="2">患病后是否服用过药品</td><td>是</td><td colspan="2">否</td><td>是</td><td colspan="2">否</td></tr>
<tr><td>90.8%</td><td colspan="2">9.2%</td><td>94.1%</td><td colspan="2">5.9%</td></tr>
<tr><td rowspan="8">3</td><td rowspan="8">患病后使用西药的来源</td><td>社区医疗机构</td><td colspan="3">15.2%</td><td colspan="3">7.9%</td></tr>
<tr><td>私人诊所及医院</td><td colspan="3">9.4%</td><td colspan="3">4.4%</td></tr>
<tr><td>一级医院</td><td colspan="3">2.4%</td><td colspan="3">2.2%</td></tr>
<tr><td>二级医院</td><td colspan="3">1.9%</td><td colspan="3">4.8%</td></tr>
<tr><td>三级医院</td><td colspan="3">11.8%</td><td colspan="3">26.4%</td></tr>
<tr><td>中医诊所</td><td colspan="3">2.4%</td><td colspan="3">3.1%</td></tr>
<tr><td>药　店</td><td colspan="3">54.5%</td><td colspan="3">49.3%</td></tr>
<tr><td>其　他</td><td colspan="3">2.4%</td><td colspan="3">0.4%</td></tr>
<tr><td rowspan="5">4</td><td rowspan="5">患病后药品花费</td><td>单位：元</td><td>最小花费</td><td>最大花费</td><td>均　值</td><td>最小花费</td><td>最大花费</td><td>均　值</td></tr>
<tr><td>中草药</td><td>10</td><td>500</td><td>163</td><td>15</td><td>10000</td><td>1311</td></tr>
<tr><td>中成药</td><td>1</td><td>5000</td><td>223</td><td>3</td><td>20000</td><td>780</td></tr>
<tr><td>进口西药</td><td>10</td><td>400</td><td>138</td><td>4</td><td>7000</td><td>791</td></tr>
<tr><td>国产西药</td><td>3</td><td>35000</td><td>527</td><td>4</td><td>30000</td><td>1141</td></tr>
<tr><td rowspan="3">5</td><td rowspan="3">医疗费用支付</td><td>全部自付</td><td colspan="3">91.4%</td><td colspan="3">74.7%</td></tr>
<tr><td>全部报销</td><td colspan="3">1.2%</td><td colspan="3">1.7%</td></tr>
<tr><td>部分报销</td><td colspan="3">7.4%</td><td colspan="3">23.6%</td></tr>
</table>

首先，被调查者患慢性病后去医院诊治的比例要高于患急性病去医院诊疗的比例。这主要是由于急性病多以感冒、流感为主，依据患病者的个人经验基本可以进行自我诊治，所以患急性病后去医院诊治的比例低于慢性病。

其次，无论是患急性病还是慢性病，绝大多数的被调查者都服用过有关药品，这一比例两者都高达 90% 以上。

第三，从患病后使用西药的来源看，急性病的西药来源依次是各类药店、社区医疗机构、三级医院、私人诊所及其医院、中医诊所等，而

慢性病的西药来源依次是各类药店、三级医院、社区医疗机构、二级医院、私人诊所及医院、中医诊所等。可以看出，各类药店都是患者的选择机构，这不仅是因为药店分布广、密度大，使用较方便，而且药品价格低，比较经济实惠。社区医疗机构也承担了大量的医疗服务需求，特别是为急性病患者提供了方便快捷的服务。

第四，从患病后药品的花费看，无论慢性病还是急性病，国产西药都占有很大的消费比例。中药的见效慢、服用复杂，进口西药的药价较高可能都是其制约因素。

最后，从医疗费用的报销比例看，无论慢性病还是急性病的自付比例都很高。其中急性病的完全自付比例更是高达91.4%。这和我国医疗保险的覆盖率不高、门诊花费没有纳入报销范围有相当大的关系。慢性病的部分报销比例稍高，达到23.6%。这样的比例对于治疗时间长、花销比较大的慢性病而言，也是远远不够的。因此，提高报销比例，对于提高患者的医疗服务需求，增进人民的健康水平具有重要意义。

四、医疗支出及报销情况

（一）医疗费用支出情况

1. 家庭总体的医疗支出状况

图10－19的数据显示，家庭去年的医疗保健支出呈现两极化的特点，小额支出和高额支出的家庭都占有相当的比例。其中33.6%的家庭去年医疗保健的支出在500元以下，24.3%的家庭去年的医疗支出在6000元以上。可见，对于相当一部分并不富裕的中低收入群体而言，医疗费用的支出已构成其家庭的沉重负担。

2. 各部分医疗支出情况

“过去一年您和家人的各部分医疗支出情况”统计显示，“使用药品”的样本数最多，为186人，“住院”的样本数最少为52人。这和百姓的医疗习惯有关，即小病先买些药自我诊疗，不见效才去大医院诊治。各项支出中花费最大的是住院支出；其次是药品支出；最少的是门诊支出。这是与住院的检查费、医药费较高有关。各类药品中，消费的均值

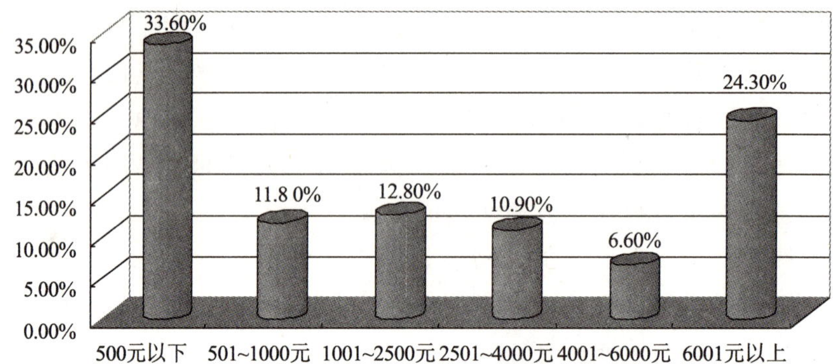

图 10－19　家庭去年的医疗保健支出

并无明显差异，都是千元左右。其中国产西药的支出最多，其他依次是中成药、进口西药和中草药。在各项支出中，100%自付的比例很高，尤其是药品支出82.4%的人完全自付，住院支出100%自费的比例稍低，但也有39.1%的患者完全自费。这说明我国城镇医疗保险覆盖的范围有限，医疗保障对百姓就医的补偿、互助功能还没有得到有效地发挥（见表10－3）。

表 10－3　过去一年您和家人的各部分医疗支出情况

支出项目		支出情况统计				100%自付比例（%）
		样本数量	花费最小值（元）	花费最大值（元）	均　值（元）	
门　诊		88	7	50000	1692	76.7
住　院		52	100	50000	6315	39.1
药品支出		186	10	27000	2003	82.4
其中	中草药	25	20	5000	1009	80.8
	中成药	78	10	15800	1145	77
	进口西药	16	9	5000	1039	60
	国产西药	151	10	20000	1298	82.1

3. 医疗支出占家庭总支出的比例

图10－20数据显示，54.7%的家庭医疗支出占家庭总支出的10%以下，23.6%的家庭医疗支出占家庭总支出的11%～30%，有8.1%的家庭医疗支出占家庭总支出的70%以上。这说明，对大多数的家庭来说，医

疗已成为家庭消费当中重要的一项，医疗支出也成为家庭主要的经济负担。特别是对于医疗支出占家庭总支出70%以上的家庭来说，这么高的医疗支出是家庭难以承受的。因此，医疗改革如何满足不同层次人的需求，防止因病致贫现象的发生是值得深入研究的。

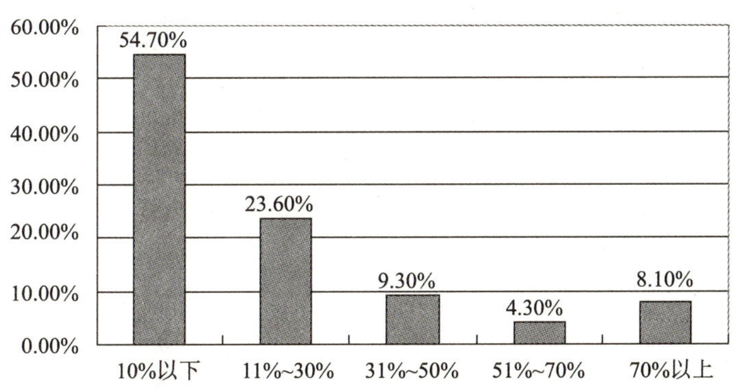

图10－20　医疗支出占家庭全部支出的比例

（二）医疗费用的报销情况

1. 报销费用来源

调查显示，被调查者医疗费用报销的基本情况是：45.9%的人依靠城镇居民基本医疗保险，32.3%的人有城镇职工基本医疗保险，8.3%的人有公费医疗，参加商业医疗保险的比例较低，只有1.5%。数据表明，参加城镇居民基本医疗保险的人数较多。这和吉林身处老工业基地，历史上有过大规模的下岗失业群体密切相关。由于城镇居民医疗保险的保障待遇要明显低于城镇职工的医疗保险待遇，所以吉林市的中低收入群体享受的保险待遇较差。较少的商业保险参保率，一方面说明了该群体受低收入影响，商业保险的购买能力较低；另一方面也说明人们对计划经济时期实行的全面免费的医疗保险制度有较强的制度依赖，即使废除了以往的制度，但人们的思想意识还没有转变过来，购买商业保险的意识较差。值得重视的是，被调查者中没有一个人享受过医疗救助。在走访过程中，我们也遇到过生活困难群体需要医疗救助的情况，但都由于申请手续繁琐、医疗救助条件苛刻难以申请等原因而失去医疗救助。这也说明，我国医疗救助制度还有很多方面需要改进（见图10－21）。

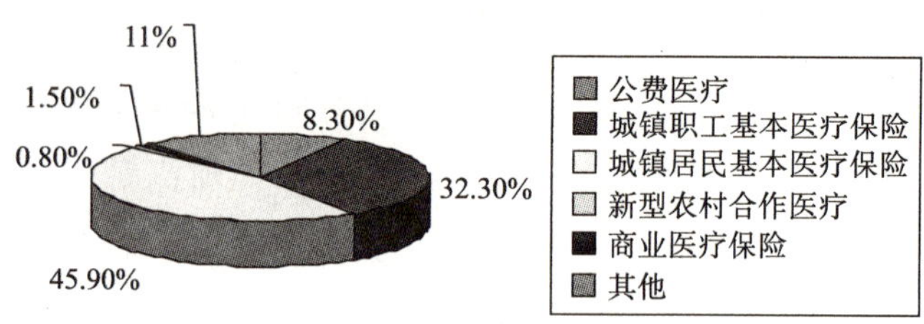

图 10－21　医疗费用报销来源

2. 自付费用来源

图 10－22 的数据显示，72.9% 的被调查者自己负担的医疗费用主要来源于自己的收入，11.6% 的人有过因医疗费用而产生的借债行为，10.8% 的人靠自己的储蓄来支付医疗费用，仅有 4.7% 的人享受过政府的相关补贴。虽然大多数的被调查者能够以自己的收入或储蓄来支付医疗费用，但仍有 11.6% 的被调查者通过借债来支付医疗费用，这极容易发生因病致穷的城市新贫困现象。

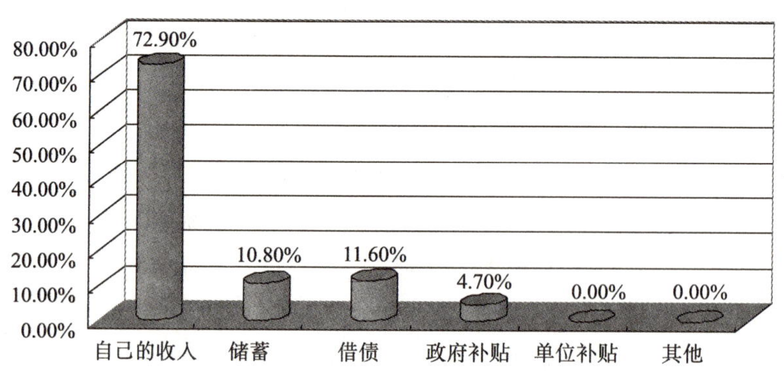

图 10－22　自己负担的医疗费用来源途径

3. 报销时间

图 10－23 数据显示，54.7% 的被调查者看病后当场报销；21.1% 的人一个月内报销；15.8% 的人半年内报销；4.2% 的人报销时间需要 7～12 个月；更有 4.2% 的人报销时间在一年以上。可见，即使有 54.7% 的患者能够及时报销医疗费用，但还是有很大一部分患者要为报销医疗费用等上很长一段时间。这对于及时缓解中低收入群体由于医疗支出导致的经济困境是十分不利的。因此，方便、快捷和及时的报销方式是百姓所期待的。

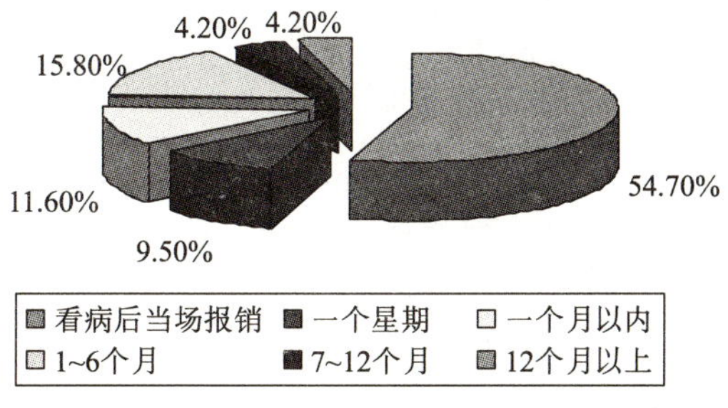

图 10－23　医疗费用报销时间

五、现状评价与需求预测

（一）对医疗服务的总体评价

图 10－24 的数据显示，被调查者对目前医疗服务的总体评价不高，有 44.3% 的人不满意当前的医疗服务；有 39.5% 的人认为当前的医疗服务一般；28.2% 的人比较满意当前的医疗服务；7.6% 的人对当前的医疗服务“很满意”。这说明改革中的医疗卫生制度还没有得到大多数人的认可。

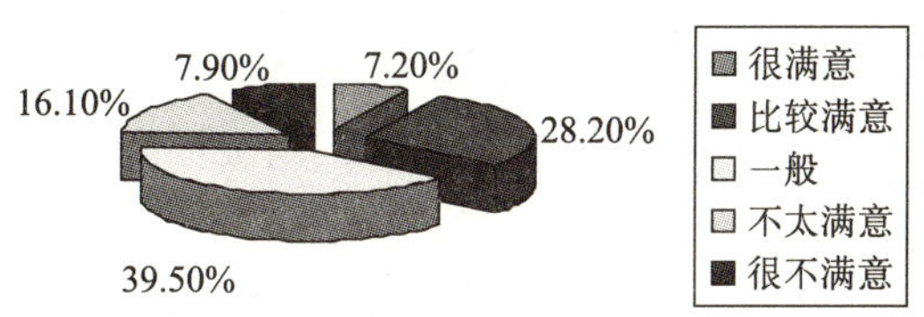

图 10－24　您对医疗服务的总体评价

被调查者对医疗服务的总体评价不高源自于其对具体的医疗服务项目不满意。其中，29.1% 的被调查者认为医疗费用高；20.8% 的被调查者认为医疗服务收费不合理；13.1% 的被调查者认为医疗服务提供不必要的服务；11.5% 的人认为看病繁琐；6.6% 的人认为等候时间过长；还有 6.4% 的人认为服务的态度差；6.2% 的人认为医护人员技术水平低。上述数据表明，医疗服务的价格问题是被调查者最不满意的地方，“看病贵”依然是困扰患者的最大问题（见图 10－25）。

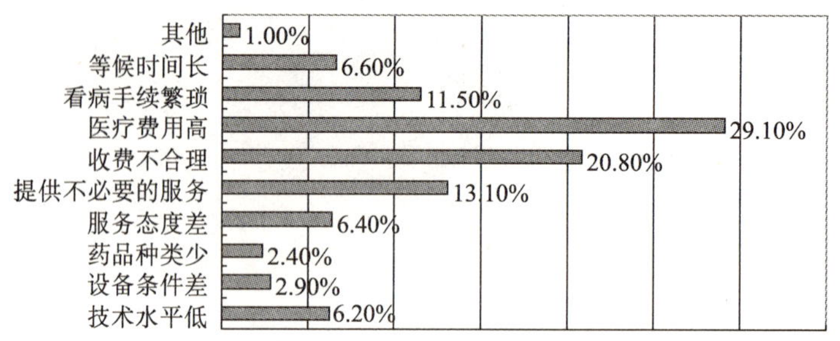

图 10－25　目前最不满意的医疗服务项目

（二）对医疗服务具体项目的评价

调查问卷中，我们通过被调查者对医疗机构、医护人员、药品和医保制度的具体评价来考察现行的医疗服务体系。表 10－4 是这次调查的数据汇总表。

表 10－4　　对于医疗机构、医护人员、药品和医保制度的评价　　单位：%

项　　目		很满意	比较满意	一　般	不太满意	很不满意
总体评价		7.6	28.2	39.5	16.8	7.9
医疗机构	机构数量	23.3	42.7	26.2	6.5	1.4
	就医环境	8.3	45.7	40.6	4.3	1.1
	方便程度	27	50.7	14.4	6.5	1.4
	医疗设备	13.5	45.3	36.5	4.4	0.4
医护人员	技术水平	5.3	29.7	56.8	5.6	2.6
	对病情解释程度	8.9	34.4	45.2	7.8	3.7
	服务态度	17	38	36.9	5.8	1.5
药品	药品种类	32.3	45.7	16.2	5.5	0.3
	药品质量	6.2	34	48.1	10.7	1
	药品价格	0	1.7	20.1	35	43.2
医保制度	缴费水平	3.6	10.3	42.6	26.5	17
	报销方便程度	20.1	26.6	21.1	16.1	16.1
	报销额度	4.0	11.4	35.8	30.3	18.4
	报销药品目录范围	0.5	3.8	28.2	40.4	26.8

1. 对医疗机构的评价

问卷通过对医疗机构的数量、就医环境、就医方便程度、医疗设备四项指标来考量人们对医疗机构的评价。总体而言，被调查者对医疗机构的满意度较高。数据显示，满意度最高的是就医的“方便程度”，其次是“机构数量”。这说明近年来随着我国医疗卫生制度的改革，不同层次的医疗机构数量多、覆盖率高，患者就医比较方便。但对“就医环境”和“医疗设备”的满意度稍差，这也说明了医疗服务在细节上还缺乏对就医硬件和软件的进一步完善（见图 10－26）。

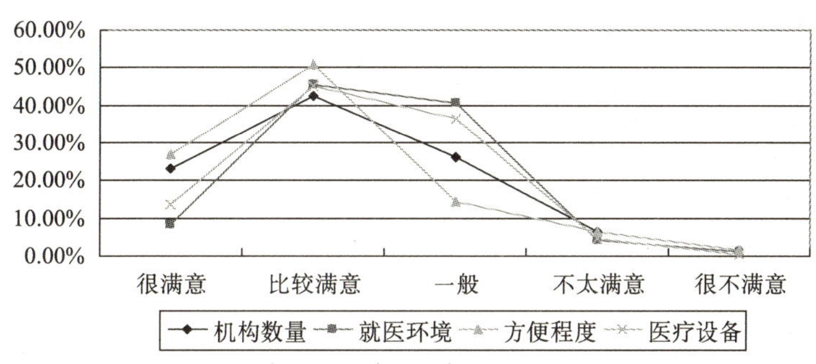

图 10－26　被调查者对医疗机构满意度的对比

2. 对医护人员的总体评价

被调查者对医护人员的总体满意度不高。问卷中通过“医生的技术水平”、“医生对病情的解释程度”和“医护人员的服务态度”三项指标来考察人们对医护人员的满意度。56.8% 的被调查者认为医护人员的“技术水平”一般，45.2% 的人认为医护人员对“病情的解释程度”一般，36.9% 的人认为医护人员的“服务态度”一般，1.5% 的人不满意医护人员对病情的解释程度。数据表明，医护人员要进一步提高自身素质，只有不断提高技术水平和服务意识，才能提升患者的满意度（见图 10－27）。

3. 对药品的评价

调查问卷通过对药品的价格、质量和种类三项指标来考察人们对药品的满意度。调查数据显示，人们对药品的评价具有独特性，出现两极化的特点。一方面，人们对药品的价格极为不满，另一方面人们对药品种类的满意度很高。其中，32.3% 的被调查者认为药品种类很多。这说明药品市场化改革后，药品市场种类齐全，药品丰富。被调查者对药品

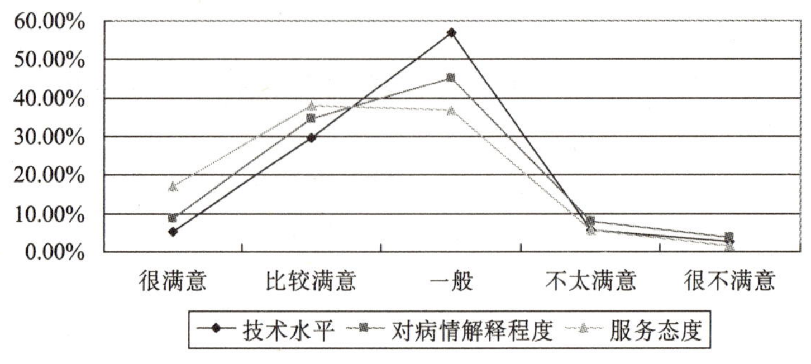

图 10－27　对医护人员的评价

价格的满意度最低，43.2% 的人不满意当前的药品价格。药价较高是百姓普遍的心声。48.1% 的被调查者认为药品的质量一般。这就要求药品的监管部门加大对药品价格、质量的监管力度，让百姓享受到更多质优价低的放心药（见图 10－28）。

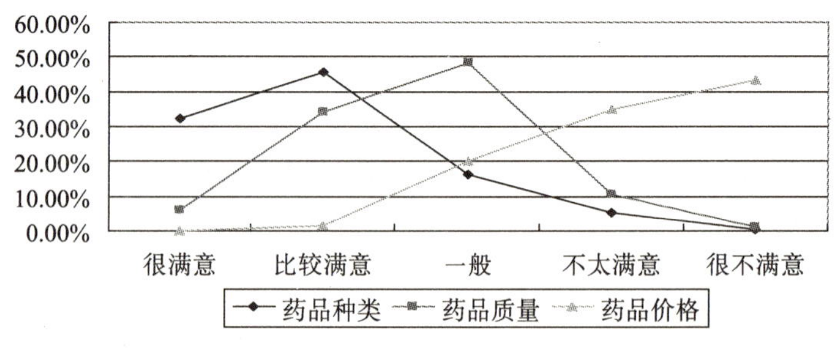

图 10－28　对药品的评价

4. 对医保制度的评价

缴费水平、报销程度、报销额度和报销药品的目录范围是考察医保制度的具体指标。数据显示，被调查者满意度最高的是“报销的方便程度”。访谈中很多人表示，“报销很方便，出院时直接就可以报销了”。对“药品报销范围”的不满意度最高，有 67% 的被调查者不满意药品的报销范围，49% 的人对药品报销的额度也不太满意，这都是“看病贵”的现实体现（见图 10－29）。

（三）对医疗卫生体制改革的总体评价

图 10－30 是被调查者对我国正在进行的医疗卫生体制改革所持态度

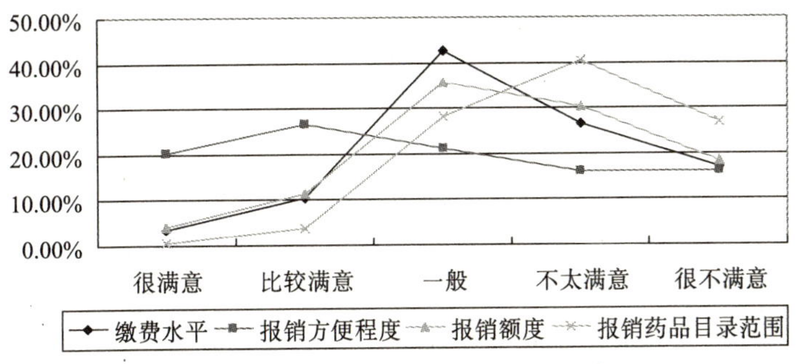

图 10－29　对医保制度的评价

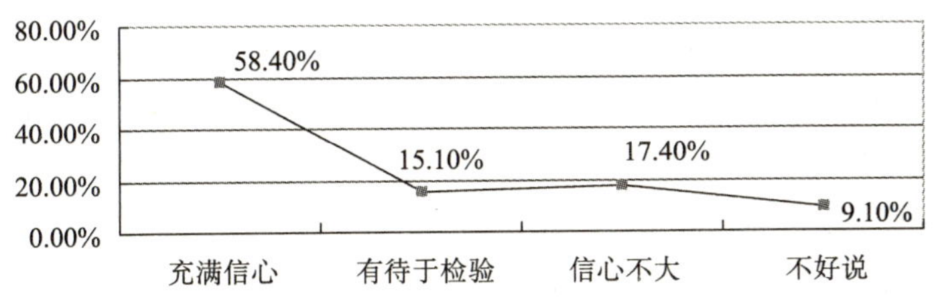

图 10－30　对医疗卫生体制改革的态度

的调查。数据显示，有 58.4% 的被调查者对改革充满信心，认为改革可以解决很多问题；有 15.1% 的人认为改革有待于实践的检验，改革存在很大的不确定性；有 17.4% 的人对改革信心不大，认为改革不会起到太大的作用；有 9.1% 的人认为改革的结果不好说。数据表明，正在进行的医疗卫生体制改革还是得到了多数人的认可。

（四）需求预测

1. 经济条件紧张时的医疗选择

"经济条件紧张时，如果您家有两个以上的人同时患病，会优先给谁治病?"，图 10－31 的数据显示，38.6% 的人会优先给孩子看病，33.6% 的人会优先给老人看病，4.4% 的人会优先给成年人看病，23.4% 的人"不确定"。这说明，老人和孩子因其较弱的承受力和忍耐力，是家庭当中首选的被保护对象，而孩子又成为最优先者。这和我国实行的计划生育政策和不断缩小的家庭结构密切相关。孩子已成为重中之重，是家庭的核心。但同时也有很多被调查者表示，"即使经济再紧张，只要是家庭成员生病了，无论是谁都要看，不存在谁优先的问题。"

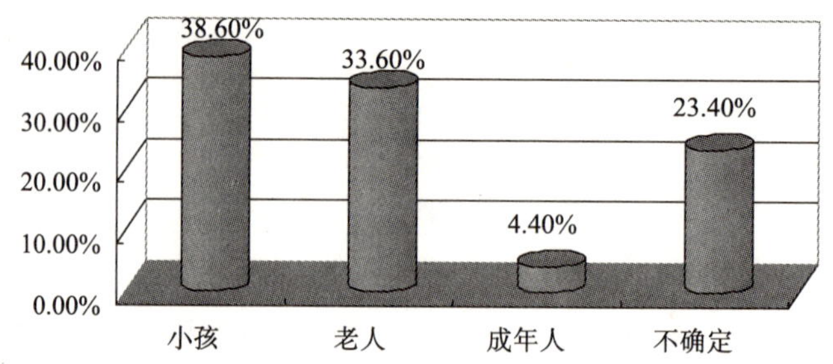

图 10-31　经济紧张时，会优先给谁看病

"经济条件紧张时，您会优先选择什么药品？"图 10-32 的数据显示，53.3% 的人优先选择国产西药，23.6% 的人会优先选择中成药，10.9% 的人会优先选择中草药，9.1% 的人不确定，2.4% 的人选择进口西药，0.6% 的人选择保健食品。上述数据次序和"患者患病时可供选择的药品"次序是一样的，说明大多数人的用药习惯依次是国产西药、中成药、中草药、进口西药。这和经济是否紧张没有太多的关系。

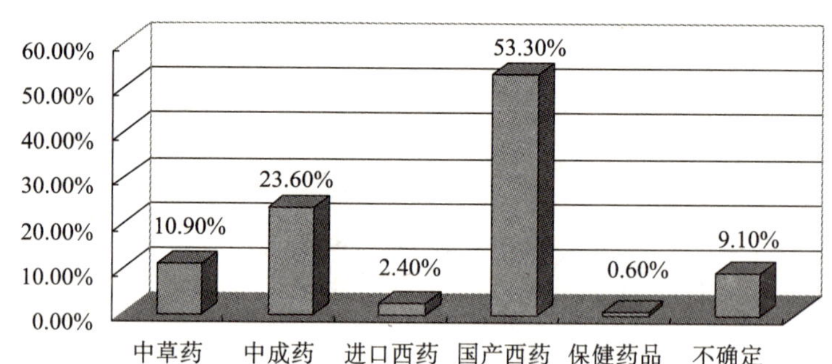

图 10-32　经济紧张时优先选择的药品种类

2. 经济条件改善时的医疗需求

"如果经济条件允许，您和您的家人患病会优先选择哪种医疗机构看病？"图 10-33 的数据显示，59.7% 的人优先选择三级医院，10.7% 的人会选择私人药店，9.3% 的人会选择一级医院，5.4% 的人会选择社区卫生服务站。和被调查者目前患病选择的医疗机构数据对比分析后，我们发现，当前患病后首选的医疗机构是社区卫生服务站（58.9%），而经济条件改善后，首选的医疗机构则是三级医院。

"如果经济条件允许，未来五年您家的医疗服务需求会怎样变化？"调查显示，28.9% 的人会定期体检，24.9% 的人更加重视预防保健，

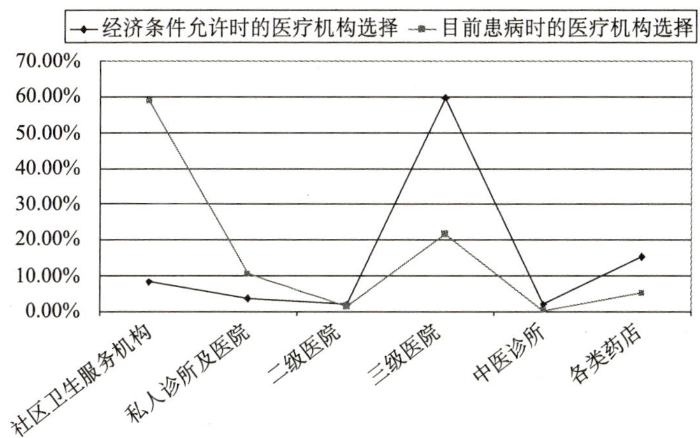

图 10－33　不同经济条件下的就医选择

17.7% 的人更加重视疾病治疗，13.8% 的人更加重视慢性病防治，11.4% 的人会购买商业保险，3.2% 的人不会有太多变化。数据表明，当就医不受经济条件限制的时候，人们更注重疾病的预防与保健，未来医疗改革的具体举措也要满足人们不断调整的医疗需求。此外，前面的调查显示只有 1.5% 的医疗费用报销来源于商业保险，而未来将有 11.4% 的人后购买商业保险，说明我国未来商业医疗保险的需求空间很大。保险公司应尽快制定相应的商业医疗保险项目来满足人们对商业医疗保险的需求（见图 10－34）。

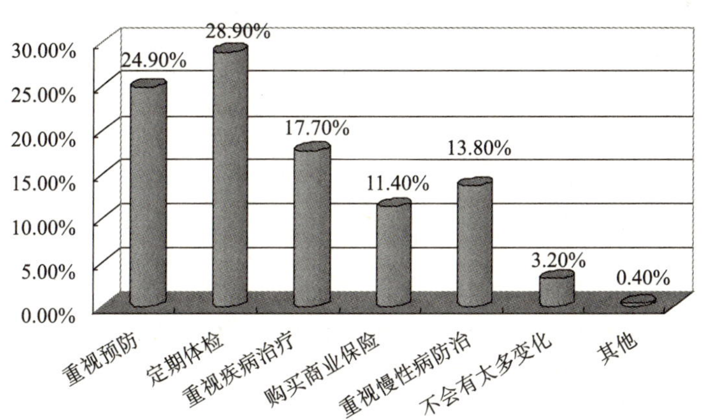

图 10－34　未来五年您的医疗服务需求变化

3. 被调查者最感兴趣的医疗服务方式

图 10－35 数据显示，被调查者最感兴趣的医疗服务方式是常规体检，占调查人数的 30.7%；其次是上门医疗，占 16.7%；再次是慢性病防治，占 16.3%；对健康教育和建立健康档案感兴趣的人比例也不少，各占 14.1% 和 9.9%，还有 5.5% 的人对医疗信贷最感兴趣。

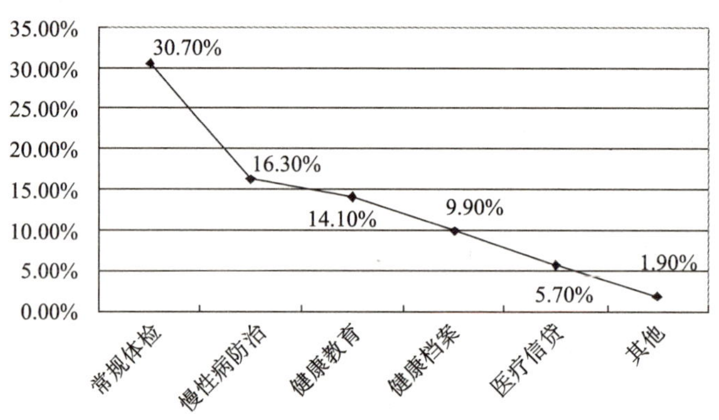

图 10－35　您最感兴趣的医疗服务方式

4. 未来医疗体制改革对自己最有利的五项医疗服务

图 10－36 数据显示，被调查者认为未来的医疗卫生体制改革提供的最有利的五项医疗服务依次是提供免费体检（占 71.4%）、西药的价格更低（占 51.0%）、医生的职业道德更高（占 44.2%）、医保制度的报销比例更高（占 39.1%）和增加报销药品的目录范围和种类（占 36.1%）。通过数据分析，我们发现更加重视疾病的预防与保健、看病更便宜、医生更具医德是百姓最期望发生的变化。被调查者对未来医疗服务需求的偏好也许正是医疗卫生体制改革的方向。

（五）对未来的期待

1. 对医院的期待

图 10－37 数据显示，在未来的医疗服务中，24.8% 的被调查者期望医院在管理上更严格一点，20.1% 的人希望医院设备更全一点，19.7% 的人希望医院的环境更舒适一点，13.1% 的人希望医院离家更近一点，12.7% 的人希望挂号更容易一点。

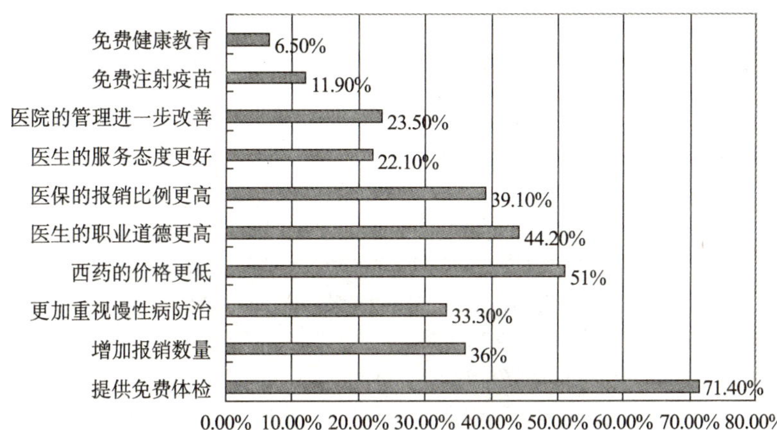

图 10－36　未来医改中对自己最有利的医疗服务项目

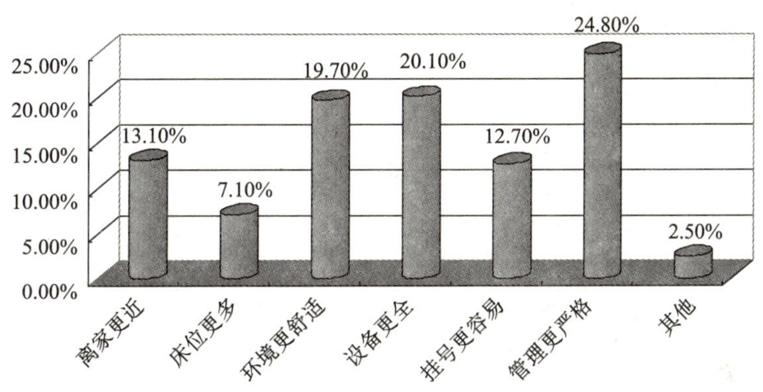

图 10－37　对医院的期待

2. 对医生的期待

图 10－38 的数据显示，被调查者对医生的期待是希望医生职业道德的提高，其他依次是技术水平更高、服务态度更好和文化程度更高。

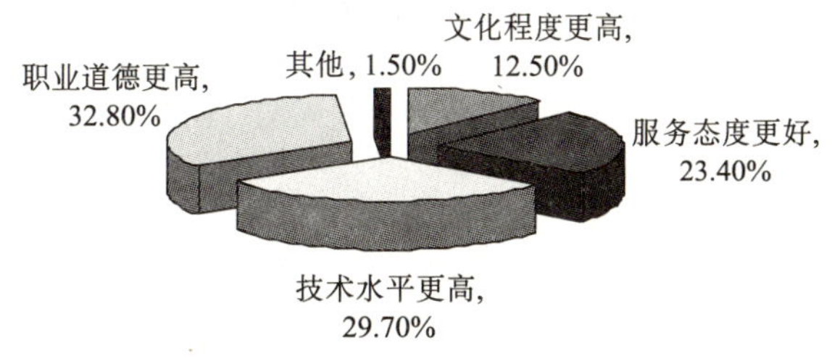

图 10－38　对医生的期待

3. 对药品的期待

图 10－39 显示，被调查者对药品的价格更低和药品的质量更好有强烈的期待，分别占 29.4% 和 27.2%。此外，19.7% 的人对报销更多的药品也充满期待。

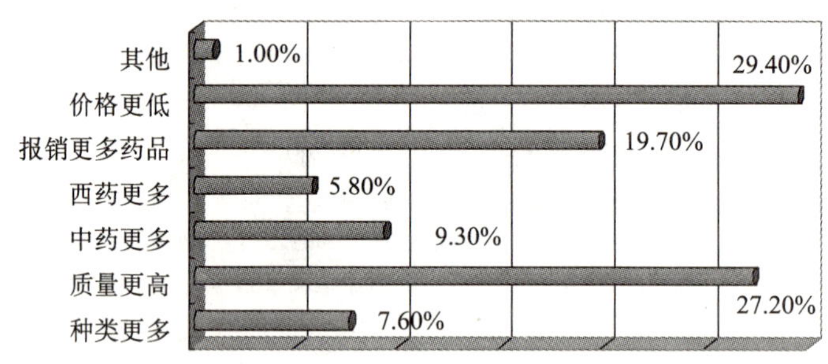

图 10－39　对药品的期待

4. 对医保制度的期待

图 10－40 数据显示，在今后医保制度改革中，被调查者最期待的是提高报销比例，其他依次是取消起付线、取消封顶线。

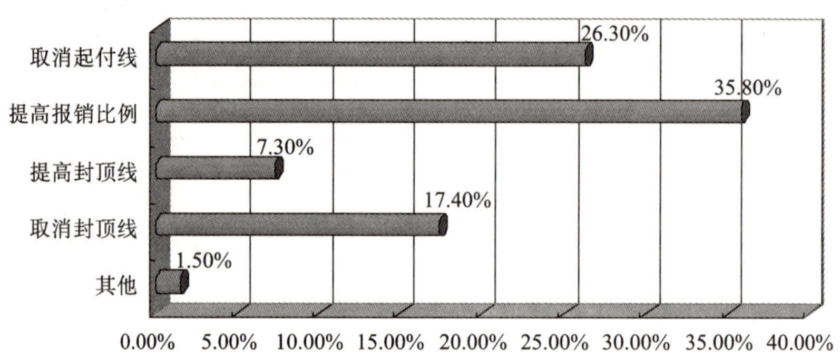

图 10－40　对医保制度的期待

六、特点、问题与对策

（一）需求的特点

1. 中低收入群体对医疗服务的需求量很大

吉林市作为东北典型的老工业基地城市，和全国其他城市相比，经济发展水平并不高。因此，市民中的大部分是中低收入者。调查中60.2%的家庭年人均收入在2000～7000元之间。[①]就此看来吉林市整体的医疗需求中，中低收入者的医疗需求所占比例很高。从中低收入者自身的医疗消费支出看，家庭去年的医疗支出在2500～4000元的占10.9%，医疗支出在4000～6000元的占调查总数的6.6%，医疗支出在6000元以上的占调查总数的24.3%，而样本去年的家庭总收入的均值才6089元。这一方面反映了中低收入群体的收入较低而医疗支出较高，医疗费用已成为家庭的沉重负担；另一方面也透露出中低收入群体医疗的刚性需求可能较大。

2. 经济条件是影响中低收入群体医疗行为选择的主要因素

调查显示，"经济困难"成为中低收入群体选择医疗服务时首要考虑的因素。问卷中问及"您生病后没有去三级医院治疗的原因"时，37.3%的被调查者是因为"经济困难"；问及"您或您的家人最近一次患慢性病后没有到医疗机构看病的最主要原因是什么"时，填答最多的还是"经济困难"；问及"您或您的家人最近一次患急性病后没有去医疗机构看病最主要的原因是什么"时，25.7%的被调查者是因为"经济困难"；问及"如果经济条件允许，您和您的家人患病会优先选择哪种医疗机构"时，三级医院马上成为人们的首选。而当下人们患病后首选的医疗机构是社区卫生服务机构。除了方便因素外，社区卫生服务机构的医疗服务相对便宜是造成这种差异的主要原因。

3. 患病后的自我诊疗是中低收入群体较为常见的就医习惯

在调查中我们发现，中低收入群体中有很大一部分人患病后不去医疗机构看病，而是纯自我诊治。问卷中问及"您和您的家人患病时一般会采取什么措施"时，3.2%的人没有采取措施，46.9%的人"纯自我诊疗"；其中"纯自我诊疗"的最主要方式是"自己买药吃"；问及"您或您的家人购买西药是否需要医生处方"时，60.9%的被调查者没有根据医生处方购买西药；问及"谁决定您或您的家人选择这些药品"时，55%的人是自己决定的。这种先行自我诊疗的就医习惯，虽然可以节省就医费用，但由于个人不具备专业的医疗知识，其中一部分可能造成病

① 统计局公布2008年吉林市的年人均收入是14000元。

情延误，小病拖成大病。

4. 吉林市中低收入群体的医疗需求主要是通过城镇居民基本医疗保险来实现的

目前，城镇人口的医疗保险主要包括城镇职工基本医疗保险、城镇居民基本医疗保险、公费医疗和商业保险。本次调查问卷的数据显示，样本的医疗服务需求主要是通过城镇居民基本医疗保险来实现的。城镇居民基本医疗保险成为调查对象覆盖最广的社会保险。问卷中问及“过去一年您和您的家人医疗费用报销的来源是什么”时，45.9%的人有城镇居民基本医疗保险，32.3%的人有城镇职工基本医疗保险，8.3%的享受公费医疗，1.5%的人有商业保险。参与居民基本医疗保险的人数多于职工基本医疗保险，可能是由于吉林市是东北老工业基地的典型城市，国有企业改制情况比较普遍，下岗失业群体较多，灵活就业人员较多。“不在职”致使他们不能参加职工基本医疗保险。中低收入群体的经济状况又使得他们很难有多余的钱来购买商业保险，所以商业保险的参保率也不高。由于城镇居民医疗保险的保障水平（如报销比例、起付线等）不如城镇职工医疗保险的水平，导致大多数并不富裕的中等收入群体医疗费用居高不下。此外，由于缺少商业保险和医疗救助的有效支撑，导致中低收入群体面对大病或突发性事件而发生的较大医疗费用支出时，大病致贫、大病返贫的现象时有发生。

5. 重视预防与保健是中低收入群体医疗需求的未来走向

如果说目前中低收入群体的诊疗习惯是患病后消极、被动地自我诊疗的话，那未来的该群体的医疗需求则是积极的、主动的重视疾病的预防与保健。问卷中问及“如果经济条件需要，未来五年您家的医疗服务需求会怎么变化?”时，28.9%的人会定期体检，24.9%的人更加重视预防保健，17.7%的人更加重视疾病治疗，13.8%的人会更加重视慢性病的防治；问及“您最感兴趣的医疗服务提供方式是什么”时，常规体检、上门医疗和健康教育是人们最感兴趣的方式；问及“未来医改提供新的医疗服务时，您认为对您最有利的五项是什么”，被调查者提供的答案依次是提供免费体检、西药的价格更低、医生的职业道德更高、医保制度的报销比例更高、更加重视慢性病防治。

（二）存在的问题

1. 看病贵让穷人更穷

问卷调查过程中，看病贵依然是被调查者反映最多的问题。43.2%的人认为药品的价格很高，35%的人认为药品价格比较高。在“对未来药品的期待”中，价格还是人们最关心的因素，“希望药品的价格更低一点”成为人们的首选；问及“对医疗保障制度的评价”时，30.3%的人认为报销的额度比较低，18.4%的人认为报销额度很低；问及“最不满意的医疗服务”时，医疗费用高、收费不合理、提供不必要的服务（包括药品和检查）成为百姓的首选；从医疗支出占家庭全部支出的比例来看，有12.4%的家庭医疗支出占家庭总支出的50%以上。其中还有8.1%的家庭医疗支出占到70%以上。这对于本不富裕的家庭来说，医疗费用已成为沉重的经济负担。访谈中，家住矿建社区的ZJ一家本是家庭收入和生活条件都不错的中等收入家庭，有一儿一女，儿子在碳素厂上班，女儿在长春上大学。退休后的ZJ身体状况逐渐不好，先是高血压、心脏病，后又发现胃部肿瘤。经过几年的治疗后，家庭原本中等的生活水平发生了根本性的转变，治病已让他们背上了沉重的债务负担，现有的医疗保障对他们来说就是杯水车薪。因此，如何建立一个能保障人们的家庭财产稳定、不会发生因病致贫、返贫现象的医疗体制，是值得人们深入探讨的。

2. 医疗保险的实效性较差

从2007年吉林市成为全国居民基本医疗保险改革的试点城市后，随着医疗改革的不断推进，吉林市的医疗保险取得了长足发展，医疗保险的覆盖面明显扩大。城镇居民基本被覆盖在城镇职工基本医疗保险、城镇居民基本医疗保险和学生医疗保险的三大医疗保险框架之下。仅以吉林市哈达街道的矿建社区为例，社区居民共有4306人，其中参加城镇居民基本医疗保险的有1449人，占总人数的34%，参加城镇职工基本医疗保险的有2149人，占总人数的50%，学生参保的有655人，占总人数的15.2%。这三类参保人数总计4253人，占总人数的99%。这是相当高的医疗保险覆盖率。但是，调查中我们发现，虽然人们有了医疗保险，但并没有从医疗保险中得到更多的实惠，也就是说在满足人们医疗需求的过程中，医疗保险起到的实效不并理想。如在问及“您医疗费用报销来源的途径”时，只有40.1%的人填答，说明有近60%的人没有过医疗费用的报销经历；在统计具体的医疗支出时，药品支出中100%自付的比例达到82.4%，住院支出中100%自付的比例达到76.7%，只有住院支出中100%自付的比例稍低，但也达到39.1%。这说明居民虽然参与了医疗保险，但保险所起到的作用并不大。这主要是由于医保政策在实施的过程中，对药品的报销范围较窄、医疗费用报销比例较低、有严格的报销起付线和封顶线有密切关系。

3. 百姓对医疗保险改革的具体政策不了解

调查中我们发现，有很多被访者对医疗保险和医疗改革的具体事宜并不是很清楚。他们虽然参加了医疗保险，但不了解参加的是什么保险，不知道怎么报销，也不知道能报销多少，大多数的情况是患病后自己买点药先行治疗，导致医疗保险闲置一旁，物未尽其用，造成很大的医疗卫生资源浪费。访谈中，一位张大妈这样说：“我参加了居民的医疗保险，那不是社区通知让办的嘛，我就办了。也不知道看病能享受到哪些优惠，听说是只有住院才给报销一部分。我身体还不错，一年下来也就得个头疼脑热的，就自己上药店买点药吃了，那个保险也没用上，钱白交了。”因此，未来的医疗改革中，政府有必要通过各种宣传媒介，让百姓随时了解医疗保险制度的各种规定，让百姓看起病来心中有数。

4. 社区卫生医疗服务机构没有充分发挥作用

社区作为基层卫生机构是离群众最近、最方便的医疗服务部门，本应在满足老百姓的预防、保健、健康教育、计划生育、常见病、慢性病的康复等方面发挥重要的作用。2009年年初，在政府公布的新医改方案中，也对社区医疗卫生服务中心（站）寄予很大期望，希望社区医疗服务中心能逐步转变诊疗模式，更多采取上门服务等方式，承担起居民健康“守门人”的职责。① 但目前的社区医疗机构普遍存在技术力量不强，基础设备欠缺，医疗服务质量偏低的现象，从而使百姓对社区医疗机构缺乏信心，宁愿舍近求远，也要到大医院就诊，造成了大医院人满为患的现象。问卷中问及“如果经济条件允许，您或您的家人会优先选择哪种医疗机构”时，59.7%的人会去三级医院，只有8.2%的人会去社区卫

① “社区医疗成为健康守门人，基础医疗机构将吃皇粮”，《扬子晚报》，2009年4月7日。http：//finance. ifeng. com/news/hgjj/20090407/515911. shtml。

生服务机构。这也说明人们对社区卫生服务机构还是不太满意的。为此，要扭转这种局面，就要不断加大社区医疗服务中心的投入，转变目前医护人员技术水平不高、社区服务中心设施简陋等现状，使社区医疗服务机构真正实现体系完备、功能齐全、诊疗上乘、服务到家的理想目标。

5. 政府监管不力，医患信任危机严重

由于政府部门缺乏对医疗卫生的有效监管，导致医疗行业腐败问题严重，医生吃回扣，拿红包的现象十分普遍。腐败导致的直接后果就是医患关系紧张、矛盾突出，医患之间出现严重的信任危机。问卷中，当问及“未来的医疗服务中，您对医院有何期待?”，“希望医院的管理更严格一点”成为被调查者的首选；问及“未来的医疗服务中，您对医生有何期待”时，被调查者最希望医生的职业道德更高一点。这都从侧面反映目前人们对医疗卫生机构及医护人员的不满。访谈中，我们经常听到患者对医生这样评价：“现在的大夫老黑了，不管你得的啥病，只要你去医院，马上让你做这检查、那检查的，为啥啊，不就是有提成嘛!”；“现在有的医生职业道德不咋地，吃回扣，拿红包，赚的是昧心钱”。面对不断恶化的医患关系，政府有责任逐步健全法制，加大监管力度，从源头上提高医疗卫生质量，重塑和谐的医患关系。

（三）对策建议

1. 强化政府责任，切实改变医疗机构的逐利化趋势

目前老百姓反映最强烈的“看病贵”现象，主要是由于在医疗改革的过程中，国家把医疗机构推向市场，不断减少对医疗机构的资金拨付造成的。仅在1990~2002年政府对医疗卫生的投入占医疗总费用的比重从25.1%下降到15.2%。[①] 医疗机构为了弥补亏空的资金，实现利益的最大化，或是不断地进口高档设备、购进高价的新特药品，或是通过提高药品的价格、增设各类检查项目等手段，让患者付出高昂的医疗费用。要想扭转医疗机构逐利化的这种趋势，政府必须强化自身的责任，在居民医疗卫生方面承担更多的责任，特别是医疗服务的融资责任应以政府为主。发达国家的经验表明，国家财政支出是医疗卫生投入资金的主要

① 杨慧芳：“中国医疗体制改革存在的问题探讨”，《交流与思考》，2006.8：89-90。

来源。如英国、瑞典和挪威，用财政税收支持由政府直接提供的卫生服务；在法国、德国和日本，政府为社会保障的融资达60%以上；美国虽然是比较典型的市场化医疗体制，但对无法进入统筹保险的社会特殊群体，政府还是会出资为其提供医疗保障。[①] 为此，我国未来的医疗体制改革，只有逐步强化政府责任，使医疗机构从营利性转向公益性，才能真正解决百姓“看病贵”的难题。

2. 加大对健康教育和医改相关政策的宣传

一是要强化人们的预防与保健意识。长久以来，由于我国经济一直处于比较落后的状态，人民生活水平低下。对于疾病，多数人是“病来了再说”，没有“预防和保健”的观念和意识。近来，随着经济的发展和人民生活水平的提高，人们逐渐认识到疾病预防和保健的重要性，“没有健康就没有一切”的健康理念逐步深入人心。为此，通过各级医疗机构和社区等基层组织的宣传与教育，逐步普及预防与保健知识，防患于未然，力求做到未病防病、既病防变，这样既能有效缓解医疗保险基金的压力，又能节约卫生资源，最大限度地保护城镇居民的身体健康。二是要加大对医疗保险和医疗改革相关政策的宣传。当今社会是信息高速发展的社会，借助信息化手段，如网络、电视、报纸、杂志等媒体加大宣传医疗保险和医疗体制改革的相关政策，让人们做到看病就医时心中有数，从而提高医疗机构医疗服务的利用率。

3. 加强社区医疗卫生服务机构建设

发达国家的经验表明，其医疗保障实现高覆盖的最重要原因是85%的医疗服务需求是在社区医疗机构中得到满足。[②] 为此，借鉴国外发达的经验，我们也应该加强对社区医疗卫生服务机构的建设。其实，在多年的医疗卫生体制改革中，社区卫生服务机构的建设一直备受关注。1999年卫生部等10部委联合发布了《关于发展城市社区卫生服务的若干意见》，要求2010年在全国范围内建成较为完善的社区医疗卫生服务体系，能够为城市居民提供医疗、预防、保健等综合性的初级医疗卫生服务。到2009年，国务院总理温家宝主持召开的国务院常务会议，通过了《关于深化医药卫生体制改革的意见》和《2009—2011年深化医药卫生体制

① 代英姿：“试论我国医疗体制改革的路径”，《社会保障制度》，2007.2：40－43。

② 谢婷铁：“论完善城市弱势群体的社会医疗保障制度”，《经济论坛》，2007，13：51－53。

改革的意见》，明确提出今后三年的工作目标是到2011年健全基层卫生服务体系，城镇中就是要重点建设社区卫生医疗服务机构，使之成为人们健康的“守门人”。但首先要实现社区医疗机构性质的转变，即从完全的营利性变成以公益性为主，以营利性为辅的“双性”医疗机构，并由政府负责基层医疗机构的各项经费。其次，要加大对社区医疗设备的投入和强化社区医务人员的业务培训，从大医院增派技术骨干，增强其业务能力。再次，要简化医疗流程，方便就医，社区卫生服务机构可以提供更方便的上门服务等多种形式的医疗服务。

4. 尽快落实医疗救助制度

在医保制度的相关研究中，已有学者指出，由于个人及家庭的经济能力是不同的，所以当依靠个人和家庭的经济能力来抵御疾病风险时，则必然有相当一部分社会成员的医疗服务需求无法得到最低程度的满足。因此，在医疗保障体制的设计上，必须在广覆盖的前提下，建立风险分担和社会共济的机制。[①] 那么，在医疗体制的建构过程中，发挥社会共济功能的社会救助制度就必不可少。吉林市的医疗救助制度开始得比较晚，2008年才制定并下发了《吉林市城乡医疗救助实施细则》（试行），开始对城乡困难居民中因病而无经济能力进行治疗的人实施专项的帮助和支持。但在实施的过程中，由于对如何实施社会救助有诸多限制，导致社会救助机制不能很好地发挥社会共济作用。仅以病种为例，急性病不在救助范围内，而慢性病的救助病种也很有限，并且又有非常严格的规定，如恶性肿瘤中只包括白血病门诊的放（化）疗、尿毒症门诊透析、糖尿病必须是有合并感染或有心、肾、脑并发症之一的、类风湿必须是活动期的。这样就把很多患其他重病的患者排除在外。其次，对救助的标准也过低，不能起到保护他们家庭财产安全，维持原有生活水平的目的。如，符合慢性病救助条件的，每人每年日常救助金是300元，这对于患重病的家庭来说，这点钱可谓杯水车薪。再次，虽然在试行的实施细则当中也规定了慈善救助，但只是原则性的规定。在对大病致贫家庭的走访中，几乎没有人能够得到慈善的捐赠。因此，应尽快推进医疗救助制度的改革，让真正有需求的人能体验到社会给予的关爱。

① 宁广华、张玉秋：“医疗体制改革存在的问题及未来医改方向的探讨”，《中国医药导报》2006年12月第三期。

第十一篇　甘肃省兰州市中低收入群体医疗服务需求的调查研究

——以兰州市249户样本的调查为例

本研究以城市中的中低收入群体为研究对象，充分考虑这类群体的一般性特征与地域分布情况，采取立意抽样的方法展开调研，具体选择了兰州市区所辖中低收入群体相对集中的3个区为调查点，分别为城关区、安宁区和七里河区；此次调研以家庭为研究单位，确定中低收入群体则以该地区的中低收入线为统计口径，即主要遵从“满足该家庭户人均收入在当地人均收入的50%以下（上年），且为非低保户”这一标准。据此，2008年兰州市人均收入为11676.77元。[①] 即，兰州市被访居民户其家庭人均年收入为5838.39元以下的非低保户。

研究采用定量与定性研究相结合的方法，共完成249份有效问卷及15份典型家庭的深入访谈，以期通过更为广泛的信息搜集丰富研究成果。数据分析工具为SPSS13.0统计软件包，此项研究主要采用了描述性统计分析方法。

总体而言，调查组通过对研究过程实施质量控制，较好地完成了调研的预期目标。以下内容为本项研究的主要成果。

① 数据源于《2008年兰州市国民经济和社会发展统计公报》。

一、甘肃城市居民的一般健康状况与医疗服务选择

（一）研究总体的基本情况

此次研究的城市受访者的总体情况主要包含受访者及其家庭的基本信息、医疗服务资源的可及性两方面内容。

1. 基本信息

主要包括城市受访者的人口年龄结构、文化程度、职业类型。

城市受访者的年龄结构显示：主要调查对象为中青年，占87.6%，老年受访者的比例则占样本构成的12.4%。其中，绝大多数的受访者的婚姻状况为已婚，占城市调查总体的79.1%。

数据显示，城市中低收入群体的文化程度普遍不高。初中、小学及以下、高中文化程度的被访者占样本比例的36.9%、28.7%和27.9%。总体来看，城市中低收入群体中高中以下文化程度占样本比例的93.4%，大学（大专及以上）以上的被访者只有16人，占样本比例的6.5%。

从受访者职业类型所占比重的前三位排列来看，分别为失业或待业人员、流动从业人员（农民工）和离退休，被访者属于这三种职业类型的比例分别是31.7%、16.9%、15.3%。这也构成了城市中低收入受访的主要人群。由此可以推断，职业类型表现为不稳定或经常处于失业、待业状态是影响其收入的因素之一。

2. 医疗服务资源的可及性

我们将此次调查问卷中“离您家最近的大医院（农村：县级医院、城市：三级医院）大约有多少里路?”和“离您家最近的社区卫生服务中心（村卫生室）大约有多少里路?”理解为医疗服务资源提供的可及性情况，并进行统计分析。

调查发现，城市与农村在医疗服务资源方面存在明显差异，农村家庭比城市家庭离大医院远得多。在城市，距被访者家最近的大医院平均相距3.56里，最近的有0.2里，最远的有32里。城市与农村在离社区卫生服务中心（村卫生室）的距离上存在差异，但差异不大。在城市，距被访者家最近的社区卫生服务中心平均路程是1.304里，最近的就在社

区卫生服务中心旁边，最远的是14里。

总体来看，城市居民家庭离大医院及社区卫生服务中心的距离都不远。这与城市本身的结构与特点有关，同时也与城市医疗服务资源本身的丰富性有关。此外，近几年国家加大了对基层医疗卫生服务体系的建设，增加了社区卫生服务中心（服务站）的数量，使得城市各类医疗服务机构数量增加，虽然各级别的医疗机构数量上还不够满足居民的需求，但调查数据显示，与农村相比，城市医疗服务资源的可及性比较高。

表11－1　医疗机构与被访者家庭住址的距离（里）

类　别	距被访者家最近的大医院	距被访者家最近的社区卫生服务中心
均　值	3.5560	1.3040
最小值	0.20	0.00
最大值	32.00	8.00

（二）居民患病与住院情况

调查显示，城市受访者中有67.9%的家庭患有慢性病，95.2%的家庭过去一年因急性病需要过医疗服务，有25.3%的家庭过去一年内因其他情况需要过医疗服务。在具体的患病类型方面，我们总结了城乡总体和各自的常见病情况。

在过去一年中城市中低收入群体需要医疗服务的慢性病主要有关节炎、高血压和心脏病。因这三种疾病而需要医疗服务的家庭分别占24.3%、23.0%和16.5%，此外，还有相当一部分受访者（25.9%）患有选项之外的其他慢性病，患病的种类颇多。

在急性病中，城市受访者过去一年中较为常见的疾病主要是感冒。有91.4%的受访者过去一年因为感冒而需要过医疗服务。另外，在过去一年内，受访者因为流感、传染性疾病、呼吸道疾病、意外伤害而需要就医的人分别有4.9%、3.3%、7.4%、5.8%。与此同时还有7.0%的受访者过去一年因其他急性病而需要医疗服务。

在慢性病和急性病之外的其他情况中，因常规体检而需要医疗服务的情况较多，22.6%的城市受访者过去一年内进行过健康体检。

总体来看，在城市中，因慢性病、急性病和其他情况而需要医疗服务的受访者家庭分别占67.9%、95.2%、25.3%；而因病需要住院的情况分别为15.7%、4.8%、2.4%。由此可见，在患病与住院情况的比例间有着较大的差距，具体原因有待于进一步研究与分析。

（三）对医疗机构的选择与使用

我们可以将问题“当您和您的家人需要医疗服务时有下列哪些选择?（不论您有没有实际使用它们）”理解为“对现有医疗机构的选择范围”，以期发现可选的医疗机构与实际使用之间的关系，并将其与受访者过去一年的实际使用次数放在一起分析。从而，得出下面一些分析结果：

城市居民期待使用的医疗服务机构居前三位分别是三级医院、私人诊所和社区卫生服务站。选择这三种医疗机构的受访者各有93.9%、84.9%、79.2%，实际使用的医疗机构居前三位分别是连锁药店、私人诊所和私人药店，人均年使用次数分别为10.66、6.79、3.936。受访者中普遍存在着对正规的、公立医疗机构抱有期待，而对小医院、民营医疗机构的实力缺乏信心与信任。

（四）有关药品的选择与使用情况

城市居民患病时可选择的药品居前三位的分别是国产西药、中成药和中草药。选择这三项的人分别有94.7%、61.7%、44.9%；其实际使用药品居前三位的分别是国产西药、中成药和中草药。可见，城市居民患病时的药品选择同实际使用情况基本一致。

表11－2　　患病时可选择的药品

	农村		城市		总体	
	频数	百分比（%）	频数	百分比（%）	频数	百分比（%）
中草药	153	61.4	109	44.9	262	53.3
中成药	108	43.4	150	61.7	258	52.4
进口西药	6	2.4	36	14.8	42	8.5
国产西药	241	96.4	229	94.7	470	95.5
保健药（食）品	15	6.0	41	16.9	56	11.4
其他药品	2	0.8	1	0.4	3	0.6
样本量	(249)		(243)		(492)	

总体上，城市居民和农村居民都喜欢选择和使用国产西药，但是在对待中成药和中草药的态度上二者有一些差异。农村居民更偏爱选择和使用中草药；而城市居民则更偏爱选择和使用中成药。作为中低收入群体，总体上城市居民和农村居民对进口西药和保健药（食）品的选择和实际使用都很少。

调查中，有 45.9% 的城市受访者购买西药时需要医生的处方，53.3% 的受访者不需要，另有 0.8% 的受访者认为需不需要医生处方要视情况而定。在西药的实际获得上，城市受访者过去一年人均需要医生处方 8.15 次，凭处方实际购买西药人均为 7.06 次，有处方但没有购买的情况人均为 1.31 次。

（五）患病的就诊与选择

1. 患急性病、慢性病的就诊情况

在患病家庭中，绝大多数的被访者表示患病后到医疗机构看病，患急性病的家庭未接受诊疗的最主要原因为“自感病轻，没必要”（75%）；另有占 17.2% 的人表示主要由于“经济困难”。在患急性病与采取的措施方面城乡有着很高的一致性。

被访者近期所患慢性病，从前面的基本类型来看，主要包括关节炎、非关节炎引起的慢性疼痛和高血压等。到医疗机构看病情况与患急性病就诊情况基本一样。然而，被访者提供的未就诊原因与急性病的情况则明显不同：“患病后没有到医疗机构看病的最主要原因”则是“经济困难”（57.1%）；其次为“自感病轻，没必要”（21.4%）。这主要与其所患的疾病类型有关，可从下面的近期患病的治疗周期与花费情况得到证实。

表 11－3　城乡最近一次患急性病未到医疗机构看病最主要的原因（%）

主要原因	调查点		合　计
	城　市	农　村	
经济困难	17.2	8.5	13.0
自感病轻，没必要	75.0	83.1	78.9
不方便	1.6	3.4	2.4
对医院不信任	1.6	0.0	0.8
其　他	4.7	5.1	4.9
样本量	(64)	(59)	(123)
合　计	100.0	100.0	100.0

表 11－4　城乡最近一次患慢性病未到医疗机构看病最主要的原因（%）

主要原因	调查点		合　计
	城　市	农　村	
经济困难	57.1	30.6	44.9
自感病轻，没必要	21.4	33.3	26.9
自感无望	2.4	13.9	7.7
不方便	4.8	11.1	7.7
对医院不信任	2.4	0.0	1.3
其　他	11.9	11.1	11.5
样本量	(42)	(36)	(78)
合　计	100.0	100.0	100.0

2. 诊疗机构的选择

城市居民对患病后常去的医疗机构选择情况显示：一般而言，城市居民选择私人诊所和连锁药店，并且将国产西药作为治疗急性病的首选药品。之所以选择上述医疗机构的原因主要看重的是“方便”；其次才是“便宜”。此处可见他们在应对急性病时更加重视医疗服务的可及性，因此在满足公众对于急性病的理疗服务上要充分考虑病患救治的方便、及时程度。

城市受访者在听从“医院医生或保健医生”和“自己”决定选用药品的问题上相差不大。在西药来源方面，城市居民中多数人选择连锁药店和私人诊所，这与患病时常去的医疗机构相吻合。在患慢性病时，城市居民会选择三级医院和连锁药店，排在第三位的机构均为私人诊所。选择理由仍然是就医的便捷程度；其次认为医生的技术水平较为重要。

他们对待慢性病的治疗态度明显不同于患急性病的情况，仅有50.2%的受访者在最近这次慢性病发病过程中采取过药物治疗。从选用药品种类的数据结果来看，仍有超过半数以上的人选用国产西药治疗慢性病，中成药和中草药的比例分别近1/4。我们大致可以推断城乡居民无论在应对急性病还是慢性病的问题上，都将国产西药置于优先考虑的范围之中。西药药品的来源与城乡居民选择诊治慢性病的医疗机构相吻合。

3. 近期患病花费与支付

我们将近期患病的药品花费依值的集中程度大致分成五档，急性病用药在国产西药上以50元以下的最多，占61.4%（含花费为0元的情

表 11－5　　　　患急性病、慢性病使用西药的来源（%）

医疗机构	西药来源		合　计
	急性病	慢性病	
城市社区卫生服务站	7.3	0.4	26.2
社区卫生服务中心	4.3	0.2	0.6
私人诊所	29.3	4.0	31.3
私人医院	0.6	0.2	15.1
一级医院	2.4	0.6	8.6
二级医院	3.0	1.6	21.7
三级医院	9.1	5.6	4.8
中医诊所	0.6	0.6	14.3
私人药店	6.7	0.8	3.5
连锁药店	36.0	8.0	1.4
其　他	0.6	0.4	100.0
合　计	100.0	100.0	100.0

况）。相比于其他药品种而言，国产西药的各档花费比例分布较为均匀；近乎八成的被访者其中成药的花费集中在 10 元以下（含花费为 0 元的情况），而中草药的花费集中在 10 元以下的比例则达到了 86%。很少人有使用过进口西药和保健药（食）品的情况。

城市居民患急性病在西药的用药疗程方面主要集中于 4～7 天，疗程为 7 天以下的情况占到全部被访个案的 80% 以上。绝大多数的家庭实际上以全部自付的方式支付了这笔医疗费用。即便存在部分报销的情况，但部分报销比例组间差异不大，以相隔 25% 为一档，报销比例达到 75% 以上的略高一些。慢性病的花费结果显示：在各项药品种类中支出比重最高的国产西药中，其花费在各组别中均有一定的选择人群。由于使用西药疗程的疗程在“4～7 天”的仍然最多，但此情况远比急性病服药疗程低得多，用药疗程在半个月到一个月、一个月以上的比例均达到了 21.6%，远高于急性病同等用药疗程的情况，随着用药疗程的增加，慢性病患者在药品花费的总体水平上明显高于急性病的情况，在付费方式上选择部分报销的情况相对高些。从具体的药品花费情况来看，患慢性病的药品支出在 500 元以上的均高出急性病的花费情况，近七成的被访者用于中草药和中成药的花费水平维持在10元以下，而支出水平最高的国产西药主要分布在100~500元之间，这一比重为31.6%。他们用于国产西药和保健品方面的支出数额依然很低。这也说明了为何访谈过程中多数被访者表示对进口西药的情况不了解者居多。

二、甘肃省城乡居民对各类医疗卫生服务的消费

（一）医疗支出及费用报销情况

调查数据显示，过去一年在门诊、住院、药品、中草药、中成药、进口西药及国产西药支出等七个医疗支出方面，城市居民家庭中，过去一年家庭医疗支出的次序是住院支出、药品支出和门诊支出。城市被访者在这三个方面的平均支出分别为2167.83元、1964.13元和289元。其中，药品支出中，花费最多的是国产西药。被访者在国产西药上平均支出了1484.01元；其次是中成药和中草药。此两项的平均支出为260.28元和161.89元。而农村居民过去一年家庭医疗支出的次序是药品支出、住院支出和门诊支出。被访者在这三个方面平均支出分别为1387.07元、1283.91元和232.85元。在药品支出方面，平均支出排在前三位的是国产西药、中草药和中成药。被访者在这三个方面的平均支出分别为877.52元、302.5元和155.78元。

这里有两点情况值得注意：首先，城市居民过去一年内家庭医疗支出排在第一位的是住院支出；其次，药品支出中国产西药比例为最高，中成药、中草药相对靠后。这一点与城市居民患病时选择的药品是相对应的。

过去一年内城乡在七项医疗支出方面的费用报销情况存在一定差异。我们按相隔25%为一档，将家庭医疗自付比例划分成四组，主要得到以下数据结果：城乡各项自付比例在50%以下的情况均呈现较低水平，仅住院的自付比例明显低于其他情况，也就是说住院报销的水平为最高。

而在报销来源方面，占40.9%的居民认为其医疗报销来自于城镇职工基本医疗保险。同时，享受城镇居民基本医疗保险服务的受访者也占

到42.4%。在报销的时间上，城市超过半数的居民看完病后当场报销，达到55.6%；其次为20.6%的居民报销费用需要一个月。数据显示，城市居民的医疗费用报销还是比较快捷、方便的。详细数据信息请参看附表。

城市家庭过去一年内医疗自付比例在75%～100%的分别是门诊、药品支出、住院。选择这三项的被访者家庭分别为94.1%、84.3%和42.9%。总体来看，过去一年内家庭医疗支出自付比例最高的是门诊。在城市，有94.1%的家庭自己支付门诊费用，而自付比例最低的为住院。出现这种情况的原因是“城镇职工基本医疗保险”和“城镇居民基本医疗保险”均报销住院期间的治疗支出和药品支出，而对于平时的门诊支出及药品支出是不报销的。因此调查数据显示门诊药品支出的自付比例极高。

（二）家庭收支与医疗保健消费

我们根据城乡居民的家庭收入情况，以凸显收入差距，将城乡中低收入群体去年的家庭收支划分了四个不同的收支段，以下是具体分析。

调查数据显示，在城市，有41.4%的家庭去年的总收入是10000～19999元，26.9%的家庭收入是5000～9999元，19.7%的家庭去年收入在20000元以上。过去一年中，有过半的中低收入家庭其人均收入维持在2000～4999元，约占54%。

表11－6　家庭总收入分组

调查点		频　数	百分比	有效百分比
城市	4999元以下	30	12.0	12.0
	5000～9999元	67	26.9	26.9
	10000～19999元	103	41.4	41.4
	20000元以上	49	19.7	19.7
	合　计	249	100.0	100.0

支出情况表明，去年总支出在10000～19999元的家庭为最多，占到样本总数的37.3%。其中，医疗保健支出的比重较高，表明被访者的医疗负担较重。

表 11－7　　家庭总支出分组

调查点		频　数	百分比	有效百分比
城　市	4999 元以下	34	13. 7	13. 7
	5000～9999 元	71	28. 5	28. 5
	10000～19999 元	93	37. 3	37. 3
	20000 元以上	51	20. 5	20. 5
	合　　计	249	100. 0	100. 0

表 11－8　　医疗保健支出分组

样本县/市		频　数	百分比	有效百分比
城　市	499 元以下	83	33. 3	33. 3
	500～999 元	39	15. 7	15. 7
	1000～4999 元	77	30. 9	30. 9
	5000 元以上	50	20. 0	20. 0
	合　　计	249	100. 0	100. 0

调查中发现，城市中低收入家庭去年的收支基本持平，只有为数不多的家庭拥有少量的存款。部分家庭存在负债的情况，其医疗保健支出要高于当年的家庭总收入。

（三）寻求医疗服务与体检花费情况

在寻求医疗服务中花费的交通食宿上，农村高于城市。农村家庭寻求医疗服务平均支出为 367. 88 元；城市家庭寻求医疗服务平均支出为 285. 84 元。这表明，受到客观环境的限制，农村居民要比城市居民在寻求医疗服务方面花费多。同时，在寻求医疗服务花费方面与前面分析的医疗机构与被访者家之间的距离也有一定的关系。

在体检的必要性方面，觉得有必要的回答比例很高，城市为 75%。其中，觉得很有必要的人数比例中城市为 39. 5%。这表明城市中低收入群体意识到体检的重要性。然而，在体检支出方面，城市中低收入群体的整体支出水平不高，占 69. 4% 的家庭体检支出为 0 元。体检费用情况参差不齐，从十几元到上千元不等。

表 11－9　　是否做过体检

调查点			频　数	百分比	有效百分比
城　市		是	94	37.8	37.9
		否	154	61.8	62.1
		总　计	248	99.6	100.0
	缺失值	99	1	0.4	
	总　计		249	100.0	

表 11－10　　对体检的必要性认知

调查点		频　数	百分比	有效百分比
城　市	很有必要	98	39.4	39.5
	有必要	88	35.3	35.5
	无所谓	13	5.2	5.2
	没必要	49	19.7	19.8
	总　计	248	99.6	100.0
	缺失值	99	1.04	0.4
	总　计	249	100.0	

三、甘肃省城市居民对医疗卫生服务的需求与评价

（一）居民应对疾病的常见措施

现实生活当中，城市中低收入群体在患病时一般会选择较为积极的诊疗措施。调查对象表示他或其家人在患病时一般会到医疗机构看病，占被访者总数的 68.3%。但是，仍然有 27.7% 的被访对象在患病时，没有去医疗机构看病，而采取了纯自我诊疗的应对措施。其中，自己买药吃是最主要的自我诊疗方式。采取纯自我诊疗措施的人中有 90% 采取了自己买药吃的方式治病。

（二）医疗需求面前，优先考虑的因素

对被访者就医疗需求中优先考虑的因素的考察主要设定了在经济条件紧张的条件下，从救治对象和药品的选择情况来看，我们假定：如果

表 11－11　　城乡患病采取何种措施（%）

	城　　市	农　　村
没有采取措施	2.0	1.6
纯自我诊疗	27.7	16.8
到医疗机构看病	68.3	80.8
其他措施	2.0	0.8
样本量	(249)	(250)

表 11－12　　自我诊疗方式

	频　　数	百分比	有效百分比
加强锻炼，自我恢复	5	2.0	7.1
自己买药吃	63	25.3	90.0
使用偏方	2	0.8	2.9
总　　计	70	28.1	100.0
缺失值	98	179	71.9
合　　计	249	100.0	

家里不幸有两个以上的人同时患病，会优先给谁治病的问题上，研究结果表明：老人和小孩的身份被给予更多的关注，34.1%的被访对象认为会优先给小孩看病，21.7%的被访对象选择了会优先给老人看病。41%的被访对象选择了不确定优先给谁看病。影响他们作答的因素与考虑同城市受访者的情况基本一致，大多会同时考虑伦理与理性计算的因素。

表 11－13　　优先给谁治病

	频　　数	有效百分比
小　孩	85	34.1
老　人	54	21.7
成年人	8	3.2
不确定	102	41.0
合　　计	249	100.0

在经济紧张的情况下，患者及其家人一般会优先选择疗程短、药效相对较好的国产西药来治病，65.5%的被访者将国产西药作为首选药品。其次是中成药，13.4%的被访者认为会优先选择用中草药来治病。

表 11－14　　优先选择的药品

	频　数	百分比	有效百分比
中草药	25	10.0	10.1
中成药	33	13.3	13.4
国产西药	163	65.5	66.0
不确定	26	10.4	10.5
总　计	247	99.2	100.0
合　计	249	100.0	

在经济条件允许的前提下，城市中低收入群体会优先选择到医疗水平较高、设备先进、专业性突出的三级医院就医。62.7%的被访对象认为如果经济条件允许，会优先选择到三级医院就医。这说明了中低收入群体的主观医疗卫生服务需求层次是较高的，只是目前的经济条件限制了其在患病后实际能够选择的医疗机构层级。

表 11－15　　优先选择的医疗机构

	频　数	百分比	有效百分比	累计百分比
社区卫生服务站	6	2.4	2.4	2.4
社区卫生服务中心	14	5.6	5.6	8.1
私人诊所	24	9.6	9.7	17.7
私人医院	1	0.4	0.4	18.1
一级医院	14	5.6	5.6	23.8
二级医院	16	6.4	6.5	30.2
三级医院	156	62.7	62.9	93.1
中医诊所	1	0.4	0.4	93.5
私人药店	5	2.0	2.0	95.6
连锁药店	10	4.0	4.0	99.6
其　他	1	0.4	0.4	100.0
总　计	248	99.6	100.0	

（三）关于未来医疗服务需求的走向

明确中低收入群体当前面临的医疗服务困难固然重要，从医疗服务需求的主体立场出发，了解中低收入群体未来的医疗服务需求预期，对于更好地完善和创新服务于该群体的医疗服务模式也同样至关重要。未来几年内，中低收入群体的医疗服务需求会有怎样的变化，他们最关心的医疗服务方式是什么，作为医疗卫生体制改革的直接受众之一，他们对我国正在进行的医疗卫生体制改革有怎样的期待和建议，都是值得深入研究的问题。

1. 未来五年的医疗服务需求变化

调查数据表明，未来五年农村中低收入群体最可能的三种医疗服务需求变化是更加重视疾病治疗、会定期体检和更加重视预防保健。作为三种中低收入群体未来五年最可能发生的医疗需求变化趋势，也正是目前中低收入群体没有得到满足的医疗需求。调查和访谈过程中，“小病没必要花钱看”、“年轻人身体好，一点小感冒扛一扛就过去了”、“反正这病是多年的老毛病也看不好了，又没钱看，能拖多久是多久”、“体检好啊，可是咱没钱去体检”。这样的话语总是不绝于访员的耳边。中低收入群体中还存在着大量小病不就医、大病没钱治疗，甚至自己买药治疗的情况。体检由于不针对具体的疾病治疗，因此一般情况下，中低收入群体不舍得花钱去体检，而且还存在这样的想法：担心体检检查出大病没钱治，反而心烦。但这一切制约中低收入群体享受体检医疗服务的因素归根结底还是经济困难，只要经济条件允许了，他们会很乐意接受常规健康体检。由于缺乏健康预防保健的基本知识、文化水平普遍较低、医疗信息获取渠道较少的中低收入群体，一直以来都比较忽视预防保健因素，但这并不意味着中低收入群体在预防保健方面的医疗服务需求水平偏低，相反，作为未来五年中低收入群体最可能的三大医疗服务需求变化之一，表明该群体在主观愿望上是很重视预防保健的。

2. 他们最感兴趣的医疗服务提供方式

在给出的 8 个医疗服务提供方式（即上门医疗、妇幼保健、慢性病防治、健康教育、常规健康体检、医疗信贷、健康档案、其他）中，被城市中低收入群体选择比率最高的三项，充分反应了当前和未来该群体

表 11－16　　未来五年的服务需求

是/否	应答次数	应答次数百分比	应答个案百分比
更加重视疾病治疗	136	23.1	55.1
更加重视预防保健	126	21.4	51.0
会购买商业保险	63	10.7	25.5
会定期体检	133	22.5	53.8
更加重视慢性病防治	107	18.1	43.3
不会有太多变化	20	3.4	8.1
其　他	5	0.8	2.0
合　计	590	100.0	238.9

注：2 个缺失值；247 个有效个案。

最感兴趣也最迫切的医疗服务方式。其中，城市中低收入群体最感兴趣的医疗服务提供方式是常规健康体检，有 116 名被访对象选择了此选项，占被访者应答人数的 47%；其次是上门医疗，占应答人数的 36.8%；此外有关对慢性病防治的关注程度也较高，为应答个案的 34.8%。

表 11－17　　感兴趣的医疗服务提供方式

是/否	应答次数	应答次数百分比	应答个案百分比
上门医疗	91	18.8	36.8
妇幼保健	65	13.5	26.3
慢性病防治	86	17.8	34.8
健康防治	60	12.4	24.3
常规健康体检	116	24.0	47.0
医疗信贷	19	3.9	7.7
健康档案	27	5.6	10.9
其　他	19	3.9	7.7
合　计	483	100.0	195.5

注：2 个缺失值；247 个有效个案。

3. 面对新医疗服务的五项需求

本研究从中低收入群体的主观意愿出发，列出了 22 项医疗服务项目，请被访者选出对其家庭最有利的五项。分析显示，在被访者看来，最有利的五项医疗服务改革方向分别是提供免费体检（74.1% 被访者选择了此项）、西药价格更低（占 57.9%）、看病会更方便（占 45.7%）、更加重视慢性病防治（占 43.3%）以及医生的职业道德更高（占 38.5%）。

综合分析以上被选概率最高的医疗服务措施，主要涉及中低收入群体对医改的三个方面的需求愿望，一是降低医疗服务价格的希望，包括提供免费体检和降低西药价格以及重视治疗费用高昂的慢性病的防治；二是希望就医环境更加方便，主要关心医疗机构地域覆盖的有效性与功能服务齐全，看病的手续简单一些。三是针对医患关系中，强调医护人员对患者基本权益的尊重以及对提高医生职业道德的期望，以建立平等、互信的良好医患关系。

（四）医疗服务现状的满意度

总体来说，城市中低收入群体对医疗服务现状满意度较低，只有 36.3% 的被访者表示对医疗服务现状很满意或比较满意，剩余的 63.7% 的人则不同程度上表示对医疗服务现状不满。

1. 对医疗机构的评价

医疗机构数量上，城市被访者比较满意，65% 的被访者认为医疗机构的数量很多或比较多，只有 11.6% 的被访者认为医疗机构的数量比较少或很少。针对就医环境，被访者的评价毁誉参半，49.6% 的被访对象认为就医环境很好或比较好，50% 被访对象则表达了不同程度的不满。而在就医方便程度和医疗机构的医疗设备上，被访者满意度则较高。

2. 对医护人员的评价

综合来看，城市被访者对医护人员的总体满意度较低，主要不满集中于医生的技术水平及对病情的解释程度上。只有 36.8% 的被访者认为医生的技术水平很高或比较高，40.7% 的被访者认为医疗设备很好或比较好。相对而言，被访者大部分对医生的服务态度较满意，但仍有 44.4% 的被访者对医生的服务态度抱有不同程度的不满。

3. 对药品的评价

除了药品种类得到被访者的普遍认可外（85.5% 的被访者认为药品种类比较多或很多），药品质量和药品价格都受到被访者的强烈不满。57.8% 的被访者认为药品质量一般或比较差甚至很差。85.1% 的被访者表示药品价格很高或比较高。

4. 对目前医疗保障制度的评价及对当前医疗服务的不满之处

城市中低收入群体对目前的医疗保障制度总体评价较低。除对目前医疗保障缴费水平、报销的方便程度，特别是报销药品的目录范围和报销额度表示了强烈的不满，只有10.8%的被访者认为报销药品的目录范围比较宽或很宽，13.7%的被访者认为报销额度很高或比较高。

中低收入群体对目前医疗服务最不满意的地方主要是集中在医疗费用过高、收费不合理及看病手续繁琐上，其中，医疗费用过高问题尤其突出。67.5%的被访者认为当前医疗费用高，具体数据参见附表。

（五）对未来医疗服务提供的期待

城市中低收入群体对未来医疗服务发展的期望主要在以下几点：医院方面，最大的期望是希望医院的管理更严格些，这也从侧面反映了中低收入群体因医院管理不善而导致的收费不合理、医生职业道德不高、看病手续繁琐等问题的强烈不满；医生方面，希望医生职业道德更高一些；药品方面，最大的希望是药品价格更低一些；而医疗制度的报销比例方面，被访者最大的希望是提高报销比例。相比较其他医疗制度报销比例相关选项，提高报销比例无疑是最能从根本上缓解中低收入群体医疗费用负担的措施。

由此推论，在探索和创新城市中低收入群体医疗服务需求与服务模式过程中，尤其应注意推动医院管理、医生的职业道德、药品价格、合作医疗的报销比例等问题的改善和提高。

四、问题及建议

我国新医改仍处于进行时态，在未来将会提供更多新的医疗政策及具体的医疗服务措施。为了避免此前医疗体制改革的失败困境再次重演，更好地使得医改政策落实到实处，成为名副其实的惠民工程，应坚持从民众的主体立场出发，明确居民特别是在享受医疗服务上处于劣势地位的中低收入群体迫切的医疗服务需求，忧民之所忧，急民之所急，做到改革有方向，政策有措施。

（一）现行医疗保障制度的统筹管理问题

就城市中低收入家庭的受访者而言，失业或待业人员、流动从业人员（农民工）和离退休这几类人群占到了城市受访者的63.9%，他们也是城市中低收入受访的主要人群。以流动从业人员为例，他们主要是居住于城市中的广大农民工。就地医疗保障是长期困扰他们的现实问题。有相当一部分中低收入群体为流动人口，这一群体的户籍所在地往往不在工作地，而多数地区在医疗保障方面采取定点医院报销制度。如果流动人口想享受相关的医疗服务，必须回到户籍所在地的定点医院就诊，现行医疗制度设计给这部分群体带来了诸多麻烦和额外开支。而这一制度距离实现城乡统筹的管理目标仍具有相当慢长的路要走，流动人口的就地医保问题仍然是个悬而未决的难题。

（二）城市中低收入家庭对医疗服务的满意度整体偏低

从城市受访人群对现有医疗服务提供的评价和期望来看，呈现整体满意评价偏低的现实。众多受访者中，只有36.3%的被访者表示对医疗服务现状很满意或比较满意，余下的63.7%则不同程度上表示对医疗服务现状的不满。特别是在报销药品的目录范围和报销额度方面，不满情绪较为强烈。

实际上，在为数可观的大医院和药店面前，处于城市中低收入家庭的人们并没有因医疗机构间可能存在的竞争而收获便捷的医疗服务或是享受低廉的药价。高达85.1%的被访者表示药品价格很高或比较高而证明了看病贵这一现实；此外，受访者普遍对民间医院缺乏认同与信心，倾向于选择医疗定点医院的服务；现有的医疗体系格局中，实际上主要以三级医院为核心，其他机构只能发挥次要作用，不平衡的分配造成了资源的集聚与浪费。而社区卫生服务中心数量远远不足，而诊所、卫生所、医务室的数目过大且存在功能定位不清的问题。

我们认为提供完善的医疗服务与保障，推进全民健康行动，不仅是每一个个体公民对健康的强烈诉求，也是维护和发展社会生产，实现社会公正，维系社会稳定、经济发展，乃至社会和谐的客观要求。因此，从关注医疗服务属性划分与定位的角度来看，医疗卫生服务的发展在价值理念和伦理原则上都必须体现公益和福利的特性。另一方面，为提高医疗服务质量、增强服务的创新性又必须尊重医患关系难于摆脱的市场特性。如何妥善调和二者之间的关系，寻求有效平衡，将始终成为关乎百姓切身利益的着力点。

（三）中医在城市医疗卫生服务体系中的尴尬处境

在现代中国医疗卫生服务体系框架中，中医的地位是十分尴尬的，类似中医的其他民族医学也大致如此。一般说来，中医一直被排斥在“科学”话语之外，无法按照传统的服务模式被纳入进现行的医疗卫生服务体系中。由于中医的行医方式、服务方式同科学话语指导下的诊疗方式有着根本区别，更多的公众弃中医而寻求疗效迅速的西医治疗。

具体到甘肃地区而言，处于现行医疗卫生体系外的中医或民族医疗服务的提供主体，其运行情况并不理想。此次调查发现仅有少量的受访者曾接受过中医诊所的服务（部分受访者表示综合医院大都设有中医科，没有必要专门跑到中医诊所接受诊治，故少有人接受纯中医诊疗方法）。此外，中药的用药量与花费情况也佐证了公众选择中医诊疗服务非常有限。回顾中医的发展历程，我们发现其自始至终为民间医疗需求提供预防、监测、救治或教育的多项服务，如在民间医疗保健方面，特别是面向中老年人群，多样化的中医疗法常在人们的日常生活中扮演了不可替代的角色。现代医疗卫生服务体系的建设与改革中，应有对中医的明确发展规划与长远支持。

（四）监测公众健康情势，倾听社会弱势群体利益的合理诉求，以不断完善社会公共服务

研究发现，城市居民的医疗服务需求受经济条件限制，从而影响了病患对医疗机构的实际选择，他们少有对健康保健方面的支付能力，这也加重了对慢性病的预防与治疗负担。这恰恰是众多中低收入群体对难于承受的负担与苦楚的真实写照。长期以来，作为弱势群体的他们，其声音和力量难以在主流社会中占有一席之地，长期以来，对弱势群体主体意愿的忽视，容易导致原本以改善弱势群体生存状况为出发点的政策最终流于形式，甚至取得适得其反的效果，医疗体制的多次改革也是如

此。

在维护社会公平正义的原则下，我们需要良好的制度环境以保障一个长期、稳定的健康服务规划，需要在中低收入群体的医疗服务模式的改革和创新的过程中，发挥社会政策优势，重视倾听平民百姓的真切呼声，筹划如何利用医疗卫生制度改进和医疗服务环境的再造，适时调整利益分配格局，逐步增进公众利益和全体社会公民的福祉。

农村调研报告

第十二篇　北京市密云县农村中低收入群体医疗服务需求的调查研究

——基于北京市密云县250户样本的调查

一、引　　言

医疗卫生体制的改革要从需求、供给以及供需互动等三个层面入手，即要解决医疗保障、卫生服务体系以及二者的相互作用问题。目前农村医疗卫生体制改革在需求层面取得重大进展，新型农村合作医疗制度（以下简称新农合制度）已经搭起了农村医疗保障构架的雏形。但是新农合制度的绩效很大程度上取决于农村卫生服务体系的供给能力，成本低廉并有基本质量保障的医疗服务递送系统对新农合制度能否真正惠及参合农民至关重要。只有卫生服务体系与医疗保障形成良性互动，才能提高医疗保障的绩效。相反，如果卫生服务体系供给能力很弱，医疗保障的价值将大打折扣。国内学者的研究也表明，医药、医疗和医保“三改联动”是深化医疗保险制度改革的关键环节，“三改联动”的关键在于医疗卫生体制改革，中国医疗保障制度改革的重中之重在于医疗卫生制度改革。合作医疗必须与农村卫生服务体系相互配合，才能为农民提供方便、有效、承担得起的医疗卫生服务。通过改善农村医疗服务体系的管理，合理利用资源，控制医疗费用，才能增强新型农村合作医疗的可持续性。因此，新农合制度必须与农村卫生服务体系协调发展，新农合制度的巩固提高与持续健康发展必然要求一个与之匹配的农村卫生服务体系。

目前，对于农村卫生服务体系的研究比较多地侧重于从“供方”研究，即多集中于刻画与描述农村卫生服务体系的软硬件设施及其运行机制，如王红漫、韩俊等对典型地区农村卫生服务工作的考察，顾昕等分析了目前农村三级卫生服务递送能力面临诸多挑战，方黎明对农村医疗服务递送系统激励机制的分析，潘林等通过实际调查对乡镇卫生院功能的重新定位等。但现有的文献较少从农民“需求”视角来分析农村卫生服务的供给能力及其与农民需求之间的缺口与差异。农民作为新农合制度与农村卫生服务体系建设的主体和最终受益者，其就诊时的真实感受以及对于疾病诊治的偏好能更为客观地反映出农村卫生服务体系的真实供给状况。因此，本文将基于农民的视角，力求从客观的立场还农民以话语权，反映农民的真实意愿和想法，展示农民对农村卫生服务体系建设的态度和需求，更全面反映农村卫生服务体系的供给能力及其与农民需求之间的缺口与差异，探索创新医疗服务模式、更好地满足农民需求的可能路径。

已有的研究表明，新农合制度的受益存在着不公平性，中低收入群体获益相对更少。这既有新农合的制度设计缺陷，也有农村卫生服务体系不健全的原因。因此，本部分将进一步基于中低收入农民的视角，考察其对于农村卫生服务的需求，探讨农村卫生服务体系相对于农民需求的供给能力及其缺口，探讨农村中低收入群体医疗服务模式创新的可能路径。

二、数据来源

（一）数据来源

本报告研究数据来源于中国社会科学院《中国中低收入群体医疗服务需求及服务模式创新研究》课题组北京密云调研组，于2009年8月15日至8月30日在北京市密云县进行的住户问卷调查。密云县下辖鼓楼街道办事处、果园街道办事处、密云镇、檀营乡、穆家峪镇、河南寨镇、十里堡镇、西田各庄镇、溪翁庄镇、巨各庄镇、东邵渠镇、大城子镇、北庄镇、太师屯镇、新城子镇、古北口镇、高岭镇、不老屯镇、冯家峪镇、石城镇等20个乡镇（街道办事处）。为方便调查，我们根据调研人员的户籍所在地，[①] 选择了密云县的15个村作为调研地点，分别是四合村、不老屯慕嘉峪村、太师屯镇太师庄村、西康各村、西庄户村、马营村、后栗园村、沙浴沟村、河南寨镇两河村、沙坞村、霍各庄村、水峪村、高岭镇放马峪村、东邵渠乡界牌村、北单家庄村。

2008年，密云县农民人均纯收入达到9529元。[②] 按照课题组对中低收入的界定，我们选择人均纯收入5000元左右以下，但不享受低保待遇的农户作为调查对象。在调查对象的甄别和筛选方面，根据所调查农村"熟人社会"的特点，主要由调研员的父母或亲戚事先进行了初步甄别工作，按照抽样原则，调研组大致掌握了调研地点中低收入家庭的范围和住址，剔除了其中的低保户，提高了符合调查方案确定的收入标准的调查对象的准确率。

课题组共调查250户家庭，并根据被访者健谈与否及其案例的典型性等指标，对其中的20位被调查对象做了深度访谈，并全部录音。

（二）研究方法

研究方法主要采取对问卷结果的定量研究与典型农户访谈的定性研究相结合。对问卷搜集到的数据进行筛选，并通过SPSS16.0统计包对其进行数据分析，采用的分析方法主要是描述性统计分析，并对20份深入访谈个案的录音资料进行整理，从中提取与调查主题密切相关的信息，以弥补定量研究的不足。

三、调查结果

以下将分析问卷调查的主要结果，包括被调查人群的基本特征、对

① 课题组在首都经济贸易大学劳动经济学院选择了10位调查员，他们全部来自密云县，对密云县当地情况比较了解。调研的时候大都由其父母或亲戚带着，由于农村熟人社会的特点，对调查对象的筛选比较准确。

② 密云县统计局：密云县2008年国民经济和社会发展统计公报。

http://www.my.bjstats.gov.cn/tabid/227/InfoID/2526/SourceId/1106/pubdate/2009-10-10/Default.aspx。

于医疗服务的可及性状况、患病情况与诊疗选择、医疗需求的前景分析以及对医疗服务的满意状况。

（一）被调查人群的基本特征

1. 人口学特征

人口学特征大致能反映出被访者及其家庭的基本状况，同时也是影响居民医疗服务需求的客观因素，主要包括年龄、性别、婚姻、家庭状况、文化程度、职业和户籍等变量。

第一，年龄状况。在调查样本中，平均年龄为 46.46 岁，年龄中位数为 47 岁，年龄标准差为 12.392。其中，18 ~ 40 岁的青年人占比 29.6%，40 ~ 60 岁的中年人占比 59.6%，60 岁以上的老年人占比 10.8%。可见，被调查人群已步入老龄化阶段。随着老龄化程度的加深和人口寿命的延长，老年人对医疗服务的需求应该引起特别关注。

第二，性别状况。调查样本中，男性为 93 人，所占比例为 37.2%，女性为 157 人，所占比例为 62.8%。

第三，婚姻状况。调查样本中，未婚占比 7.6%，已婚占比 90.8%，丧偶占比 1.6%。

第四，家庭成员状况。被调查对象家庭成员为 2 人的占比 14.4%，3 人的占比 43.6%，4 人的占比 28%，5 人的占比 30%，6 人及以上的占比 2%。

第五，文化程度状况。调查样本中，小学及以下的占比 22.4%，初中的占比 34.4%，高中（职高、中专、技校）的占比 32%，大专的占比 4.8%，本科的占比 6.4%。

第六，职业状况。调查样本中的职业类型主要是农业从业人员与自由职业者。其中，农业从业人员占比 49.6%，自由职业者占比 20.6%。

第七，户籍状况。调查样本主要为农村户籍，占比 93.6%。

2. 经济情况

被访者家庭在过去一年里，家庭年均总收入为 17787.4 元，人均年收入为 7195.06 元；家庭年总支出为 15063.2 元。其中医疗保健年支出平均为 3093.75 元，所占比例超过了家庭平均总支出的 20%（见表12 - 1）。这表明中低收入家庭对医疗服务的较大，医疗负担较重。皮尔逊（Pearson）相关分析发现，在显著水平为 0.01 时，医疗保健支出与家庭年总支出的统计检验相伴概率均小于0.01，即具有相关关系，且为正相关。可见，经济收入水平是制约被调查人群寻求医疗服务的重要因素。它直接影响着医疗服务的需求水平。

表12－1　　被访者家庭在过去一年里经济收入与支出状况　　单位：元

		家庭总收入	人均收入	家庭总支出	医疗保健支出
样本数	有效值	250	247	250	250
	缺失值	0	3	0	0
均　值		17787.40	7195.06	15063.20	3093.75
均值误差		660.709	431.409	618.369	374.752
中位数		15000.00	6000.00	13000.00	1200.00
标准差		10446.723	6.780	9777.277	5925.349

（二）被调查人群对于医疗服务的可及性状况

居民在寻求医疗服务时，交通是重要的考虑因素。调查发现，距离最近的大医院（县级医院）的平均距离为24.064里，距离最近的村卫生室的距离平均为2.413里。从平均距离看，被调查人群在获取大医院服务时距离较远，不太便利。在被调查对象中，认为距离大医院很近的（10里路以内）占比8%，比较近的（10到20里路以内）占比23.6%，很远的（100里路之外）占比68.4%。

从平均距离看，被调查人群在获取村卫生服务站服务时相对较为便利，但近10%的被调查对象与村卫生服务站的距离也在5里路以上。在被调查对象中，距离卫生服务站很近的（1里路以内）占比12.8%，比较近的（1到2里路）占比42%，中等距离的（2到5里路）占比35.6%，比较远的（5到10里路）占比4.8%，很远的（10里路之外）占比4.8%。

（三）被调查人群患病情况与诊疗选择

1. 患病情况

在250个被调查者当中，过去一年内他和他的家人因慢性病需要医疗服务的有139位；因急性病需要医疗服务的有219位；因其他疾病需要医疗服务的有59位。

在139位因慢性病需要医疗服务的被调查者中，比较多的是高血压、非关节炎引起的慢性疼痛、关节炎、高血脂、心脏病等（参见表12－2）。

表12－2　　慢性病类型

老年痴呆症	关节炎	焦虑性障碍	哮　喘	肿　瘤	非关节炎引起的慢性疼痛	慢性障碍性肺病	抑郁症	糖尿病
1	27	1	7	5	43	3	1	9
艾滋病	高血压	高血脂	心脏病	肝炎	除焦虑以外的精神疾病	癫痫病	中风	其他
0	58	23	13	1	6	0	1	26

在219位因急性病需要医疗服务的被调查者中，最主要的是感冒，其次为意外伤害、流感与呼吸道疾病（参见表12－3）。

表12－3　　急性病类型

感　冒	流　感	传染性疾病	呼吸道疾病	意外伤害
202	29	0	28	34

在59位因其他疾病需要医疗服务的被调查者中，主要是常规体检（参见表12－4）。

表12－4　　其他病病症

产前护理	分　娩	婴儿护理（妇幼保健）	常规体检	其　他
0	3	2	55	0

可见，被调查人群的疾病特点和慢性病疾病谱已经发生了很大的变化，这将对其基本医疗服务需求产生重要的影响。

2. 诊疗选择

（1）总体情况。

250个被调查者中，当他和他的家人需要医疗服务时，比较多地选择县级医院、村卫生室和乡镇卫生院。选择连锁药店、私人药店、中医诊所以及县外医院的也比较多（参见表12－5）。而从对医疗机构的年均使用次数来看（参见图12－1），排在前面的依次是连锁药店、村卫生室、乡镇卫生院、私人药店和县级医院。这说明现阶段县、乡、村三级医疗保健网在农村医疗卫生服务中仍然发挥着重要作用。同时，药店等的使用比例也具有较大上升态势。可见，居民在寻求医疗服务时，在医疗机构的选择和使用上呈现出多元化趋向。在进行深入访谈时，被访者对此变化的解释更多的是出于药品便宜和交通便利的考虑。

表 12－5　　　　对医疗服务机构的选择

村卫生室	流动卫生单位	乡镇卫生院	县级医院	县外医院	私人诊所	中医诊所	私人药店	连锁药店	其　他
195	14	189	243	128	125	130	130	132	0

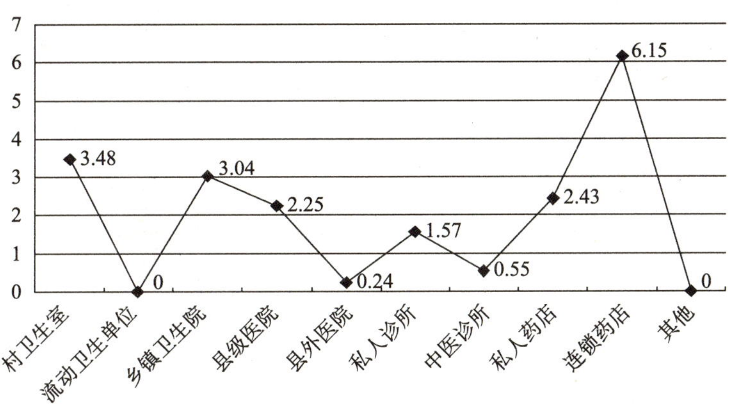

图 12－1　被访者及其家庭在过去一年内对医疗机构的年均使用次数

被访者及其家庭在过去一年内，平均使用国产西药、中成药、中草药、进口西药的次数分别为 23.9、11.4、2.6 和 0.4（参见表 12－6）。可见，被访者患病时主要选择国产西药和中成药，同时对国产西药的使用次数远远大于中成药。至于很少选择中草药和进口西药，被访者主要认为中草药治疗效果慢，而进口西药的价格太高，负担不起。

表 12－6　　被访者及其家庭在过去一年内对药品的年均使用次数

中草药	中成药	进口西药	国产西药
2.648	11.432	0.384	23.912

（2）急性病的诊疗情况。

调查数据显示，被调查人群常见急性病病种主要是感冒，占 82.7%（参见表 12－7）。从被调查人群最近一次患急性病时医疗服务的利用情况来看，在 229 名回答者中，选择去医疗机构的人数为 134 人，占到了

58.5%。患急性病未到医疗机构看病的主要原因中“自感病轻，没有必要”的占83.8%，“经济困难”的占10.1%（参见表12－8）。

表12－7　　急性病的主要类型

感　冒	流　感	呼吸道疾病	意外伤害	其他急性病
177	5	8	14	10

表12－8　　患急性病未到医疗机构看病最主要的原因

		频　数	百分比	有效百分比	累计百分比
有效值	经济困难	10	4.0	10.1	10.1
	自感病轻，没必要	83	33.2	83.8	93.9
	不方便	1	0.4	1.0	94.9
	对医院不信任	1	0.4	1.0	96.0
	其　他	4	1.6	4.0	100.0
	小　计	99	39.6	100.0	
缺失值		151	60.4		
合　计		250	100.0		

患急性病选择去的医疗机构主要是村卫生所、县级医院、乡镇卫生院和私人药店（参见表12－9）。选择这些医疗机构的原因更主要的是出于“方便”、“便宜”、“医生技术水平高”和“医疗设备好”等考虑（参见表12－10）。

表12－9　　患急性病选择去的医疗机构

村卫生室	流动卫生单位	乡镇卫生院	县级医院	县外医院	私人诊所	中医诊所	私人药店	连锁药店	其　他
52	2	16	44	4	2	2	21	2	0

表12－10　　选择医疗机构的原因

医疗设备好	服务好	可选择的药物多	方便	医生技术水平高	有熟人	便宜	有出名的医生	定点医疗机构	其　他
23	8	15	98	25	11	33	6	2	0

在急性病治疗上，163 名回答者中，服用过药品的人数比例为 93.9%。在药品使用上，国产西药为绝大多数患者的首选，其次为中成药（参见表 12－11）。在药品的决定上，主要由医院医生或保健医生决定其使用何种药品（参见表 12－12）。在西药的来源上，村卫生室为主要来源，次之为县级医院和乡镇卫生院，去私人药店、私人诊所以及连锁药店购买西药的人数也占据了一定比例（参见表 12－13）。

表 12－11　　急性病服用过何种药品

中草药	中成药	进口西药	国产西药	其　他
9	65	8	132	0

表 12－12　　谁决定使用何种药品

自　己	医院医生或保健医生	药店药师	其他人
43	103	7	0

表 12－13　　急性病所用西药的来源

村卫生室	流动卫生单位	乡镇卫生院	县级医院	县外医院	私人诊所	中医诊所	私人药店	连锁药店	其　他
62	0	22	40	4	12	1	17	12	0

在最近一次急性病药品的人均支付费用上，国产西药和中成药也在前两位，分别为 277.62 和 79.1 元（参见表 12－14）。

表 12－14　　最近一次患急性病药品人均支付费用

		中草药	中成药	进口西药	国产西药	保健药（食）品	其他药品
人　数	有效值	250	250	250	250	249	249
	缺失值	0	0	0	0	1	1
	均　值	63.66	79.10	63.48	277.62	40.96	40.93
	均值误差	12.551	11.744	14.502	79.791	3.068	3.069
	标准差	198.442	185.688	229.303	1261.607	48.407	48.429

从所开西药的疗程来看，平均疗程为 7 天之内的占比 77.6%，这可能与被调查人群最近一次患的急性病多是感冒有关（参见表 12－15）。

表 12－15　西药的疗程

		频　数	有效百分比	累计百分比
有效值	7 天内	114	77.6	77.6
	7～30 天	31	21.1	98.6
	31～45 天	2	1.4	100.0
合　计		147	100.0	

从被调查者及其家人最近一次急性病医疗费用的支付看，59.1% 需要全部自付，40.3% 可以部分报销。平均报销程度为 35.7%。

（3）慢性病的诊疗情况

调查显示，居前三位常见慢性病病种分别为高血压、非关节炎引起的慢性疼痛和关节炎等疾病（参见表 12－16）。

表 12－16　慢性病的类型

		频　数	有效百分比	累计百分比
有效值	老年痴呆症	1	0.7	0.7
	关节炎	17	12.1	12.9
	哮　喘	6	4.3	17.1
	肿　瘤	3	2.1	19.3
	非关节炎引起的慢性疼痛	23	16.4	35.7
	抑郁症	1	0.7	36.4
	糖尿病	7	5.0	41.4
	高血压	36	25.7	67.1
	高血脂	8	5.7	72.9
	心脏病	6	4.3	77.1
	肝　炎	2	1.4	78.6
	除焦虑以外的精神疾病	2	1.4	80.0
	癫痫病	1	0.7	80.7
	中　风	3	2.1	82.9
	其他慢性病	24	17.1	100.0
合　计		140	100.0	

患慢性病的被调查对象中，61.1% 选择去医疗机构看病，而未去医疗机构看病的人中，“经济困难”的占 8.2%，“自感病轻，没有必要”的占 46.9%，“其他”占 44.9%（参见图 12－2）。选择的医疗机构主要

是县级医院、乡镇卫生院和县外医院（参见表 12－17）。选择这些医疗机构的原因主要有“医生技术水平高”、“医疗设备好”和“方便”（参见表 12－18）。

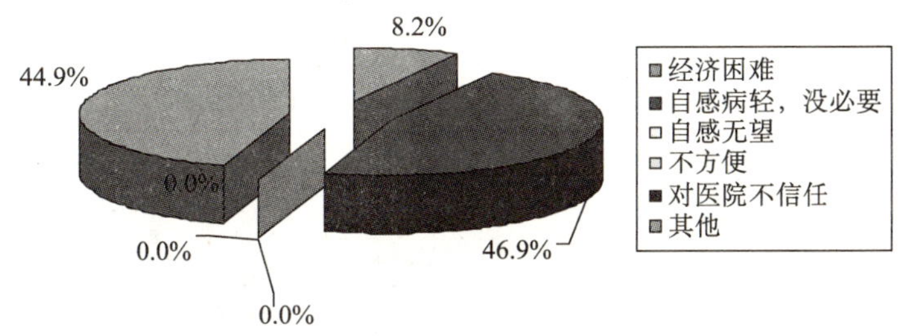

图 12－2　患慢性病而没有去看病的主要原因

表 12－17　患慢性病后常去的医疗机构

村卫生室	流动卫生单位	乡镇卫生院	县级医院	县外医院	私人诊所	中医诊所	私人药店	连锁药店	其他医疗机构
7	0	25	59	16	4	7	0	0	2

表 12－18　选择医疗机构的原因

医疗设备好	服务好	可选择的药物多	方便	医生技术水平高	有熟人	便宜	有出名的医生
44	13	10	34	50	7	11	4

在慢性病治疗上，111 名回答者中，服用过药物的人数比例为 97.3%。在药品使用上，国产西药为绝大多数患者的首选，其次为中成药（参见表 12－19）。在西药的来源上，县级医院为主要来源，次之为乡镇卫生院、村卫生室、县外医院和连锁药店（参见表 12－20）。

表 12－19　最近这次慢性病服用的药品种类

中草药	中成药	进口西药	国产西药	其　他
20	55	7	93	0

表 12－20　慢性病服用西药的来源

村卫生室	流动卫生单位	乡镇卫生院	县级医院	县外医院	私人诊所	中医诊所	私人药店	连锁药店	其他医疗机构
12	0	26	57	11	4	4	1	10	0

和急性病相比，慢性病治疗药品人均支付费用较多（参见表12－21），认为慢性病治疗药品花费很多的比例明显上升（参见图12－3）。从被调查者及其家人最近一次慢性病医疗费用的支付看，70.9%需要全部自付，28.2%可以部分报销。平均报销比例为33.6%。

表12－21　　最近一次患慢性病药品人均支付费用

		中草药	中成药	进口西药	国产西药	保健药（食）品	其他药品
人数	有效值	102	109	94	111	94	94
	缺失值	148	141	156	139	156	156
	均　值	2165.55	1321.17	2206.13	1852.01	1063.81	1063.81
	均值误差	1378.183	918.590	1495.669	917.139	1063.809	1063.809
	标准差	13918.962	9590.359	14501.045	9662.661	10314.006	10314.006

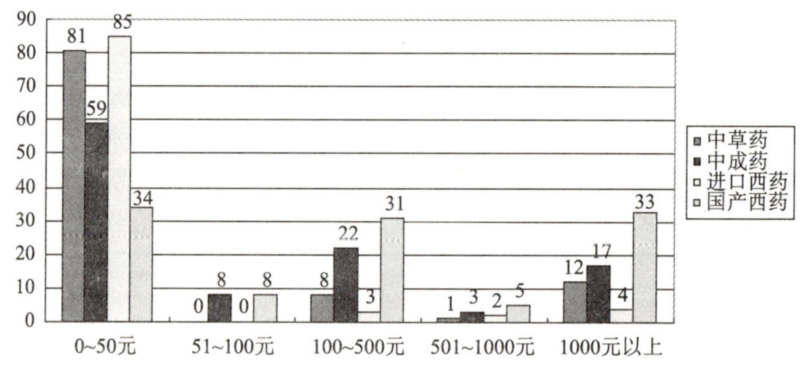

图12－3　对慢性病药品花费的综合评价

从所开西药的疗程来看，平均疗程为7天之内的占比23.3%，7～30天的占比50.5%，一个月以上的占比26.2%（参见表12－22）。

表12－22　　慢性病西药的疗程

		频　数	百分比	有效百分比	累计百分比
有效值	7天内	24	23.3	23.3	23.3
	7～30天	52	50.5	50.5	73.8
	31～45天	4	3.9	3.9	77.7
	46～60天	7	6.8	6.8	84.5
	61天及以上	16	15.5	15.5	100.0
合　计		250	100.0	100.0	

3. 医疗支出及其来源

被调查者及其家人过去一年的平均门诊医疗费用支出为 714.05 元，住院支出平均为 887.4 元，药品支出平均为 1903 元。其中中草药总支出为 169.44 元，中成药总支出为 465.33 元，进口西药总支出为 135.60 元，国产西药总支出为 1130.18 元（参见表 12 – 23）。

表 12 – 23　　过去一年各项医疗费用支出

		门诊总支出	住院总支出	药品总支出	中草药总支出	中成药总支出	进口西药总支出	国产西药总支出
样本数	有效值	250	250	250	250	250	250	250
	缺失值	0	0	0	0	0	0	0
均　值		714.05	887.40	1903.00	169.44	465.33	135.60	1130.18
均值误差		138.028	357.757	211.362	37.173	69.078	61.700	136.888
标准差		2182.407	5656.632	3341.926	587.761	1092.226	975.561	2164.385

在医疗费用的来源上，门诊自付的平均比例为 94.7%，其中 87.8% 为完全自付。住院自付的平均比例为 59.7%，其中 28% 为完全自付。药品支出自付的平均比例为 87.6%，其中 50.8% 为完全自付。中草药支出自付的平均比例为 90.8%，其中 75.5% 为完全自付。中成药支出自付的平均比例为 88.3%，其中 62.1% 为完全自付。进口西药支出自付的平均比例为 75%，其中 43.8% 为完全自付（参见图 12 – 4）。

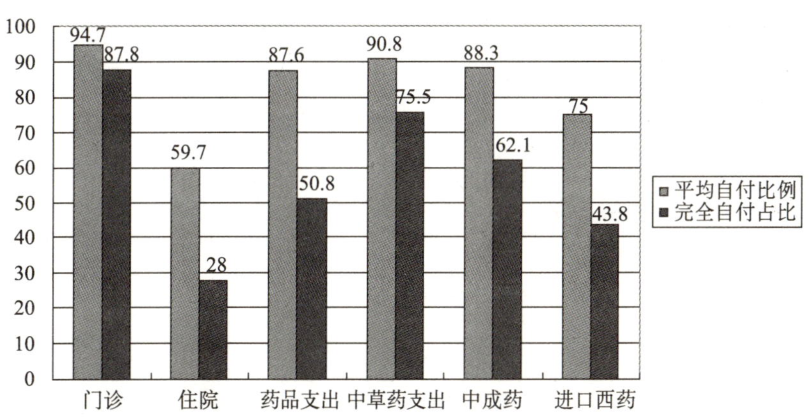

图 12 – 4　医疗费用支出自付情况

被调查对象医疗费用报销的主要来源是新型农村合作医疗，占88.76%（参见表12－24）。对于医疗费用报销的时间，54.4%的被调查对象是“看完病后当场报销”，一个月以上的占比14.3%（参见表12－25）。

表12－24　　过去一年内您和您家人医疗费用报销的来源

公费医疗	城镇职工基本医疗保险	城镇居民基本医疗保险	新型农村合作医疗	商业医疗保险	医疗救助	其　他
6	7	0	158	6	1	0

表12－25　　报销时间

		频　数	百分比	有效百分比	累计百分比
有效值	看完病后当场报销	103	54.4	54.4	54.4
	一个星期	4	2.1	2.1	56.5
	一个月以内	55	29.1	29.1	85.6
	1～6个月	16	8.5	8.5	94.1
	7～12个月	4	2.1	2.1	96.2
	12个月以上	7	3.7	3.7	100.0
合　计		250	100.0	100.0	

被调查对象及其家人过去一年内因病休工或休学的时间平均为19.16天。疾病给工作与学习带来了很多负担，被调查对象及其家人过去一年内因病不能工作的损失平均为645.52元，寻求医疗服务中的交通、食宿支出平均为307.98元（参见表12－26）。

表12－26　　因病造成的工作损失其他支出

		因病休工或休学的天数	因病不能工作的损失	寻求医疗服务中的交通食宿支出
样本数	有效值	250	250	250
	缺失值	0	0	0
	均　值	19.16	645.52	307.98
	均值误差	3.740	110.300	86.175
	标准差	59.128	1743.998	1362.552

被调查对象及其家人自己负担的医疗费用主要来源于家庭的收入（参见表12－27）。其中部分费用来自于亲戚好友，绝大部分是直系亲属（参见表12－28）。

表12－27　　被调查对象自己负担的医疗费用来源

自己的收入	储　蓄	借　债	政府补贴	单位补贴	其　他
243	26	30	9	5	3

表12－28　　亲戚朋友支持

		频　数	百分比	有效百分比	累计百分比
有效值	直系亲属	27	84.4	84.4	84.4
	旁系亲属	4	12.5	12.5	96.9
	好　友	1	3.1	3.1	100.0
合　计		250	100.0	100.0	

被调查对象及其家人在过去一年，有65.6%做过健康体检，认为体检“有必要”和“很有必要的”占比86.4%（参见表12－29）。全家的体检支出平均为48.54元。

表12－29　　被调查对象及其家人对体检必要性的看法

		频　数	百分比	有效百分比	累计百分比
有效值	很有必要	61	24.4	24.4	24.4
	有必要	155	62.0	62.0	86.4
	无所谓	23	9.2	9.2	95.6
	没必要	11	4.4	4.4	100.0
合　计		250	100.0	100.0	

（四）被调查人群医疗需求的前景分析

从被调查人群在患病时采取的治疗方式来看，虽然选择去医疗机构的占到了绝大多数，但采取“纯自我治疗”的也占到了相当比例（参见表12－30）；而在自我治疗的方式选择中，被调查人群选取的主要方式为自己买药吃（参见表12－31）。

表 12－30　　患病采取何种措施

		频　数	百分比	有效百分比	累计百分比
有效值	没有采取措施	3	1.2	1.2	1.2
	纯自我诊疗	62	24.8	24.8	26.0
	到医疗机构看病	182	72.8	72.8	98.8
	其他措施	3	1.2	1.2	100.0
合　计		250	100.0	100.0	

表 12－31　　自我诊疗方式

		频　数	百分比	有效百分比	累计百分比
有效值	加强锻炼自我恢复	3	4.8	4.8	4.8
	免费咨询	2	3.2	3.2	8.0
	自己买药吃	55	87.3	87.3	95.3
	使用偏方	3	4.8	4.8	100.0
合　计		250	100.0	100.0	

在经济条件紧张的情况下，被调查对象及其家人优先给小孩和老人看病，优先给成年人看病的比例较低（参见表 12－32）。

表 12－32　　优先给谁治病

		频　数	百分比	有效百分比	累计百分比
有效值	小　孩	85	34.0	34.0	34.0
	老　人	82	32.8	32.8	66.8
	成年人	15	6.0	6.0	72.8
	不确定	67	26.8	26.8	99.6
缺失值		1	0.4	0.4	100.0
合　　计		250	100.0	100.0	

在经济条件紧张的情况下，被调查对象及其家人优先选择的药品主要是国产西药和中成药（参见表 12－33）。

在经济条件允许的情况下，被调查对象及其家人优先选择县级医院的最多，其次为县外医院（参见表 12－34）。

从未来的医疗需求变化看，被访者将更加重视定期体检、疾病治疗、慢性病防治与预防保健（参见表 12－35）。

表 12－33　　优先选择的药品

		频　数	百分比	有效百分比	累计百分比
有效值	中草药	7	2.8	2.8	2.8
	中成药	53	21.2	21.2	24.0
	进口西药	5	2.0	2.0	26.0
	国产西药	157	62.8	62.8	88.8
	不确定	28	11.2	11.2	100.0
合　计		250	100.0	100.0	

表 12－34　　优先选择的医疗机构

		频　数	百分比	有效百分比	累计百分比
有效值	村卫生室	20	8.0	8.0	8.0
	乡镇卫生院	8	3.2	3.2	11.2
	县级医院	158	63.2	63.2	74.4
	县外医院	48	19.2	19.2	93.6
	私人诊所	7	2.8	2.8	96.4
	中医诊所	2	0.8	0.8	97.2
	私人药店	5	2.0	2.0	99.2
	连锁药店	1	0.4	0.4	99.6
	其　他	1	0.4	0.4	100.0
合　计		250	100.0	100.0	

表 12－35　　医疗需求变化

更加重视疾病治疗	更加重视预防保健	购买商业保险	定期体检	更加重视慢性病防治	不会有太多变化	其　他
139	98	96	149	102	29	3

被访者最感兴趣的三项医疗服务提供方式是常规健康体检、上门医疗以及慢性病防治（参见表 12－36）。这充分说明疾病预防已引起被访者的高度重视。

表 12－36　　最感兴趣的医疗服务方式

上门医疗	妇幼保健	慢性病防治	健康教育	常规健康体检	医疗信贷	健康档案	其　他
131	44	126	63	165	44	30	1

47.6%的被访者对正在进行的医改充满信心，52.4%的被访者对改革前景相对悲观（参见表12－37）。

表12－37　　如何看待我国正在进行的医疗卫生体制改革

		频　数	百分比	有效百分比	累计百分比
有效值	我对改革充满信心，通过改革会解决很多问题	119	47.6	47.6	47.6
	改革效果如何存在很大的不确定性，有待于实践检验	58	23.2	23.2	70.8
	我对改革信心不大，不会起到太大的作用	23	9.2	9.2	80.0
	不好说	50	20.0	20.0	100.0
合　计		250	100.0	100.0	

（五）被调查人群对医疗服务的满意状况

被访者对目前医疗服务的总体满意情况一般。在250名回答者中，对自己接受的医疗服务感到满意和比较满意的被访者占到40.4%，认为一般的占到47.2%，持不太满意和不满意的人数比例为12%（参见表12－38）。

表12－38　　医疗服务总体满意度情况

		频　数	百分比	有效百分比	累计百分比
有效值	很满意	12	4.8	4.8	4.8
	比较满意	89	35.6	35.6	40.4
	一　般	118	47.2	47.2	87.6
	不太满意	26	10.4	10.4	98.0
	很不满意	4	1.6	1.6	99.6
	缺失值	1	0.4	0.4	100.0
合　计		250	100.0	100.0	

调查发现，被访者对医疗服务最不满意的方面依次是医疗费用高、收费不合理、看病手续繁琐、等候时间长、提供不必要的检查等（参见表12－39）。

表 12－39　　对医疗服务最不满意的方面

技术水平低	设备条件差	药品种类少	服务态度差	提供不必要服务
67	38	30	43	76
收费不合理	医疗费用高	看病手续繁琐	等候时间过长	其　他
82	185	81	78	4

从对医疗机构的评价结果来看（参见表 12－40），认为医疗机构数量很多和比较多的占比 34.1%，较少和很少的占比 21.2%。认为就医环境比较好的与一般的占比 88.9%，但认为很好的仅占 1.6%。认为就医比较方便与一般的占比 75.2%，认为很方便的仅占 3.3%，认为不太方便和很不方便的占比 21.5%。认为医疗设备比较好和一般的占比 80.3%，认为很好的仅占比 2.9%，认为比较差和很差的占比 16.8%。

表 12－40　　对医疗机构的评价情况

项　目	评价情况	频　数	有效百分比
医疗机构的数量	很　多	13	5.3
	比较多	70	28.8
	一　般	111	45.7
	比较少	44	18.1
	很　少	5	2.1
就医环境	很　好	4	1.6
	比较好	79	32.5
	一　般	137	56.4
	比较差	22	9.1
	很　差	1	0.4
就医方便程度	很方便	8	3.3
	比较方便	104	43.0
	一　般	78	32.2
	不太方便	45	18.6
	很不方便	7	2.9
医疗设备	很　好	7	2.9
	比较好	76	31.3
	一　般	119	49.0
	比较差	38	15.6
	很　差	3	1.2

被访者未来对医院的期待主要是希望医院离家近一点，医院管理更严格一点，挂号更容易一点以及医疗设备更安全一点（参见表12－41）。

表12－41　未来对医院的期待

离家更近	管理更严格	床位更多	环境更舒适	设备更全	挂号更容易	其　他
154	130	53	88	113	119	5

对有关医护人员各单项的评价，调查结果显示（参见表12－42），认为医生技术水平很高与比较高的占比24%，一般的占比61.6%，比较低与很低的占比14.4%。认为医生对病情的了解程度很好与比较好的占比仅为22.4%，一般的占57.6%，比较差与很差的占比20%。认为医护人员服务态度很好与比较好的占比36.4%，一般的占52%，比较差与很差的占比11.2%。总体来说，被访者对医护人员的满意度相对是比较低的，医疗机构有必要进一步加强医护人员队伍建设，不断提高自身的技术水平和服务水平。

表12－42　对医护人员的评价情况

项　目	评价情况	频　数	有效百分比
医生技术水平	很　高	7	2.8
	比较高	53	21.2
	一　般	154	61.6
	比较低	33	13.2
	很　低	3	1.2
医生对病情的解释程度	很　好	5	2.0
	比较好	51	20.4
	一　般	144	57.6
	比较差	44	17.6
	很　差	6	2.4
医护人员服务态度	很　好	8	3.2
	比较好	83	33.2
	一　般	130	52.0
	比较差	26	10.4
	很　差	2	0.8

被访者对医生的期待主要是技术水平更高一些、职业道德更高一些、服务态度更好一些（参见表 12－43）。

表 12－43　　对医生的期待

文化程度更高	服务态度更好	技术水平更高	职业道德更高
59	176	208	192

有关药品的各单项评价中（参见表 12－44），被访者认为药品种类很多和比较多的占比 66.4%，认为很少的占 2.8%。但对药品质量和药品价格的满意度情况很不理想，认为药品质量很好的仅占 3.2%，认为一般、比较差或很差的高达 58.8%。认为药品价格很高和比较高的占比高达 80.6%。

表 12－44　　对药品的评价情况

项　　目	评价情况	频　　数	有效百分比
药品种类	很　多	46	18.4
	比较多	120	48.0
	一　般	48	19.2
	比较少	29	11.6
	很　少	7	2.8
药品质量	很　好	8	3.2
	比较好	95	38.0
	一　般	116	46.4
	比较差	29	11.6
	很　差	2	0.8
药品价格	很　高	64	25.8
	比较高	136	54.8
	一　般	42	16.9
	比较低	6	2.4

对药品的期待主要是希望药品价格更低一些、将更多的药品纳入报销范围、质量更高一些（参见表 12－45）。

表 12－45　　对药品的期待

种类更多	质量更高	中药更多	西药更多	将更多的药品纳入报销范围	价格更低	其　他
52	166	36	31	188	223	5

对于医疗保障制度的评价（参见表 12－46），被访者对报销的方便程度相对比较满意。认为报销很方便和比较方便的占比 45.2%，认为不太方便和很不方便的占比 29.6%。但对缴费水平、报销额度以及报销药品目录范围都很不满意。认为缴费水平很高和比较高的占比 56.3%，认为比较低和很低的占比4.8%。认为报销额度很高和比较高的仅占9.2%，认为比较低和很低的高达 54.6%。认为报销药品的目录范围很宽和比较宽的占比仅为 8.8%，认为比较窄和很窄的高达 68.4%。

表 12－46　　对医疗保障制度的评价情况

项　　目	评价情况	频数	有效百分比
缴费水平	很　高	38	15.2
	比较高	102	40.8
	一　般	97	38.8
	比较低	9	3.6
	很　低	3	1.2
报销方便程度	很方便	13	5.2
	比较方便	100	40.0
	一　般	63	25.2
	不太方便	58	23.2
	很不方便	16	6.4
报销额度	很　高	3	1.2
	比较高	20	8.0
	一　般	90	36.1
	比较低	112	45.0
	很　低	24	9.6
报销药品的目录范围	很　宽	1	0.4
	比较宽	21	8.4
	一　般	57	22.8
	比较窄	138	55.2
	很　窄	33	13.2

对医疗保障制度的期待主要是提高报销比例、取消起付线、提高封顶线等（参见表 12 – 47）。

表 12 – 47　　对医疗保障制度的期待

取消起付线	降低起付线	提高报销比例	提高封顶线	取消封顶线	其　他
132	80	230	101	84	1

四、结论与建议

（一）实证分析的基本结论

第一，农村中低收入群体的急性病主要是感冒、意外伤害、流感与呼吸道疾病。慢性病主要是高血压、非关节炎引起的慢性疼痛、关节炎、高血脂、心脏病等。可见，慢性病疾病谱已经发生了很大的变化，目前以非传染性疾病为主。在进一步的访谈中发现，患慢性病的主要原因是行为与生活方式，包括不良饮食习惯、吸烟饮酒相关行为、缺乏体力活动、过度劳累等。因此，需要进行积极的健康干预，以应对农村中低收入群体疾病模式的改变。

第二，县、乡、村三级医疗保健网在农村医疗卫生服务中发挥着最重要的作用。被调查家庭选择医疗机构时大多考虑便利程度、经济因素、医生技术水平与医疗设备等。急性病患者比较多地选择村卫生所、县级医院、乡镇卫生院和私人药店治疗。选择这些医疗机构的原因更主要的是出于“方便”、“便宜”、“医生技术水平高”和“医疗设备好”等考虑。慢性病患者选择的医疗机构主要是县级医院、乡镇卫生院和县外医院，选择这些医疗机构的原因主要有“医生技术水平高”、“医疗设备好”和“方便”。

第三，患者主要使用国产西药和中成药。这是患者家庭经济收入、药品价格以及医生的推荐等多种因素综合作用的结果。急性病患者主要使用国产西药和中成药，并主要由医院医生或保健医生决定使用何种药品。西药主要来源于村卫生室、县级医院和乡镇卫生院，私人药店、私人诊所以及连锁药店也占一定比例。患者也主要使用国产西药和中成药。

西药的主要来源是县级医院、乡镇卫生院、村卫生室、县外医院和连锁药店。

第四，医疗保障制度的保障水平较低，被调查家庭医疗费用自付比例普遍较高。医疗费用报销的主要来源则是新型农村合作医疗。其中，40%左右的急性病患者可以部分报销医疗费用，平均报销程度为35.7%。和急性病相比，慢性病治疗花费的负担明显上升。28.2%左右的被调查者可以部分报销，平均报销比例为33.6%。

第五，医疗费用负担比较沉重。医疗保健年支出超过了家庭平均总支出的20%，中低收入家庭对医疗服务的需求较大，医疗负担较重。同时，疾病给患者的工作与学习带来了很多负担，过去一年内因病不能工作的损失平均为645.52元，寻求医疗服务的交通、食宿支出平均为307.98元。自己负担的医疗费用主要来源于家庭的收入。可见，经济收入水平是制约调查人群寻求医疗服务的重要因素，它直接影响着医疗服务的需求水平。

第六，被访者未来将更加重视定期体检、疾病治疗、慢性病防治与预防保健等医疗需求，他们最感兴趣的医疗服务方式是常规健康体检、上门医疗以及慢性病防治。

第七，被访者对医疗机构的就医环境、就医方便程度以及医疗设备的总体评价不高；对医护人员的技术水平、对病情的了解程度、服务态度的满意度不高；对药品的质量、价格很不满意；对医疗保障制度的缴费水平、报销额度以及报销药品目录范围都很不满意。他们对医疗服务最不满意的依次是医疗费用高、收费不合理、看病手续繁琐、等候时间长、提供不必要的检查等。

第八，被访者普遍期待医院离家近一点，医院管理更严格一点，挂号更容易一点以及医疗设备更安全一点；期待医生技术水平更高一些、职业道德更高一些、服务态度更好一些；期待药品价格更低一些、将更多的药品纳入报销范围、质量更高一些；期待医疗保障制度能提高报销比例、取消起付线、提高封顶线等。这些说明目前的医疗服务体系已经难以满足农民日益多元化的医疗服务需求，存在较大的供求缺口。

（二）建议

基于上述实证分析结论以及访谈中获取的信息，我们对农村中低收入群体的医疗服务模式创新提出以下几点建议：

第一，强化健康管理与健康教育，积极预防与应对农村中低收入人口疾病模式的转变。问卷分析和访谈中发现，相当一部分中低收入家庭的中老年人都深受慢性病的困扰。不少被调查对象向调查人员反映了家中老人或其本人不同程度地患有慢性病，如高血压、糖尿病、高血脂、心脑血管疾病、静脉曲张、颈椎病、腰间盘疾病、腰肌劳损、骨刺和骨质增生、神经性面瘫、胸肌炎等。被调查对象普遍认为，慢性病患者难以治疗，明显加大了家庭的经济负担。对健康的关注会降低疾病的发生率，农村疾病预防和健康知识的普及工作非常重要。因此，政府应该积极倡导健康管理和健康教育，利用广播和讲座的形式，通过宣传提高农民的健康意识，普及防治慢性病的相关知识，让村民更加重视慢性病的防治。这可以减少其患病概率，从而降低医疗费用的支出。

第二，要通过完善农村医疗保障制度，降低农村中低收入人口的疾病经济负担。对于中低收入家庭而言，医疗费用是沉重的经济负担。收入和价格等经济因素对中低收入者的就医选择影响很大。被调查者根据自身的求医问药经历，向调查人员报告医疗费用的经济负担，普遍认同“吃药贵看病难”的说法。医药费用的昂贵已经开始成为限制部分人到医院就医的重要因素。不少被调查对象反映，他们就医时考虑最多的就是钱。在他们看来，医院和医生为了获取更大的利益让患者做一些不必要的检查，给他们带来很大的经济负担，直接影响了他们“看不看病”以及“去什么医疗机构看病”的选择。很多被调研对象提出，目前医药费报销的约束条件太多，比如门诊不报销，住院报销的起付线太高，起付线本身就是一个不小的负担。对需方的种种控制使得合作医疗的受益水平大大降低。很多被调查对象希望合作医疗的保障水平能够进一步提高，报销的额度能够提高；还建议简化报销手续，应采取看完病当场报销的方法，这样可以更有效地减少患者的经济压力，也省去了报销的繁琐手续；同时还应将更多的慢性病纳入医疗保险报销的范围，减轻患者的经济负担。因此，必须进一步完善农村的医疗保障制度，提高保障水平，以降低中低收入群体的疾病经济负担。

第三，完善药品流通环节，有效降低药品价格，提高药品质量，增强中低收入人口对药品的可及性。调查中发现，中低收入家庭使用的药品主要是国产西药，对中药的消费意愿较强，对药品的质量担心。被调查对象普遍反映，由于进口药价格普遍较高，他们很少选择进口药。对于未来的消费意愿，不少被调查对象表示，如果进口药的价位能够有效降低，他们愿意选择购买。几乎所有的被调查对象都认为目前市面的药品质量很让人担心。一些被调查者提出，媒体上经常报道已经在市场流通很久的药被工商部门禁止生产，这对老百姓的健康影响很大。因此，政府部门应积极进行药品流通体制改革，降低药品价格，提高药品质量，增强中低收入人口对药品的可及性。

第四，要完善农村医疗卫生服务体系，有效提高农村基层卫生机构的服务水平、服务质量和服务能力，提高中低收入人口对于卫生服务的可及性。国家对于卫生服务体系建设的支持要更多地面向农村基层卫生机构，以改变城乡医疗资源配置的不平衡状况，切实增强农村中低收入人口对于医疗服务的可及性，其中尤其要加强对村级卫生室的支持力度。建立新农合制度以后，大部分乡镇卫生院都获得了较大的支持力度，随着医疗业务的大幅增加，业务用房和医疗设备条件都得到较大程度地改善。但村级卫生室作为基层卫生机构却相对被边缘化，其发展与建设相对滞后，无论是硬件还是软件都没有明显地改善。因此，国家卫生服务体系的投资要重点偏向农村三级卫生服务网的“网底”——村级卫生室，加强对村级卫生室的人才培训，加速村级卫生室的规范化和标准化建设，改变其在新农合制度设计中边缘化的不利状况，提升其医疗卫生服务水平和能力，进一步健全新型农村卫生服务体系。

第十三篇　河南省郑州市农村中低收入群体医疗服务需求的调查研究

——以郑州市观音寺镇为例

一、导　言

改革开放以来，伴随着国民经济的持续性发展，农民的社会经济和生活水平有了巨大提高，“健康”也日益成为广大农民的生活所求。医疗服务需求作为“健康”的引申性需求，与社会经济的发展水平密切相关（见表 13－1）。

表 13－1　社会经济发展与居民医疗服务需求的关系①

生活状况	恩格尔系数	生活要求	医疗服务需求
贫　困	59% 以上	温饱	极低层次
温　饱	50%～59%	安全	有病能医
小　康	40%～50%	发展	保健意识
富　裕	30%～40%	生活质量	享受保健
极　富	30% 以下	享受	健康长寿

① 摘引自王小万：“居民健康与医疗服务需求及利用的实证研究［D］”，博士学位论文，中南大学，2005，第 204 页。

我国农村居民恩格尔系数已经由 1978 年的 67.7% 下降到了 2008 年的 43.7%，足足下降了 24 个百分点。[①] 对照表 13－1，现阶段农村居民生活水平已步入小康阶段，保健意识增强，对医疗服务的需求也越来越高。但目前我国农村医疗服务发展水平却严重滞后，一定程度上阻碍了农民的医疗服务需要转化为有效需求，“看病难，看病贵”等医疗服务问题更为突出。尤其对于农村的中低收入群体而言，“生得起病，看不起病”更成为一种无奈的写照。

自 2002 年中央决定建立新型农村合作医疗制度以来，越来越多的农民从中受益，但农村的中低收入群体，作为“健康”的最脆弱者，他们的医疗服务状况如何，怎样充分满足他们的医疗服务需求，这都需要一项长期有效的医疗服务模式给予保障。然而长期以来，我们在对医疗服务模式的探索上，更多强调的是医疗服务的供给，却忽略了医疗服务接受方的需求。对于中低收入群体而言，医疗服务在供求上的不对称性以及由此引发的矛盾和缺口更为突出。

随着社会主义新农村建设工作的不断推进和构建社会主义和谐社会目标的提出，对现阶段农村医疗服务模式进行反思和改革已是大势所趋。对农村中低收入群体目前的医疗服务状况和医疗服务需求进行研究，无疑对农村医疗服务模式改革有着特殊意义。本报告通过对农村中低收入群体医疗服务相关数据的统计分析，以期为构建和谐的农村医疗服务模式提供参考依据。

二、数据来源

本报告研究数据来源于中国社会科学院《中国中低收入群体医疗服务需求与创新模式研究》郑州项目区 2009 年农村中低收入群体问卷调查资料。本次调查选取的样本地区为河南省郑州市所辖新郑市观音寺镇。观音寺镇位于郑州南 44 公里，新郑南 5 公里，处于新郑、禹州、长葛三市交界处，辖 21 个行政村、79 个自然村，人口 44370 人，耕地 5.5 万亩，总面积 63 平方公里。该镇主要产业为农业，主要农作物有小麦、玉

① 中国新闻网，2009 年 9 月 14 日。

米、红薯、花生、大豆、谷子、芝麻等。这次调查共随机抽取了5个行政村，对200户符合调查要求的家庭做了入户调查，由于在调查中采取了比较严格的质量控制，发放问卷200份，收回200份，有效问卷200份。在两百名被访者中，男性为109人，女性为91人。在征得被访者同意的情况下，对20名被访者做了个案深入访谈并进行了录音。

三、数据分析

（一）被调查人群及家庭基本情况描述

在实证调查中，调查员详细了解了被访者及其家庭的基本情况，如人口学特征、家庭经济状况和医疗服务的可及性状况等问题。这些问题与农村中低收入群体的医疗服务需求状况关系密切，通过对其在相关变量上的统计分析，旨在为进一步的分析研究提供参考。

1. 人口学特征

人口学特征大致能反映出被访者及其家庭的基本状况，同时也是影响居民医疗服务需求的客观因素，主要包括年龄、性别、文化程度和职业等变量。

（1）年龄与性别状况。

我们在此次调查中，抽取的样本数为200人，其中男性为109人，所占比例为54.5%；女性为91人，所占比例为45.5%。男女总人口性别比为120（见表13－2）；

表13－2　被访者性别状况

	频　　数	百分比	有效百分比	累计百分比
男	109	54.5	54.5	54.5
女	91	45.5	45.5	100.0
总　　计	200	100.0	100.0	

被访者人口的平均年龄为50.65±14.45岁（中位数为51岁）（见表13－3），已经步入潜在老人行列；与被访者在最近一年一起居住的家庭成员人口数平均为4.07±1.68人（中位数为4人），高于全国平均水平

(3.27 人)。其中家庭规模最大数为 10 人，最小数为 1 人（见表 13－4）；如果我们将被访者最近一年内家庭成员数按年龄段划分，在 0～14 岁的少年儿童组人口数为 113 人，15～64 的成年组人口数为 351 人，65 岁以上的老年组人口数为 61 人（见图 13－1），不难计算出，少年儿童人口系数为 21.5%，老年人口系数为 11.6%，从年龄结构来看，0～4 岁的人口比重呈现较小趋势，仅为 53 人。如果按照国际通用标准，65 岁及以上人口超过 7% 即为老龄化人口的话，那么调查人群已步入老龄化阶段。少年儿童和老年人作为健康上的弱势群体，对医疗服务的需求无疑会很大，尤其随着老龄化程度的加深和人口寿命的延长，老年人对医疗服务的需求应该引起特别关注。

表 13－3　　被访者的年龄状况

样本数	有效值	200
	缺失值	0
均　值		50.65
均值标准误差		1.022
中位数		51.00
标准差		14.451

表 13－4　　与被访者在最近一年一起居住的家庭成员人口数

样本数	有效值	200
	缺失值	0
均　值		4.07
均值标准误差		.119
中位数		4.00
标准差		1.684
最小值		1
最大值		10

（2）文化与职业状况。

在抽取的样本中，受教育程度普遍偏低，受教育程度为小学及以下的占到了被访者总数的 44.5%，38% 的人是初中文化程度（见表 13－5）。

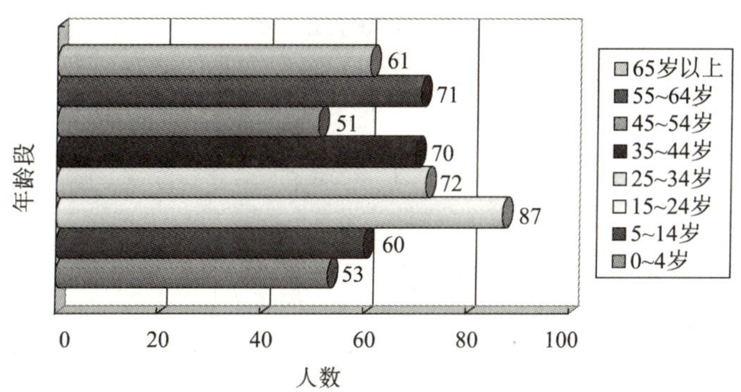

图 13－1　被访者家庭人口年龄段分布状况

文化素质偏低，更有可能造成的影响是基本医疗知识的匮乏、医疗意识的淡薄和医疗服务需求的不能有效表达和实现；根据被访者的职业状况分布来看，农业从业人员占据绝大多数，比例高达79%，其次为个体工商户（6.5%）（见表13－6）。不难看出，由于我国农民长期特有的“土地情结”和农村社会保障制度的缺失，土地的“家庭经营”仍为主要形式。虽然近几年来国家相继出台了一系列惠农政策，如减免农业税等，但农民在有限的土地上进行有限的资金、科技投入，增收缓慢甚或停滞，当他们面临“大病”等医疗服务需求时，无疑会增加经济负担。

表 13－5　　被访者受教育状况

		频　数	百分比	有效百分比	累计百分比
有效值	小学及以下	89	44.5	44.5	44.5
	初　中	76	38.0	38.0	82.5
	高中（职高、中专、技校）	28	14.0	14.0	96.5
	大　专	6	3.0	3.0	99.5
	本　科	1	0.5	0.5	100.0
总　计		200	100.0	100.0	

2. 经济收入与支出状况

被访者家庭在过去一年里，家庭年均总收入为17198.99元，人均年收入为3999.12元；家庭年总支出为13954.59元。其中医疗保健年支出

表 13－6　　被访者职业分布状况

	频　　数	百分比	有效百分比	累计百分比
机关、事业单位人员	3	1.5	1.5	1.5
企业管理人员	1	0.5	0.5	2.0
专业技术人员	1	0.5	0.5	2.5
个体工商户	13	6.5	6.5	9.0
流动从业人员（农民工）	4	2.0	2.0	11.0
农业从业人员（农民）	158	79.0	79.0	90.0
离退休	5	2.5	2.5	92.5
在校学生	2	1.0	1.0	93.5
自由职业者	6	3.0	3.0	96.5
失业或待业人员	7	3.5	3.5	100.0
总　　计	200	100.0	100.0	

平均为 3006.01 元，所占比例超过了家庭平均总支出的 20%（见表 13－7）。这个数据一方面反映出被调查家庭对医疗保健的重视程度，另一方面也折射出这些中低收入家庭对医疗服务的需求较大，医疗负担较重。若进行进一步的 Pearson 相关分析不难发现，在显著水平为 0.01 时，医疗保健支出与家庭年总支出、人均年收入的统计检验相伴概率均小于 0.01（在表中显示为“.000”），即具有相关关系，且为正相关（见表 13－7、表 13－8）。可见，经济收入水平仍是制约调查人群寻求医疗服务的重要因素。它直接影响着医疗服务的需求水平和公平性。

表 13－7　　被访者家庭在过去一年里经济收入与支出状况　　单位：元

		家庭年均总收入	人均年收入	家庭年总支出	医疗保健年总支出
人数	有效值	199	199	196	198
	缺失值	1	1	4	2
均　值		17198.99	3999.12	13954.59	3006.01
均值误差		1189.327	248.076	962.012	567.686
中位数		12000.00	3000.00	10000.00	800.00
标准差		16777.522	3499.538	13468.171	7988.050

表 13－8　医疗保健支出与家庭年总支出、人均年收入 Pearson 相关性分析

		人均收入	家庭总支出	医疗保健支出
人均年收入	Pearson Correlation	1	.607（**）	.402（**）
	Sig.（2－tailed）	.	.000	.000
	N	199	195	197
家庭总支出	Pearson Correlation	.607（**）	1	.506（**）
	Sig.（2－tailed）	.000	.	.000
	N	195	196	196
医疗保健支出	Pearson Correlation	.402（**）	.506（**）	1
	Sig.（2－tailed）	.000	.000	.
	N	197	196	198

**Correlation is significant at the 0.01 level（2－tailed）。

3. 医疗服务的可及性状况

医疗服务的可及性是指居民获得医疗服务的方便程度。本报告衡量可及性的指标为医疗机构的可供选择情况、药品的可供选择情况和交通的便利情况等。

（1）医疗机构的可供选择和使用情况。

从对被访者及其家庭需要医疗服务时选择的医疗机构来看（见图 13－2），排在前三位的是村卫生所、县级医院和乡镇卫生院，分别为 179 人、133 人和 132 人；而从对医疗机构的年均使用次数来看（见图 13－3），排在前面的依次是村卫生室、私人药店、乡镇卫生院和县级医院。这说明现阶段县、乡、村三级医疗保健网在农村医疗卫生服务中仍然发挥着重要作用。但也不难发现，其他医疗机构的使用比例也具有较大上升态势，居民在寻求医疗服务时，在医疗机构的选择和使用上呈现出多元化趋向。在进行深入访谈时，被访者对此变化的解释更多的是出于药品便宜和交通便利的考虑。

（2）药品的可供选择和使用情况。

在药品的可供选择上，我们调查发现，排在前两位的是国产西药和中成药（见图 13－4）。

而在过去一年药品的年均使用次数上，国产西药和中成药的使用次数依旧排在前两位。但国产西药的使用次数远远大于中成药（见图 13－5）。

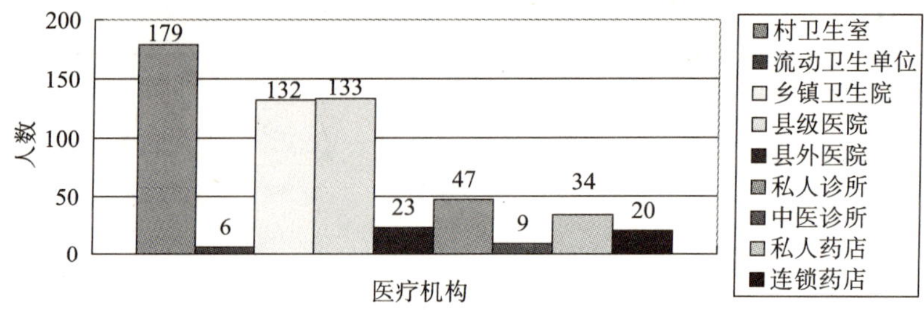

图 13－2 可供选择的医疗机构情况

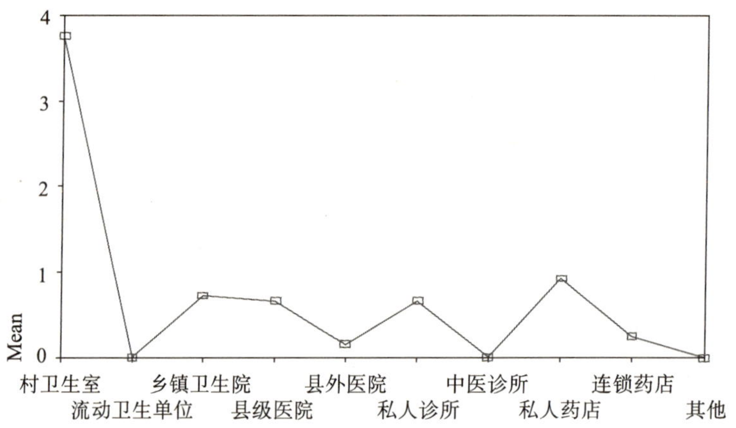

图 13－3 被访者及其家庭在过去一年内对医疗机构的年均使用次数

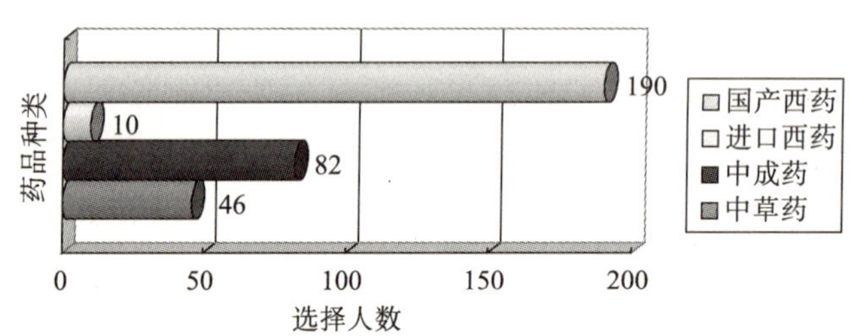

图 13－4 可供选择的药品

至于很少选择中草药和进口西药的原因，被访者说得清楚直接，前者是因为治疗效果慢，拖延了务工时间；后者的价格太高，负担不起。

（3）医疗机构距离情况。

居民在寻求医疗服务时，交通是必不可少的考虑因素。在对样本地区进行调查时发现，距离最近的村卫生室的距离平均为 1.15 里；距离最近的县级医院的平均距离为 17.8 里（见表 13－9），可见，调查人群在需

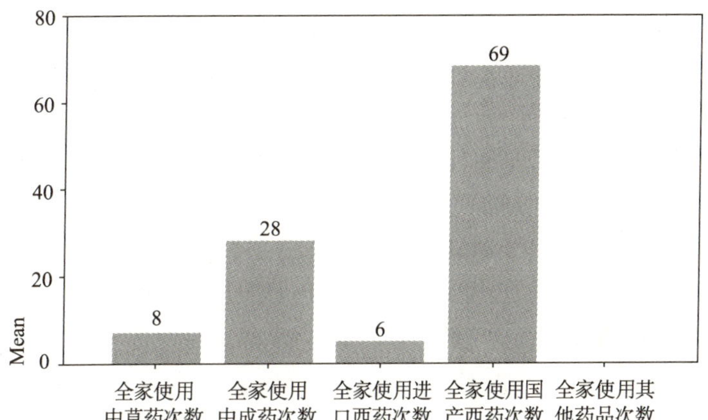

图 13－5　被访者及其家庭在过去一年内对药品的年均使用次数

求医疗服务时是较为便利的。

表 13－9　　医疗机构的交通便利情况

		离被访者家最近的村卫生室的距离（里）	离被访者家最近的县医院的距离（里）
人数	有效值	200	200
	缺失值	0	0
均　值		1. 1498	17. 8400
均值误差		. 05015	. 31041
标准差		. 70923	4. 38985

通过对被访者及其家庭的人口学特征、经济收支状况和医疗服务可及性相关数据的分析，结果显示：调查人群的老龄化程度比较严重，医疗保健年平均支出在家庭年总支出中所占份额较大，极大地增加了家庭的经济负担，也是他们“因病致贫、因病返困”的重要原因之一；从现阶段农村医疗服务建设情况来看，调查人群在需求医疗时是较为便利的，三级医疗服务网仍发挥着至关重要的作用；在药品选择上，调查人群出于价格和疗效的考虑，更多地选择国产西药。

（二）调查人群及其家庭成员患病情况分析

了解被访者及其家庭成员的急性病和慢性病情况以及患病时对医疗服务的利用情况，是反映居民医疗服务需求的重要指标之一。通过对调查人群的急、慢性病构成情况及医疗服务情况的描述，我们可以了解农村中低收入群体的医疗服务需求状况，并及时调整医疗服务模式。

1. 按疾病病种分析

调查数据显示（见表 13－10），调查人群前三位常见急性病病种分别是感冒、流感和呼吸道疾病，而尤以感冒更为普遍；前三位常见慢性病病种分别为高血压、心脏病和关节炎等疾病。而这类疾病的患者多为老年人。通过这项调查结果，我们也可以看出现阶段被调查人群的疾病特点和慢性病疾病谱较之以前有了重大转变，而这些疾病病种都是影响被调查人群“健康”状况的基本医疗服务需求。

表 13－10　被访者及家庭过去一年需要医疗服务的疾病病种前三位情况

	急性病	慢性病
1	感冒	高血压
2	流感	心脏病
3	呼吸道疾病	关节炎

2. 按被访者及家庭成员最近一次患病医疗服务利用情况分析

（1）就诊机构选择和使用情况分析。

首先，从调查人群最近一次患急性病时医疗服务的利用情况来看，在 164 名回答者中，选择去医疗机构的人数为 145 人，占到了 88.4%。其中有 126 人是因为感冒而去，选择的医疗机构主要是村卫生所、乡镇卫生院和县级医院。其中村卫生所的比例占据绝大多数，选择这些医疗机构的原因更主要的是出于“方便”和“便宜”的考虑，其次为“医生技术水平高”；而未去看病的人绝大多数认为“自感病轻，没有必要”（见图 13－6）。

其次，从调查人群最近一次患慢性病时医疗服务的利用情况来看，在 112 名回答者中，选择去医疗机构的人数为 97 人，占到了 86.6%。选择的医疗机构主要是县级医院、乡镇卫生院、村卫生室和县外医院，选择这些医疗机构的原因主要有“方便”、“医生技术水平高”和“便宜”，与急性病原因相比较而言，患者在对慢性病治疗上，显然更注重于医生技术水平；而未去看病的原因与急性病一样，绝大多数认为“自感病轻，没有必要”，次之为“经济困难”（见图 13－7）。而这些在我们进行的深入访谈中得到了进一步印证。大多数人对“小病”和“大病”持有的态

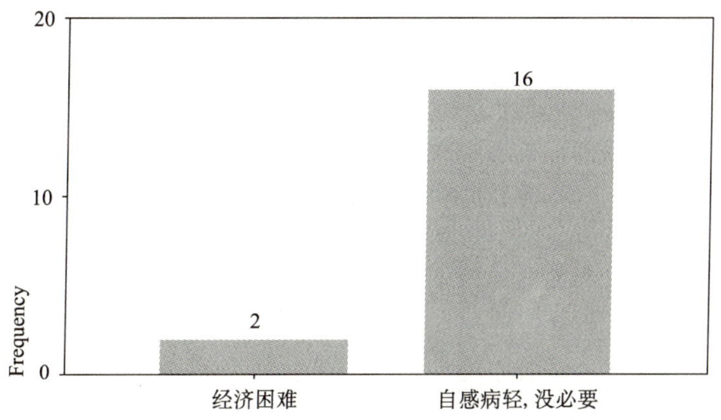

图 13－6　患急性病而未去医疗机构的原因

度基本是一样的，选择“及时治疗，以免小病拖成大病”，这与过去“小病扛，大病挨”的描述不太吻合，但这也从侧面反映出被调查人群对健康的重视程度有所提高。

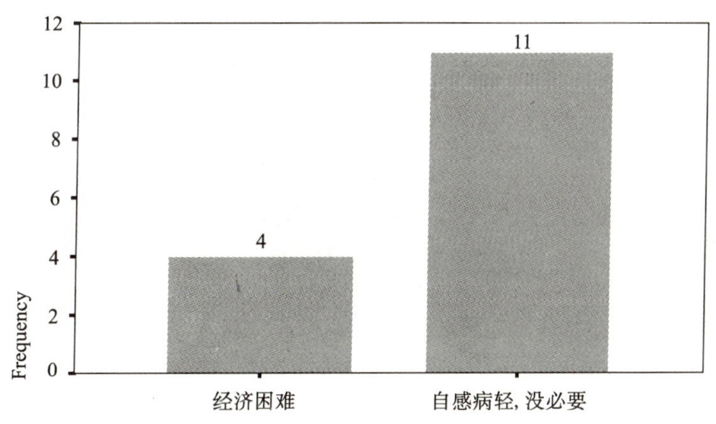

图 13－7　患慢性病而未去医疗机构的原因

（2）药品选择和使用情况分析。

首先，在急性病治疗上，147 名回答者中，服用过药物的人数比例为 98.6%；在药品使用上，国产西药为绝大多数患者的首选，其次为中成药；在最近一次药品的人均支付费用上，国产西药和中成药也在前两位，分别为 421.91 和 9.54 元（见表 13－11），过半的患者是在医院医生或保健医生的指导下选择药品的（见图 13－8）；在西药的来源上，村卫生室为主要来源，次之为乡镇卫生院和县级医院，但去私人诊所和私人药店购买西药的人数也占据了一定比例（图 13－9），这与药价便宜不无关系；从所开西药的疗程来看，平均疗程为 6 天左右，其中以 3 天的为最多，这可能与调查人群最近一次患的急性病多是感冒有关（图 13－10）。

表 13－11　　最近一次患急性病药品人均支付费用

		中草药花费	中成药花费	进口西药花费	国产西药花费	其他药品花费
人　数	有效值	147	147	147	147	147
	缺失值	53	53	53	53	53
均　值		1.48	9.54	.20	421.91	.00
均值误差		1.362	3.769	.173	193.734	.000
标准差		16.519	45.695	2.100	2348.895	.000
最小值		0	0	0	0	0
最大值		200	400	25	20000	0

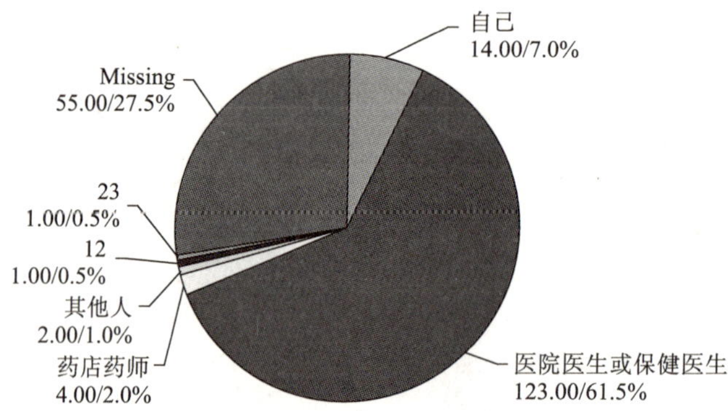

图 13－8　谁决定选择药品

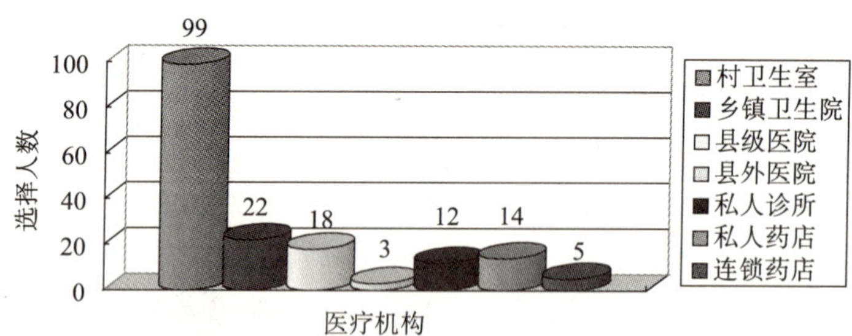

图 13－9　最近一次患急性病的西药来源

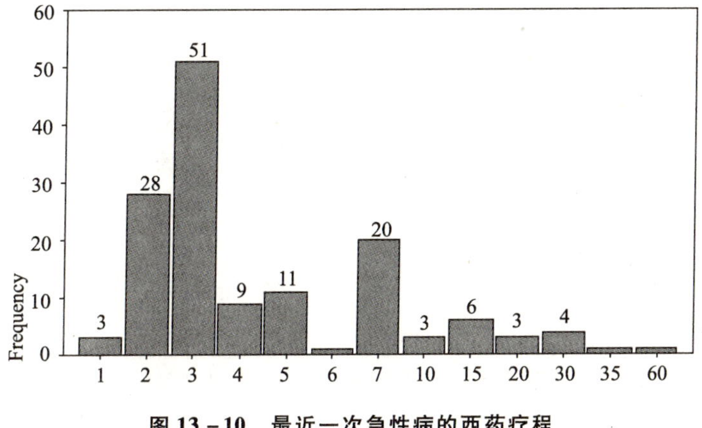

图 13－10　最近一次急性病的西药疗程

在最近一次急性病用药的支付上，145 名回答者中，124 名选择了“全部自付”，仅有 20 人选择了“部分报销”（图 13－11）。

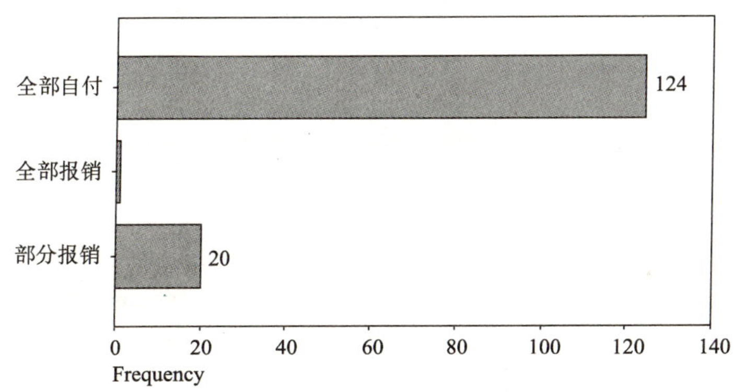

图 13－11　最近一次急性病医药费用支付情况

其次，在慢性病治疗上，96 名回答者中，服用过药物的人数比例为 96.9%；在药品使用上，国产西药为绝大多数患者的首选，其次为中成药和中草药；在最近一次药品的人均支付费用上，国产西药和中成药也在前两位，分别为 899.58 元和 666.86 元。值得注意的是，进口西药的平均支付费用为 105.21 元，与在急性病上的支付费用有显著差异（见表 13－12），这与进口药价格较贵有关外，也说明调查人群对慢性病治疗较为重视；在西药的来源上主要有县级医院、村卫生室和乡镇卫生院（见图 13－12）；在最近一次慢性病用药的支付上，95 名回答者中，60 人选择了“全部自付”，34 人选择了“部分报销”（见图 13－13），与急性病相比，人数有明显增加，这与新农合医疗报销的“起付线”有很大关系。

表 13－12　　最近一次患慢性病药品人均支付费用

		中草药花费	中成药花费	进口西药花费	国产西药花费	保健药（食）品花费	其他药品花费
人数	有效值	98	96	96	96	97	97
	缺失值	102	104	104	104	103	103
均　值		68.33	666.86	105.21	899.58	0.00	0.01
均值误差		27.515	375.955	104.161	320.737	0.000	0.010
标准差		272.383	3683.590	1020.564	3142.565	0.000	0.102
最小值		0	0	0	0	0	0
最大值		2000	30000	10000	30000	0	1

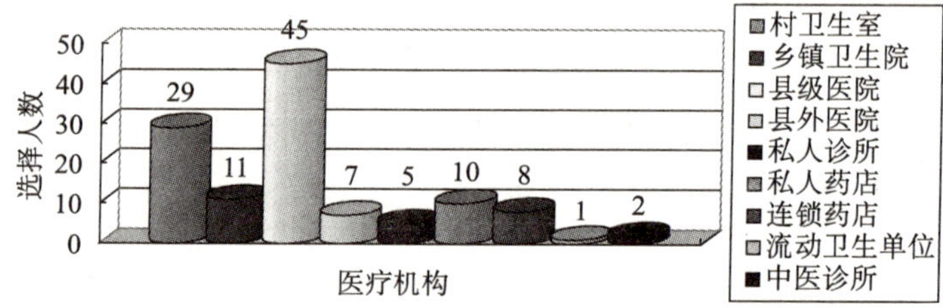

图 13－12　最近一次患慢性病的西药来源

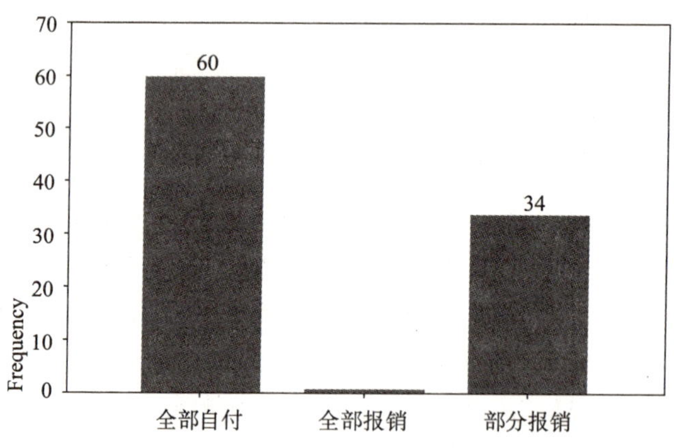

图 13－13　最近一次慢性病医药费用支付情况

3. 小结

首先，从疾病病种构成来看，调查人群的慢性病疾病谱继续发生变化，更多以高血压、心脏病和关节炎等非传染性疾病为主；急性病主要是上呼吸道感染性疾病，这与城市地区情况已经较为相似。

其次，从就诊机构选择和使用情况来看，绝大多数患者选择去医疗机构看病，首选医疗机构主要是县、乡和村医疗机构，但在急、慢性病上又有所区别。前者更注重医疗价格和交通方便程度，后者在兼顾前面两种因素的同时，更为注重医疗技术。调查人群在对待慢性病治疗上更为慎重。

再次，从药品选择和使用情况来看，国产西药为调查人群首选，其次为中成药，在药品选择上，受医生的影响较大。绝大多数急性病的医疗费用来源是“自付”，相比较而言，慢性病的报销比例有较大幅度增加，这可能与药品的报销起付线有关。

最后，经济因素虽然是制约居民医疗服务需求的重要因素之一，但根据调查发现，调查人群有病而选择去不去看病的最直接原因是依据对病情的自诉情况。

（三）被访者及其家庭医疗服务需求前景分析

医疗服务需求作为居民健康需求的一项引申需求，虽然受到社会经济环境、人口学特征、医疗保障制度和医疗服务的可及性等多种因素的影响，即使在特定时间段内也具有较大弹性，但对居民医疗服务需求进行前景分析，有助于对现阶段医疗服务模式进行动态性评估，及时调整“风向标”，实现医疗服务需求与医疗服务模式的协调发展，从而促成居民健康需求的最大化满足。

1. 按治疗方式分析

从调查人群在患病时采取的治疗方式来看，虽然选择去医疗机构的占到了绝大多数，但采取“纯自我治疗”的也占到了相当比例（见图13－14）；而在自我治疗的方式选择中，调查人群选取的方式主要有自己买药和加强锻炼（图13－15）。

2. 按自诉最感兴趣医疗服务方式分析

从对调查数据的分析结果来看，被访者最感兴趣的三项医疗服务方式是常规健康体检、慢性病防治和上门医疗（见图13－16）。这充分说明疾病预防已引起被访者的高度重视。

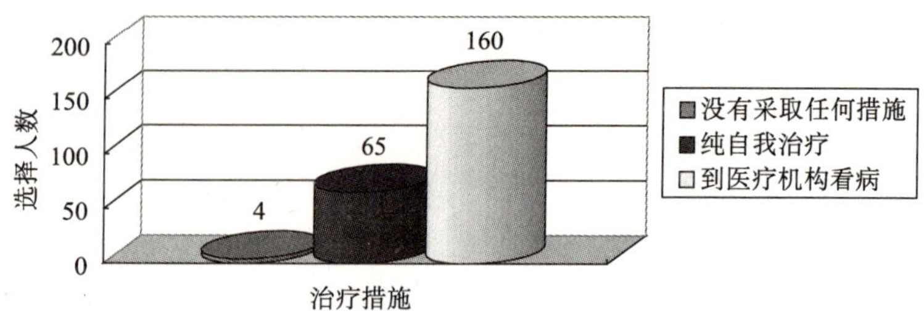

图 13－14　患病时采取的治疗措施

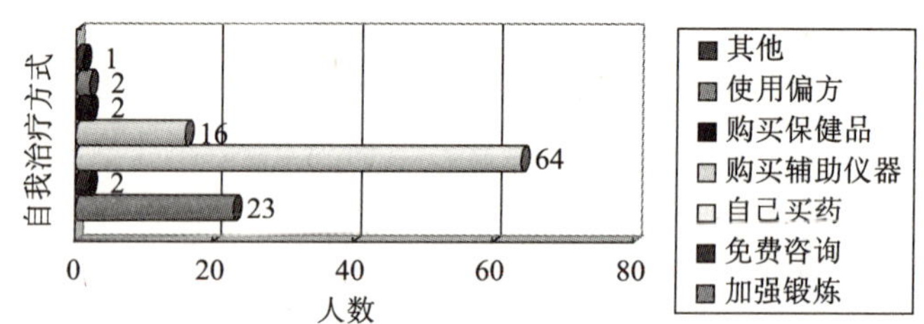

图 13－15　自我治疗的方式

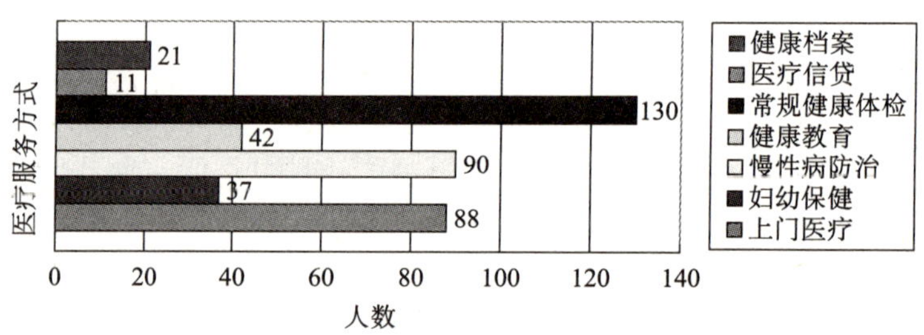

图 13－16　最感兴趣的医疗服务方式

3. 按自诉最有利的医疗服务方式分析

从被访者认为在未来的医疗体制改革中最有利的医疗服务选择情况来看，排在前四位的依次是免费体检、西药价格低、医保报销比例提高和慢性病防治。同时医生的职业道德、药品报销数量和医疗服务的方便程度在被访者看来也是较为重要的（见图 13－17），可见现阶段的医疗服务仍有较大提升空间。

4. 小结

通过对被访者在治疗方式选择、最感兴趣和最有利的医疗服务提供方式三个指标上的数据分析来看，虽然“有病求医”仍是大多数被访者的首选，但加强生理肌体锻炼，采取自我调理和治疗的人数明显增加。疾

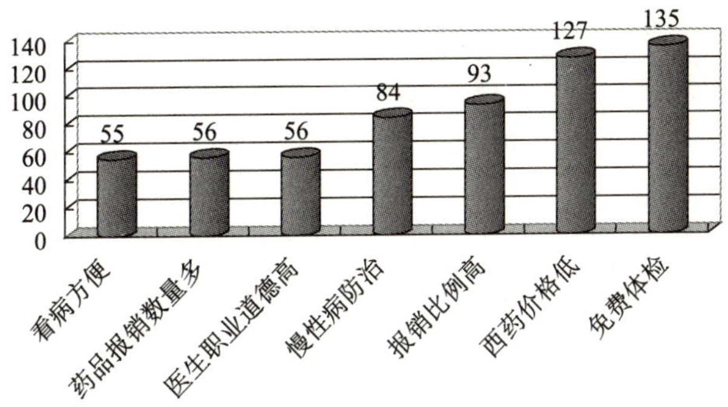

图 13－17　被访者认为在未来的医疗体制改革中最有利的前七项医疗服务

病预防和慢性病防治已引起被访者的高度重视，但“药价高”问题仍需相关部门引起重视。

(四) 被访者对医疗服务的满意状况分析

医疗服务满意状况是患者根据自己对健康、疾病等诸方面的理解，结合自己医疗服务需求的有效满足状况，对其所做的一项综合评价。对其进行综合分析，在一定程度上也能为医疗服务模式改革提供参考性依据。

1. 医疗服务满意度总体评价情况

(1) 医疗服务总体满意度情况。

从调查结果的数据分析情况可以看出，被访者对目前医疗服务的总体满意情况还是相对比较理想的，医患关系有所好转。在 199 名回答者中，对自己接受的医疗服务感到满意和比较满意的被访者占到了 52.8%，认为一般的占到了 28.1%，持不太满意和不满意的人数比例为 19.1%（见表 13－13)。

表 13－13　　医疗服务总体满意度情况

		频　数	百分比	有效百分比	累计百分比
有效值	很满意	10	5.0	5.0	5.0
	比较满意	95	47.5	47.7	52.8
	一　般	56	28.0	28.1	80.9
	不太满意	30	15.0	15.1	96.0
	很不满意	8	4.0	4.0	100.0
	合　计	199	99.5	100.0	
缺失值		98	1	0.5	
总　数		200	100.0		

（2）对医疗服务最不满意方面的评价情况。

从被访者在这一项上的回答结果可以看出，被访者对目前最不满意的医疗服务方面前四项分别是医疗费用高、收费不合理、提供不必要的服务和看病手续繁琐，个案百分比分别是 73.6%、39.9%、34.7% 和 27.5%（见图 13－18）。可以看出，医疗费用高问题在被访者中反应最强烈，这在个案深入访谈中也得到了进一步印证。此外，医疗机构的诱导性需求和过度医疗问题也比较突出，有待进一步加强治理力度，同时医疗机构也须在硬、软件上下功夫。

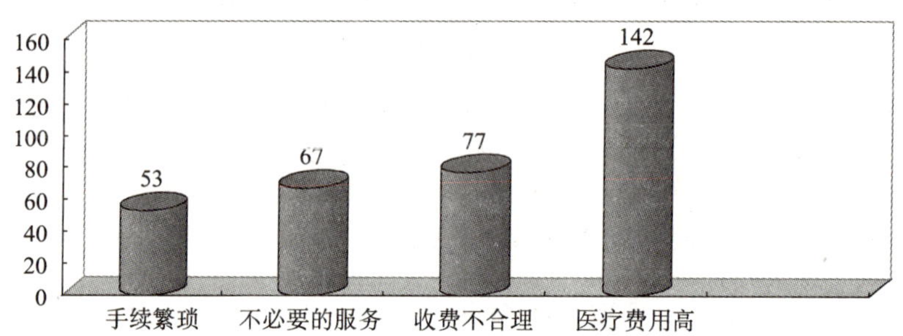

图 13－18　被访者对医疗服务最不满意的前四项

2. 医疗服务各单项目评价情况

（1）医疗机构评价情况。

从对医疗机构的评价结果来看（见表 13－14），总的来看，各单项目的评价数据还是比较乐观的，尤其在机构数量和就医方便程度上，认为数量比较少和很少的比例仅为 8%，就医不太方便的比例仅为 6.5%，说明现阶段医疗机构无论在数量上还是区位选择上，都较符合调查人群的医疗服务需求；但在就医环境和医疗设备方面却有点不尽人意，对前者持很好和比较好的态度的人数比例为 45.2%，而认为后者很好和比较好的比例仅为 43.4%；从被访者对医疗机构期待方面来看，前三位的依次是医院管理严、设备更全和就医环境更好（见图 13－19）。卫生部 2008 年第四次国家卫生服务调查结果也显示，“设备环境差的问题在农村比较突出，与 2003 年相比，认为设备环境差的比例有所增加。”可以看出，被访者在寻求医疗服务时，对医疗机构的硬件设施建设的重视程度有所提高，医疗机构在这方面还需加大力度。

表 13 - 14　　　　医疗服务各单项目评价情况

		频　　数	有效百分比
医疗机构的数量	很　多	22	11.1
	比较多	109	54.8
	一　般	52	26.1
	比较少	15	7.5
	很　少	1	0.5
就医环境	很　好	9	4.5
	比较好	81	40.7
	一　般	96	48.2
	比较差	12	6.0
	很　差	1	0.5
就医方便程度	很方便	26	13.1
	比较方便	120	60.3
	一　般	40	20.1
	不太方便	13	6.5
医疗设备	很　好	9	4.5
	比较好	77	38.9
	一　般	84	42.4
	比较差	27	13.6
	很　差	1	0.5

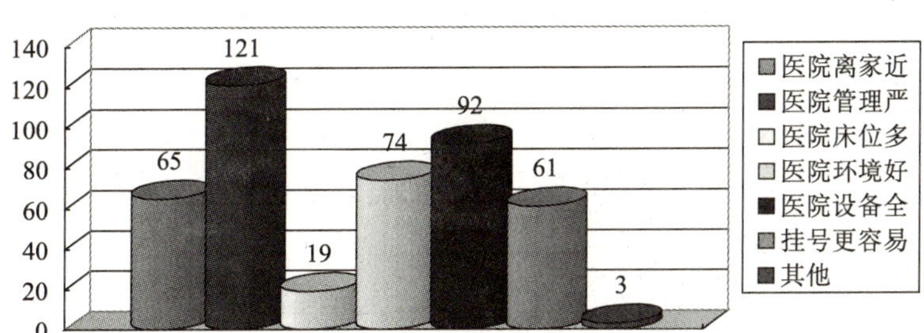

图 13 - 19　被访者对医疗机构的期待

（2）医护人员评价情况。

有关医护人员各单项目的评价，调查结果显示（见表 13 - 15），除认为医护人员服务态度很好和比较好的比例刚过半（52.6%）外，被访者对医护人员技术水平和医生对病情解释程度的认可度都比较低，认为医生技术水平很高和比较高的比例为41.4%，认为医生对病情的解释程度很好和比较好的比例为41.3%；而从被访者对医护人员的期待来看，除医生的技术水平外，职业道德也引起了被访者的高度关注（见图13－20）。总体来说，被访者对医护人员的满意度相对是比较低的，医疗机构有必要进一步加强医护人员队伍建设，不断提高其自身的技术水平和服务水平。

表13－15　　医护人员各单项目评价情况

		频　数	有效百分比（%）
医生技术水平	很　高	6	3.1
	比较高	75	38.3
	一　般	95	48.5
	比较低	12	6.1
	很　低	8	4.1
医生对病情的解释程度	很　好	10	5.1
	比较好	71	36.2
	一　般	96	49.0
	比较差	14	7.1
	很　差	5	2.6
医护人员服务态度	很　好	18	9.2
	比较好	85	43.4
	一　般	64	32.7
	比较差	25	12.8
	很　差	4	2.0

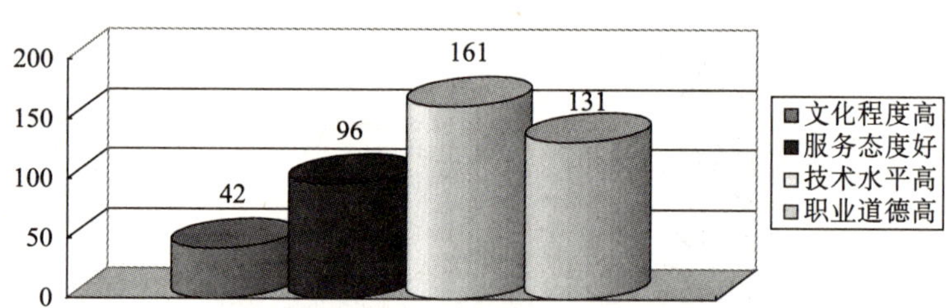

图13－20　被访者对医护人员的期待

（3）药品评价情况。

从调查的结果可以看出，被访者对药品质量和药品价格的满意度情况不甚理想，认为药品质量很好和比较好的人数比例仅为38.1%，药品价格很高和比较高的人数比例高达81.2%（见表13－16）。这从被访者对药品的期待上也能反映出来，药品价格与质量的巨大反差是被访者对医疗服务不满的重要方面之一；此外，被访者对药品报销种类的反应也比较强烈（见图 13－21）。

表 13－16 药品各单项目评价情况

		频　　数	有效百分比（%）
药品种类	很　多	40	20.3
	比较多	123	62.4
	一　般	29	14.7
	比较少	5	2.5
药品质量	很　好	3	1.5
	比较好	72	36.5
	一　般	104	52.8
	比较差	17	8.6
	很　差	1	0.5
药品价格	很　高	67	34.0
	比较高	93	47.2
	一　般	33	16.8
	比较低	4	2.0

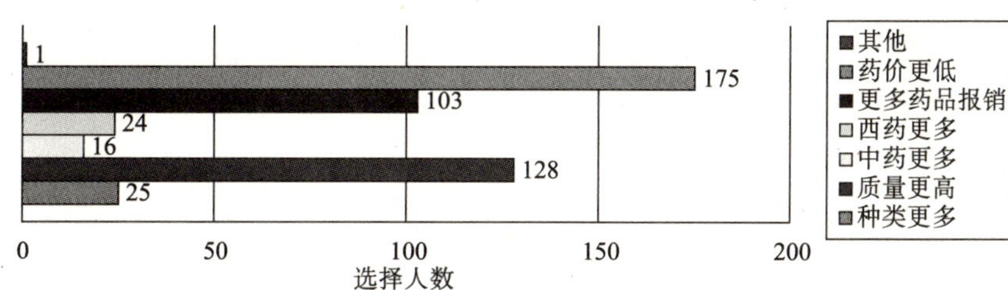

图 13－21　被访者对药品的期待

（4）医疗保障制度评价情况。

通过对此项做出回答的被访者的回答情况可以看出，被访者对缴费水平和报销的方便程度还是比较满意的（见表 13－17）。认为缴费水平很高和比较高的仅占 12.8%，认为报销很方便和比较方便的人数也占到了 61.6%。在个案深入访谈中，一部分被访者如是说“从缴纳的费用来看，这真的是一项惠民政策，我们打心眼里能够接受”。但我们也不难看出，被访者对报销额度和报销药品的目录范围还存在一定程度的不能接受；从被访者对医保报销的期待情况来看（见图13－22），他们对提高报销比例和取消起付线要求强烈，尤其是前者更为迫切，这也是我们进行下一步医改需要重点考虑的方面之一。

表13－17　　　　医疗保障制度各单项目评价情况

		频　数	有效百分比（%）
缴费水平	很　高	1	0.5
	比较高	23	12.3
	一　般	97	51.9
	比较低	65	34.8
	很　低	1	0.5
报销方便程度	很方便	52	28.6
	比较方便	60	33.0
	一　般	41	22.5
	不太方便	26	14.3
	很不方便	3	1.6
报销额度	很　高	2	1.1
	比较高	23	12.6
	一　般	68	37.2
	比较低	79	43.2
	很　低	11	6.0
报销药品的目录范围	很　宽	1	0.5
	比较宽	14	7.7
	一　般	75	41.2
	比较窄	80	44.0
	很　窄	12	6.6

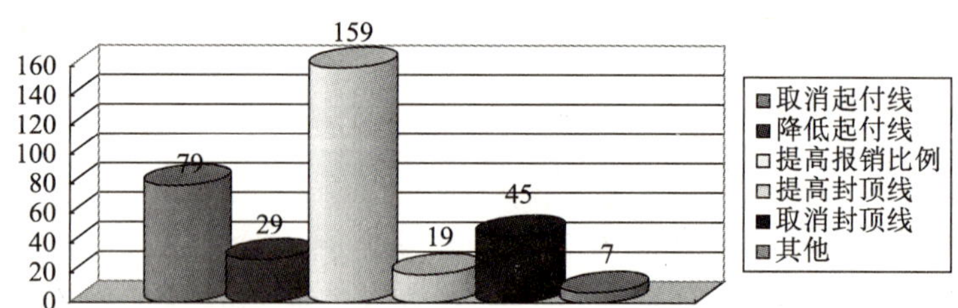

图13－22　被访者对医保报销情况的期待

3. 小结

通过对医疗服务总体满意度和各单项目的分析可以看出，被访者对现阶段医疗服务总体上来看还是比较满意的，但在一些具体方面仍存在较大不满，如药价过高、药品质量差、医生技术水平差、医疗设备差、就医环境差和医保报销比例低等，这说明随着社会经济的高度发展，调查人群的医疗服务需求日渐多元化。医疗机构要不断提升硬、软件建设水平，最大化满足人民的医疗服务需求。

四、结论与政策建议

我国农村中低收入群体从人口学特征来看，已经进入了较高度老龄化阶段。由于身体机理等功能的下降，这无疑会增加他们对医疗服务的需求程度，但伴随之的是收入水平的下降，在需求医疗服务的同时一定程度上也增加了家庭经济负担，“看病难，看病贵”问题于他们说来更为突出。从调查结果来看，农村人口的疾病谱结构正在继续发生转变，逐渐以非传染性疾病为主，伴随之的将是医疗服务需求的多元化发展。“健康”作为一项基本人权，而医疗服务需求作为“健康”的引申需求，它的有效满足情况是“健康”的重要保证。因此，在医疗资源有限且投入不足的情况下，如何最大限度地满足农村中低群体的医疗服务需求，实现医疗服务公正是推进社会公正的重要体现。

医疗服务模式是指医疗服务提供者、医疗服务接受者和医疗服务管理者三方之间的制度化互动关系①。长期以来，我们过多地强调的是医疗服务的供给，却忽略了医疗服务的规范化管理问题及对患者权益的保护。其直接后果就是医疗服务供给者与接受者之间医疗服务信息的极大不对称，导致医疗服务接受者在需求医疗服务时处于劣势地位。

在目前医疗资源短缺的情况下，政府既然无法保证医疗服务需求的充分满足，就要通过向最需要的人群提供基本的医疗服务来保障他们的“健康”权利，即建立以农民基本医疗服务需求为中心的医疗服务模式。这种模式集预防、治疗与保健于一体，它不再单纯地围绕医疗服务提供

① 周业勤：“医疗服务模式的理论界定及实践类型”，《中国医院管理》27卷第3期，2007年3月，第8页。

者、接受者和管理者三者之间以谁为中心展开医疗服务工作，将医疗服务的重心转到农民的基本医疗服务需求上来，充分实现农村三级医疗服务网的非营利性运营，充分发挥村卫生室的作用。具体说来，主要应做好以下几方面工作：

（一）深入推进公办医疗机构的改革

上述实证调查结果显示，农村三级医疗服务网仍是农村中低收入群体需求医疗服务时的首选医疗机构，因此这里的公办医疗机构主要是指县乡村三级医疗机构。政府要切实承担起引导县乡村三级医疗机构采用非营利的模式运行的责任，加大资金投入力度，在医护人员的引进和使用上，进一步落实聘用机制和动态评价机制，强化绩效考核，“优胜劣汰”；在药品和医疗设备等的引用上，可通过“招标”形式降低医疗服务成本。

此外，政府通过提供优惠政策和制度环境，要积极培育农村非营利性医疗机构，通过这些民间非营利性机构的发展，来弥补市场无法满足而政府又无能力满足的医疗服务需求，为农村中低收入群体提供慈善救助。

（二）推进村卫生室，对其工作重心明确定位

村卫生室作为农村三级医疗服务网的网底，是农村居民与国家医疗卫生服务体系产生联系的第一接触点，从上述的相关数据也可以看出，它对农村居民医疗服务需求的满足程度发挥着至关重要的作用。从现阶段情况来看，一些地区的村卫生室仍然由个体诊所代办，因其医疗服务水平有限，不能有效满足农民的基本医疗服务需求。对此，政府应在综合考虑区位、经济等因素的基础上，深入推进村卫生室改革，进一步实现乡村医疗机构一体化治理，将村卫生室作为乡镇卫生院的派出机构，将预防和保健等医疗服务的重心下移至村卫生室，使其医疗服务的重点实现由“治疗”向“预防和保健”的转变，开发医务社会工作者岗位，配合村卫生室医护人员开展不定期免费体检，为村民进行健康教育，为慢性病高危人群如高血压、冠心病等患者建立健康档案并进行不定期随访和心理指导、干预等，紧紧围绕农村居民的基本医疗服务需求，提供

全方位、一站式的“健康”保障。

（三）健全和完善以政府为中心的医疗服务监督管理机制

由于医疗服务的专业技术性较强、管办不分以及现阶段我国的医疗福利水平还比较低等因素的影响，政府在对医疗服务进行监督时有时却会受到医疗机构的牵制，在政策制定等方面向医疗机构倾斜，在一定程度上加剧了医患关系的恶化。因此，政府部门要进一步健全和完善其监督机制，首先，加大力度避免监督部门与医疗机构发生利益关系，杜绝两者间的利益寻租；其次，提高医疗服务接受方的“谈判地位”，使其参与到医疗政策的制定中来；最后，进一步推进医疗服务信息公开化和透明化，实现医疗服务接受者“义务”和“权利”的基本对等，这也是医疗服务公正的集中体现。

（四）统筹城乡医疗资源，引导患者中药治疗

随着农村慢性病疾病谱的逐步转变，城市与农村在对医疗服务的需求上差别已经不是太大，但就目前情况来看，城乡在医疗资源配置上却有着极大的差距。如何改变这种不合理局面，实现医疗资源在两地的合理化配置，应是下一步医疗服务工作的重点，它对推动医疗服务的公平性和可及性以及城乡的和谐发展有着举足轻重的作用。

目前患者在药品使用上，倾向于选择国产西药。这种选择更多的是出于疗效和治疗成本的考虑。但随着农村人口老龄化程度的日趋加重以及慢性病疾病谱的逐步转变，中药的治疗优势日渐明显，它在治疗一些慢性病，如高血压、关节炎以及老年性疾病、养生保健等方面具有自身独特效果，而在近几年的突发性传染性疾病防治情况来看，如 SARS、甲型 H1N1 等，中药的治疗效果也得以呈现，再加之其经济性，无疑对满足农村居民的医疗服务需求具有重要作用。对此，政府应进一步加强此方面的宣传和引导，对一些中药的报销种类、比例及在临床使用上给予制度化，充分保障农村居民基本医疗服务需求得到满足。

（五）进一步健全和完善新农村合作医疗制度和医疗救助制度

现行的新农村合作医疗制度是以“大病统筹为主”的，然而对于农

村居民而言，真正威胁其健康状况的是常见病和多发病，在疾病病种上主要表现为急性病，如感冒、流感等。从前述对调查人群最近一次患急、慢性病的报销情况的统计分析也可以粗略看出（患者可能存在未参保者），因急性病获得医疗费用报销的人数比例远小于慢性病的报销人数，这在一定程度上不能对农村居民的基本医疗服务需求提供保障。因此，新型农村合作医疗制度应在不断完善“大病统筹”的基础上，对一些常见病和多发病降低或取消起付线，提高报销比例；此外，在新农村合作医疗的费用支付上，个人自筹部分由“自愿性”变为“强制性”，规避“逆向选择”风险，对那些无能力缴付者由政府承担，从而真正满足居民的基本医疗服务需求。

农村医疗制度的实施，在一定程度上实现了农村部分贫困居民的“病有所医”。2002 年中共中央、国务院下发的《关于进一步加强农村卫生工作的决定》中明确指出，“医疗救助的对象主要是农村五保户和贫困农民家庭”，“医疗救助的形式可以是对救助对象患大病给予一定的医疗费用救助，也可以是资助其参加当地合作医疗”。通过前面对医疗保健支出占家庭总支出比例的统计情况来看，这个比例高达 20% 之多。因此可以考虑将医疗救助制度的对象在范围上扩大至农村中低收入群体，救助形式上主要以“大病”救助为主；此外，在医疗救助基金的监管上要加大力度，建设专门的拨付渠道，简化拨付程序，专款专用，避免贪污和挪用，必要时可通过“第三方”进行资金管理。

第十四篇　云南省开远市农村中低收入群体医疗服务需求的调查研究

一、导　　言

经过三十年的改革开放，农民的收入水平和生活水平都有了很大提高。据最新数据显示，我国农村居民恩格尔系数已经由1978年的67.7%下降到了2008年的43.7%①。这表明我国农民的平均生活水平已开始步入小康生活阶段。随着收入与生活水平的提高人们对于健康的要求将会有所提高。医疗服务需求作为“健康”的引申性需求，有关的研究结果表明，人民的收入水平是决定总体医疗服务需求的一个重要的变量②。因此农民会随着收入水平的提高而增加对医疗服务的需求。

长期以来，我国的医疗服务模式更多地强调医疗服务的供给，却忽略了医疗服务接受方的需求。任何一项全国性质的政策的实施效果，对不同收入人群肯定会产生不同的政策后果。农村的中低收入群体是农村人口主要组成部分，他们对医疗服务的需求代表着农村的总体医疗需求情况。因此，我们应该特别关注中低收入的农村居民的医疗需求情况。我国农村自从传统的合作医疗制度解体以后，在相当长的时间里实际上是没有实质意义上的医疗保障制度的，而现在说的农村医疗实际上是指

---

① 李培林：“民生为先”，《光明日报》，2009年9月22日。

② Newhouse, J. P. , and C. E. Phelps (1974), “Price and income elasticities for medical care services,” in M. Perlman, ed. , The Economics of Health and Medical Care (Macmillan, London) .

农村新型合作医疗。新型农村合作医疗从2003年开始试点到2009年，已经有6年多的发展实践，这通常是对于某一项政策实施好坏的反思的时候。目前对农村中低收入群体的医疗服务状况和医疗服务需求进行研究，无疑对农村医疗服务模式改革、对建设新农村有着特殊意义。本报告通过对云南开远农村中低收入群体医疗服务相关数据的统计分析，希望为构建和谐的西部农村医疗服务模式提供一些参考。

二、数据来源

本报告研究数据来源于中国社会科学院《中国中低收入群体医疗服务需求与创新模式研究》云南开远市2009年农村中低收入群体问卷调查资料。本次调查选取的样本地区为云南省开远市（县级市）所辖的4个乡镇，分别是杨街乡、小龙滩乡、中和营镇和碑格乡。开远市地处云南省东南部，红河哈尼族彝族自治州中部。境内海拔在950～2775.6米之间，年平均气温19.8℃，属亚热带干燥季风型气候地区。全市国土面积1950平方公里，辖1个镇、3个办事处、3个乡，52个村民委员会，442个自然村。2008年全市总人口313100人，其中农业人口164480人，占52%，少数民族人口占55.6%。2008年全市生产总值66.3亿元，农民人均纯收入4241元。这些乡镇主要产业为农业，主要农作物有玉米、甘蔗和烟叶等。这次调查每个乡镇都随机抽取了4个自然村，对250户符合调查要求的家庭做了入户调查，由于在调查中采取了比较严格的质量控制，发放问卷250份，收回250份，有效问卷214份。在征得被访者同意的情况下，对10名被访者做了个案深入访谈并进行了录音。

三、数据分析

（一）被访者及其家庭基本情况分析

为了研究清楚被访者家庭情况与他们对医疗服务的需求之间的关系，在此次入户调查中，调查员详细了解了被访者及其家庭的基本情况，如人口学特征、家庭经济状况和医疗服务的可及性状况等问题。这些问题与农村中低收入群体的医疗服务需求状况关系密切。我们通过对其在相关变量上的统计分析，旨在为进一步的分析研究提供参考。

1. 人口学特征

人口学特征大致能反映出被访者及其家庭的基本状况，同时也是影响居民医疗服务需求的重要因素，主要包括年龄、性别、文化程度和职业等变量。

（1）年龄与性别状况。

我们在此次调查中，抽取的样本数为214人。在214名被访者中，男性为119人，所占比例为55.6%；女性为95人，所占比例为44.4%（见表14－1）。

表14－1　　被访者性别状况

	频　数	百分比（%）	有效百分比（%）	累计百分比（%）
男	119	55.6	55.6	55.6
女	95	44.4	44.4	100.0
总　计	214	100.0	100.0	

被访者人口的平均年龄为40.54岁/人；与被访者在最近一年一起居住的家庭成员人口数平均为5.16人/户，高于全国平均水平（3.27人/户）。其中家庭规模最大数为20人，最小数为2人；如果我们将被访者最近一年内家庭成员数按通常的年龄段分类划分：在0～4岁的儿童组人口数为77人；5～14岁的少年组人口为71人；15～34的青成年组人口数为354人；35～54岁以上的中年组人口数为304人；55岁以上老年组人数为192人（见表14－2、表14－3，图14－1），不难计算出，少年儿童人口比例为14.83%，老年人口比例为19.24%。少年儿童和老年人合计占人口的比例为34.07%，他们作为健康上的弱势群体，对医疗服务的需求无疑会很大。这个群体对医疗服务的需求应该引起相关部门的特别关注。

（2）文化与职业状况。

在抽取的样本中，受教育程度普遍偏低，受教育程度为小学及以下的占到了被访者总数的58.60%，初中文化程度占总人数的34.00%，高中文化程度占总人数比例为6.00%，大专文化程度比例为1.40%（见表

表 14－2　　被访者的年龄状况

样本数	有效值	214
	缺失值	0
均　值		40.54
最大值		84
最小值		17

表 14－3　　与被访者在最近一年一起居住的家庭成员人口数

样本数	有效值	214
	缺失值	0
均　值		5.16
最小值		2
最大值		20

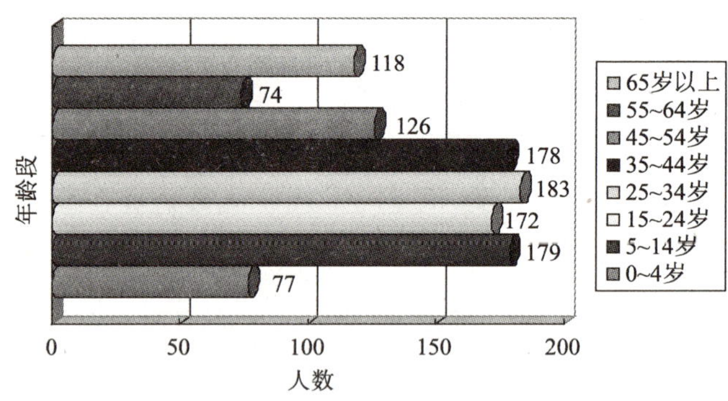

图 14－1　被访者家庭人口年龄段分布状况

14－4)。总的来说，被访问者的文化程度非常低，没有达到九年制义务教育的达 92.60%。由于被访问者文化素质低，他们更有可能缺乏对基本医疗知识的了解，对医疗服务不太重视以及他们对医疗服务需求的不能有效表达和实现；从被访者的职业状况分布来看，农业从业人员占据绝大多数，比例高达 95.80%（见表 14－5）。由于我国农村长期实行家庭联产承包责任制，农业基本上是以家庭为单位的小规模经营，收益较低。虽然近几年来国家相继出台了一系列惠农政策，如减免农业税等，但农民增收还是比较缓慢甚或停滞的，当他们生病以后，医疗费用的支出将会大大增加他们的经济负担。

表 14－4　　被访者文化程度状况

		频　数	百分比（%）	有效百分比（%）	累计百分比（%）
有效值	小学及以下	126	58.6	58.6	58.6
	初　　中	73	34.0	34.0	92.6
	高中（职高、中专、技校）	13	6.0	6.0	98.6
	大　　专	3	1.4	1.4	100
总　　计		200	100.0	100.0	

表 14－5　　被访者职业分布状况

		频　数	百分比（%）	有效百分比（%）	累计百分比（%）
有效值	机关、事业单位人员	1	0.5	0.5	0.5
	乡镇企业职工	1	0.5	0.5	0.9
	流动从业人员（农民工）	3	1.4	1.4	2.3
	农业从业人员（农民）	205	95.3	95.8	98.1
	离退休	4	1.9	1.9	100.0
总　　计		214	100.0	100.0	

2. 经济收入与支出状况

被访者家庭在过去一年里，家庭年均总收入为 14457.87 元/户，人均年收入为 2800.40 元/人，家庭年总支出为 14764.77 元/户。其中医疗保健年支出平均为 3340.88 元，所占比例超过了家庭平均总支出的 22.62%（见表 14－6）。这个数据一方面反映出被调查家庭对医疗保健的重视程度，另一方面也折射出这些中低收入家庭对医疗服务的需求较大，医疗负担较重，较多农户是入不敷出的。有关研究表明：经济收入水平仍是制约调查人群寻求医疗服务的重要因素，经济收入水平与医疗服务之间存在一定正相关关系[①]。它直接影响着医疗服务的需求水平和公平性，因此，被调查农户的家庭收入情况严重地影响了他们对医疗服务的需求。

① Grossman, M. (1972a), "On the concept of health capital and the demand for health", Journal of Political Economy 80: 223.

表 14－6　被访者家庭在过去一年里经济收入与支出状况　单位：元

		家庭年均总收入	人均年收入	家庭年总支出	医疗保健年总支出
样本数	有效值	214	214	214	180
	缺失值	0	0	0	34
均　值		14457.87	2800.40	14764.77	3340.88

3. 医疗服务的可及性状况

医疗服务的可及性是指居民获得医疗服务的方便程度，本报告衡量可及性的指标为医疗机构的可供选择情况、药品的可供选择情况和交通的便利情况等。

（1）医疗机构的可供选择和使用情况。

从对被访者及其家庭需要医疗服务时选择的医疗机构来看（见图 14－2），排在前三位的是村卫生室、乡镇卫生院和县级医院，分别为 160 人、119 人和 75 人，选择村卫生室的比例为 72.1%，选择乡镇卫生院的比例为 24% 左右，选择县级医院的占 2.3%。而从对医疗机构的年均使用次数来看，排在前面的依次是村卫生室、乡镇卫生院和县级医院，这说明现阶段村、乡、县三级医疗保健网在农村医疗卫生服务中仍然发挥着重要作用。在谈话中得知，他们对医疗机构的选择主要是由病情和医疗技术的原因决定的。自己觉得病情较轻的就在村卫生室看看，买点药，如果村卫生室医生没办法治好，才去乡镇卫生院。

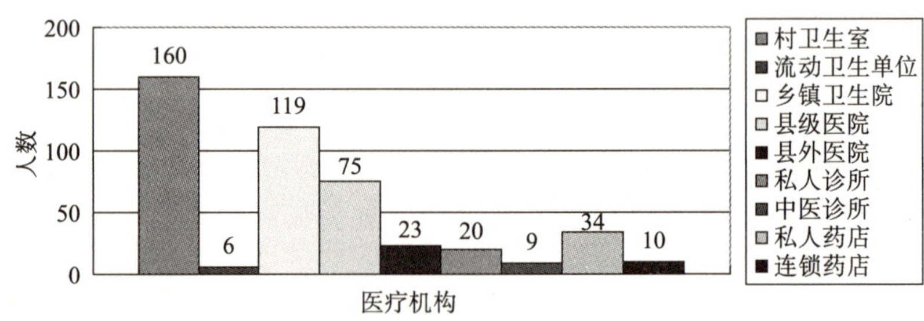

图 14－2　可供选择的医疗机构情况

（2）药品的可供选择和使用情况。

在药品的可供选择上，我们调查发现，排在前三位的是国产西药、中草药和中成药。选择国产西药的比例为 49.3% 左右，选择中草药的占

36%，选择中成药的占25.2%。而在过去一年药品的年均使用次数上，国产西药、中成药、中草药的使用次数依旧排在前三位。国产西药的次数平均每人8次/户左右，中成药使用次数平均每人差不多为5次/户，中草药使用次数平均数为3次/户左右。对于进口西药的使用次数、使用人数都最少（见表14-7）。至于较少选择中草药和几乎不选择进口西药的原因，被访者说得清楚直接，前者是因为治疗效果慢，拖延了务工时间；后者的价格太高，负担不起。

表14-7　　被访者及其家庭在过去一年内对药品的年均使用次数

项　　目	国产西药	中成药	中草药
选择百分比	49.3%	25.2%	36%
平均使用次数	8次	5次	3次

（3）交通的便利情况。

居民在寻求医疗服务时，交通是必不可少的考虑因素。在对样本地区进行调查时发现，距离最近的村卫生室的距离平均为8.45里，距离最近的县级医院的平均距离为88.75里。在实地调查中，我们选择的调研的自然村，交通已经是相对较好的了。可见，调查人群在需求医疗服务时是非常不便利的。

通过对被访者及其家庭的人口学特征、经济收支状况和医疗服务可及性相关数据的分析，结果显示：调查人群的老龄化程度比较严重；家庭收入较低，平均支出较高，造成平均家庭收入入不敷出；文化水平较低将会影响他们对自己医疗的真实表达以及健康的意识；对于药品的选择可以看出，目前农户的药品需求基本上还是为国产西药、中草药和中成药；医疗年平均支出在家庭年总支出中所占比例较大，这极大地增加了家庭的经济负担，"因病致贫、因病返贫"的现象还比较严重；三级医疗服务网仍发挥着至关重要的作用；交通太不方便，严重影响他们接受医疗服务的及时性，同时也增加了医疗服务的成本；调查人群出于方便程度、价格高低、疗效快慢、医生医疗水平和病情的程度考虑，在医疗地点的选择上有明显的顺序规律：先村卫生室、再乡镇医院、县医院。

（二）调查人群及其家庭成员患病情况分析

被访者及其家庭成员的急性病和慢性病情况以及患病时对医疗服务

的利用情况，是反映居民医疗服务需求的重要指标之一。通过对调查人群的急、慢性病构成情况及医疗服务情况的描述，可以了解农村中低收入群体的医疗服务需求状况以及存在的问题，并为及时调整医疗服务模式提供依据。

1. 按疾病病种分析

调查数据显示（见表14-8），调查人群前三位常见急性病病种分别是感冒、流感和意外伤害，而尤以感冒和流感更为普遍；前三位常见慢性病病种分别为关节炎、高血压、非关节炎引起的疼痛等疾病，而这类疾病的患者多为中、老年人，关节炎以及意外伤害实际上是由工作条件和环境引起的。通过这项调查结果，我们可以看出现阶段调查人群的疾病特点：急性病病种没有多大改变而慢性病疾病谱较之以前有了较大改变。同时，意外伤害和关节炎比例较多说明目前西部农村的工作环境和工作条件依然比较恶劣。

表14-8　被访者及家庭过去一年需要医疗服务的疾病病种前三位情况

	急性病	百分比	慢性病	百分比
1	感　冒	88.89	关节炎	28.95
2	流　感	69.11	高血压	7.89
3	意外伤害	2.53	非关节炎疼痛	6.58
4	呼吸道疾病	1.01	哮喘	4.61
5	传染性疾病	1.01	糖尿病	2.63

2. 按被访者及家庭成员最近一次患病医疗服务利用情况分析

（1）就诊机构选择和使用情况。

首先，从调查人群最近一次患急性病时医疗服务的利用情况来看，在196名回答者中，选择去医疗机构的人数为157人，占到了80.1%。选择的医疗机构主要是村卫生室、乡镇卫生院和县级医院。其中村卫生室的比例占56.3%，乡镇卫生院占61.3%，县级医院占6.8%。选择这些医疗机构的原因更主要的是出于“方便”和“便宜”的考虑，其次为“医生技术水平高”。而未去看病的人认为“自感病轻，没有必要”占34.37%，认为“经济困难”占31.25%，认为“不方便”的占6.25%，其他占28.13%（见表14-9）。

表 14 – 9　　　患急性病而没有去医疗机构看病的主要原因调查表

排　　名	原　　因	百分比
1	自感病轻	34.37
2	经济困难	31.25
3	其　　他	28.13
4	不方便	6.25

其次，从调查人群最近一次患慢性病时医疗服务的利用情况来看，在162名回答者中，选择去医疗机构的人数为111人，占到了68.52%。选择的医疗机构主要是乡镇卫生院、县级医院、村卫生室（见表14 – 10）。选择这些医疗机构的原因主要有“方便”、“医生技术水平高”和“便宜”。与急性病原因相比较而言，患者在对慢性病治疗上，显然更注重于医生技术水平和医院条件；而未去看病的原因与急性病有很大的区别，绝大多数认为“经济困难”，次之为“自感病轻，没有必要”，再次是不方便（见表14 – 11），经济困难上升为最主要的因素。而这些在我们进行的深入访谈中得到了进一步印证，多数人对“小病”和“大病”持有的态度基本是一样的，选择“及时治疗，以免小病拖成大病”，但是还有不少人生病时，选择不去医院（比例为31.5%），自己扛着，直到扛不了才去医院。这也从侧面反映出调查人群对疾病的理解比以前要理性一点，但由于收入水平的约束，“小病扛成大病”现象还是没有很大的转变。

表 14 – 10　　　患慢性病去的医疗机构调查表

排　　序	医疗机构	百分比
1	乡镇卫生院	55.94
2	县级医院	30.77
3	村卫生室	28.67

表 14 – 11　　　患慢性病而未去医疗机构的原因

排　　名	原　　因	百分比
1	经济困难	37.83
2	自感病轻	13.16
3	不方便	7.32
4	自感无望	2.5

（2）药品选择和使用情况。

首先，在急性病治疗上，188 名回答者中，服用过药物的人数比例为 92.6%；在药品使用上，国产西药为绝大多数患者的首选，所占比例为 91.76%，其次为中成药和草药，所占比例都为 12.64% 左右；在最近一次药品的人均支付费用上，国产西药排在首位，草药和中成药紧列其后，分别为 845 元、42.47 元和 35 元（见表 14－12），61.7% 患者是在医院医生或保健医生的指导下选择药品的（见表 14－13），但是值得注意的是还有 23.3% 是自己选择药品；在西药的来源上，乡镇卫生院和村卫生室为主要来源，县级医院为次，其他的都不明显（见图 14－3）。

表 14－12　　最近一次患急性病药品人均支付费用

	百分比	平均支出（元）	最高值（元）	支付次数最多的金额（元）
国产西药	92.6	845	5000	300
中成药	12.64	35	2000	98
中草药	12.64	42.47	4000	98
进口西药	2.6	35	5000	98

表 14－13　　谁决定选择药品

	百分比
医院医生或保健医生	56.8
自　　己	27.0
药店药师	5.9
其他人	10.3

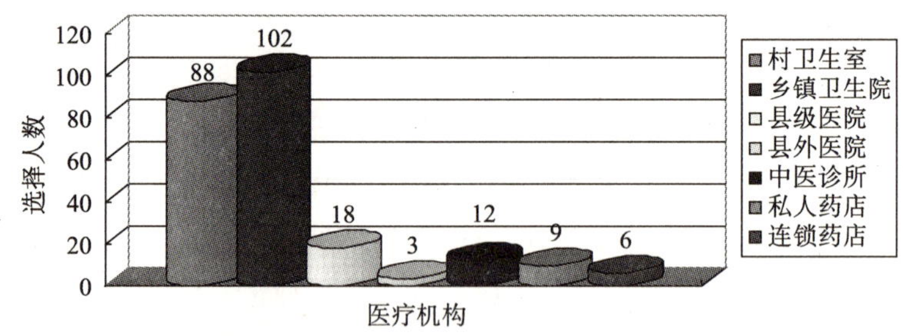

图 14－3　最近一次患急性病的西药来源

从所开西药的疗程来看，平均疗程为 7.9 天左右，其中以 3 天和 7 天为最多，这可能与调查人群最近一次患的急性病多是感冒有关，值得注意的是有些疗程的天数还是比较长的，可能是比较反复的急性病（图 14－4）。

在最近一次急性病用药的支付方式上，184 名回答者中，64 名选择了“全部自付”，有 115 人选择了“部分报销”（表 14－14），平均报销比例为 35.61%，填写报销比例为 50% 的人数最多，有 52 人，占“填写部分报销”人数的 44.35%。

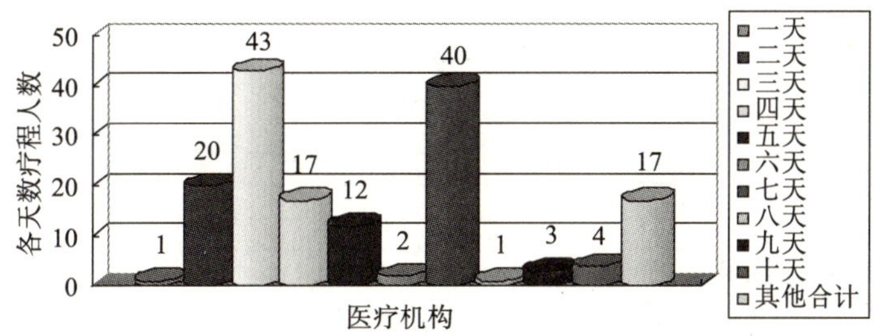

图 14－4　最近一次急性病的西药疗程

表 14－14　　最近一次急性病医药费用支付情况

	样本数（人）	百分比
全部自付	64	34.8
部分报销	115	62.5
平均报销比例	179	35.61
填写最多报销比例（50%）	52	44.35

其次，在慢性病治疗上，133 名回答者中，服用过药物的人数比例为 121 人，所占比例为 91%；没有服药的人数为 11 人，所占比例为 8.3%；在药品使用上，国产西药为绝大多数患者的首选，约占 90%，其次为中草药，约占 32.3%，再次为中成药，约占 16.92%；在最近一次药品的人均支付费用上，国产西药和中草药也在前两位，分别为 280 元和 132 元，其次是中成药，平均花费为 90.30 元，最后是进口西药，平均花费 5 元（见表 14－15）；在西药的来源上主要有乡镇卫生院、村卫生室和县级医院（见图 14－5）；在最近一次慢性病用药的支付上，160 名回答者中，50 人选择了“全部自付”，78 人选择了“部分报销”；在选择部分报销的人员中，平均的报销比例为 54.70%。

表 14－15　最近一次患慢性病药品人均支付费用

		中草药花费	中成药花费	进口西药花费	国产西药花费
样本数	有效值	70	111	118	105
	缺失值	145	105	97	109
均　值		132	90.30	5	280
最小值		0	0	0	0
最大值		4400	4000	500	6000

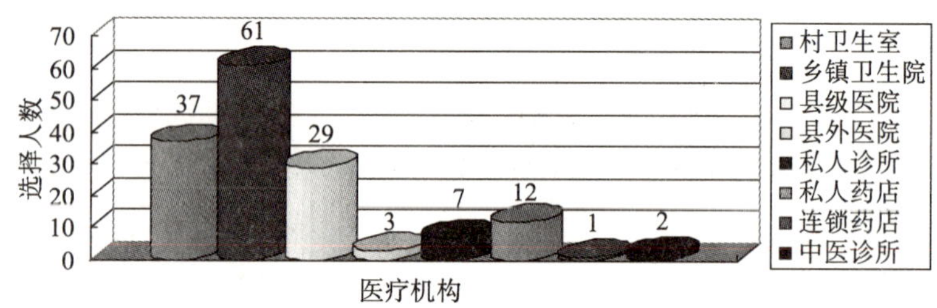

图 14－5　最近一次患慢性病的西药来源

（3）小结。

首先，从疾病病种构成来看，急性病和慢性病有较大区别：慢性病病谱有了一些变化，目前是以关节炎、高血压和非关节炎引起的疼痛等非传染性疾病为主；急性病病种没有发生多大改变，仍然是以呼吸道感染性疾病（感冒和流感）和意外伤害为主。

其次，从就诊机构选择和使用情况来看，急性病和慢性病有较大区别：虽然多数患者选择去医疗机构看病，但是急性病去看病的比例（80.1%）要远高于慢性病的看病比例（68.52%）；医疗机构的选择顺序也有较大不同：急性病选择医院的顺序为村卫生室、乡镇卫生院和县级医院，而慢性病选择医院的顺序为乡镇卫生院、县级医院、村卫生室。经过访谈，我们知道造成这种不同的主要原因在于：急性病主要是一些感冒、流感、意外伤害等，如果不治疗将会严重影响自己的劳作，同时治疗费用也较低，治疗时间也较短；而慢性病则不同，慢性病不会对目前的劳作造成很大影响，需要治疗的时间长，同时费用也较高；另外一些原因与村卫生室的条件有关，慢性病在村里是很难治好的，必须到设备与技术水平相对较好的乡镇卫生院和县级医院才能治疗。

再次，从药品选择和使用情况来看，不管慢性病还是急性病，国产西药为调查人群首选，其次为中草药和中成药。中草药占的比例可能比其他地区的农村要高一些，这可能与云南的中草药资源丰富有关；在药品选择上，受医生的影响较大，但是应该特别注意，还有相当大一部分是自己决定的。关于报销比例与自负比例情况，慢性病和急性病也有不同，这可能是由报销范围和药品目录不同引起的。

最后，经济因素仍然是制约居民医疗服务需求的最重要因素，其次是自己对病情的看法。

（三）被访者及其家庭医疗服务需求前景分析

在分析社会经济环境、人口学特征、医疗保障制度和医疗服务的可及性等因素对农户医疗需求的影响以后，我们还应该对农村居民医疗服务的未来需求进行分析。因为，任何一项固定的政策都有它的时效性，过了它的时效性以后，政策肯定需要根据实际情况来进行调整，目前的医疗服务模式也是这样。被访者及其家庭医疗服务需求前景分析有助于我们了解医疗服务模式的未来发展方向，为我们及时调整目前的医疗服务模式提供理论依据，进而实现医疗服务需求与医疗服务模式的协调发展，最终满足中低收入群体的医疗服务的需求。

1. 按治疗方式分析

从调查人群在患病时采取的治疗方式来看，虽然选择去医疗机构的占到了多数，但采取“纯自我治疗”的也占到了相当比例（见图 14－6）；而在自我治疗的方式选择中，调查人群选取的方式主要有自己买药和加强锻炼（表 14－16）。

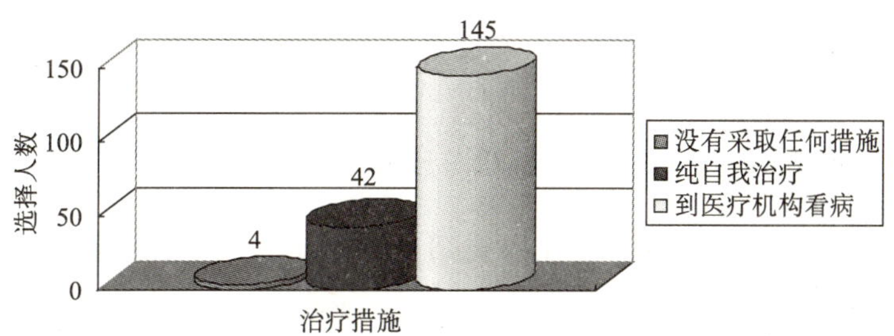

图 14－6 患病时采取的治疗措施

表 14-16　　自我治疗的方式

措　施	人数（人）	百分比
加强锻炼自我恢复	1	1.6
自己买药吃	61	95.3
购买保健品	1	1.6
使用偏方	1	1.6

2. 按自诉最感兴趣医疗服务方式分析

从对调查数据的分析结果来看，被访者最感兴趣的前四项医疗服务方式分别是上门医疗、常规健康体检、妇幼保健和慢性病防治（见表14-17），这个顺序实际上验证了农户就医路途较远，交通不方便，另外还说明疾病预防已引起农户的重视。

表 14-17　　最感兴趣的医疗服务方式

服务方式	百分比
上门医疗	63.5
常规体检	51.8
妇幼保健	35.9
慢性病防治	31
健康教育	25.9

3. 按自诉最有利的医疗服务方式分析

从被访者认为在未来的医疗体制改革中最有利的医疗服务选择情况来看，排在前三位的依次是慢性病防治、免费体检、提供妇幼保健。同时医生职业道德、药品报销数量和药品价格更低在被访者看来也是非常重要的（见表14-18），可见现阶段的医疗服务在这些方面还应该加以改善。

（四）被访者对医疗服务满意状况分析

医疗服务满意状况是患者根据自己对健康、疾病等诸方面的理解，结合自己医疗服务需求的有效满足状况，对其所做的一项综合评价。对其进行综合分析，我们可以发现目前医疗服务存在的问题，并能为医疗服务模式改革提供参考性依据。

表 14－18　被访者认为在未来的医疗体制改革中最有利的前五项医疗服务

医疗服务	百分比
慢性病防治	38.1
免费体检	30.8
妇幼保健	20.4
西药价格更低	20.0
服务态度更好	18.0
增加报销数量	17.0

1. 医疗服务满意度总体评价情况

（1）医疗服务总体满意度情况。

从调查结果的数据分析情况可以看出，在对目前医疗服务的总体评价中，很满意的约占 19.2%，比较满意的约占 42.3%，一般的约占 32.4%，不太满意的占 5.6%，很不满意的占 0.5%。从上面的数据中可以看出，比较满意的只占 60% 左右，说明实际上还有较多的人对目前的医疗服务是不太满意的，约占 40% 左右。医生和病人之间的关系还是比较紧张的，应该引起当地政府的关注（见表 14－19）。

表 14－19　　医疗服务总体满意度情况

		频　数	百分比	有效百分比	累计百分比
有效值	很满意	41	19.07	19.25	19.25
	比较满意	90	41.86	42.25	61.50
	一　般	69	32.09	32.39	93.90
	不太满意	12	5.58	5.63	99.53
	很不满意	1	0.47	0.7	100.0
	总　计	213	99.07	100.0	
缺失值		98	1	0.5	
总　数		214	100.0		

（2）对医疗服务最不满意方面的情况。

被访者对目前最不满意的医疗服务方面前五项分别是设备条件差、医疗费用高、收费不合理、技术水平低和服务态度差，分别占 38.35%、37.38%、33.50%、31.55% 和 24.27%（见图 14－7）。这几个指标基本上反应了农村医疗服务的实际情况，给目前我们医疗服务改革提供了方向。这在个案深入访谈中也得到了进一步印证。此外，认为医疗机构提供不必要的服务占13.60%，这说明医疗机构的诱导性需求和过度医疗问题也比较突出，对此，政府和医疗相关单位有待进一步加强治理力度。

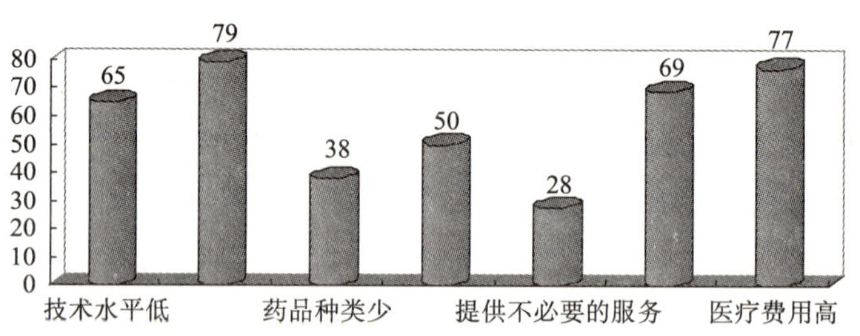

图 14－7　被访者对医疗服务最不满意的前四项

2. 医疗服务各单项目评价情况

（1）医疗机构评价情况。

从对医疗机构的评价结果来看（见表14－20），在对医疗机构数量的评价中，有2.8%的被调查者认为目前医疗机构很多，有23.8%的人认为目前医疗机构比较多，有46.3%的人认为一般，认为比较少的有21%，认为很少的约占6%左右。这说明现阶段医疗机构在数量上是不太符合调查人群的医疗服务需求的，还有较大改善的余地；而对就医环境的评价调查，有13.1%的人认为已经很好，32.4%的人认为较好，46.5%的人认为一般，较差的为7.0%，认为目前医疗环境很差的有0.9%。这说明目前农村的就医环境还不是很好。对就医的方便程度的调查，26.6%的人认为很方便，43.9%的人认为比较方便，15.0%的人认为一般，11.7%的人认为不太方便，很不方便的约占2.8%。这就要求地方政府在医疗机构区位的选择上要统筹考虑，更好地方便农户的就医。对医疗设备的调查中，有9.5%的人认为目前医疗设备已经很好，25.7%的人认为比较好，50.5%的人认为一般，11.9%的人认为较差，约有2.4%的人认为很差。通过和郑州市观音寺镇、北京市石景山区的调研数据比较，可以看出，西部地区农户对本地区的医疗服务的评价比别的地区有更多的不满意，这说明西部医疗服务机构以及服务模式的改革更加紧迫。

表 14-20　　医疗服务各单项目评价情况

		频　数	有效百分比
医疗机构的数量	很　多	6	2.8
	比较多	51	23.8
	一　般	99	46.3
	比较少	45	21.0
	很　少	13	6.1
就医环境	很　好	28	13.1
	比较好	69	32.1
	一　般	99	46.0
	比较差	15	7.0
	很　差	2	0.9
就医方便程度	很方便	57	13.1
	比较方便	94	60.3
	一　般	32	20.1
	不太方便	25	6.5
	很不方便	6	2.8
医疗设备	很　好	20	9.5
	比较好	54	25.7
	一　般	106	50.5
	比较差	25	11.9
	很　差	5	2.4

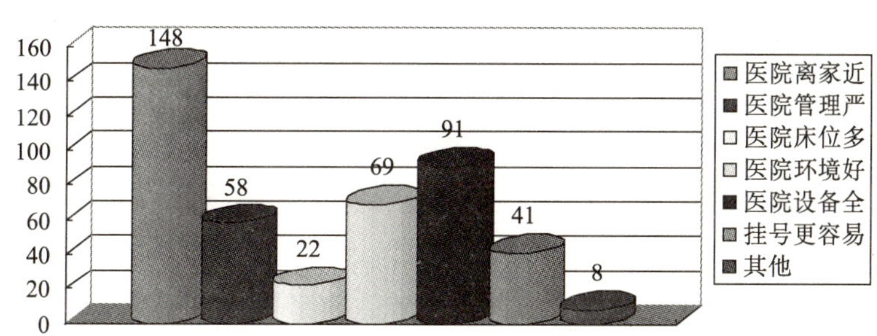

图 14-8　被访者对医疗机构的期待

在被访者对医疗机构的期待中，医院离家近排在首位，从反面也验证了农户离医疗机构太远的问题；医疗设备排在第二位，医院环境好排在第三位等，都说明了目前医疗机构的硬件和软件设施都还不能满足患者的需求。

（2）医护人员评价情况。

对医护人员的评价，主要分三个方面：医生技术水平、医生对病情的解释程度和医护人员的服务态度（见表14－21）。在医生技术水平的调查中，有10.2%的人认为水平很高，28.4%的人认为比较高，54.9%的人认为一般，5.1%的人认为比较低，1.4%的人认为很低。对医生对病情的解释程度的调查，有16.3%的人认为很好，有31.6%的人认为比较好，43.7%的人认为一般，7.0%的人认为比较差，0.9%的人认为很差。对医护人员服务态度的调查，19.1%的人认为很好，39.5%的人认为比较好，34.4%的人认为一般，5.1%的人认为比较差，1.4%的人认为很差。总体来说，被访者对医护人员的满意度相对是比较低的，医疗机构有必要进一步加强对医护人员队伍的建设，使其不断提高自身的技术水平和服务水平。

表14－21　　医护人员各单项目评价情况

		频　数	有效百分比
医生技术水平	很　高	22	10.2
	比较高	61	28.4
	一　般	118	54.9
	比较低	11	5.1
	很　低	3	1.4
医生对病情的解释程度	很　好	35	16.3
	比较好	68	31.6
	一　般	94	43.7
	比较差	15	7.0
	很　差	2	0.96
医护人员服务态度	很　好	41	19.1
	比较好	85	39.5
	一　般	74	34.4
	比较差	11	5.1
	很　差	3	1.4

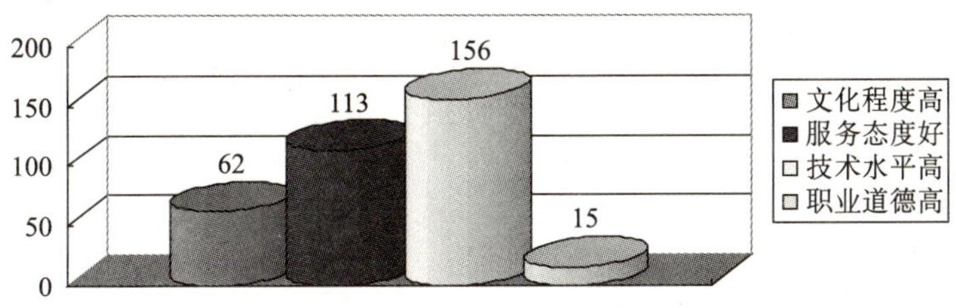

图 14－9　被访者对医护人员的期待

从被访问者对医护人员的期待图中可以看出，被访者希望医护人员在以下四个方面有所提高，依次为：技术水平、服务态度、文化程度和职业道德。这四个方面反映了目前西部医护人员存在的问题，也正是西部地区在培养医护人员时应该注意和强调的地方。

（3）药品评价情况。

从调查的结果可以看出，对于药品种类的调查，认为很多的约占 17.3%，认为比较多的约占 34.1%，认为一般的约占 35.0%，认为比较少的约占 10.7%，认为很少的约占 2.8%；对药品质量的调查中，有 13.2% 的人认为很好，40.6% 的人认为较好，42.5% 的人认为一般，3.3% 的人认为较差，0.5% 的人认为很差；对药品价格的调查，10.3% 的人认为很高，43.7% 的人认为比较高，41.3% 的人认为一般，3.3% 的人认为比较低，1.4% 的人认为很低。被访者对目前可供选择药品的数量还是比较满意的，只有 13.5% 的人认为较少；但是对药品质量和药品价格的满意情况不甚理想，认为药品质量很好和比较好的人数比例仅为 53.8%，认为药品价格很高和比较高的人数比例却高达 54%（见表 14－22）。药品价格与质量的巨大反差是被访者对医疗服务不满的重要方面。

表 14－22　　药品各单项目评价情况

		频　数	有效百分比
药品种类	很　多	37	17.3
	比较多	73	34.1
	一　般	75	35.0
	比较少	23	10.7
	很　少	6	2.8

续表

		频　数	有效百分比
药品质量	很　好	28	13.2
	比较好	86	40.6
	一　般	90	42.5
	比较差	7	3.3
	很　差	1	0.5
药品价格	很　高	22	10.3
	比较高	93	43.7
	一　般	88	41.3
	比较低	7	3.3
	很　低	3	1.4

从被访者对药品的期待图中可以看出，被访者希望药品主要在以下四个方面加以改进，依次为：药品价格更低、质量更高、更多的药品可以报销、药品种类更多一些（见图14－10）。以上四个方面正好反映了目前药品不太符合农户需要，在以后的医疗制度的改革中，这四个方面正是需要着力解决的问题。

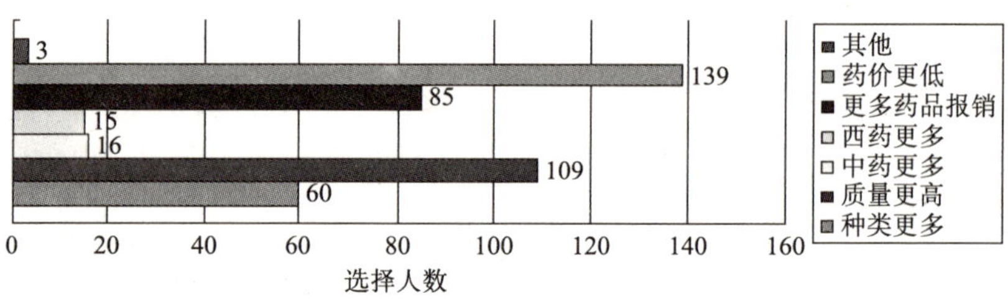

图14－10　被访者对药品的期待

（4）医疗保障制度评价情况。

对于缴费水平的调查，6.6%的人认为很高，14.1%的人认为较高，57.3%的人认为一般，19.2%的人认为比较低，2.8%的人认为很低。对于报销方便程度的调查，认为很方便的约占38.3%，比较方便的占45.3%，一般的约占12.6%，不太方便的为3.3%，很不方便的为0.5%。而对报销额度的评价的调查，1.4%的人认为已经很高，17.1%

的人认为比较高，认为一般的占55.2%，认为比较低的占22.9%，认为很低的占3.3%。对目前药品报销的目录范围的评价，有4.3%的人认为很宽，15.5%的人认为比较宽，35.7%的人认为一般，39.1%的人认为比较窄，有5.3%的人认为很窄。从上面数据可以看出，被访者对缴费水平和报销的方便程度还是比较满意的（见表14-23），认为缴费水平很高和比较高的仅占20.7%，认为报销很方便和比较方便的人数也占到了83.6%；但是被访者对报销额度和报销药品的目录范围还存在一定程度的不能接受，认为报销额度比较高的只有18.5%，认为报销目录比较宽的只有20%左右；从被访者对医保报销的期待情况来看（见图14-11），他们对提高报销比例要求非常强烈，其次是取消报销的起付线和取消报销封顶线，这三个要求是我们进行下一步医改需要重点考虑的方面。

表14-23　　　　医疗保障制度各单项目评价情况

		频　数	有效百分比
缴费水平	很　高	14	6.6
	比较高	30	14.1
	一　般	122	57.3
	比较低	41	19.2
	很　低	6	2.8
报销方便程度	很方便	82	38.3
	比较方便	97	45.3
	一　般	27	12.6
	不太方便	7	3.3
	很不方便	1	0.5
报销额度	很　高	3	1.4
	比较高	36	17.1
	一　般	116	55.2
	比较低	48	22.9
	很　低	7	3.3
报销药品的目录范围	很　宽	9	4.3
	比较宽	32	15.5
	一　般	74	35.7
	比较窄	81	39.1
	很　窄	11	5.3

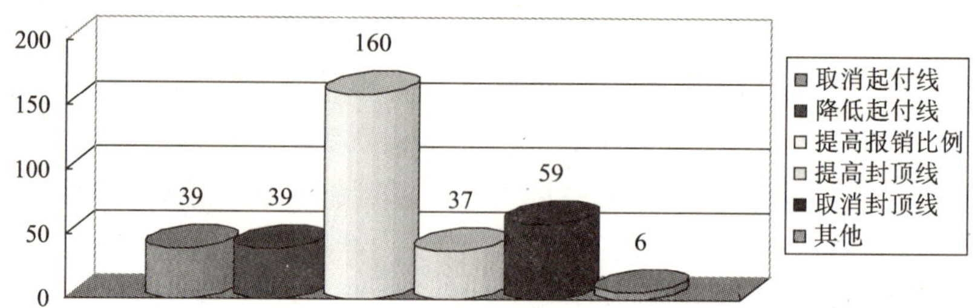

图 14－11　被访者对医保报销情况的期待

通过对医疗服务总体满意度和各单项目的分析可以看出，被访者对现阶段医疗服务仍存在较大不满，如药价过高、药品质量差、医生技术水平差、医疗设备差、就医环境差和医保报销比例低等。这一方面说明目前医疗服务确实存在令人不满意的地方，另外也说明随着社会经济的高度发展，调查人群的医疗服务需求呈现多样化，对医疗服务的质量要求随着生活水平的提高而提高。因此，医疗机构既要正视目前存在的问题，还要思考农民的医疗需求的变化，不断提升硬、软件建设水平，最大化满足人民的医疗服务需求。

四、结论与政策建议

1. 从被访的农村中低收入群体从人口学特征来看，老年人和儿童所占的比例较高，超过 1/3 强。这些群体由于抵抗力和身体素质较差，无疑会增加对医疗服务的需求程度，因此医疗服务制度和模式应该特别关注这部分人的基本医疗服务。

2. 从被访者的家庭收支情况来看，目前有许多农村家庭是处于“收不抵支”的境地，而增加医疗服务的费用又在很大程度上增加了家庭的经济负担。“看病难，看病贵”问题于他们说来更为突出，特别是那些费用大、时间长的慢性病更令他们难以承受，“因病致贫，因病返贫”的现象较为常见。因此医疗服务的改革应该首先考虑从提高农户的收入入手。鉴于被访者多数是少数民族，基本上采用的是传统的以家庭为单位的粗放式耕作，农户的收入提高不快，地方政府最好利用当地的种烟的优势，带领农户建立种烟合作社，提高集约化的耕作程度，提高农户的收入，同时也减少农户收入的波动性。

3. 从被访者的病种来看，急性病的病谱没有发生明显的变化，依然是感冒、流感和意外伤害为主。感冒和流感来得快也去得快，医疗费用不太高，他们还能够承受，最令他们难受的是意外伤害，这个费用大，且严重影响自己的劳作，对每个家庭来说简直就是“灭顶之灾”，这从与访谈者的谈话中可以得到验证；慢性病病谱正在发生变化，逐渐以非传染性疾病为主，这一方面说明在农村的传染病的防治取得了很好的效果，另一方面说明目前慢性病的防治的工作重点和思路应该做相应的调整。

4. 从被访者对目前医疗资源的评价可以看出，有较多人认为设备较差，就医环境较差。这既说明目前农村的医疗资源还存在严重的不足，同时也说明目前农村的医疗质量不高。因此，医疗服务模式的改革既要考虑增加农村医疗资源的投入，又要考虑提高农村的医疗质量和效益的问题。对于医生技术水平较低的问题，乡镇卫生院和村卫生室比较严重，特别是村卫生室尤为突出。目前村卫生室的医生基本上是双重身份，既务农，又为村民看病，很少有时间来提高自己的医术水平。建议政府像选拔村官一样来选拔村卫生室医护人员，同时给予一定的补贴。

5. 从被访者离村卫生室的平均距离和离乡镇卫生院的平均距离和石子路的路况（他们还没有达到村村通水泥路），可以看出他们就医是不方便的。医疗服务的改革应该在当地政府的引导下，考虑医疗机构的区位，合理统筹医疗机构的设置，尽量使大部分人就医起来更方便一些。

6. 从被访者对医生的服务态度的不太满意可以看出，目前医患关系不是很好，农民在获取医疗服务时，一直处于劣势。政府应该加强医护工作者的职业道德教育，最好引进“淘汰机制”，对那些很多患者有意见的医护人员，进行淘汰。

7. 从被访者对目前的新农合的评价中可以看出，目前实行的新农合还存在一些不符合农户需要的问题，如：报销比例太低、有封顶线等，不太符合农户的需求，没有真正地保护好农户的健康。基本的健康要求是每个人的应有的权利，政府应该保证农户能够得到基本医疗。关于报销比例、封顶线的问题，政府应该根据各地的经济情况、因地制宜，区别对待，对于经济条件较差的地区应该放宽这些方面限制，从而更好地满足农户的基本医疗需要。

8. 在药品的使用上，大部分人还是集中于国产西药，而中草药的使用要相对少很多。这说明中草药的利用还是比较欠缺的，特别对于云南这个中草药资源丰富的地方来说，政府应该积极开发中草药资源，引导人们在慢性病的预防与防治中多采用中草药。因为中草药对于慢性病的防治效果不错，价格也比较便宜。

9. 农村居民对于医疗机构的使用，主要还是集中在村医务室和乡镇卫生院。因此，政府对于农户的医疗资源的配置，应该向这两个地方倾斜。关于村医务室和乡镇卫生院应该有一个职责的划分，比如村卫生室主要负责一些慢性病的预防、负责医疗知识的宣传等，一些小病应该在村卫生室就应该解决，只有一些比较严重的疾病才去乡镇卫生院治疗。

第十五篇　甘肃省农村中低收入群体医疗服务需求的调查研究

——以榆中、会宁两县250户样本的调查为例

本研究采取立意抽样的方法，选取兰州周边地区的农村住户开展医疗服务需求调查，考虑增加样本的异质性，具体抽取榆中和会宁两县为调查点，具体抽样方法为每县各选取2个乡镇，之后在每个乡镇中各抽取2个村进行调查，每村的样本量约30～40，共完成250份有效问卷（含对15个典型农户的深入访谈）。

本研究的分析单位为家庭，对农村中低收入家庭的选取主要遵循以下几项具体要求：（1）该家庭户人均收入在当地人均收入的50%以下，且为非低保户。（2）具体被访者为符合条件的家庭成员中，熟悉该家庭情况的成年人（被访者若为在校学生的，高中生即可）。据此，中低收入群体的界定以该地中低收入线为准：2008年榆中县农民人均纯收入为2393元，[①] 即榆中县被访农户其家庭人均年收入为1196.5元以下的非低保户。2008年会宁县的相关数据暂未公布，故采用该县所属白银市农村人均纯收入为准，该市农村2008年农村人均纯收入为2676元，[②]即会宁县被访农户其家庭人均年收入为1338元以下的非低保户。

---

① 数据源于《2008年榆中县国民经济和社会发展统计公报》。

② 数据源于《2008年会宁县国民经济和社会发展统计公报》。

符合抽样要求的实际农村样本点为榆中县马坡乡马坡村、河湾村，银山乡打磨沟村、侯家湾村以及会宁县河畔镇中滩村、两迎水村、柴家门乡二十铺村、张湾村。调查采用入户问卷调查和深入访谈相结合的研究方法收集研究数据资料，问卷有效回收率为100%，并运用SPSS13.0统计软件包完成数据的分析工作，本研究主要采用了描述性分析方法。

农村地区的调查工作进展得较为顺利。其中访员在会宁地区的问卷调查采取直接入户沟通的方式进行，未借助任何来自乡镇或村委会的力量协助，尽量排除被访对象的干扰，独立、客观的完成此次调查任务。经验表明，这种直接介入实地调查地点的研究方法在甘肃农村地区是较为可行的。此项研究的主要成果由以下四个部分构成。

一、甘肃农村居民的一般健康状况与医疗服务选择

（一）研究总体的基本情况

此次研究的农村受访者的总体情况主要包含受访者及其家庭的基本信息、医疗服务资源的可及性两方面内容。

1. 基本信息

主要包括城乡受访者的人口年龄结构、文化程度、职业类型等。

按照国家统计局的年龄分段标准来看，农村被访者的年龄主要集中在中青年，老年被访者占样本的比例为5.6%。绝大多数的被访者为已婚，占所有农村受访者的84.1%。

数据显示，中低收入群体的文化程度普遍不高。在农村，小学及以下、初中、高中文化程度的被访者占样本比例的52%、28%和12.2%。中低收入群体中，农村被访者的文化程度要明显低于城市被访者。总体来看，农村中低收入群体中高中以下文化程度占样本比例的92.2%，大学（大专及以上）以上的被访者只有19人，占样本比例的7.7%。

从受访者职业类型所占比重来看，80.7%的被访者为农民，另有7.2%的受访者由在校学生构成，主要为在校高中生（由于语言障碍的因素影响，对农户的访问中少量问卷由家中的在校学生翻译后作答）。

表 15－1　文化程度

文化程度		频数	百分比	有效百分比	累计百分比
	小学及以下	128	51.2	52.0	52.0
	初　　中	69	27.6	28.0	80.1
	高　　中	30	12.0	12.2	92.3
	大　　专	6	2.4	2.4	94.7
	本　　科	13	5.2	5.3	100.0
	总　　计	246	98.4	100.0	
缺失值	99	4	1.6		
合　　计		250	100.0		

表 15－2　职业类型

调查点	职业类型	频　　数	百分比	有效百分比	累计百分比
农村	机关、事业单位人员	10	4.0	4.0	4.0
	专业技术人员	2	0.8	0.8	4.8
	一般办事人员	3	1.2	1.2	6.0
	商业/服务业员工	1	0.4	0.4	6.4
	个体工商户	1	0.4	0.4	6.8
	乡镇企业职工	1	0.4	0.4	7.2
	流动从业人员（农民工）	8	3.2	3.2	10.4
	农业从业人员（农民）	201	80.4	80.7	91.2
	在校学生	18	7.2	7.2	98.4
	自由职业者	1	0.4	0.4	98.8
	失业或待业人员	2	0.8	0.8	99.6
	其　　他	1	0.4	0.4	100.0
	总　　计	249	99.6	100.0	
缺失值	99	1	0.4		
合　　计		250	100.0		

2. 医疗服务资源的可及性

调查数据显示，城市与农村在医疗服务资源方面有着明显差异，农村家庭比城市家庭离大医院远得多。在农村，距被访者家最近的大医院平均路程是 67.81 里，最近的为 8 里，最远达 200 里。

城市与农村在离社区卫生服务中心（村卫生室）的距离上有着差异，但整体差异不大。在农村，距被访者家最近的村卫生室平均路程为3.1379里，最近的是0.2里，最远达8里。不过，大医院与卫生室两种医疗机构在资源配置方面是有着天壤之别的。

表15－3　　医疗机构与被访者家庭住址的距离（里）

调查点		距被访者家最近的大医院	距被访者家最近的村卫生室
样本量	有效值	248	240
	缺失值	2	10
均　值		67.8065	3.1379
最小值		8.00	0.20
最大值		200.00	14.00

（二）居民患病与住院情况

调查显示，农村受访者家庭成员在过去一年中需要医疗服务的慢性病主要有关节炎、非关节炎引起的慢性疼痛和高血压，分别有25.6%、18.8%、14.4%的受访者家庭因这三种疾病而需要医疗服务。同时还有32.8%的受访者患有选项之外的其他慢性疾病。

在急性病中，农村受访者过去一年中较为常见的病主要是感冒。有85.2%的受访者过去一年因为感冒而需要过医疗服务。另外，在过去一年内，受访者因为流感、传染性疾病、呼吸道疾病、意外伤害而需要就医的人分别有6.0%、0.4%、6.4%、4.8%。与此同时还有5.6%的受访者过去一年因其他急性病而需要医疗服务。

在慢性病和急性病之外的其他情况中，因常规体检而需要医疗服务的情况较多，23.6%的农村受访者过去一年内做过健康体检。

总体上看，在农村中，因慢性病、急性病和其他情况而需要医疗服务的受访者家庭分别有71.2%、86.8%、30.0%；而因为这些病需要住院的情况分别有28.4%、11.6%、4.8%。

（三）对医疗机构的选择与使用

从调查结果来看，在农村居民选择使用的医疗服务机构中，排在前

表 15－4　　城市、农村患病、住院情况比较　　单位：%

	城　市			农　村		
	慢性病	急性病	其他情况	慢性病	急性病	其他情况
需要医疗服务情况	67.9	95.2	25.3	71.2	86.8	30.0
需要住院情况	15.7	4.8	2.4	28.4	11.6	4.8

三位的分别为乡镇卫生院、县级医院和私人诊所，需要医疗服务时更愿意选择这三种医疗机构的受访者分别有 90.9%、74.7% 和 66.4%；在实际使用中，使用次数占前三位的医疗机构则是私人诊所、私人药店和乡镇卫生院，人均年使用次数分别为 9.60 次、8.63 次和 5.84 次，对县级医院的人均使用次数则为 0.96 次。由此可见，农村居民对乡镇卫生院和县级医院的使用期待和实际使用情况之间存在着一定程度的错位。

（四）有关药品的选择与使用情况

调查显示，农村居民患病时首选的药品是国产西药，有 96.4% 的受访者认为患病时会选择国产西药，排在国产西药后边两位的分别是中草药和中成药，选择这两项的人分别有 61.4% 和 43.4%（参见表 15－5）；过去一年中农村居民人均实际使用药品次数前三位分别为国产西药、中草药和中成药。值得注意的是，人均年使用国产西药的次数非常之高（参见表 15－6）。

表 15－5　　患病时可选择的药品

	农　村		城　市		总　体	
	频数	百分比	频数	百分比	频数	百分比
中草药	153	61.4	109	44.9	262	53.3
中成药	108	43.4	150	61.7	258	52.4
进口西药	6	2.4	36	14.8	42	8.5
国产西药	241	96.4	229	94.7	470	95.5
保健药（食）品	15	6.0	41	16.9	56	11.4
其他药品	2	0.8	1	0.4	3	0.6
样本量	(249)		(243)		(492)	

表 15－6　　人均使用药品次数　　单位：次

	农　村	城　市	总　体
中草药	74.22	20.65	47.71
中成药	59.05	76.90	67.88
进口西药	5.38	9.35	7.34
国产西药	220.41	144.40	182.71
保健药（食）品	5.65	13.56	9.56

注：人均使用药品次数的计算方法采用“过去一年的患病次数×每次用药天数×每天服用次数”的估计值。

调查中，有 73.0% 的农村受访者购买西药时需要医生的处方，26.6% 的受访者不需要，另有 0.4% 的受访者认为需不需要医生处方要视情况而定。

在西药的实际获得上，农村受访者过去一年人均需要医生处方 11.55 次，约每月一次；凭处方实际购买西药人均为 10.93 次；很少发生有处方但没有买药的情况。

表 15－7　　使用处方购药情况

	城　市	农　村	总　体
有过需要处方次数	8.15	11.55	9.88
凭处方购买西药次数	7.06	10.93	9.03
有处方但没有购买次数	1.31	0.75	1.02

（五）患病的就诊与选择

1. 患急性病、慢性病的就诊情况

农村居民最近一次所患的急性病主要是感冒。在患病家庭中，绝大多数的被访者表示患病后到医疗机构看病。未接受诊疗的最主要原因为“自感病轻，没必要”；其次为“经济困难”。在患急性病与采取的措施方面城乡有着很高的一致性。

被访者近期所患慢性病，从前三位的排序情况来看，依次为关节炎、非关节炎引起的慢性疼痛和高血压。由于其他慢性病未从选项中有效分离出来，故其所占比例明显偏高，依据选择其他项的注明内容来看，表现为一些女性常患的妇科疾病、老年人的眼病、眩晕症等等。到医疗机构看病情况与患急性病就诊情况基本一致。然而，被访者提供的“患病后没有到医疗机构看病的最主要原因”一项的城乡交互情况来看，农村居民回答“自感病轻，没必要”与“自感无望”的比例均高于城市居民。可见，他们在与城市居民相比在就未诊原因的认识上存在模糊不清的情况。

表 15－13　城乡最近一次患急性病未到医疗机构看病的主要原因　单位：%

	调查点		合　计
	城　市	农　村	
经济困难	17.2	8.5	13.0
自感病轻，没必要	75.0	83.1	78.9
不方便	1.6	3.4	2.4
对医院不信任	1.6	0.0	0.8
其他	4.7	5.1	4.9
样本量	(64)	(59)	(123)
合　计	100.0	100.0	100.0

表 15－9　城乡最近一次患慢性病未到医疗机构看病的主要原因　单位：%

	调查点		合　计
	城　市	农　村	
经济困难	57.1	30.6	44.9
自感病轻，没必要	21.4	33.3	26.9
自感无望	2.4	13.9	7.7
不方便	4.8	11.1	7.7
对医院不信任	2.4	0.0	1.3
其他	11.9	11.1	11.5
样本量	(42)	(36)	(78)
合　计	100.0	100.0	100.0

2. 诊疗机构的选择

城乡居民对患病后常去的医疗机构选择情况显示：一般而言，农村居民主要选择乡镇卫生院与私人诊所以应对急性病。他们在应对急性病方面主要采取吃药的诊疗方式。这一点在高达 98.8% 的人表示已经服用过药品的数据中得到证实，并且他们都将国产西药作为治疗急性病的首选药品。城乡居民之所以选择上述医疗机构的原因主要看重的是“方便”；其次才是“便宜”。由此可见他们在应对急性病时更加重视医疗服务的可及性，因此在满足公众对于急性病的理疗服务上要充分考虑病患救治的方便、及时程度。

表 15－10　　患急性病常去的医疗机构

类　　别	频率次数	百分比
村卫生室	53	22.6
流动卫生单位	3	1.3
乡镇卫生院	68	28.9
县级医院	15	6.4
县外医院	4	1.7
私人诊所	54	23.0
中医诊所	6	2.6
私人药店	27	11.5
连锁药店	4	1.7
其　　他	1	0.4
合　　计	235	100.0

注：342 个缺失值；157 个有效个案。

绝大部分的农村受访者表明急性病选用的药品是遵从“医院医生或保健医生”的决定，而城市受访者在听从“医院医生或保健医生”和“自己”决定的问题上相差不大。在西药来源方面，农村居民偏向乡镇卫生院和村卫生室，而城市则有更多人选择连锁药店和私人诊所。

在患慢性病时，农村居民选择医疗机构的情况为乡镇卫生院和县级医院；城市居民会选择三级医院和连锁药店。排在第三位的机构均为私人诊所。选择理由仍然看中就医的便捷程度，其次认为医生的技术水平较为重要。

他们在对待慢性病的态度明显不同于急性病的情况，就服用药品情况而言不甚理想，有 50.2% 的受访者在最近这次慢性病发病过程中采取药物治疗。从选用药品种类的数据结果来看，仍有超过半数以上的人选用国产西药治疗慢性病，中成药和中草药的比例分别近乎 1/4。我们大致可以推断城乡居民无论在应对急性病还是慢性病的问题上，都将国产西药置于优先考虑的范围之中。此外，西药药品的来源与城乡居民选择诊治慢性病的医疗机构相吻合。

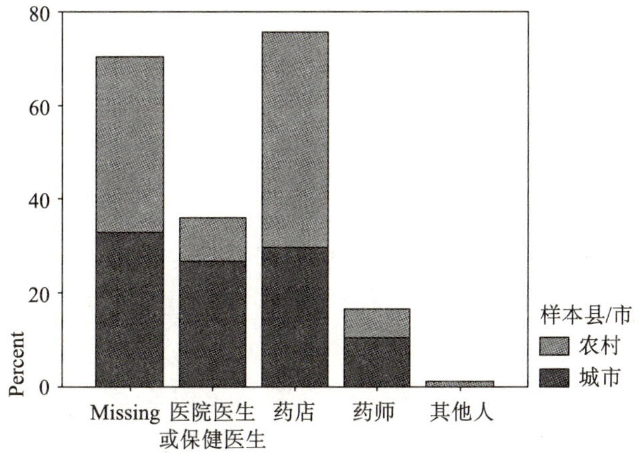

图 15－1　（急性病）服用药品由谁决定的城乡应答情况（%）

表 15－11　最近这次急性病服用药品的情况　单位：%

	城　市	农　村	频　数
中草药	8.4	22.3	49
中成药	35.9	23.6	97
进口西药	2.4	0.6	5
国产西药	87.4	96.2	297
保健药（食）品	0.6	1.3	3
其　他	0	0.6	1
样本量	(167)	(157)	(324)

表 15－12　最近这次慢性病服用药品的情况　单位：%

	城　市	农　村	频　数
中草药	16.7	47.8	86
中成药	40.8	27.5	87
进口西药	4.2	2.2	8
国产西药	80.0	92.0	223
保健药（食）品	2.5	3.6	8
其　他	1.7	0	2
样本量	(120)	(138)	(258)

注：以上两表格依据服用药品的多选题变量与城乡交互表制作而成。

3. 近期患病花费与支付

调查结果显示，急性病用药在国产西药上以 50 元以下的最多，占

61.4%（含花费为0元的情况），相比于其他药品种而言，国产西药的各档花费比例分布较为均匀；近乎八成的被访者其中成药的花费集中在10元以下（含花费为0元的情况），而中草药的花费集中在10元以下的比例则达到了86%。很少人有使用过进口西药和保健药（食）品的情况。由此可见，城乡居民花费在治疗急性病方面的药品支出整体偏低，各药品支出比重依城乡药品花费的交互情况来看基本无差异。

城乡居民患急性病在西药的用药疗程方面主要集中于4~7天，疗程为7天以下的情况占到全部被访个案的80%以上。绝大多数的家庭实际上以全部自付的方式支付了这笔医疗费用。即便存在部分报销的情况，但部分报销比例组间差异不大，以相隔25%为一档，报销比例达到75%以上的略高一些。

慢性病的花费结果显示：在各项药品种类中支出比重最高的国产西药中，其花费在各组别中均有一定的选择人群。由于使用西药疗程的疗程在“4~7天”的仍然最多，但此情况远比急性病服药疗程低得多，用药疗程在半个月到一个月、一个月以上的比例均达到了21.6%，远高于急性病同等用药疗程的情况。随着用药疗程的增加，慢性病患者在药品花费的总体水平上明显高于急性病的情况。

在付费方式上选择部分报销的情况相对高些。其报销比例主要集中在50%~75%这一范围内。从具体的药品花费情况来看，患慢性病的药品支出在500元以上的均高出急性病的花费情况，近七成的被访者用于中草药和中成药的花费水平维持在10元以下，而支出水平最高的国产西药主要分布在100~500元之间，这一比重为31.6%。他们用于国产西药和保健品方面的支出数额依然很低。这也说明了为何访谈过程中多数被访者表示对进口西药的情况不了解者居多。

二、甘肃省农村居民对各类医疗卫生服务的消费

（一）医疗支出及费用报销情况

调查数据显示，过去一年在门诊、住院、药品、中草药、中成药、进口西药及国产西药等七个医疗支出方面，农村中低收入群体的医疗支

出有很大差别，具体情况如下：

农村中低收入家庭医疗支出主要为药品支出、住院支出和门诊支出，此三项医疗服务的平均支出分别为1387.07元、1283.91元和232.85元。在药品支出方面，平均支出排在前三位的是国产西药、中草药和中成药，分别为877.52元、302.5元和155.78元。由此可见，农村居民在国产西药上的花费远远高于其他种类的药品，这与居民对药品的选择偏好及接受治疗的习惯有关。

表15-13　　农村家庭在过去一年内用于各项医疗支出的情况　　单位：元

		门诊总支出	住院总支出	药品总支出	中草药总支出	中成药总支出	进口西药总支出	国产西药总支出
样本量	有效值	247	248	248	248	249	249	248
	缺失值	3	2	2	2	1	1	2
均　值		232.85	1283.91	1387.07	302.50	155.78	29.94	877.52

这里有两点情况值得注意：首先，农村中低收入群体过去一年内家庭医疗支出排在第一位的是药品支出，这一点和城市差别较大。城市家庭过去一年内医疗支出排在第一位的是住院支出。这可能与城乡居民的医疗服务的具体环境有关。其次，农村家庭各部分医疗支出均低于城市，但在中草药的支出上高于城市，且高出近一倍，这和城乡居民在药品的选择和使用情况一致。

过去一年内城乡在七项医疗支出方面的费用报销情况存在一定差异，我们按相隔25%为一档，将家庭医疗自付比例划分成四组，主要得到以下数据结果：农村各项自付比例在50%以下的情况呈现较低水平，仅住院的自付比例明显低于其他情况，也就是说住院报销的水平为最高。

在报销来源方面，农村的医疗费用报销来自新型农村合作医疗，占92.7%。在报销的时间上，农村有47.1%的居民看完病后当场报销，其次有21.8%的居民报销费用需要一个星期。从报销时间的分类情况看，农村的整体报销周期都要长于城市。这一定程度上可以窥见为何农村地区多数居民表示报销的程序比较繁琐，便捷程度低。

农村过去一年内家庭医疗自付比例在75%～100%分别是门诊、药品支出、住院，选择这三项的被访者家庭分别是94.6%、91.4%和39.7%。

总体来看，过去一年内家庭医疗支出自付比例最高的是门诊。在农村，有94.6%的家庭自己支付门诊费用，而自付比例最低的为住院。出现这种情况的原因是“新型农村合作医疗”只报销住院期间的治疗支出和药品支出，而对于门诊支出及药品支出是不报销的。因此调查数据显示，门诊、药品支出的自付比例极高。

（二）家庭收支与医疗保健消费

家庭年收入的分组数据显示，在农村，47.2%的家庭去年收入为5000~9999元，23.6%的家庭年收入在4999元以下，22.4%的家庭年收入为10000~19999元（见表15-14）。

表15-14　　家庭总收入分组

类　别	频　数	百分比
4999元以下	59	23.6
5000~9999元	118	47.2
10000~19999元	56	22.4
20000元以上	17	6.8
合　计	250	100.0

数据显示，多数农村中低收入群体的医疗保健支出占到其家庭总支出比重的20%以上（见表15-15）。说明农村中低收入家庭的医疗负担是比较重的，而这一点在对被访者的访谈中得到普遍认同。这与“国家第四次卫生服务调查（西部扩大）甘肃省数据（2008）”的研究结果相一致。①

表15-15　　家庭总支出分组

类　别	频　数	百分比	有效百分比
4999元以下	51	20.4	20.4
5000~9999元	105	42.0	42.0
10000~19999元	70	28.0	28.0
20000元以上	24	9.6	9.6
合　计	250	100.0	100.0

① 数据来源：“国家第四次卫生服务调查（西部扩大）甘肃省数据（2008年）”。其中，甘肃省城乡居民的人均年收入为4904元，人均年支出为3711元，年人均医疗支出为575元。

（三）寻求医疗服务与体检的花费情况

在寻求医疗服务中花费的交通食宿上，农村高于城市。农村家庭寻求医疗服务平均支出为367.88元。这表明，受到客观环境的限制，农村居民要比城市居民在寻求医疗服务方面花费多。

城乡居民去年进行过体检的比例相差不大。在体检的必要性方面，农村居民觉得有必要的回答比例很高，达到了66.3%。其中，觉得很有必要的人数比例为23%。然而，在体检支出方面，农村中低收入群体的整体支出水平不高，且差距较大，占74.4%的家庭体检支出为0元。

表15－16　是否做过体检

类　　别	频　　数	百分比
是	79	31.6
否	171	68.4
合　　计	250	100.0

表15－17　对体检的必要性认知

类　　别	频　　数	百分比
很有必要	58	23.2
有必要	107	42.8
无所谓	21	8.4
没必要	61	24.4
非常没必要	2	0.8
总计	249	99.6
缺失值99	1	0.4
合　　计	250	100.0

三、农村居民对各类医疗卫生服务需求与评价

（一）居民应对疾病的常见措施

农村中低收入群体在患病时一般会选择较为积极的诊疗措施，202名调查对象表示其或其家人在患病时一般会到医疗机构看病，占被访者总

数的99.2%（见表15－18）。只有42名被访者在患病时采取的是纯自我诊疗的措施。其中，主要采取的自我诊疗措施是自己买药吃，97.6%的自我诊疗者选择了此项。

表15－18　患病采取何种措施

	频　数	百分比
没有采取措施	4	1.6
纯自我诊疗	42	16.8
到医疗机构看病	202	80.8
其他措施	2	0.8
样本量	250	100

表15－19　自我诊疗方式

	频　数	百分比
免费咨询	1	0.4
自己买药吃	41	16.4
总　计	42	16.8
缺失值	98	208
合　计	250	100.0

（二）医疗需求优先考虑的因素

受经济条件的制约，在选择医疗服务时，中低收入群体会把有限的资源用在尽可能符合其理性选择的医疗服务需求上。在这一点上，对下一代的重视得到了充分的体现。在经济条件紧张的情况下，如果家里不幸有两个以上的人同时患病，会优先给谁治病的问题上，在多数农村中低收入家庭，小孩的地位被摆在了明确而重要的位置，39.6%的被访对象认为会优先给小孩看病；48%的被访对象选择不确定优先给谁看病。选择“不确定”的被访对象主要考虑的因素有，一是家里上有老下有小，不好作答；二是认为需要权衡病情的严重程度和抗病能力。另有10.8%的被访对象选择了会优先给老人看病，这部分人认为成年人多半身强力壮，对疾病的抵抗力要强于老年人；1.6%的被访对象选择会优先给成年人看病，因为他们是整个家庭的经济与心理支柱。

表 15－20　　优先选择给谁治病

	频　数	百分比
小　孩	99	39.6
老　人	27	10.8
成年人	4	1.6
不确定	120	48.0
合　计	250	100.0

在经济紧张的情况下，患者及其家人一般会优先选择疗程短、价格相对便宜、药效也较好的国产西药来治病，62.4%被访者选择了国产西药会成为首选药。其次是中草药，14.4%的被访者认为会优先选择用中草药来治病。

表 15－21　　优先选用的药品

	频　数	有效百分比
中草药	36	14.4
中成药	11	4.4
进口西药	3	1.2
国产西药	156	62.4
不确定	44	17.6
合　计	250	100.0

相反，在经济条件允许的前提下，农村中低收入群体会优先选择到县级医院和乡镇卫生院看病。县级卫生院以其在医疗技术、医疗设备、就医环境上的优势以及相比较县外大医院更好的可及性优势，成为农民心中理想的就医机构。42.8%的被访者认为他们会优先选择去县级医院看病。乡镇卫生院看病的方便程度较高，也得到了农民的较高认可，25.2%的被访者选择了优先去乡镇卫生院看病。

（三）关于未来医疗服务需求的走向

明确中低收入群体当前面临的医疗服务困难固然重要，从医疗服务需求的主体立场出发，了解中低收入群体未来的医疗服务需求预期，对于更好地完善和创新服务于该群体的医疗服务模式也同样至关重要。未

表 15－22　　优先选择的医疗机构

	频　　数	百分比（%）	有效百分比（%）	累计百分比（%）
村卫生室	20	8.0	8.0	8.0
乡镇卫生院	63	25.2	25.2	33.2
县级医院	107	42.8	42.8	76.0
县外医院	31	12.4	12.4	88.4
私人诊所	18	7.2	7.2	95.6
中医诊所	2	0.8	0.8	96.4
私人药店	3	1.2	1.2	97.6
其　　他	6	2.4	2.4	100.0
合　　计	250	100.0	100.0	

来几年内，中低收入群体的医疗服务需求会有怎样的变化，他们最关心的医疗服务方式是什么？作为医疗卫生体制改革的受益者，他们对我国正在进行的医疗卫生体制改革有怎样的期待和建议，都是值得深入研究的问题。

调查数据表明，未来五年农村中低收入群体最可能的三种医疗服务需求变化是更加重视疾病治疗、更加重视预防保健和更加重视慢性病防治（参见表 15－23）。这三种医疗需求变化趋势，也正是目前中低收入群体没有得到满足的医疗需求。调查和访谈过程中，“小病没必要花钱看”、“年轻人身体好，一点小感冒扛一扛就过去了”、“反正这病是多年的老毛病也看不好了，又没钱看，能拖多久是多久”等情况居多。中低收入群体中还存在着大量小病不看医生，大病没钱治疗或治疗不当，甚至自己买药治疗的情况。由于缺乏健康预防保健的基本知识，文化水平普遍较低且医疗信息获取渠道较少的中低收入群体，一直以来都比较忽视预防保健因素。但这并不意味着中低收入群体在预防保健方面的医疗服务需求低，相反，作为未来五年中低收入群体最可能的三大医疗服务需求之一，说明该群体在主观上是很重视预防保健的。

农村中低收入群体最感兴趣的医疗服务提供方式是上门医疗，有 120 名被访对象选择了此选项，占被访对象总数的 48%；其次是慢性病防治，119 名被访对象选择了此项，占被访者总数的 47.6%；还有常规健康体检，110 名被访对象认为这是他们最感兴趣的医疗提供方式之一，占被访者总数的 44%。

表 15－23　　未来五年的服务需求

	频次数	频次数百分比
更加重视疾病治疗	168	26.6
更加重视预防保健	144	22.8
会购买商业保险	30	4.7
会定期体检	123	19.5
更加重视慢性病防治	128	20.3
不会有太多变化	34	5.4
其　他	5	0.8
合　计	632	100.0

注：1 个缺失值；249 个有效个案。

表 15－24　　感兴趣的医疗服务提供方式

	频次数	频次数百分比
上门医疗	120	21.7
妇幼保健	77	13.9
慢性病防治	119	21.5
健康防治	60	10.8
常规健康体检	110	19.9
医疗信贷	50	9.0
健康档案	14	2.5
其　他	4	0.7
合　计	554	100.0

注：250 个有效个案。

健康体检作为了解自身健康状况、及早发现和治疗疾病的直接有效途径，得到了中低收入群体的充分重视，但是由于不针对具体疾病的治疗，且需要花费一定数额的体检费用，目前并未成为中低收入群体常用的医疗服务方式。如若条件允许，健康体检可能会在中低收入群体中得到广泛推广。

上门医疗之所以引起大众的高度兴趣，主要原因在于提供医疗服务的方便程度，因为求诊距离的限制、看病的手续繁琐，会不同程度耗费患者及其家庭的时间精力与物质资源。说到底，上门医疗是和医疗服务的可及性及看病的方便程度联系在一起的，自然会受到医疗服务受众的极大欢迎。目前，为满足这一需求，某些农村地区的村卫生室已经开展了此种医疗服务方式。医生将电话号码留给农户，当村里有人患病时，给医生打个电话，医生就会赶到患者家中为其诊治，受到了民户的好评。

慢性病具有病程长、病因复杂、健康损害日益加剧且医疗费用昂贵的特点，对于中低收入群体来说，家庭成员中有人患有慢性病，无疑是家庭的沉重负担和痛苦来源。年纪较大的患者或经多年治疗仍未治愈的患者，往往会放弃治疗，或者按照治疗经历中医生所开药方买药甚至自我治疗的方式，容易贻误病情。因此，对慢性病的防治无疑成为他们关心的重要内容之一。

此外，本研究从中低收入群体的主观意愿出发，列出的22项医疗服务项目中，在被访者看来，最有利的五项医疗服务改革方向分别是提供免费体检（占58.4%）、更加重视慢性病防治（53.6%）、西药价格更低（52.4%）、看病会更方便（42.8%）以及增加报销数量（35.2%）。详细数据参见附表3.3－3。

综合分析以上被选概率最高的医疗服务措施，主要涉及中低收入群体对医改的两个方面的需求愿望，一是降低医疗服务价格的希望，包括提供免费体检和降低西药价格，增加报销数量以及重视治疗费用高昂的慢性病的防治；二是希望就医更加方便，主要指的是医疗机构数量应该增加，地域覆盖范围更广，看病的流程简便一些。

（四）医疗服务现状的满意度

总体来看，农村中低收入家庭对医疗服务现状的评价一般，53.2%的被访者很满意或比较满意，认为不太满意或很不满意的被访者占13.2%。

1. 对医疗机构的评价

医疗机构数量上，农村被访者满意度不高，只有48.8%的被访者认为医疗机构的数量很多或比较多，大多数被访者对医疗机构的数量表示不大满意。针对就医环境，被访者的评价也不高，56.5%的被访对象表示就医环境一般、比较差甚至很差。在就医方便程度问题上，由于近年来西部地区交通条件的提高，尤其是村村通公路政策的有力执行，极大改善了农村交通条件，被访者绝大多数满意度较高。同时，被访者对医疗机构的医疗设备满意度也较高。

2. 对医护人员的评价

综合来看，被访者对医护人员的总体满意度不高，不满主要体现在“医生的技术水平”及“对病情的解释程度”方面。还有47.6%的被访者对“医生的服务态度”抱有不同程度的不满。

3. 对药品的评价

除了药品种类得到被访者的普遍认可外，被访者对药品质量和药品价格都表示强烈不满。74.3%的被访者认为药品质量一般或比较差甚至很差。75.9%被访者表示药品价格很高或比较高。

4. 对目前医疗保障制度的评价

中低收入群体对目前的医疗保障制度总体评价较低。除对目前医疗保障缴费水平比较满意之外，对报销的方便程度、报销药品的目录范围，特别是报销额度意见都偏高。中低收入群体对目前医疗服务最不满意的地方主要还是集中在医疗费用过高上，55.8%的被访者认为当前医疗费用高。

（五）对未来医疗服务提供的期待

农村中低收入群体对医疗服务未来发展的期望主要在以下几点：医院方面，最大的期望则为医院设备更全一点。这与农村居民对医院医疗设备的不满情况得到相互印证，改善农村医疗机构的设备条件应成为未来农村医疗服务改革的一个重要措施。医生方面，希望医生的技术水平得到提高，访谈中，有多位农民指出乡镇卫生院和村卫生室的医生水平不高，甚至不如乡间的老医生，可见，提高农村医疗机构医生的技术水平是满足农村居民医疗服务需求的重要前提之一。药品方面，他们希望药品质量能更高一些。医疗制度的报销比例方面，其最大的希望是提高报销比例，相比较其他医疗制度的报销比例相关选项，提高报销比例可能意未着从根本上缓解中低收入群体医疗费用负担和心理压力。

由此看来，在探索和创新农村中低收入群体医疗服务需求与服务模式过程中，尤其应注意推动农村医疗机构的医疗设备、医生的技术水平、药品质量等问题的改善和提高以及针对农村低收入群体的健康状况有必要建立预防、保健等方面的长效干预机制，以稳步提高他们的健康水平。

四、研究中发现的问题及几点建议

（一）重视农村慢性病防治问题

调查中，过去一年农村中低收入群体因为患慢性病而就医的比重要高于城市地区，主要发病者为长期劳作的中、老年人。我们认为加强农村居民慢性病防治的健康教育与监测工作，提高农村居民的保健意识和健康水平非常必要。

（二）加大医保政策宣传力度，增强农村居民知情权

这种情况集中表现在农民居民对新型农村合作医疗政策所知甚少，实地走访发现：像可以报销的药品目录这样涉及技术层面的问题，他们更是一无所知，也因为如此，出现了生活在同一个村的村民，对住院可报销比例的说法出现各不相同的情况。新型农村合作医疗，是国家加大财政支持，解决农民“看病贵、看病难”的一件实事，关系到农民的切身利益。但是，作为理论上的主要受益者，农民对这个政策却所知甚少。当他们的正当利益受到侵犯或被忽视的时候，自然也不知道怎样去争取和维护，结果往往因缺乏知情权与参与权，而使其自身呈现失语的状态。加大对新型合作医疗政策的宣讲力度，让农民更可能了解该政策，是政策落实的一个重要环节，应该得到重视。

（三）进一步加强对医疗服务监管

“医生收红包”、“病患应对不必要的检查”、“医院利用报销浪费医疗资源”、“甲级医院的全面发展与其他医疗机构的功能界定不清”等等问题都暴露了医疗服务监管存在漏洞的问题。面对众多的被访者他们虽然对医院管理、医生职业道德及药品管理有着诸多期待，但目前接受此种医疗服务的公众不能坐等医院管理会自行完善，医生的医德会慢慢提高。必须通过加强监管，规范医疗服务和收费行为，切实保护农民群众的利益。

期待医疗主管部门切实加强对此类问题的监管与整治，否则将抵消我国医改的成果。

（四）重视流动人口的医疗保障问题

广大流动人口的医疗保障是长期困扰他们的现实问题。这些身在城市中的劳动群体的户籍所在地往往不在工作地，而现有医疗保障采取的则是定点医院报销制度，如若流动人口想享受医疗保障，必须回到户籍所在地的定点医院就诊。现行医疗制度设计中并未对这部分群体给予充分的考虑，这给他们带来了诸多不便的就诊麻烦，也增加了他们的额外开支。

（五）加强经济落后地区医疗人才队伍建设

我们从访谈中发现，部分农民对乡镇卫生院的医生技术水平表示堪忧。据甘肃榆中地区的被访者反映，乡镇卫生院近年来引进的年轻医生，诊疗效果较差，有时患小感冒经常要多次往返卫生院。“这些乡镇卫生院的医生水平不要说和县城医院的医生比，就是和以前在乡镇卫生院工作的老医生相比，年轻的医生都要差很多，水平和态度都要差些。”忧心医护人员技术水平的情况亦在甘肃会宁地区上演着。一位中学教师多次举例说明：在他长期生活的乡镇里，卫生院根本无“好医生”可言，“那么大个乡镇卫生院，历年来无一名本科毕业生”、“待遇低，无人来。”这道破了该地区在技术设备、资金人才储备等方方面面的困境和难题。由于医生水平不高，致使多数病患者往往舍近求远，或身处因医师救治无力而中途多次转院的尴尬局面。原本的家庭医疗负担就难于缓解，进一步加剧了农村居民医疗服务的实际花费，看病问题就自然而然地成为长期困扰他们的生活难题。可见，提高农村乡镇卫生院的诊疗水平与营造良好的服务环境对完善农村医疗服务需求具有现实意义。

附录一

中国中低收入群体医疗服务需求与服务模式创新研究调查问卷

一、被访者及家庭基本情况

<table>
<tr><th>序号</th><th colspan="4">问　　题</th><th>回答</th></tr>
<tr><td>1.01</td><td colspan="4">您的年龄（请填写数字）</td><td></td></tr>
<tr><td>1.02</td><td colspan="4">性别：①男　②女</td><td></td></tr>
<tr><td>1.03</td><td colspan="4">您的婚姻状况：①未婚；　②已婚；　③离婚；　④丧偶</td><td></td></tr>
<tr><td>1.04</td><td colspan="4">您的文化程度：①小学及以下；②初中；　③高中（职高、中专、技校）；
④大专；　⑤本科；　⑥研究生</td><td></td></tr>
<tr><td>1.05</td><td colspan="4">您的职业类型：
①机关、事业单位人员；　②企业管理人员；　③专业技术人员；
④一般办事人员；　⑤商业/服务业员工；　⑥个体工商户；
⑦私营企业主；　⑧乡镇企业职工；　⑨流动从业人员（农民工）；
⑩农业从业人员（农民）；　⑪离退休；　⑫在校学生；
⑬自由职业者；　⑭其他（请注明）</td><td></td></tr>
<tr><td>1.06</td><td colspan="4">您的户籍：①农村　②城市</td><td></td></tr>
<tr><td>1.07</td><td colspan="4">离您家最近的大医院（农村：县级医院；城市：三级医院）大约有多少里路？</td><td></td></tr>
<tr><td>1.08</td><td colspan="4">离您家最近的社区卫生服务中心（村卫生室）大约有多少里路？</td><td></td></tr>
<tr><td>1.09</td><td colspan="4">最近一年内在一起居住的家庭成员总共多少人？</td><td></td></tr>
<tr><td rowspan="6">1.10</td><td colspan="5">您的家庭成员在下列年龄段的人数分别是多少？</td></tr>
<tr><td>年龄段</td><td>人　数</td><td>年龄段</td><td colspan="2">人　数</td></tr>
<tr><td>①0～4</td><td></td><td>⑤35～44</td><td colspan="2"></td></tr>
<tr><td>②5～14</td><td></td><td>⑥45～54</td><td colspan="2"></td></tr>
<tr><td>③15～24</td><td></td><td>⑦55～64</td><td colspan="2"></td></tr>
<tr><td>④25～34</td><td></td><td>⑧65 以上</td><td colspan="2"></td></tr>
</table>

二、患病与诊疗情况

序号	问　　题			回答
2.01	过去一年内您和您的家人因下列哪种情况需要医疗服务（可多选）？			
2.02	在过去一年中，您和您的家人是否有过需要住院的情况？①是 ②否			
2.03	如果有，请说明是什么疾病而需要住院（可多选）？			
	疾病名称	2.01 患病情况	2.03 住院情况	
	慢性病			
	①老年痴呆症			
	②关节炎			
	③焦虑性障碍（儿童焦虑症）			
	④哮喘			
	⑤肿瘤			
	⑥非关节炎引起的慢性疼痛			
	⑦慢性障碍性肺病			
	⑧抑郁症			
	⑨糖尿病			
	⑩艾滋病			
	⑪高血压			
	⑫高血脂			
	⑬心脏病			
	⑭肝炎			
	⑮除焦虑以外的精神疾病			
	⑯癫痫病			
	⑰中风			
	⑱其他（请注明）			
	急性病			
	⑲感冒			
	⑳流感			
	㉑传染性疾病			
	㉒呼吸道疾病			
	㉓意外伤害			
	㉔其他（请注明）			

续表

序号	问　　题			回答
	其他情况			
	㉕产前护理			
	㉖分娩			
	㉗婴儿护理（妇幼保健）			
	㉘常规体检			
	㉙其他（请注明）			
2.04	当您和您的家人需要医疗服务时有下列哪些选择？（多选，不论是否实际使用它们）			
2.05	过去的一年中您和您的家人使用过下列可供选择的医疗服务多少次？			
2.06	过去一年中您和您的家人生病但没去过下列医疗机构的原因？（可多选） ①经济困难　②自感病轻，没必要　③自感无望 ④不方便　⑤对医院不信任　⑥其他（请注明）＿＿＿＿			
	医疗机构名称	2.04 可选的医疗机构	2.05 年使用次数	2.06 未去的原因
	农村			
	①村卫生室			
	②流动卫生单位			
	③乡镇卫生院			
	④县级医院			
	⑤县外医院			
	⑥私人诊所			
	⑦中医诊所			
	⑧私人药店			
	⑨连锁药店			
	⑩其他（请注明）			
	城市			
	①社区卫生服务站			
	②社区卫生服务中心			
	③私人诊所			
	④私人医院			
	⑤一级医院			
	⑥二级医院			
	⑦三级医院			
	⑧中医诊所			
	⑨私人药店			
	⑩连锁药店			
	⑪其他（请注明）			

续表

序号	问　　题	回答
2.07	您和您家人患病时下列哪些药品可供选择？（可多选） ①中草药　②中成药　③进口西药 ④国产西药　⑤其他（请注明）________	
2.08	过去一年您和您的家人使用下列药品分别多少次？	
	①中草药	
	②中成药	
	③进口西药	
	④国产西药	
2.09	请问您或您的家人购买西药是否需要凭医生的处方？ ①是　②否 最近一年里您和您的家人有过需要西药的处方多少次？________ 其中，您或您的家人凭处方购买西药多少次？________ 有处方但没有购买的次数？________	
	下列问题了解急性病、慢性病情况的治疗选择	
	A. 根据 2.01，问那些回答家里有患过急性病的情况	
2.10	您或您的家人最近一次患急性病（根据 2.01，请注明急性病的名称________） 是否去医疗机构看病了？①是（跳至 2.12）　②否	
2.11	您或您的家人最近一次患急性病后没到医疗机构看病最主要的原因是什么？（答完后跳至 2.21） ①经济困难　②自感病轻，没必要　③自感无望 ④不方便　⑤对医院不信任　⑥其他（请注明）________	
2.12	您或您的家人最近这次患急性病后去的医疗机构是（可多选）？	
	农村 ①村卫生室　②流动卫生单位　③乡镇卫生院 ④县级医院　⑤县外医院　⑥私人诊所 ⑦中医诊所　⑧私人药店　⑨连锁药店　⑩其他（请注明）	
	城市 ①社区卫生服务站　②社区卫生服务中心　③私人诊所 ④私人医院　⑤一级医院　⑥二级医院 ⑦三级医院　⑧中医诊所　⑨私人药店 ⑩连锁药店　⑪其他（请注明）	

续表

序号	问　　题	回答
2.13	选择这家医疗机构的原因是什么（可多选）? ①医疗设备好　②服务好　③可选择的药物多 ④方便　⑤医生技术水平高　⑥有熟人 ⑦便宜　⑧有出名的医生　⑨定点医疗机构 ⑩其他（请注明）________	
2.14	您或您的家人最近这次急性病是否服用过药品？①是　②否	
2.15	您或您家人最近这次急性病服用过下列哪些药品？（可多选） ①中草药　②中成药　③进口西药 ④国产西药　⑤其他（请注明）__________	
2.16	谁决定您或您的家人选择这种（些）药品？ ①自己　②医院医生或保健医生　③药店药师　④其他人（请注明）	
2.17	如果您或您的家人最近这次急性病使用过西药，来源是什么？（可多选）	
	农村 ①村卫生室　②流动卫生单位　③乡镇卫生院 ④县级医院　⑤县外医院　⑥私人诊所 ⑦中医诊所　⑧私人药店　⑨连锁药店　⑩其他（请注明）	
	城市 ①社区卫生服务站　②社区卫生服务中心　③私人诊所 ④私人医院　⑤一级医院　⑥二级医院 ⑦三级医院　⑧中医诊所　⑨私人药店 ⑩连锁药店　⑪其他（请注明）________	
2.18	您或您的家人因最近这次急性病在下列药品上的花费分别是多少？（元）	
	①中草药	
	②中成药	
	③进口西药	
	④国产西药	
2.19	您或您的家人治疗最近一次急性病拿的西药的疗程是多少时间（天）?	
2.20	您或您的家人最近一次患急性病如何支付医疗费用？ ①全部自付　②全部报销　③部分报销（请注明报销比例）________	
	B. 根据2.01，问那些回答家里有人患过慢性病的情况	
2.21	您或您的家人最近一次患慢性病（根据2.01，请注明慢性病的名称________） 是否去医疗机构看病了？①是（跳至2.23）　②否	
2.22	您或您的家人最近一次患慢性病后没到医疗机构看病最主要的原因是什么？（跳至3.01） ①经济困难　②自感病轻，没必要　③自感无望 ④不方便　⑤对医院不信任　⑥其他（请注明）__________	

续表

序号	问　　题	回答
2.23	您或您的家人最近这次慢性病后去的医疗机构是（可多选）？	
	农村 ①村卫生室　②流动卫生单位　③乡镇卫生院 ④县级医院　⑤县外医院　⑥私人诊所 ⑦中医诊所　⑧私人药店　⑨连锁药店　⑩其他（请注明）	
	城市 ①社区卫生服务站　②社区卫生服务中心　③私人诊所 ④私人医院　⑤一级医院　⑥二级医院 ⑦三级医院　⑧中医诊所　⑨私人药店 ⑩连锁药店　⑪其他（请注明）________	
2.24	选择这家医疗机构的原因是什么（可多选）？ ①医疗设备好　②服务好　③可选择的药物多 ④方便　⑤医生技术水平高　⑥有熟人 ⑦便宜　⑧有出名的医生　⑨定点医疗机构　⑩其他（请注明）	
2.25	您或您的家人最近这次慢性病是否服用过药？①是 ②否	
2.26	最近这次慢性病您和您家人服用过下列哪些药品？（可多选） ①中草药　②中成药　③进口西药 ④国产西药　⑤其他（请注明）________	
2.27	如果您或您的家人最近这次慢性病使用过西药，来源是什么？（可多选）	
	农村 ①村卫生室　②流动卫生单位　③乡镇卫生院 ④县级医院　⑤县外医院　⑥私人诊所 ⑦中医诊所　⑧私人药店　⑨连锁药店　⑩其他（请注明）	
	城市 ①社区卫生服务站　②社区卫生服务中心　③私人诊所 ④私人医院　⑤一级医院　⑥二级医院 ⑦三级医院　⑧中医诊所　⑨私人药店 ⑩连锁药店　⑪其他（请注明）________	
2.28	您或您的家人因最近这次慢性病在下列药品上的花费分别是多少？（元）	
	①中草药	
	②中成药	
	③进口西药	
	④国产西药	

续表

序号	问　　题	回答
2.29	您或您的家人治疗最近一次慢性病拿的西药的疗程是多长时间（天）？	
2.30	您或您的家人最近一次患慢性病如何支付医疗费用？ ①全部自付（跳至3.05）　②全部报销 ③部分报销（请注明报销比例）＿＿＿＿＿	

三、医疗支出及报销情况

序号	问　　题			回答
3.01	您和您的家庭成员在过去一年内各部分的医疗支出情况（单位：元）？ 每部分的自付比例是多少？			
	支出项目	总支出	自付比例（%）	
	门诊			
	住院			
	药品支出			
	其中：中草药			
	中成药			
	进口西药			
	国产西药			
3.02	过去一年内您和您家人医疗费用报销的来源是（可多选）： ①公费医疗　②城镇职工基本医疗保险　③城镇居民基本医疗保险 ④新型农村合作医疗　⑤商业医疗保险　⑥医疗救助 ⑦其他＿＿＿＿＿			
3.03	过去一年内您和您家人医疗费用报销来源的比例分别是多少？（%）			
	①公费医疗			
	②城镇职工基本医疗保险			
	③城镇居民基本医疗保险			
	④新型农村合作医疗			
	⑤商业医疗保险			
	⑥医疗救助			
	⑦其他＿＿＿＿＿			
3.04	您或您的家人医疗费用的报销一般需要多长时间？ ①看完病后当场报销　②一个星期　③一个月以内 ④1～6个月　⑤7～12个月　⑥12个月以上			

续表

序号	问　　题	回答
3.05	过去一年内您和您家人因病休工或休学总共大约多少天？	
3.06	过去一年内您和您家人因病不能工作的损失总共大约多少元？	
3.07	过去一年内您和您的家人在寻求医疗服务（交通、食宿等除去医药支出以外的支出）上的总支出是多少元？	
3.08	您家去年的总收入大约多少元？	
	年人均收入多少元？	
3.09	您家去年的总支出大约多少元？	
	其中医疗保健支出大约多少元？	
3.10	您或您家人自己负担的医疗费用来源途径是（可多选）： ①自己的收入　②储蓄　③借债 ④政府补贴　⑤单位补贴　⑥其他	
3.11	如果医疗费用来源于亲戚朋友，主要包括（可多选）： ①直系亲属　②旁系亲属　③好友　④普通朋友　⑤其他＿＿＿＿＿	
3.12	过去一年您或您的家人是否做过健康体检？①是 ②否	
3.13	您觉得是否有定期体检的必要？ ①很有必要　②有必要　③无所谓　④没必要　⑤非常没必要	
3.14	最近一年您全家的体检支出是多少？（单位：元）	

四、权衡与预测

序号	问　　题	回答
4.01	您和您的家人患病时一般会采取什么措施？（可多选） ①没有采取措施　②纯自我诊疗 ③到医疗机构看病　④其他措施（请注明）＿＿＿＿＿	
4.02	如果自我诊疗，那么自我诊疗的方式是什么？（不自我诊疗则跳过，可多选） ①加强锻炼，自我恢复　②免费咨询　③自己买药吃 ④购买辅助仪器　⑤购买保健品　⑥使用偏方　⑦其他＿＿＿＿	
4.03	在经济条件紧张的情况下，如果不幸您家有两个以上的人同时患病，会优先给谁治病？ ①小孩　②老人　③成年人　④不确定	
4.04	在经济条件紧张的情况下，如果您和您的家人患病，会优先选择什么药品？ ①中草药　②中成药　③进口西药 ④国产西药　⑤保健药（食）品　⑥不确定	

续表

序号	问　　题	回答
4.05	如果经济条件允许，您和您的家人患病会优先选择哪种医疗机构看病？	
	农村 ①村卫生室　②乡镇卫生院　③县级医院 ④县外医院　⑤私人诊所　⑥中医诊所 ⑦私人药店　⑧连锁药店　⑨其他（请注明）________	
	城市 ①社区卫生服务站　②社区卫生服务中心　③私人诊所 ④私人医院　⑤一级医院　⑥二级医院 ⑦三级医院　⑧中医诊所　⑨私人药店 ⑩连锁药店　⑪其他（请注明）________	
4.06	如果经济条件允许，未来五年您家的医疗服务需求会怎样变化？（限选三项） ①更加重视疾病治疗　②更加重视预防保健　③会购买商业保险 ④会定期体检　⑤更加重视慢性病防治　⑥不会有太多变化 ⑦其他__________	
4.07	您最感兴趣的医疗服务提供方式是什么（最多选三项）？ ①上门医疗　②妇幼保健　③慢性病防治 ④健康教育　⑤常规健康体检　⑥ 医疗信贷 ⑦健康档案　⑧其他	
4.08	我国正在进行的医疗卫生体制改革在未来将会提供更多新的医疗服务，请选择您认为对您和您的家人最有利的五项。 ①更加重视慢性病防治　②提供免费体检　③更好地提供妇幼保健 ④一站式医疗服务　⑤医院的床位会增多　⑥医疗设备会更先进 ⑦医院管理的进一步改善　⑧看病会更方便　⑨医生的受教育程度提高 ⑩医生的服务态度更好　⑪医生的职业道德更高　⑫西药的种类更多 ⑬基本药物目录里面药品种类更多　⑭西药的价格更低　⑮提供更多的商业医疗保险 ⑯医保制度的报销比例更高　⑰增加报销数量　⑱取消封顶线 ⑲建立居民健康档案　⑳免费筛查慢性疾病　㉑免费健康教育 ㉒免费注射疫苗　㉓其他	
4.09	您如何看待我国正在进行的医疗卫生体制改革？ ①我对改革充满信心，通过改革会解决很多问题 ②改革效果如何存在很大的不确定性，有待于实践检验 ③我对改革信心不大，不会起到太大的作用 ④不好说	

五、现状评价与未来发展

序号	问　　题	回答
5.01	总体而言，您对目前医疗服务的满意程度是（未就医者跳过此题）： ①很满意　②比较满意　③一般　④不太满意　⑤很不满意	
5.02	您或您家人对医疗机构的评价（未就医者跳过此题）：	
	（1）医疗机构数量： ①很多　②比较多　③一般　④比较少　⑤很少	
	（2）就医环境： ①很好　②比较好　③一般　④比较差　⑤很差	
	（3）就医方便程度： ①很方便　②比较方便　③一般　④不太方便　⑤很不方便	
	（4）医疗设备： ①很好　②比较好　③一般　④比较差　⑤很差	
5.03	您或您家人对医护人员的评价（未就医者跳过此题）：	
	（1）医生技术水平： ①很高　②比较高　③一般　④比较低　⑤很低	
	（2）医生对病情的解释程度： ①很好　②比较好　③一般　④比较差　⑤很差	
	（3）医护人员服务态度： ①很好　②比较好　③一般　④比较差　⑤很差	
5.04	您或您家人对药品的评价（未用药者跳过此题）：	
	（1）药品种类： ①很多　②比较多　③一般　④比较少　⑤很少	
	（2）药品质量： ①很好　②比较好　③一般　④比较差　⑤很差	
	（3）药品价格： ①很高　②比较高　③一般　④比较低　⑤很低	
5.05	您或您家人对目前医疗保障制度的评价（未参加医保制度者跳过此题）：	
	（1）缴费水平（未缴费者跳过）： ①很高　②比较高　③一般　④比较低　⑤很低	
	（2）报销方便程度： ①很方便　②比较方便　③一般　④不太方便　⑤很不方便	
	（3）报销额度： ①很高　②比较高　③一般　④比较低　⑤很低	
	（4）报销药品的目录范围： ①很宽　②比较宽　③一般　④比较窄　⑤很窄	

续表

序号	问　　题	回答
5.06	相对而言，您对目前医疗服务最不满意的是什么？（未就医者跳过，最多三项） ①技术水平低　②设备条件差　③药品种类少 ④服务态度差　⑤提供不必要服务（包括药品和检查） ⑥收费不合理　⑦医疗费用高　⑧看病手续繁琐 ⑨等候时间过长　⑩其他＿＿＿＿	
5.07	在未来的医疗服务提供方面，您对医院有何期待？（可多选） ①希望医院离家更近一点　②希望医院管理更严格一点 ③希望医院床位更多一点　④希望医院环境更舒适一点 ⑤希望医院设备更全一点　⑥希望挂号更容易一点　⑦其他＿＿＿＿	
5.08	在未来的医疗服务提供方面，您对医生有何期待？（可多选） ①希望医生文化程度更高一点　②希望医生服务态度更好一点 ③希望医生技术水平更高一点　④希望医生职业道德更高一点 ⑤其他＿＿＿＿	
5.09	在未来的医疗服务提供方面，您对药品有何期待？（可多选） ①希望药品种类更多一点　②希望药品质量更高一点 ③希望中药更多一点　④希望西药更多一点 ⑤希望将更多的药品纳入报销范围　⑥希望药品价格更低一点　⑦其他＿＿＿＿	
5.10	您认为今后医疗保障制度的报销比例应该怎样？（可多选） ①应该取消起付线　②应该降低起付线　③提高报销比例 ④应该提高封顶线　⑤应该取消封顶线　⑥其他（请注明）	
	下列题目是关于慢性病的附加问题，家庭无慢性病情况则跳过	
5.11	您觉得您或您家人患慢性病的原因是什么（可多选）？ ①先天遗传的　②饮食习惯有问题　③他人传染的 ④意外伤害引起的　⑤其他疾病引起的　⑥其他　⑦不知道	
5.12	您觉得您或您的家人治疗慢性病时下列哪种药物的效果最好？ ①中草药　②中成药　③进口西药 ④国产西药　⑤其他（请注明）＿＿＿　⑥不知道	
5.13	您觉得您或您的家人治疗慢性病时药物的价格是否适合？ （1）中草药　①适合　②过高　③无所谓　④不清楚 （2）中成药　①适合　②过高　③无所谓　④不清楚 （3）进口西药　①适合　②过高　③无所谓　④不清楚 （4）国产西药　①适合　②过高　③无所谓　④不清楚	
5.14	过去一年您或您家人治疗慢性病时自付医疗费用的比重？（%）＿＿＿＿	

续表

序号	问　　题	回答
5.15	您觉得慢性病的报销比例（没有报销者跳过）： ①很高　②比较高　③一般 ④比较低　⑤很低	
5.16	当地有关部门针对慢性病应该采取的预防措施包括（可多选）： ①免费体检　②提供免费咨询　③免费提供部分药品 ④建立健康档案　⑤上门服务　⑥慢性病知识普及 ⑦慢性病防治宣传　⑧定期测量血压　⑨其他（请注明） ⑩无任何预防措施	
5.17	您认为当地有关部门对慢性病防治的重视程度： ①很重视　②比较重视　③一般 ④不太重视　⑤很不重视	

调查地点：______省______市______县（市/区）

__________乡镇（街道）________村（居委会）

调查对象联系方式：__________调查时间：2009 年____月____日

调 查 员：____________________ 审 核 员：____________________

初始编号：____________________

附录二

主要参考文献

1. Abuja R, Jutting J. Design of incentives in community based health insurance Schemes [R]. Working Paper, No. 95, India Council for Research on International Economic Relations, 2003.

2. Grossman, "On the concept of health capital and the demand for health", Journal of Political Economy 80: 223。

3. Kornai J, Eggleston K. Welfare, Choice, and Solidarity in Transition: Reforming the health sector in Eastern Europe [M]. Cambridge: Cambridge University Press, 2001.

4. Newhouse, J. P., and C. E. Phelps (1974), "Price and income elasticities for medical care services," in M. Perlman, ed., The Economics of Health and Medical Care (Macmillan, London).

5. Wag staff A. Poverty and health sector inequalities. Bulletin of the World Health Organization, 2002, 80 (2): 97 ~ 105。

6. 阿马蒂亚·森:《以自由看待发展》, 中国人民大学, 2002 年版。

7. 阿马蒂亚·森:《贫困与饥荒》, 商务印书馆, 2001 年版。

8. 陈佳贵、王延中:《中国社会保障发展报告》(2007), 社会科学文献出版社, 2007 年版。

9. 杜乐勋等主编:《中国医疗卫生产业发展报告》, 社会科学出版社, 2004 年版。

10. 封进、李珍珍:"中国农村医疗保障制度的补偿模式研究",《经济研究》2009 年第 4 期。

11. 顾海、李佳佳:"国外医疗服务体系对我国医疗卫生体制改革的启示与借鉴",《世界经济与政治论坛》2009 年第 5 期。

12. 方黎明:"农村医疗服务递送系统的激励机制与新型合作医疗的运行", 载中国社会保障论坛组委会主编:《建立覆盖城乡的社会保障体系》一书, 中国劳动社会保障出版社, 2007 年版。

13. 顾昕、方黎明："农村医疗服务体系的能力建设与新型合作医疗的运行"，《河南社会科学》2007 年第 3 期。

14. 顾昕、高梦滔、姚洋：《诊断与处方：直面中国医疗体制改革》，社会科学文献出版社，2006 年版。

15. 葛延风："反思中国医疗卫生体制改革"，《中国经济时报》，2005 年 6 月 6 日。

16. 韩俊、罗丹等：《中国农村卫生调查》，上海远东出版社，2007 年版。

17. 胡银环等："中国城镇居民自我药疗行为健康风险水平评估"，《中国公共卫生》2009 年第 11 期。

18. 联合国发展计划署：《中国人类发展报告（2007/2008）》；《世界人类发展报告（2007/2008）》。

19. 李玲、陈秋霖："新农村建设中的农村医疗卫生发展"，《中国党政干部论坛》，2006 年第 6 期。

20. 李培林："民生为先"，《光明日报》2009 年 9 月 22 日。

21. 李永友、沈荣坤："财政支出结构、相对贫困与经济增长"，《管理世界》，2007 年第 11 期。

22. 刘运国："初级卫生保健的内涵及在中国的发展与对策"，卫生部卫生政策法规司咨询报告，2008. 5。

23. 林相森、艾春荣："我国居民医疗需求影响因素的实证分析—有序 probit 模型的半参数估计"，《统计研究》2008 年第 11 期。

24. 骆祚炎："我国城镇贫困人口再测算"，《财经科学》2006 年第 9 期。

25. 罗凯："健康人力资本与经济增长：中国分省数据证据"，《经济科学》2006 年第 4 期。

26. 廖礼奎："重庆市主城区居民医疗服务满意度调查及影响因素分析与对策研究"，硕士论文，2007。

27. 马敬东："中国西部农村贫困家庭健康风险模型与风险管理研究"，博士论文，2007 年。

28. 潘林、张德元："战略性调整：新型农村合作医疗中乡镇卫生院的功能定位"，《调研世界》2008 年第 6 期。

29. 仇雨临："论医疗保险与卫生体制改革的关系"，《卫生经济研究》2004 年第 5 期。

30. 任苒、张琳："中国农村地区合作医疗干预后不同收入人群的医疗服务需要与利用"，《中国卫生经济》2004 年第 2 期。

31. 舒身杰："医疗服务的创新与医疗需求的创造"，《卫生经济研究》2004 年第 5 期。

32. 石景山 2009 年医学大会资料汇编。

33. 陶瑞尔："对中国医疗改革的几点政策建议"，《中国发展观察》2008 年第 4 期。

34. 唐文："医务社会工作者：医学人文关怀的使者"，《医学与哲学》（人文社会医学版）2006 年第 5 期。

35. 王根贤："关于构建社区医疗卫生组织的深层次思考"，《地方财政研究》2007 年第 10 期。

36. 王目君："我国城市居民就医选择行为及其影响因素：五城市实证分析"，硕士学位论文，2008。

37. 汪宏，Winnie Yip，张里程，王禄生，萧庆伦："中国农村合作医疗的受益公平性［J］"《中国卫生经济》，2005（2）。

38. 王红漫：《大国卫生之论：农村卫生枢纽与农民的选择》，北京大学出版社，2006 年版。

39. 王红漫：《大国卫生之难：中国农村医疗卫生现状与制度改革探讨》，北京大学出版社，2004 年版。

40. 王曲、刘民权："健康的价值及若干决定因素：文献综述"，《经济学》（季刊）2005 年 10 月刊。

41. 维克托·福克斯著，罗汉、焦艳、朱雪琴译：《谁将生存？健康，经济学和社会选择》，上海人民出版社，2000 年版。

42. 王小林等："中国财政体系和儿童教育与卫生医疗投资"，联合国儿童基金会和中国国务院妇女儿童工作委员会，2006 年。

43. 王小万："居民健康与医疗服务需求及利用的实证研究"，博士学位论文，2005 年。

44. 王延中："合作医疗 30 年的经验与教训"，《中国卫生政策研究》2008 年第 2 期。

45. 王延中等著：《中国卫生改革与发展实证研究》，中国劳动社会保障出版社，2008 年版。

46. 魏来，张星伍：“农民视角下新型农村合作医疗定点医疗机构供给能力研究：基于贵州三个样本村的典型调查”，《中国卫生经济》2009 年第 10 期。

47. 魏炜、赵亮：“现代健康管理模式浅析”，《卫生经济研究》2006 年第 5 期。

48. 于德志：“医院门诊药房与零售药店药品品种及价格的比较”，《中华医院管理杂志》2005 年 12 期。

49. 雅诺什・科尔奈，翁笙和：《转轨中的福利、选择和一致性——东欧国家卫生部门改革》，中信出版社，2003 年版。

50. 卫生部统计信息中心：《2008 年中国卫生服务调查研究第四次家庭健康询问调查分析报告》，中国协和医科大学出版社，2009 年版。

51. 卫生部统计信息中心：《第四次国家卫生服务调查专题研究报告（一）》，中国协和医科大学出版社，2009 年版。

52. 卫生部等部委：《关于印发〈关于建立国家基本药物制度的实施意见〉的通知》（卫药政发［2009］78 号）。

53. 徐芸、胡希家等：“我国医疗机构产权制度改革的理论与实践”，《中国卫生经济》2004 年第 5 期。

54. 余昕：“江西省城镇居民基本医疗保险制度运行效果评价及制度完善”，硕士学位论文，2008。

55. 张安：“构建医疗卫生服务监管体制”，《宏观经济管理》2005 年第 12 期。

56. 翟成凯、姜玲等：“中老年人三种慢性病的患病情况及其影响因素的研究”，《卫生研究》2005 第 7 期。

57. 中国医疗保险研究会：《2008 年中国城镇居民医疗保险制度试点评估报告》。

58. 中国（海南）改革发展研究院：《中国人类发展报告 2007/2008》，中国对外翻译出版公司，2008 年版。

59. 中国卫生服务调查研究与医药卫生体制改革监测评价高层次研讨会材料。

60. 中国发展研究基金会：《构建全民共享的发展型社会福利体系》，中国发展出版社，2009 年版。

61. 中共中央、国务院：《关于进一步加强农村卫生工作的决定》（中发［2002］13 号）。

62. 张力："健康教育对老年高血压的控制作用"，《中国慢性病预防与控制》2009 年第 6 期。

63. 赵曼："中国医疗保险制度改革回顾与展望"，《湖北社会科学》2009 年第 7 期。

64. 赵曼、吕国营："关于中国医疗保障制度改革的基本建议"，《中国行政管理》2007 年第 7 期。

65. 周业勤："医疗服务模式的理论界定与实践类型"，《中国医院管理》2007 年第 3 期。

后　记

《中国中低收入群体医疗服务与医疗保障研究》是中国社会科学院和美国珲瑞制药公司支持，开展的一项专题调查。调查研究总负责人为王延中，10 个地方调研负责人分别是：张明锁（河南城乡）、陈文江（甘肃城乡）、朱俊生、龙玉其、苏维、徐延辉、黄艺红、夏红雨等。单大圣、龙玉其协助主持人做了大量工作，朱俊生协助主持人对各地报告提出了修改意见。各个报告执笔人如下：总报告：王延中、龙玉其、江翠萍；第一篇、第二篇、第三篇：王延中、龙玉其；第四篇：王延中、江翠萍；第五篇：乔为国、周娟、龙玉其；第六篇：龙玉其（调研组成员：许素友、单大圣、丁怡、魏霞等）；第七篇：徐延辉、黄云凌、宋潇；第八篇：苏维（调研组成员：周游、伍祥林、陶倩、唐荣等）；第九篇：张明锁（调研组成员：王璞、高荣、邱倩、魏娅、马鹏娟等）；第十篇：黄艺红、刘海涌（调研组成员：黄北北、马建平、肖艳、李佳辉、朱秉帅、侯俊海、刘成等）；第十一篇、第十五篇：陈文江、张立娜（初稿执笔：贾双跃、宛敏华、盛雅焜）；第十二篇：朱俊生；第十三篇：张明锁（调研组成员：贺庆生、陈永胜、曾晓伟、靳红梅、王毓等）；第十四篇：夏红雨（调研组主要成员：刘艳云、郭艳桃、周银燕、孙海燕等）。十个调研组参与问卷入户调查的成员总数超过 100 人。

在半年时间内由一个课题组进行这么大规模的入户调查，是一项很艰巨的任务。首先感谢所有参与实地调查的 100 多名老师和同学，没有他们高质量调研工作的支撑，整个项目不可能顺利实施。感谢被调研地区政府和有关社区负责人提供的协助支持，感谢中国社会科学院重大课题、珲瑞制药公司提供的相关支持，尤其要感谢珲瑞制药公司刘华（Liu Hua）、王威（Wang Wei）、王兵（Wang Bing）、Marry Bresette、Sebastian Fries 等对这个调查项目的指导和帮助。在整个调研项目实施过程中，我们还得到了李培林、何文炯、仇雨林、代涛、杨团、王雪涛、杨德亚、艾斌、范雷等专家学者和政府官员的指导和帮助。在项目即将结束之际，谨对上述各机构和全体参与者的支持、帮助表示衷心的感谢。为了使本成果尽早面世，中国财政经济出版社尤其是李玲兰女士付出了大量心血，深表谢忱。通过本项调查，我们希望政府与社会各界更加关注中低收入群体的医疗服务与医疗保障问题，因为这些家庭作为“边缘贫困人群”最容易被忽视。他们的健康改善是提高全民族健康水平的重要基础，也是扩大内需、拉动经济发展、促进城乡统筹和经济社会协调可持续发展的重要领域。我们知道这个调查还是初步的，还有一系列的问题需要进一步研究。我们也期待着继续得到大家的支持。

王延中

2010 年 1 月 20 日

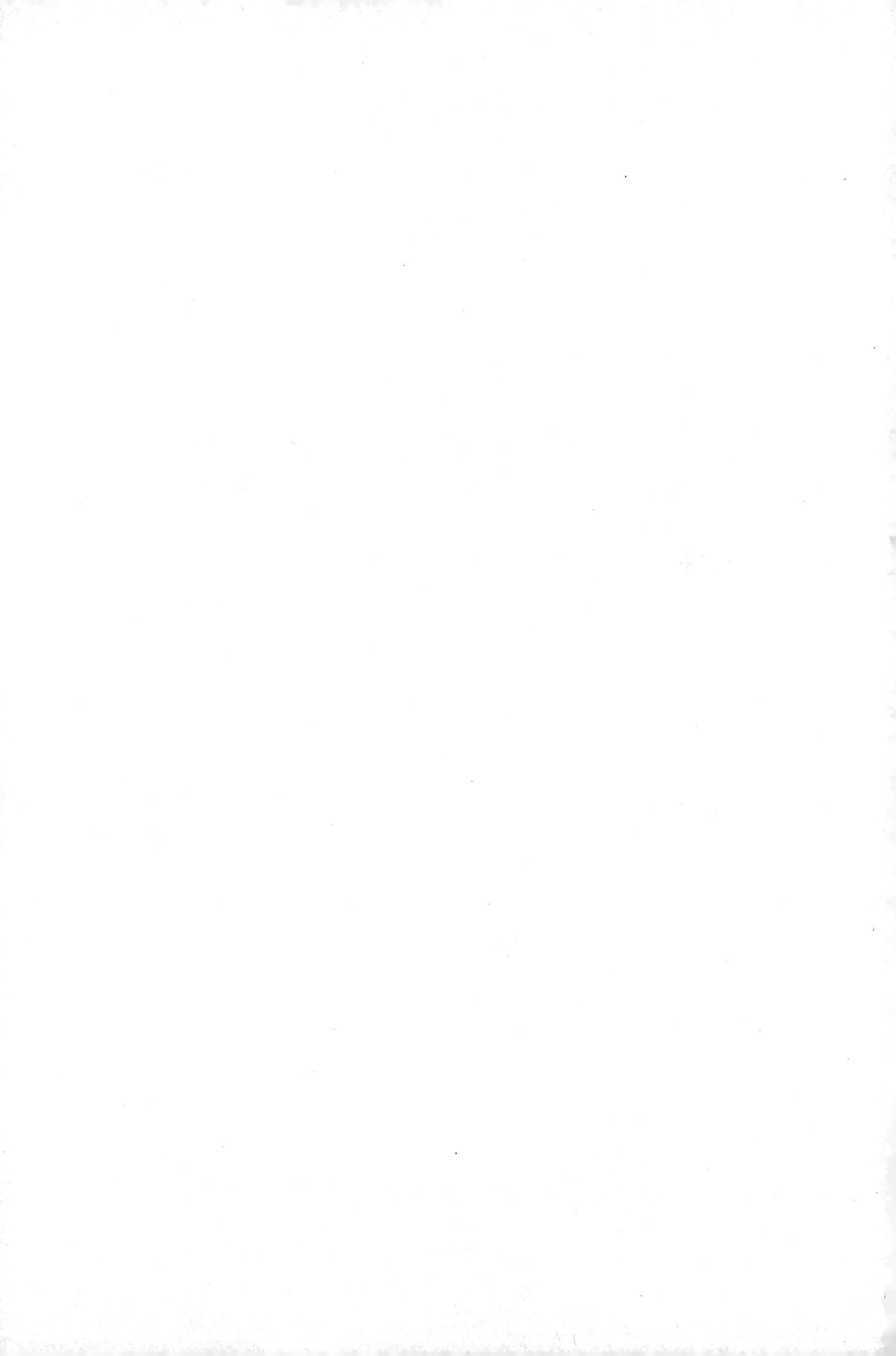